泌尿外科学
理论、实践与前沿

◎主编 陈正等

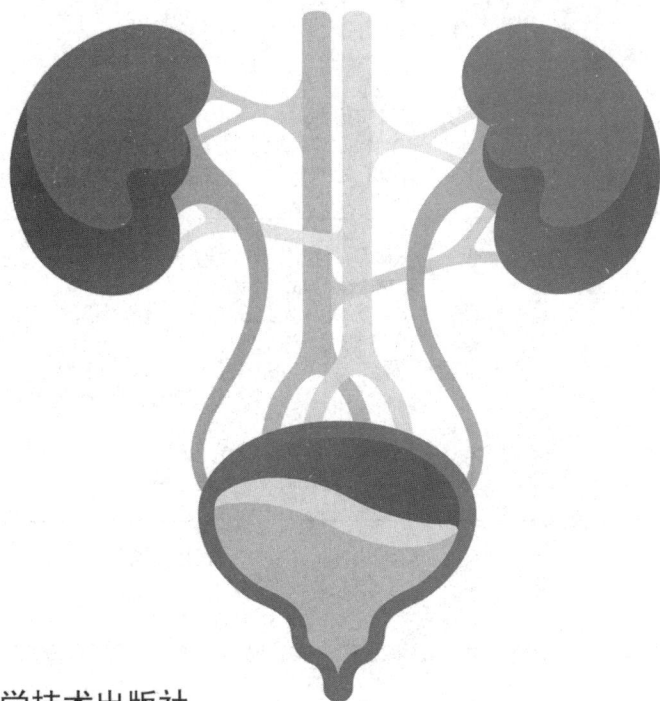

吉林科学技术出版社

图书在版编目（CIP）数据

泌尿外科学：理论、实践与前沿 / 陈正等主编. -- 长春：吉林
科学技术出版社，2024.7. -- ISBN 978-7-5744-1604-8

Ⅰ. R69

中国国家版本馆CIP数据核字第2024U665U5号

泌尿外科学：理论、实践与前沿

主　　编　陈　正　等
出 版 人　宛　霞
责任编辑　井兴盼
封面设计　吴　迪
制　　版　北京传人
幅面尺寸　185mm×260mm
开　　本　16
字　　数　430 千字
印　　张　17.25
印　　数　1~1500 册
版　　次　2024年7月第1版
印　　次　2024年12月第1次印刷

出　　版　吉林科学技术出版社
发　　行　吉林科学技术出版社
地　　址　长春市福祉大路5788 号出版大厦A 座
邮　　编　130118
发行部电话/传真　　0431-81629529 81629530 81629531
　　　　　　　　　　81629532 81629533 81629534
储运部电话　0431-86059116
编辑部电话　0431-81629510
印　　刷　三河市嵩川印刷有限公司

书　　号　ISBN 978-7-5744-1604-8
定　　价　105.00元

《泌尿外科学：理论、实践与前沿》编委会

前 言

　　泌尿外科的发展是伴随现代基础医学、临床医学、工程学、生物学与实验技术的发展而来的。膀胱镜的使用、肿瘤的内分泌治疗、体外与腔内碎石技术的出现、腹腔镜技术的广泛使用，都是泌尿外科发展史上的一次开创性革命。作为一线的泌尿外科临床医生，需及时吸取和借鉴先进技术及经验以不断提高自身的能力水平。但是在实际的临床工作中，我们常常会因为缺乏相关的参考资料而发愁，因此，我们邀请了一批专家编写了此书。

　　本书内容包括输尿管损伤、泌尿系统感染、泌尿系结石、肿瘤、肾移植术、泌尿系统手术相关并发症和泌尿疾病研究的新进展，系统介绍了泌尿系统各种疾病的流行病学、临床诊断和鉴别诊断、治疗和治疗方案的优选，尤其突出了诊治的新观念、新方法，如微创技术在治疗泌尿结石中的应用。本书内容丰富，条理清晰，紧密联系临床，解决具体问题，是一本实用的工具书，可供泌尿外科各级医生和其他专业医生的参考使用，对读者提高临床技能、防止泌尿外科手术并发症有较好的指导作用。

　　本书为临床一线医生在繁忙工作中完成的编写。虽然经反复讨论推敲，仍难免存在一些不足之处，还望同仁和读者们不吝赐教，提出宝贵意见，以便今后再版修订时改进。

编　者

目 录

第一章　泌尿系统疾病诊断技术

第一节　体格检查

一、全身情况检查

营养状态与食物的摄入、消化、吸收和代谢等因素密切相关,最简便的方法是观察皮下脂肪的充实程度,如前臂曲侧或上臂背侧下 1/3。当体重减轻至低于正常的 10% 时称为消瘦,极度消瘦者称为恶病质,常见于肿瘤晚期患者。当体重超过标准体重的 20% 以上者称为肥胖。肾上腺皮质功能亢进(Cushing 综合征)所致的内源性肥胖,表现为向心性肥胖,满月脸面容、腹部皮肤紫纹等。相反,皮肤色素沉着伴消瘦者,应考虑肾上腺皮质功能低下。

凹陷性水肿指局部受压后可出现凹陷;非凹陷性水肿指局部组织虽然有明显肿胀,但受压后并无明显凹陷,如黏液性水肿和象皮肿(丝虫病)。外生殖器和下肢水肿提示心功能不全、肾衰竭、肾病、盆腔或腹膜后淋巴梗阻等。

浅表淋巴结检查时,如果发现淋巴结肿大,应注意其部位、大小、数目、硬度、压痛、移动度,局部皮肤有无红肿、瘢痕及瘘管等。腹股沟淋巴结肿大可继发于阴茎、尿道恶性肿瘤或性传播疾病。全身性淋巴结肿大常见于急、慢性淋巴结炎,淋巴瘤,各型急、慢性白血病等。

内分泌疾病、长期酗酒、肝硬化失代偿期或因前列腺癌接受内分泌治疗后,男性患者会出现乳房发育异常。

腹腔积液一般在 1000mL 以上叩诊才会出现移动性浊音。腹膜炎三联证包括压痛、反跳痛和腹肌紧张度增加。多发性大动脉炎的狭窄病变部位可听到收缩期杂音,肾动脉狭窄时常在上腹部或腰背部闻及收缩期杂音。

浅感觉包括痛觉、触觉及温度觉。深感觉包括运动觉、位置觉及震动觉。复合感觉是指皮肤定位感觉、两点辨别觉和形体觉等,也称皮质感觉。皮肤划痕试验时,如白色划痕持续较久,超过 5 分钟,提示交感神经兴奋性增高;如红色划痕迅速出现且持续时间长,提示副交感神经兴奋性增高或交感神经麻痹。

刺激皮肤或黏膜引起的反应称为浅反射。腹壁反射可以反映胸椎完整情况,如上部腹壁反射消失,提示 $T_{7\sim8}$ 节病变,中部腹壁反射消失常见于 $T_{8\sim10}$ 节病变,下部腹壁反射消失于 $T_{11\sim12}$ 节病变,上、中、下腹壁反射消失见于昏迷或急腹症、肥胖、老年人,经产妇。一侧腹壁反射消失见于同侧锥体束病损。双侧提睾反射消失见于 $L_{1\sim2}$ 节病变;一侧反射减弱或消失见于锥体束损害多或少、老年人及局部病变(腹股沟疝、阴囊水肿、睾丸炎)。

二、泌尿外科体格检查

泌尿生殖器官多具有对称性,体检时应特别注意左右对比,这样可以排除一些假象的干扰并减少主观性。许多男性外生殖系疾病仅靠体检即可做出诊断。

1.肾脏检查

（1）检查方法

1）视诊：首先应观察两侧肾区及上腹部是否对称,有无局部隆起,有无脊柱侧凸及皮肤异常。新生儿或小儿患者,通过透光试验常可鉴别肾的含积液疾病（积水或肾积脓）与实质性病变。

2）触诊：肾脏双手合诊时,可取仰卧位,屈髋屈膝,置于腰背部的左手向上推挤肾脏,右手触摸。正常情况下,肾脏常不能触及,偶可触及右肾下极。肾脏肿大、下垂、异位或肾脏肿块时,则可被触及,此时应注意其大小、质地、活动度及表面情况等。

3）叩诊：左手掌贴于脊肋角区,右拳叩击左手背,如引发疼痛,提示该侧肾脏或肾周围炎症、肾结石或肾积水。叩诊时避免暴力,尤其对肾外伤等患者。

4）听诊：听诊不常用。肾动脉狭窄、肾动静脉瘘或肾动脉瘤患者中,有时可在上腹部肋弓下方与腹直肌外缘交界处的肾动脉投影区闻及吹风样血管杂音。

（2）异常发现：较大的肾脏肿瘤、肾积水、肾囊肿可在患侧上腹部、腰部见到圆形隆起。急性肾周围炎时可见腰部凸向健侧。输尿管结石引起肾绞痛发作时,该侧肾区可有叩击痛。小儿肾区肿块多为囊性或良性,如肾积水、肾多发性囊肿；恶性肿瘤主要有 Wilms 瘤和成神经细胞瘤。

2.输尿管检查

（1）检查方法：输尿管位于腹膜后脊柱两侧,视诊很少有阳性发现,经前腹壁也无法触及。当输尿管有病变时,腹直肌外缘可有深压痛。着重检查输尿管压痛点：上输尿管压痛点位于腹直肌外缘平脐水平。中输尿管压痛点位于髂前上棘与脐连线中外 1/3 交界内下1.5cm处。下输尿管点,直肠指诊时位于直肠前壁、前列腺外上方处；女性行阴道双合诊时,位于阴道前壁穹隆部侧上方。输尿管点压痛,提示输尿管病变。

（2）异常发现：当有结石或其他炎性病变时,沿输尿管径路可能有深压痛,但无反跳痛。输尿管下段较大结石可以通过阴道或直肠触及。如果患者消瘦,输尿管有较大结石或肿块时,偶可触及索条状、质硬包块。

3.膀胱检查

（1）检查方法

1）视诊：患者取仰卧位,充分暴露全腹部。下腹正中看到明显隆起时,膀胱容量通常已超过 500mL。

2）触诊：多采用双合诊,即检查者一手放于膀胱区,另一手示指经直肠或阴道行触诊。该方法可以了解膀胱肿瘤或盆腔肿瘤大小,浸润范围,膀胱活动度,以及判断手术切除病灶的可能性。如有压痛,提示膀胱有炎症、结核或结石。当尿液量≥150mL 时,膀胱可在耻骨联合水平上被触及；尿液量≥500mL 时,耻骨联合上区可触及球状包块,囊性感。

3）叩诊：膀胱叩诊应从紧邻耻骨联合上缘开始,逐渐向上,直到叩诊音由浊音变为鼓音,此时为膀胱的上缘。叩诊是诊断膨胀膀胱的主要方法。

（2）异常发现：患者仰卧位时如果触及充盈膀胱,排尿后包块消失为正常,排尿后不消失为慢性尿潴留。如果患者有开放性脐尿管瘘,经膀胱注入亚甲蓝后可见脐部漏尿。先天性膀胱外翻时,在下腹部正中可见腹前壁及膀胱前壁缺损,并可见双输尿管口间歇性喷尿,尿道上裂及阴茎畸形。腹壁薄软等条件下,双合诊有时能触及膀胱内结石或肿瘤。

4.尿道检查

(1)检查方法:男性尿道位于阴茎腹侧,外口位于阴茎头中央。观察尿道外口的位置与大小。

(2)异常发现:尿道下裂的尿道外口位于阴茎腹侧。从阴茎根部开始依次触压阴茎腹侧尿道至尿道外口,如有尿道结石,可触及局部硬物;如有脓性分泌物,应收集送检。

5.阴茎检查

(1)检查方法:观察阴毛分布、阴茎发育和包皮情况。常态下成年人阴茎头外露,阴茎长7.4(4.0~14.5)cm,直径约为2.6cm,勃起时长度可增加1倍(14~21cm)。阴茎长度与身高无关。包皮过长者检查完毕应将包皮复位,以免造成包皮水肿或嵌顿。

(2)异常发现:小阴茎表现为阴茎短小但外形正常,常温下短于3cm,多见于先天性睾丸发育不良等。包皮过长是指阴茎头不能外露,但包皮可以上翻;包茎是指包皮口狭小致使包皮不能上翻,但4岁以前小儿的包皮不能退缩至冠状沟属正常。阴茎癌几乎均发生于包皮过长或包茎者,常伴有腹股沟淋巴结肿大。阴茎头肿块及新生物常为阴茎癌或尖锐湿疣,糜烂或溃疡可能为疱疹或梅毒。阴茎触诊时,可用拇指和示指旋捏阴茎干,如有结节及压痛,提示阴茎海绵体硬结症。

6.阴囊及其内容物检查

(1)检查方法

1)视诊:观察阴囊的颜色及两侧的对称性,注意有无溃疡、炎症、结节、瘘管及湿疹样病变。阴囊肿块或精索静脉曲张也能在视诊中被发现。

2)触诊:阴囊内容物触诊时首先检查睾丸,然后是附睾及索状结构,最后是腹股沟外环。检查时应用大拇指、示指和中指来完成。注意睾丸存在与否、体积、形状、硬度以及有无结节和压痛等。测量睾丸体积的标准方法是应用睾丸模型进行对照式测量。附睾纵向贴附于睾丸的后外侧。检查时应自上而下依次触诊头、体和尾部,注意有无压痛、肿大和结节。输精管是否存在、有无结节。触诊精索时,受检者应采取直立位,注意有无精索静脉曲张,精索内有无结节,怀疑精索静脉曲张时还应采用Valsalva方法检查,即患者站立,屏气增加腹压,可以触摸到曲张的静脉。

(2)异常发现:对于阴囊内肿物,均应例行透光试验。用手电筒紧抵阴囊后侧并向肿块照射,检查者通过纸筒在阴囊前壁观察,如有红色光线透过,表明肿块为鞘膜积液;如小透光则为实质性肿块,提示睾丸炎症或肿瘤。

正常成年人睾丸体积为15~25mL。小而软的睾丸表示其发育功能不良。睾丸肿瘤时,睾丸有沉重感,肿块多呈无痛性、实性、形状不规则。阴囊空虚提示睾丸下降不全,睾丸多数位于腹股沟内环附近,检查时一手示指通过阴囊轻轻伸向腹股沟外环处,另一手置于内环附近,两指轻轻对挤式触摸腹股沟管内睾丸。不宜用单手触诊,这样易将睾丸推回腹腔,导致漏诊,或将腹股沟淋巴结误认为未降睾丸。睾丸附件扭转时,可透过阴囊皮肤观察到因淤血而呈淡蓝色的睾丸附件,即"蓝斑征"。

附睾肿块绝大多数为良性病变。急性附睾炎所致的附睾肿大多以附睾头部为主,患者常因疼痛而抗拒触诊;附睾结核肿块常位于附睾尾部,质地坚实,结节状,欠光滑,压痛不明显,输精管可呈串珠样改变。精液囊肿位于附睾头部,触之有囊性感,但张力较低。

牵拉睾丸时,如感精索疼痛,即为精索牵拉痛征阳性,提示精索炎。10~20岁的青少年如果突然出现睾丸疼痛，并伴有局部肿胀，疼痛向腹股沟和下腹部放射，则可能发生睾丸扭转。发病早期尚能触到睾丸上提至外环处并呈横位，精索增粗并有肿痛。睾丸托举试验有助于鉴别诊断，方法是检查者用手向上托起患者睾丸时，如果痛感加重（Prehn 征阳性），则提示精索扭转，这是由于托举睾丸时，扭转的精索遭受进一步的挤压；如果疼痛减轻，则表明睾丸附睾炎可能性大。精索静脉曲张时，阴囊皮下的静脉曲张成团，使阴囊呈"蚯蚓袋"样外观，多见于左侧，Valsalva 征阳性，平卧并抬高阴囊后静脉曲张逐渐减轻，但若曲张的静脉仍不消失，说明可能系腹膜后肿瘤压迫引起的高位回流受阻。

7.直肠指诊

（1）检查方法：检查前患者排空膀胱，取膝胸位、侧卧位和直立弯腰位。检查者戴上橡皮手套，将示指缓缓滑入肛门。首先应注意肛门括约肌功能，再在示指所及范围内检查有无新生物。在直肠前壁依次触摸前列腺的左侧沟、左侧叶、中央沟、右侧叶和右侧沟及列腺尖部下方的膜部尿道。检查前列腺大小、形态、质地、表面是否光滑、是否有结节及压痛、中央沟是否存在及变浅。精囊在正常情况下触不到。正常前列腺呈栗子形大小，表面平滑，质地柔韧似橡皮。

（2）异常发现：良性前列腺增生时前列腺增大且坚韧，中央沟变浅、消失或隆起；重度增生时手指不能触及其上缘。前列腺癌特征性表现是腺体内有坚硬如石的不光整结节。前列腺增生时两侧叶常对称性增大，质韧。急性前列腺炎时，不宜做前列腺按摩和取前列腺液，可能导致细菌沿输精管扩散，继发附睾炎，甚至出现败血症。前列腺如有波动感，应考虑前列腺脓肿，可以穿刺吸脓或外科引流。慢性前列腺炎则有肿胀感，必要时可取前列腺液送检。检查完毕注意有无指套染血。

检查肛门张力是一项很重要的项目。肛门松弛和痉挛程度可以反映尿道括约肌的状态，又因肛门和尿道括约肌受共同神经支配，引发球海绵体反射，对于诊断神经源性膀胱功能障碍有一定意义。

8.女性外生殖器和尿道外口检查

（1）检查方法：男性泌尿外科医生给女患者进行盆腔检查时，切记要有女医生或护士陪伴。开始时检查外阴和阴唇，要特别注意外阴的萎缩性变化、分泌物和溃疡等。尿道口检查是否有囊肿、黏膜脱垂、黏膜增生、肿瘤和肉阜等。接着嘱患者腹部加压，观察是否有膀胱或直肠脱垂。双合诊可以用来检查膀胱、子宫和附件。

（2）异常发现：尿道触诊可检出结节样变化，如炎症和肿瘤。触诊可发现尿道憩室，憩室有感染时，可从尿道挤压出脓性分泌物。女性尿道旁腺囊肿表现为尿道口肿物，肿大疼痛，腺管开口红肿，挤压有脓性分泌物。前庭大腺感染为淋病最常见的并发症。子宫全部脱出阴道口以外称为子宫脱垂。

9.神经系统检查

（1）检查方法：感觉检查要求患者清醒、合作，并力求客观。先让患者闭目，嘱受到感觉刺激后立即回答。可取与神经径路垂直的方向（四肢环行，躯干纵行），自内向外或自上向下依次检查；各关节上下和四肢内外侧面及远近端均要查到，并两侧对比。检查球海绵体肌反射时，检查者一个手指戴上指套伸进患者肛门，另一只手捏患者的阴茎头，或用钝针去刺阴茎头，正常情况下会引起患者肛门括约肌强烈收缩，肛门里的手指会感觉到此种收缩。

（2）异常发现：感觉障碍可有减退、消失和过敏之分。若同一区域内某些感觉减退，而其他感觉保留(如触觉),称分离性感觉障碍。感觉障碍的主观症状可有疼痛、发麻、蚁行感、烧灼感等,可为自发性或在激惹后引起,后者如压痛、牵引痛等,系感觉通路的刺激性病变所致。感觉障碍分布形式因病变损害部位可有周围型(神经末梢型)、脊髓节段型(根型)、传导束型和皮质型之分。球海绵体肌反射阴性,提示存在支配勃起功能的神经障碍。

第二节 实验室检查

临床实验室能为泌尿外科疾病的诊断、治疗、预防等提供有益的、重要的及科学的信息。随着大量先进仪器和技术的采用,临床实验室提供的检验信息占患者全部医疗信息的 60% 以上。临床实验室不仅提供一个定量或定性的检验报告,还应重点体现在对检验项目的选择和检验结果的解释上。

一、尿液检查

1.尿液种类和收集 尿液标本种类的选择和收集取决于临床医生的送检目的、患者的状况和检查要求。收集尿液时的注意事项:①使用清洁有盖、一次性容器,体积大于 50mL;②容器上应贴上标记,内容包括患者的全名、可识别患者的标本特异性编码和标本采集时间。③婴幼儿尿液标本的收集,可用黏附剂将收集袋黏附于婴幼儿的阴部皮肤。④尿液标本应避免经血、白带、精液、粪便等污染,以及烟灰、糖纸等异物混入。⑤标本留取后,应 2 小时内送检,以免细菌繁殖、细胞溶解等。

2.尿液外观 正常尿液因含有尿色素可呈淡黄色。尿液浓缩时,颜色可呈深黄色,并受某些食物及药物的影响。病理性尿色较复杂,如尿色深红如浓茶样见于胆红素尿;红色见于血尿、血红蛋白尿;紫红色见于卟啉尿;棕黑色见于高铁血红蛋白尿、黑色素尿;绿蓝色见于胆绿素尿和尿蓝母;乳白色可能为乳糜尿、脓尿。

3.尿比重和渗透压 尿少时,尿比重可升高,见于急性肾炎、高热、心功能不全、脱水等;尿量增多时尿比重增加,常见于糖尿病。尿比重降低时,见于慢性肾小球肾炎、肾功能不全、尿崩症等。连续测定尿比重比一次测定更有价值,慢性肾功能不全呈现持续低比重尿。常用的测定方法是试带法和折射计法。

尿液渗透压一般为 $600 \sim 1000 \mathrm{mmoL}/(\mathrm{kg} \cdot \mathrm{H_2O})$,24 小时内最大范围为 $40 \sim 1400 \mathrm{mmoL}/(\mathrm{kg} \cdot \mathrm{H_2O})$,血浆渗透压为 $275 \sim 305 \mathrm{mmoL}/(\mathrm{kg} \cdot \mathrm{H_2O})$,尿与血浆渗透压比值为 $(3.4 \sim 4.7):1.0$。禁水 12 小时,尿渗透压 $>800 \mathrm{mmoL}/(\mathrm{kg} \cdot \mathrm{H_2O})$,若低于此值,表示肾脏浓缩功能不全。正常人禁水 12 小时后,尿渗透压与血浆渗透压之比应大于 3。急性肾小管功能障碍是尿与血浆渗透压之比 <1.2,且尿 Na^+ 大于 $20 \mathrm{mmol/L}$。

4.尿 pH 正常尿液可呈弱碱性,但因饮食种类不同,pH 波动范围为 $4.5 \sim 8.0$。肉食者多为酸性,食用蔬菜水果可致碱性。测定尿液酸碱反应时,标本要新鲜,久置腐败尿或尿路感染、脓血尿均可呈碱性。磷酸盐、碳酸盐结晶见于碱性尿;尿酸盐、草酸盐、胱氨酸结晶多见于酸性尿。酸中毒及服用氯化铵等酸性药物时尿可呈酸性。尿液 pH 测定的方法目前有试带法、指示剂法和 pH 计法。

5.血尿 正常人尿液中红细胞 <3 个/HP。当发现血尿时,首先要在普通光镜下与血红蛋白尿、肌红蛋白尿相区别。

正常人尿液中血红蛋白阴性。当血型不合输血、急性溶血性疾病等引起体内大量溶血时,血液中游离血红蛋白(Hb)超过 $1.00 \sim 1.35g/L$,即出现血红蛋白尿,为透明鲜红色(含氧血红蛋白)或暗红色(含高铁血红蛋白)。严重者呈浓茶色或酱油色。尿沉渣中无红细胞,隐血试验呈阳性,可与血尿相区别。此情况多见。

肌红蛋白(Mb)和 Hb 一样,分子中含有血红素基团。肌红蛋白能溶于80%饱和度的硫酸铵溶液中,而血红蛋白则不能,可以此来进行鉴别。肌红蛋白尿可见于下列疾病:①遗传性肌红蛋白尿。磷酸化酶缺乏、未知的代谢缺陷,可伴有肌营养不良、皮肌炎或多发性肌炎等。②散发性肌红蛋白尿。当发生肌肉组织变性、炎症、广泛性损伤及代谢紊乱时,大量肌红蛋白自受损的肌肉组织中渗出,从肾小球滤出而形成肌红蛋白尿。

血尿确定后,需明确为上尿路来源还是下尿路来源。来源于肾脏的血尿常伴有管型和明显的蛋白尿,一般为 $1.0 \sim 3.0g/L(++\sim+++)$,反映了肾小球和肾小管间质病变。离心后尿液红细胞形态也有助于鉴别血尿来源。多应用相差显微镜观察,源于肾小球的红细胞变形显著,而源于肾小管或其他部位的血尿红细胞形态基本无变化。

6.尿白细胞及亚硝酸盐　尿白细胞酯酶定性试验阳性提示尿路感染,表明尿液中白细胞数量>20 个/μL。试带法原理是利用粒细胞的酯酶水解吲哚酚酯,生成吲哚酚和有机酸,进一步氧化成靛蓝色。正常人阴性。阴道分泌物污染尿液标本时可致假阳性结果。尿蛋白质浓度(>59/L)增高、葡萄糖浓度(>30g/L)增高或比重降低可致假阴性结果。

正常人尿亚硝酸盐定性试验阴性。当尿路感染,如大肠埃希氏菌属、克雷白杆菌属、变形杆菌属和假单胞菌属感染者均可呈阳性。亚硝酸盐定性试验时尿液要新鲜,阳性结果与致病菌数量没有直接关系。试带法灵敏性约为 $0.5mg/L$,相当于微生物含量大于 $1\times10^5/mL$;高浓度维生素 C 可致假阴性结果。

7.尿病原微生物检查

(1)尿液培养标本的留取:正常人尿液是无菌的。为了避免尿道外口周围细菌对培养尿液的污染,应注意标本收集:①女性患者先用肥皂水或 1:1000 高锰酸钾水溶液冲洗外阴部及尿道口;男性患者应翻转包皮冲洗,用2%红汞或 1:1000 苯扎溴铵(新洁尔灭)消毒尿道口,再用无菌纱布或干棉球拭干后排尿。②将尿液分成三段,第一段排掉,用试管收集中段尿 $10\sim15mL$,立即加塞盖后送检。③做结核分枝杆菌培养的尿液标本,应收集 24 小时全部尿液,并将沉淀部分盛于洁净瓶内送检。

(2)尿液细菌培养:尿液经处理后接种在不同培养基上,$3\sim7$ 天后观察菌落形成情况。正常情况下,尿液是无细菌生长。如大肠埃希菌菌落数>100 000/mL 称为真性菌尿,<10 000/mL 为尿标本细菌污染。女性 1 次清洁中段尿培养菌数>100 000/mL,对尿路感染诊断的准确性为80%,两次不同时间的中段尿培养结果,菌数均>100 000/mL,且为同一菌株,其准确性达 95%。在男性,其菌数>100 000/mL 也提示尿路感染。若尿培养球菌数>100 000/mL 也可诊断为真性菌尿。

尿液中培养、鉴定出致病菌后,一定要进行药物敏感试验。由于广泛使用/滥用抗生素,逐渐导致耐药菌株不断出现。细菌抗生素敏感试验的目的是筛选有效的抗生素,提示所需剂量,帮助临床医生选用最佳药物及剂量,治疗感染性疾病,也可以进行流行病学调查,了解耐药菌株的流行情况,为抗菌药物的合理应用提供依据。

(3)尿液真菌检查:泌尿道致病真菌包括新型隐球菌、曲霉菌种、组织胞质菌、芽生菌等,多与导管置放有关。检查方法包括直接检查(包括不染色直接涂片镜检法、负染色法、革兰染色法、荧光染色法)和真菌培养,需要新鲜尿液标本。涂片找到真菌菌丝和孢子时,提示真菌感染。真菌培养可以提高真菌检出率,同时鉴定菌种,便于选择敏感药物。

(4)尿抗酸杆菌检查:尿抗酸杆菌检查的阳性率一般为70%～75%。留24小时尿或新鲜尿液(最好是晨尿),经沉淀后做涂片抗酸染色检查。前一种方法能收集1天内所排出的细菌,缺点是时间较长,特别是强酸性尿对结核分枝杆菌的生存不利;后一种办法能获得新鲜尿,结核分枝杆菌不受破坏。对于诊断困难的病例,应重复检查或采用结核分枝杆菌培养或动物接种,后两者的阳性率可达90%。

尿抗酸杆菌检查呈阳性时,有约12%的假阳性,主要由包皮垢杆菌、非结核性分枝杆菌等所致。如果培养出结核分枝杆菌或PCR技术检测TB-RNA阳性即可确诊为结核病。荧光定量PCR技术尽管有少数假阴性与假阳性结果,但与常规细菌学方法互补使用可提高阳性检出率。

8.蛋白尿　蛋白尿分为功能性、体位性、偶然性和病理性蛋白尿,后者见于肾炎、肾病综合征等。试带法仅适用于正常人及肾病筛查,不适用于肾病患者疗效观察,预后判断及病情轻重的估计。强碱性尿液可致试带法呈假阳性结果。

尿蛋白定量测定值参考区间为(46.5±18.1)mg/L,方法包括丽春红S法和双缩脲法,能准确反映尿中蛋白排泄量。

本-周蛋白又称凝溶蛋白,是一种免疫球蛋白的轻链或其聚合体。肾淀粉样变、慢性肾盂肾炎及恶性淋巴瘤患者等,也可以出现本-周蛋白。检测方法一般采用热沉淀反应法和对甲苯磺酸法的过筛法,确诊试验为电泳免疫分析法。

9.尿糖和尿酮体　尿葡萄糖定性试验有班氏定性法和试带法,目前常用试带法。尿液标本应新鲜,服用大量维生素C或汞利尿剂后可呈假阴性。强氧化剂或过氧化物污染尿液时可致假阳性结果。当尿中含高浓度酮体时,可降低试带法的灵敏性。

正常尿液中不含酮体。尿液检测应新鲜。糖尿病酸中毒患者酮体可呈强阳性反应。妊娠剧烈呕吐、长期饥饿、营养不良、剧烈运动后可呈阳性反应。

10.尿胆原和胆红素　尿胆红素定性试验采用Harrison法和试带法。水杨酸盐、阿司匹林可引起假阳性反应。在肝实质性及阻塞性黄疸时,尿中均可出现胆红素。在溶血性黄疸患者尿中,一般不见胆红素。

尿胆原定性试验常采用改良Ehrlich法和试带法。尿胆原定性试验应采用新鲜尿液,久置后尿胆原氧化为尿胆素,呈似阴性反应。正常人尿胆原定性试验为阳性反应。尿胆原阴性见于完全阻塞性黄疸。尿胆原增加常见于溶血性疾病及肝实质性病变。

11.乳糜尿　乳糜尿是指乳糜微粒与蛋白质混合,致使尿液呈现乳化状态的浑浊。脂肪尿是指尿液中混有脂肪。尿乳糜定性试验原理就是因为脂肪可以溶解于乙醚中,而脂肪小滴可通过染色识别。正常人乳糜试验为阴性。

乳糜尿来源于胸导管阻塞和腹部淋巴管阻塞,导致乳糜液不能进入乳糜池,使乳糜液进入泌尿系淋巴管中而产生乳糜尿,多见于丝虫病。

12.尿细胞学检查　尿细胞学检查就是在光镜下观察尿液标本中有无来自泌尿系的恶性肿瘤细胞。正常情况下不能找到肿瘤细胞。细胞学检查适用于普查及初步诊断,但观察不到组织结构。本检查报告为"找到肿瘤细胞",约95%为移行上皮细胞癌。

与尿液相比,膀胱灌洗液可提高细胞学检查的敏感性。尿细胞学检查结果可报告为正常(阴性)、非典型或可疑、恶性(阳性)。当尿细胞学检查证实有癌细胞时,假阳性率较低;当尿细胞学检查结果为阳性,其总的敏感性接近60%。对分级较低的肿瘤,尿细胞学检查不敏感,而对分级较高的肿瘤,其敏感性却很高(G3肿瘤和原位癌接近80%)。

13.尿肿瘤标志物检测　近几年来,经尿液检测肿瘤标志物诊断膀胱癌的肿瘤标志物包括膀胱肿瘤抗原(BTA)系列、NMP22和FDP,正处于评估阶段的肿瘤标志物包括端粒酶、微卫星灶、细胞分裂周期蛋白6(CDC6)等。这些肿瘤标志物有助于检测出临床隐匿性膀胱癌并延长膀胱镜检查的时间。由于没有一种肿瘤标志物同时有着不同的敏感性和特异性,因而在临床应用时应根据不同目的选择不同肿瘤标志物。

(1)膀胱肿瘤抗原检测:膀胱肿瘤抗原(bladder tumor antigen,BTA)是膀胱肿瘤上分离下来的基膜复合物,一种独特的高分子量水解降解复合物,由特定的16和165kD多肽组成,在肿瘤增殖过程中可在尿液里出现。BTA尿液检测法对膀胱癌复发的诊断比尿液细胞学检查更敏感,且特异性高达95.7%;对低度膀胱癌的诊断也比尿细胞学敏感。

目前有三种不同的BTA试验。最初的BTA试验检测的是基底膜复合物,随后发现了一种新的检测抗原(人类补体因子H家族蛋白中的一员)。这种抗原是新的BTA stat试验和BTA TRAK试验的基础,与最初的BTA试验无关。前者为定性试验,后者则为定量试验。BTA stat试验明显优于细胞学检查,敏感性分别为72%和28%。而且,BTA′FRAK试验比BTA试验更敏感。

(2)有核丝分裂蛋白:有核丝分裂蛋白(nuclear mitotic protein,NMP)是支持细胞核的一种网状结构蛋白,在DNA复制、转录及基因表达过程中起重要作用。其中,NMP22是膀胱癌的诊断、术后复发有效的肿瘤标志物,通过双抗体夹心ELISA法检测。NMP22对膀胱癌复发者有很高的预测性,敏感性为73%,特异性为78.2%,准确性为76.9%,阳性预测率为58.6%,阴性预测率为87.8%。

(3)透明质酸及透明质酸酶:透明质酸是一种葡聚精,是细胞外间质的一种主要成分,在人类肿瘤细胞中明显升高,参与肿瘤的浸润、转移,还能降解透明质酸,促进血管形成。尿中透明质酸对膀胱癌症的诊断敏感性为91.9%,特异性为92.8%。

二、精液检查

精液是精子和精浆的混合物。精浆中,精囊分泌液所占比例最大,达60%~70%,前列腺液为20%~30%。精子悬浮于精浆中,含量仅达精液总量的5%~10%。

1.精液收集

(1)精液检查前禁欲至少3天,但不超过7天;两次采样间隔应大于7天。

(2)采样后1小时内送检,保存温度20~40℃。

(3)容器应注明姓名或识别号,标本采集R期和时间。

(4)用清洁干燥广口塑料瓶或玻璃瓶收集精液,不宜采用避孕套内的精液。某些塑料容器具有杀精子作用,应用前须有所选择。

2.精液分析

(1)一般性状检查

1)外观:正常精液呈灰白色或乳白色,小透明。长期不排精者,精液可呈淡黄色,棕色或红色提示出血,称为血精,强烈提示前列腺精囊病变。

2)精液量:正常一次全部精液量 2~5mL,平均 3.5mL。精液量如果>8mL/次,称为精液量过多;如果<1mL/次,称为精液量过少。精液量过多或过少是不育原因之一。

3)黏稠度:正常精液呈水样,形成不连续小滴。黏稠度异常时,形成丝状或线状液滴。

4)酸碱度:正常精液 pH 为 7.2~8.0。当附属性腺或附睾急性炎性疾病时,精液 pH 可以大于 8.0;而慢性感染性疾病时,精液 pH 常低于 7.2。

5)精液液化:新鲜精液呈稠厚胶胨状,约 5 分钟后精液开始转变成液体状态,需 15~20 分钟,称为精液液化。精液中的"凝固因子"由精囊腺分泌,而"液化因子"则由前列腺分泌。若在室温 25℃下 60 分钟不液化,称为精液不液化症,易导致男性不育。这可能与前列腺分泌的"液化因子"功能低下有关,导致蛋白水解酶缺乏。

(2)精子密度及精子总数:精子密度是指每毫升精液中的精子数目,一般成年男子精子密度应大于 $2×10^7/mL$。精子密度小于 $5×10^6/mL$ 称无精子症,大于 $5×10^6/mL$ 而少于 $2×10^7$ 为少精子症。精子总数则指一次射精后精液中总的精子数目,即精子密度乘以精液量。若精液量过高,精子总数正常,使精子密度降低,生育力随之下降;若精子密度正常而精液量过低也会引起生育力低下。因此,精子密度与精子总数之间存在着一定联系,这取决于精液量。

(3)精子的活力:精子活力包括表示活动精子比率的精子活动率,也包括表示精子活动程度的精子活动力,还包括精子离体一定时间后的精子存活率。

1)精子活动率:将液化精液涂片后置于显微镜高倍视野下观察,累计数上 200 个精子,得出活动与不活动精子的数目,算出活动精子百分率。正常情况下,排精后 30 分钟至 1 小时,精子活动率应在 60%~65% 以上。

2)精子活动力:将液化精液置于玻璃片上,加盖玻片,显微镜低倍视野下观察 5~10 个视野或至少数上 200 个精子,观察记录精子活动状态。

3)精子存活率:正常情况下,排精后 30 分钟至 1 小时,精子存活率应在 75% 以上,6 小时后应大于 20%。

(4)精子形态学检查:精子形态是衡量男子生育力的重要指标。观察精子形态可采用精子涂片染色法,即苏木素-伊红染色,然后在光学显微镜下计算 200 个精子中正常精子及各类畸形精子所占百分率。

正常精子如蝌蚪状,由头、颈、体、尾四部分构成。头部是椭圆形,长 4.0~5.0μm,宽2.5~3.5μm,长宽之比应在 1.50~1.75,顶体的界限清晰,占头部的 40%~70%。颈部与体部合起来与头部等长,体中段细长,与头纵轴呈一直线。尾部长约 45μm,比中段细,能活动。正常精液中,形态正常的精子比例应超过 60%,而畸形精子的比例应小于 40%。

所有形态学处于临界状态的精子均列为异常。异常精子有:①头部缺陷:大头、小头、锥形头、梨形头、圆头、无定形头、顶体过小头、双头等。②颈段和中段缺陷:颈部弯曲、中段非对称地接在头部、粗的或不规则的中段、异常细的中段等。③尾部缺陷:短尾、多尾、发卡形尾、尾部断裂、尾部弯曲、尾部宽度不规则等。

三、前列腺液检查

1.前列腺液常规检查

(1)标本采集:患者排尿后取胸膝卧位或右侧卧位,检查者右手示指按摩前列腺两侧叶,由外上方朝内下方进行,每侧 3~5 次,再自上而下挤压中央沟,如此反复,即可见尿道口有白色黏稠液体流出。用小试管或载玻片承接标本,及时送检,微生物培养等需无菌操作。若无前列腺液排出,可在按摩后排尿,取尿沉渣做镜检。如患者患生殖系统结核,则不适宜前列腺按摩,以免结核扩散。由于前列腺内呈分隔状,按摩时不一定能将炎性液体挤出,故前列腺液检查应重复进行。

(2)临床意义

1)外观:正常前列腺液稀薄呈淡乳白色,量 0.5~2.0mL,pH 呈微酸性。炎症严重时分泌物浓厚,色泽变黄或呈淡红色,浑浊或含絮状物。

2)卵磷脂小体:正常前列腺内卵磷脂小体几乎布满视野,呈圆球状,与脂滴相似,发亮,折光性强,分布均匀。前列腺炎症时,卵磷脂小体减少,且有成堆倾向。这是由下炎症时,巨噬细胞吞噬大量脂类所致。

3)细胞计数:正常前列腺液内红细胞、白细胞数每个高倍视野一般不超过 5 个。如果超过 10 个以上或有成堆的白细胞,提示炎症。

4)巨噬细胞:巨噬细胞的出现,是前列腺炎特有的表现,多见于细菌性前列腺炎或老年人。

5)淀粉颗粒:为大小不一的分层状构造的嗜酸性小体,圆形或卵圆形,微黄或微褐色。中央部分常含小体,系碳酸钙沉淀物质,如与胆固醇结合即形成前列腺结石。

2.前列腺液细菌学检查

(1)标本采集:嘱患者排尿后,取胸膝卧位或右侧卧位,消毒阴茎头和尿道外口,行前列腺按摩,弃去第一滴前列腺液,将后面的前列腺液收集于无菌容器内,进行细菌培养。如果培养阳性,可进一步做抗生素药物敏感试验。

(2)临床意义:细菌培养阳性时,以葡萄球菌最为常见,链球菌次之。结核分枝杆菌感染时,培养结果可受抗结核药物影响。由于前列腺液本身的杀菌作用以及有的患者因排菌呈间歇性或因感染局限,按摩时未触及病变区域,或因感染隐退等原因而找不到细菌时,应反复检查与培养。

四、血生化检查

1.肾功能

(1)血清肌酐(Scr):肌酐是骨骼肌中肌酸的最终代谢产物,仅由肾脏排泄。因为个体每天肌酐的生成是恒定的,血肌酐水平直接反映肾脏的功能。在肾功能降至正常的 50% 之前,血肌酐均可保持在正常范围内(男性 44~133μmol/L,女性 70~106μmol/L)。血肌酐水平一般不受饮食或水合状态的影响。

(2)血尿素氮(BUN):尿素氮是蛋白分解的代谢产物,完全由肾脏排泄,因此,血尿素氮可反映肾小球滤过率。尿素氮水平升高诊断肾功能不全的特异性较血肌酐差。正常人血尿素氮浓度为 2.9~8.2mmol/L。

(3)内生肌酐清除率(Ccr):由于每天肌酐的生成量是恒定的,并通过肾小球滤过,因而肾脏清除肌酐的速率本质上等同于肾小球滤过率。内生肌酐清除率的测定需收集 24 小时的尿标本和对应的血标本。正常值男性为(105±20)mL/min,女性为(95±20)mL/min。

2.血电解质检查

（1）血清 Na^+：正常血清 Na^+ 的浓度为 $135\sim145mmol/L$。血清钠增高可见于严重脱水、水摄入不足、肾上腺皮质功能亢进等。血清钠降低可见于肾上腺皮质功能不全等。

（2）血清 K^+：正常血清 K^+ 浓度为 $3.5\sim5.5mmol/L$。血清钾增高可见于肾上腺功能减退症、肾衰竭、休克，组织挤压伤、重度溶血等；血清钾降低可见于应用胰岛素、肾上腺皮质功能亢进，家族性周期性瘫痪等。

（3）血清 Cl^-：正常血清 Cl^- 浓度为 $96\sim108mmol/L$。血清氯浓度增高可见于高钠血症、高氯性酸中毒等。血清氯浓度降低可见于胰液或胆汁大量丢失、长期限制氯化物的摄入等。

（4）血清 HCO_3^-：血清 HCO_3^- 浓度为 $20\sim29mmol/L$。血清 HCO_3^- 的浓度增高可见于严重呕吐、低钾血症、长期胃肠减压等。血清 HCO_3^- 的浓度降低多见于肾小管功能不全。

五、肿瘤标志物的检测

一个理想的肿瘤标志物由肿瘤细胞产生，而在正常人和非肿瘤患者中不能检测到；与肿瘤的进展直接相关，能在无临床表现时被发现；与肿瘤的疗效有关。

1.前列腺特异性抗原　前列腺特异性抗原（prostatic specific antigen，PSA）是由前列腺导管上皮产生的一种丝氨酸蛋白酶，由 237 个氨基酸组成的多肽结构。正常时，PSA 主要分泌到前列腺液和精液中，以具有活性的游离形式（free PSA，fPSA）存在，含量高达 1mg/mL。它能水解精液凝块，诱导阴道、子宫平滑肌收缩，利于精子的活动，与男性生育能力有关。

血清总 PSA（tPSA）是以游离状态（fPSA）与结合状态（cPSA）两种形式存在的，浓度 $<4.0ng/mL$。fPSA 仅占 $10\%\sim20\%$，其他与血清中蛋白酶抑制剂，即 α_1-抗糜蛋白酶（ACT）、α_2-巨球蛋白（AMG）及 α_1-抗胰蛋白酶（AAT）等结合形成复合物，其中以 PSA-ACT 为主。PSA 具有器官特异性，仅由前列腺上皮细胞合成，并受雄激素调控。tPSA$>10ng/mL$ 时应高度怀疑有前列腺癌，tPSA$<4ng/mL$ 时可以基本排除前列腺癌，$4\sim10mg/mL$ 为灰区，不排除前列腺癌，须结合其他指标来综合判断。

tPSA 检测方法有酶联免疫吸附分析（ELISA）、化学发光免疫分析（CLIA）、放射免疫分析（RIA）和金标记免疫渗滤法等，其中以 ELISA 法和 CLIA 法最常用。

（1）PSA 影响因素：血清 cPSA 半衰期为 $2\sim3$ 天，经肝脏清除；而 fPSA 完全由肾脏清除，半衰期仅有 $2\sim3$ 小时。tPSA 水平的影响因素如下。

1）前列腺损伤：直肠指诊及留置导尿管对 PSA 影响很小，但经直肠超声检查可使 tPSA 增高一倍，前列腺按摩可使 PSA 增高 $1.5\sim2$ 倍，膀胱镜检查可增高 4 倍，前列腺穿刺活检或 TURP 可增高 50 倍左右。所以，PSA 检测应在前列腺按摩后一周，或直肠指检、膀胱镜检查、导尿等操作 48 小时后，或射精 24 小时后，或前列腺穿刺一个月后进行。

2）前列腺疾病：急性细菌性前列腺炎可使 PSA 显著增高，感染后 1 周达峰值，抗生素治疗约 8 周后才降至基础水平。非细菌性前列腺炎不会引起 PSA 增高。前列腺增生时，$21\%\sim47\%$ 的患者 PSA 高于正常值。

3）患者年龄和前列腺体积：tPSA 受年龄和前列腺大小等因素的影响，如 $40\sim49$ 岁者 tPSA 值为 $0\sim1.5ng/mL$，而 ≥80 岁者 tPSA 为 $0\sim8.0ng/mL$。

4）性生活：射精后 1 天 tPSA 值明显降低。

5）药物非那雄胺（保列治）是一种 5α-还原酶抑制剂，用来治疗前列腺增生症时，可导致约25%的前列腺体积缩小,同时使 tPSA 水平下降。因此,在判断 tPSA 值的临床意义时应问清患者的服药情况。

(2)PSA 相关指标:为了提高 tPSA 检测对前列腺癌诊断的特异性,近年来提出了 PSA 密度(PSAD)、PSA 速度(PSAV)和游离 PSA/总 PSA(fPSA/tPSA)等新的指标,可以提高 PSA 灰区前列腺癌患者诊断率。

1)游离 PSA(fPSA):当血清 tPSA 介于 4~10ng/mL 时,fPSA 水平与前列腺癌的发生率呈负相关。研究表明如患者 tPSA 在上述范围,fPSA/tPSA<0.1,则该患者发生前列腺癌的可能性高达56%;相反,如 fPSA/tPSA>0.25,发生前列腺癌的可能性只有8%。国内推荐 fPSA/tPSA>0.16 为正常值。

2)PSA 密度(PSA density,PSAD):血清总 PSA 值与前列腺体积的比值。前列腺体积是经直肠超声测定计算得出。PSAD 正常值<0.15,PSAD 可有助于区分良性前列腺增生症(BPH)和前列腺癌。当患者 PSA 在正常值高限或轻度增高时,用 PSAD 可指导医生决定是否进行活检或随访。PSAD 可作为临床参考指标之一。

3)PSA 速率(PSA velocity,PSAV):连续观察血清 PSA 水平的变化,前列腺癌患者的 PSAV 显著高于前列腺增生者和正常人。其正常值为<0.75ng/(毫升·年)。如果 PSAV>0.75ng/(mL·年),应怀疑前列腺癌的可能。PSAV 比较适用于 PSA 值较低的年轻患者。在两年内至少检测三次 PSA。PSAV 计算公式:[(PSA2-PSA1)+(PSA3-PSA2)]/2。

2.酸性磷酸酶　酸性磷酸酶(ACP)主要来源于前列腺上皮细胞。血清 ACP 水平升高提示前列腺病变,与 PSA 联合检查可提高前列腺癌的检出率。前列腺按摩后血清 ACP 可暂时升高,应避免按摩后立即做检查。前列腺癌伴骨转移患者血清 ACP 水平明显升高。大部分慢性前列腺炎及20%~30%前列腺癌患者血清 ACP 可以正常。

3.碱性磷酸酶　碱性磷酸酶(ALP)主要来源于骨和肝脏,含数种同工酶。ALP 诊断前列腺癌的特异性不高。内分泌治疗时,血 ACP 下降,但 ALP 呈一过性上升,随后下降,如果这种变化较大,应该认为有治疗效果。前列腺癌发牛骨转移时,观察骨型同工酶比观察总 ALP 活性更为准确,91%发生骨转移者,骨型 ALP 升高。如果血 ALP 显著升高,则治疗效果可能较差。

4.甲胎蛋白　血清甲胎蛋白(AFP)正常值应小于40ng/mL。成年期时,AFP 主要来源于内胚层的恶性肿瘤,如肝癌及性腺肿瘤等。精原细胞瘤和绒毛膜上皮癌患者血清 AFP 值多正常,而50%~70%睾丸胚胎癌和卵黄囊瘤患者 AFP 升高。AFP 值越高提示肿瘤恶性程度越高,且预后不良。

5.绒毛膜促性腺激素　绒毛膜促性腺激素(hCG)由胎盘合体滋养层细胞产生的一种糖蛋白激素,能影响睾丸的精曲小管和生精上皮发育。肿瘤组织主要以产生有缺口的游离 β-hCG。睾丸肿瘤中绒毛膜上皮癌患者血中 hCG 阳性率为100%。非精原细胞瘤血中 hCG 阳性率为66.6%~90%;精原细胞瘤 hCG 阳性率为7.6%~10%。

六、尿路结石相关检查

1.血液成分检测

(1)血清钙:血清钙测定方法为邻甲酚酞络合铜比色法。参考值:儿童为 2.50~3.00mmol/L,成年人为 2.25~2.75mmol/L。血清钙浓度增高常见于甲状旁腺功能亢进、恶性肿瘤、代谢性骨病等疾病。血清钙增高常伴有尿钙增高,后者是形成含钙尿结石的重要因素。

(2)血清磷:血清磷测定方法为硫酸亚铁法。参考值:儿童为 $1.45\sim2.10mmol/L$,成年人为 $0.87\sim1.45mmol/L$。甲状旁腺功能亢进者因肾小管重吸收磷受抑制而减弱,尿磷排泄增多,血清磷常见降低。

(3)血清镁参考值:新生儿为 $0.75\sim1.15mmol/L$,儿童为 $0.70\sim0.95mmol/L$,成年人为 $0.65\sim1.25mmol/L$。血清镁降低见于甲状腺功能亢进、晚期肝硬化、严重呕吐等。

(4)血尿酸参考值:儿童为 $0.12\sim0.32mmol/L$,成年人为 $0.21\sim0.42mmol/L$(男)或 $0.15\sim0.35mmol/L$(女)。男性$>0.42mmol/L$、女性$>0.35mmol/L$ 为高尿酸血症。由于高尿酸血症常伴尿中尿酸排出增加,因而可形成尿结石。

2.甲状旁腺激素　甲状旁腺激素(PTH)是由甲状旁腺的主细胞分泌,主要生理作用是加快肾脏排出磷酸盐,促进骨的转移,动员骨钙的释放;加快维生素 D 的活化和促进肠道对钙的吸收及减少尿磷的排泄等作用。正常参考值为 $1.6\sim6.9pmol/L$。

PTH 升高常见于原发性甲状旁腺功能亢进,由于肾衰竭、维生素缺乏、长期磷酸盐缺乏和低磷血症等引起的继发性甲状旁腺功能亢进。骨质疏松、糖尿病、单纯性甲状腺肿、甲状旁腺癌也可有 PTH 的升高。PTH 的降低见于甲状旁腺功能低下、甲状腺功能低下、暴发性流脑,高钙血症及类风湿关节炎患者。

3.24 小时尿液检测

(1)pH:部分结石与尿的 pH 有关,如感染性结石患者的新鲜尿液 pH 常可高于 7.0,尿酸结石患者的尿液 pH 常低于 5.5。

(2)尿钙参考值:低钙饮食时$<3.75mmol/24h$,一般饮食时$<6.26mmol/24h$,高钙饮食时约 $10mmol/24h$。尿钙排泄量超过正常参考值称高尿钙,是形成尿结石的重要因素。含钙结石占全部结石的 90%。尿钙排泄总量与饮食摄取、肠道吸收、肾脏功能、甲状旁腺作用和血清钙水平有关。引起高尿钙的疾病很多,其中与尿石症关系密切的是伴高钙血症的原发性甲状旁腺功能亢进和不伴高钙血症的远端肾小管性酸中毒、糖皮质激素过多和特发性高钙尿等。

(3)尿磷参考值:$12.9\sim42.0mmol/24h$。尿中无机磷排出增加,使磷酸盐易在尿中形成结晶,形成微小核心,导致草酸钙结石的形成或成为含钙尿结石的组成成分。

(4)尿镁参考值:$3.0\sim5.0mmol/24h$。镁可以预防结石形成,镁缺乏可以促进结石形成。尿镁低于正常者为低镁尿,可能是尿结石形成原因之一。

(5)尿酸参考值:$2.4\sim4.1mmol/24h$。尿酸为体内嘌呤的代谢产物。24 小时尿液尿酸排出量超过正常参考值则为高尿酸尿。最常见原因是摄入过量的高嘌呤食物。部分尿酸结石和特发性含钙肾结石患者可出现高尿酸尿。

(6)尿枸橼酸:尿中枸橼酸$>320mg/24h$。枸橼酸可以降低尿钙饱和度,且可直接抑制钙盐结晶。低于正常值为低枸橼酸尿,是肾结石形成的重要致病因素。在肾小管性酸中毒和部分特发性含钙肾结石患者中,可见尿枸橼酸浓度明显降低。

(7)尿草酸参考值:$91\sim456\mu mol/24h$。草酸是形成含钙结石的重要因素。尿中草酸的来源主要是内源性的,占 85%$\sim$90%,从食物中直接摄取的只占 10%$\sim$15%。尿草酸大于 $500\mu mol/24h$ 为高草酸尿。尿草酸盐增加是形成结石最主要的致病因素。原发性高草酸尿是一种罕见的遗传性疾病,患者每24 小时可排出大于 $1000\mu mol$ 的草酸。

（8）尿胱氨酸参考值:83~830μmol/24h。尿中胱氨酸排泄量超过正常参考值时称为高胱氨酸尿。胱氨酸尿症是一种先天性遗传性疾病,是由于肾近曲小管和空肠黏膜对胱氨酸吸收不良造成的。患者尿中胱氨酸含量远远高于正常值,尿中可出现胱氨酸结晶,易引起尿路复发性胱氨酸结石。

4.结石成分分析　目前结石分析的方法很多,包括化学分析、原子吸收光谱、发射光谱、X线衍射、红外吸收光谱、热分析、扫描或透射电镜、偏光显微镜等技术手段。研究表明,泌尿系结石的成分主要为晶体和基质两部分。其中,晶体成分占绝大部分,主要为草酸盐、磷酸盐、尿酸盐和胱氨酸等;基质主要来源于尿中黏蛋白、氨基葡聚糖等。

化学定性定量分析对于深入探讨泌尿系结石成因、诊治和预防结石复发有着极其重要的临床指导意义,而且化学方法具有快速、简便、费用低廉等优点,结果可靠,基层医院都有条件实施,符合我国国情,容易推广。将结石标本研成粉末,再逐步加入相应检测试剂。根据最常见类型所占比例的大小,只要测定碳酸盐、草酸盐、磷酸盐、钙、镁、铵、尿酸、胱氨酸等八种成分,已经可检测尿结石的99%,其中钙盐可占97%,草酸钙约占90%。

七、肾上腺功能检查

1.肾上腺皮质激素测定

（1）皮质醇的测定

1)血浆皮质醇测定:皮质醇是肾上腺皮质分泌的主要激素之一。皮质醇在外周血中90%以上是结合型,其中80%和皮质类固醇结合球蛋白（CBG）结合。皮质醇的分泌有明显的昼夜节律变化。一般在上午8时左右分泌最多,以后逐渐下降,至午夜24时最少。

皮质醇增高常见于皮质醇症、休克或严重创伤所致的应激反应等。其他如肥胖、肝硬化、妊娠等也可致血皮质醇水平升高。皮质醇减低常见于肾上腺皮质功能减退症、Graves病、家族性皮质醇结合球蛋白缺陷症等。服用苯妥英钠、水杨酸钠以及严重的肝病、肾病和低蛋白血症也可引起血皮质醇水平降低。

2)24小时尿游离皮质醇（UFC）:24小时尿游离皮质醇能比较客观地反映皮质醇的分泌量。正常参考值:成年人55~200nmol/24h尿（20~90μg/24h尿）。

（2）促肾上腺皮质激素（ACTH）测定:ACTH是一种腺垂体分泌的激素,其分泌本身有昼夜节律,表现为晨8时最高,以后逐渐下降,午夜最低。ACTH水平能反映肾上腺皮质功能。ACTH增高常见于Cushing病。ACTH减低常见于Addison病和腺垂体功能低下等。

（3）肾素、血浆肾素、醛固酮测定

1)血浆醛固酮（ALD）测定:醛固酮是体内最主要的盐皮质激素。血浆醛固酮水平主要受肾素-血管紧张素系统和电解质的影响。

正常值:卧位为9.4~253pmol/L,立位为110~923pmol/L。

血浆醛固酮增高见于原发性醛固酮增多症及肾性高血压、Bartter综合征和肾素瘤等引起的继发性醛固酮增多症。血浆醛固酮减低见于肾上腺皮质功能减退症或醛固酮合成酶缺陷症等。

2)血浆肾素活性（PRA）测定:肾素是肾小球旁器产生的一种酶,可催化血管紧张素原转化为血管紧张素 I（Ag I）。

正常值:卧位:0.07~1.47nmol/（L·h）;立位:1.5~5.0nmol/（L·h）。

血浆肾素活性增高提示肾性高血压。血浆肾素活性减低见于 11-β 羟化酶缺乏、17-α 羟化酶缺乏、Liddle 综合征、肾脏疾病等。

3）血浆血管紧张素Ⅱ的测定：AgⅡ是具有强烈的收缩血管作用，可使血压增高，同时兴奋醛固酮的分泌。

正常值：卧位 11.8~95ng/L；立位 92.5~150ng/L。

4）尿醛固酮测定：血中醛固酮在体内大部分被代谢为四氢醛固酮，从尿中排出。尿醛固酮就是尿中游离醛固酮和葡萄糖醛酸结合醛固酮的总和。

正常值：5.5~33.3nmol/24h（2.0~13.3μg/24h）。

血浆醛固酮只反映某一时点的激素水平，尿醛固酮反映 24 小时分泌代谢的综合水平，因而尿醛固酮测定更敏感。

（4）尿 17-羟类固醇、17-酮类固醇测定

1）尿 17-羟类固醇（17-OH）：皮质醇和可的松的代谢物，测定 17-OH 可评价皮质醇和皮质素的分泌情况。正常值：男性 12.9~38.2μmol/24h；女性 12.1~30.8μmol/24h。

尿 17-OH 增高见于肾上腺皮质增生、肾上腺皮质肿瘤、Cushing 综合征等，尤以肾上腺皮质肿瘤时最为显著。尿 17-OH 减低见于肾上腺皮质功能不全，如 Addison 病。

2）尿 17-酮类固醇（17-KS）：在男性 2/3 来自肾上腺，1/3 来自睾丸，女性全部来自肾上腺。测定 17-KS 主要反映肾上腺皮质功能。正常值：男性 16.3~40.3μmol/24h；女性 14.9~37.5μmol/24h。

尿 17-KS 增高见于肾上腺皮质增生、肾上腺皮质癌、睾丸间质细胞瘤、Cushing 综合征等。尿 17-KS 减低见于男性原发性性腺功能减退（Klinefelter 综合征）、继发性性腺功能减退（垂体功能减退）以及某些慢性病如结核、肝病和糖尿病等。

2.肾上腺髓质激素测定

（1）血浆肾上腺素和去甲肾上腺素：肾上腺素、去甲肾上腺素及多巴胺统称儿茶酚胺。基础状态下血浆肾上腺素主要来自肾上腺髓质，而去甲肾上腺素主要来自交感神经节后神经元轴突，来自肾上腺者不到 10%。

1）荧光法：肾上腺素正常值 0~382.2pmol/L（0~70pg/mL），去甲肾上腺素正常值 177.3~1004.7pmol/L（30~170pg/mL）。

2）高压液相法：肾上腺素正常值（132±61）pg/mL，去甲肾上腺素正常值（319±116）pg/mL。

嗜铬细胞瘤患者血浆肾上腺素和去甲肾上腺素水平比正常人高 5 倍以上，但结果正常或轻度偏高不能排除嗜铬细胞瘤的诊断。腔静脉插管分段取血测肾上腺素和去甲肾上腺素有助于诊断。

（2）尿香草扁桃酸：香草扁桃酸（VMA）是肾上腺素和去甲肾上腺素的最终代谢产物，测定尿儿茶酚胺和 VMA 可以反映体内儿茶酚胺的代谢水平，对肾上腺髓质功能亢进及伴有儿茶酚胺分泌增多的疾病有辅助诊断价值。儿茶酚胺正常值：59.1~266nmol/24h（10~40μg/24h），VMA 正常值：8.7~76.3μmol/24h（1.7~15.1mg/24h）。

嗜铬细胞瘤患者尿儿茶酚胺和 VMA 水平增高，单项升高的诊断符合率约 70%，二者均升高诊断嗜铬细胞瘤的符合率可达 80%~90%。

八、性激素检查

1.睾酮　男性血中的睾酮(testosterone,T)主要由睾丸 Leydig 细胞合成,肾上腺少量分泌。血液中,54%睾酮与血浆白蛋白结合,44%与性激素结合球蛋白(SHBG)结合,游离睾酮仅占2%。只有游离睾酮能进入靶细胞,发挥生理效应。16 岁以后睾酮明显升高,40 岁以后逐渐下降。

血清睾酮浓度是临床确定性腺功能和监测睾酮替代治疗的最重要的实验室指标。正常情况下,由于促性腺激素释放激素脉冲式分泌,早晨血清睾酮浓度比夜间高出 20%～40%。成年男性上午的血清睾酮浓度正常值为 12～40nmol/L;低于 10nmol/L 肯定是病理性的;10～12nmol/L 需要进一步检测。青春期前的男孩和去势者的血清睾酮浓度低于 4nmol/L。

2.雌二醇　雌二醇(estradiol,E$_2$)是雌激素中生物活性最强的一种,维持和促进女性特征的形成。男性少量的雌二醇主要由睾丸分泌。血清雌二醇测定是检查下丘脑-垂体-生殖腺轴功能的指标之一,主要用于青春期前内分泌疾病的鉴别诊断和闭经或月经异常时对卵巢功能的评价,也是男性睾丸或肝脏肿瘤的诊断指标。

3.黄体生成素　黄体生成素(luteinizing hormone,LH)由腺垂体分泌。对于男性,则能促使睾丸间质细胞增殖并合成雄激素,以及促进间质细胞睾酮,协同卵泡刺激素促进精子成熟。正常情况下,下丘脑-垂体-性腺系统通过促性腺激素释放激素(GnRH)刺激黄体生成素与卵泡刺激素脉冲式释放。正常成年人男性参考值:5～20U/L。

4.卵泡刺激素　卵泡刺激素(follicle stimulating hormone,FSH)由腺垂体分泌,是刺激卵泡发育的重要激素。对于男性,FSH 可刺激睾丸支持细胞发育,并促进产生性激素结合球蛋白(SHBG),使发育的生殖细胞获得稳定又高浓度的雄性激素,促进生殖细胞发育、分化为成熟精子。FSH 一般与 LH 联合测定,是判断下丘脑-垂体-性腺系统功能的常规检查方法。正常成年人男性参考值:5～20U/L。

5.泌乳素　泌乳素(prolactin,PRL)是由腺垂体分泌的一种蛋白质。对于男性,在睾酮存在的条件下,对男性前列腺及精囊的生长有促进作用,还可增强 LH 对 Leydig 细胞的作用,使睾酮合成增加。PRL 的分泌受下丘脑分泌的泌乳素释放激素和泌乳素释放抑制激素调控,呈脉冲式。PRL 的测定对诊断垂体疾病如垂体瘤和泌乳综合征有特殊重要的价值,并对月经异常、男性性功能异常和不孕的诊断有重要意义。正常情况下,PRL 浓度<400mIU/L。

第三节　影像学检查

随着影像学诊断技术的发展和广泛应用,泌尿外科术前确诊率显著提高,几乎没有诊断性探查手术。以数字成像为代表的现代技术在医学诊断学中的应用,对泌尿外科医生的知识结构、影像学诊断能力提出更高的要求,应根据泌尿外科疾病正确、科学地选择影像学检查。

一、超声检查

泌尿外科超声检查是采用超声波获取泌尿男性生殖系各脏器及组织结构的声学图像。这种图像与解剖结构及病理改变有密切关系,且呈现一定的规律性。泌尿外科疾病诊断过程中,超声图像与解剖、病理及临床知识相结合,综合分析判断,做出正确结论。

1.超声设备

(1)超声仪器的种类

1)一维超声(A超):在仪器的屏幕上,用曲线的高度(振幅)反映反射的强度。目前仅少数二维超声仪保留为附加功能,如眼科专用超声仪。

2)二维灰阶超声(B超):俗称黑白超声。二维超声图像最小单位是像素,像素点的灰度代表了回声反射强度。根据图像中不同灰阶强度将同声信号分为高回声、较高回声、中等回声、较低回声、低回声和无回声。

3)二维彩阶图:将像素点的灰度转换成色度,用不同色阶反映反射的强度。

4)彩色多普勒血流成像(彩超):用两种不同的彩色表达多普勒效应产生的正值频移与负值频移。频移值大小由彩色的亮暗度或"红→黄""蓝→绿"色谱表达,并叠加在二维灰阶超声图上,显示血管腔或心腔内血液的流动状态。

5)三维超声:将连续采集的二维图像和(或)CDFI及CDE,经过计算机重建,在仪器上显示靶器官的立体形态和(或)血管树。

6)超声造影:将超声造影剂注入血管内,达到器官灰阶信号增强或多普勒信号增强的目的。

(2)超声检查特点

1)B超:能检查脏器的位置、大小、形态、内部结构,对实性脏器疾病能做出明确的物理诊断,已成为临床上的常规检查方法。优点是价廉、操作方便;不足之处包括分辨率较低,对于小的病变易漏诊,以及无法检测血流动力学改变。

2)彩超:彩超是鉴别急性睾丸炎和睾丸扭转的"金标准"。移植肾发生早期排斥反应时,彩超能提供比形态学和生化检查更早的信息。

3)腔内超声:经直肠超声无须膀胱充盈,可以清晰显示前列腺各带区,而且提高了对小病变的检出率,已成为前列腺疾病的首选检查方法。但操作稍复杂,微感不适,患有肛裂、血栓性痔的患者禁忌使用经直肠超声扫查。经尿道超声能清晰显示早期膀胱肿瘤及浸润深度,是早期肿瘤诊断和分期的方法之一。

4)三维超声:三维超声可以提供非常形象直观的三维立体图像,显示感兴趣脏器的立体形态、内部结构、表面特征和空间位置关系等,有助于疾病的定位、定性和定量诊断。三维超声对肾脏、前列腺、睾丸等肿瘤的定位诊断有一定帮助。

5)超声造影:超声造影在观察实质性脏器的灌注情况及血管血流动力学方面更具有优势。这是因为:①SonoVue造影剂能够准确地显示微循环毛细血管床血流灌注的信息。②低机械指数超声造影是真正的连续、实时造影增强成像。

实时超声造影能客观反映肿瘤组织的微血管灌注,对肾脏、前列腺良、恶性肿瘤的鉴别有帮助,尤其是对碘油过敏者。不过,造影剂价格较昂贵,目前国内尚未广泛开展。

2.超声检查在泌尿系中的应用

(1)肾脏疾病

1)扫查方法:肾脏扫查以凸弧型超声成像为佳。探头频率:成年人3.5MHz,小儿5MHz。腰部冠状扫查可以全面观察肾内结构和肾上腺区,而且此切面图像便于和肾盂造影进行比较。俯卧位可作为扫查的补充切面。

2)临床应用:①肾积水。超声检查对肾积水的诊断甚为敏感,不需要造影剂,可同时显示肾盂、肾盏、肾实质,同时判断病变肾脏的功能。②肾结石。超声检查能检出≥3mm 的尿路结石,敏感性高于 X 线检查,特别是 X 线检查是阴性的结石。③肾囊肿。超声检查对肾囊肿的诊断以及与实质性肿瘤的鉴别在各影像学检查方法中最有价值,为首选。④多囊肾。超声检查用于多囊肾的普查和诊断,准确率高,还可以用于手术后患者的随访,了解囊腔的变化情况。⑤肾实性占位性病变。超声检查可以早期发现肾肿瘤。肾盂肿瘤体积一般较小,超声检查易漏诊,效果不如肾盂造影。超声检查不仅能检查肾肿瘤,还可对肾静脉、下腔静脉、肾门淋巴结进行扫查。⑥肾脏外伤。超声检查为肾外伤最理想诊断方法之一,可以了解肾损伤的部位和程度,同时排除肾以外的破裂和血肿,并且随访观察保守治疗的疗效。⑦移植肾。移植肾声像图与正常肾声像图基本相似。彩超检查是肾移植后合并急性排斥反应的首选方法。移植肾正常阻力指数(RI)为 0.6～0.7,>0.9 时高度怀疑排斥反应。

(2)肾上腺疾病:扫查方法基本同肾脏扫查一致。正常肾上腺超声检查不易显示。当发生病变时,可观察其病变的位置、大小、形态、内部回声及血流信号。

嗜铬细胞瘤具有大小悬殊、内部回声复杂、位置不定三大特性。异位肾上腺嗜铬细胞瘤临床发生率约占 10%。因此,对一个临床高度怀疑嗜铬细胞瘤的患者,如在肾上腺区不能发现异常,还应检查肾门部,腹主动脉旁和髂动脉周围及膀胱周围,以排除异位嗜铬细胞瘤的可能。对体积较大的嗜铬细胞瘤不要反复加压检查,以免诱发高血压危象。

超声检查比较经济,操作简便、迅速,不失为肾上腺首选的检查方法。然而,超声检查阴性或显示不满意而临床仍然高度怀疑肾上腺疾病者,有必要进一步做 CT 检查。

(3)肾血管:肾动脉和肾静脉一般采用横断扫查,探头置于第 1、第 2 腰椎水平,以腹主动脉、下腔静脉及肠系膜上动脉为标记,采用彩色多普勒显像及多普勒流速曲线方法检查。亦可以肾门为中心,显示肾血管主干与分支。

彩超检查能显示正常肾主动脉、段动脉、叶间动脉、弓形动脉、小叶间动脉的走行及分布,同时利用脉冲多普勒测量其血流的流速和阻力指数、搏动指数等,从而判断有无动、静脉栓塞,动静脉瘘或动脉狭窄等。

(4)输尿管

1)扫查方法:输尿管的扫查可采用不同体位和途径做分段检查,但最主要是三点定位腹背结合的方法。三点定位是将输尿管的三个狭窄处分为上段、中段、下段,依次扫查,仰卧位和俯卧位联合应用。

2)临床价值:输尿管扩张的声像图为无回声管状结构,重度积水者可呈迂曲的囊状结构。同侧的肾盂扩张并与输尿管相通,沿扩张的输尿管向下追踪,可发现梗阻部位和病因。①输尿管结石:输尿管结石可出现典型声像图,大部分停留在糖尿管的狭窄处并伴有肾积水。超声扫查输尿管结石有其局限性,尤其是中下段结石受肠道气体影响不易显示,可与 X 线检查相互补充。②输尿管口膨出:输尿管口膨出在声像图上表现为在膀胱三角区出现圆形无回声,囊壁回声纤细,有膨大缩小节律性动作。超声检查对此类疾病可做出明确诊断。③输尿管肿瘤:输尿管肿瘤超声检查的正确率较低,可作为筛查的首选方法之一。

(5)膀胱

1)扫查方法:经腹探测法;仰卧位、超声检查前适度充盈膀胱。探头置于耻骨联合上方,做纵向和横向扫查。为临床首选的方法。经尿道及经直肠探测法临床不作为常规检查。

2)临床价值:超声检查对膀胱疾病的检查准确率最高,如膀胱结石,膀胱内血凝块、膀胱憩室、膀胱异物等。超声可发现直径大于 0.5cm 的膀胱肿瘤,并且依据浸润程度进行分期,还可发现膀胱壁以外或邻近脏器病变的浸润、淋巴结转移等。

（6）前列腺及精囊

1)检查方法:①经腹壁扫查。膀胱充盈,在耻骨联合上方做纵、横、斜扫查。②经直肠扫查。检查前应排大便,必要时可清洁灌肠,无须膀胱充盈。患者采取左侧卧位下肢屈曲位,截石位或坐于特制的检查椅上。将探头徐徐插入肛门内,行前列腺及精囊腺纵、横扫查。③经会阴及经尿道检查,临床上不常用。

2)临床价值:经腹壁扫查为前列腺超声检查的常用方法。但对前列腺分区显示不清,并且有前列腺尖部丢失现象,影响测量。经直肠前列腺扫查可提供高清晰度的声像图和高灵敏性多普勒血流信息,提高小病灶的检出率,便于超声引导穿刺活检。

（7）阴囊

1)扫查方法:高分辨率实时超声仪,线阵探头,频率 5～12MHz,检查前不需要特殊准备。通常取仰卧位,行纵、横双侧对比扫查。

2)临床价值:超声检查对阴囊肿大原因不明(鞘膜积液、疝等)的鉴别;睾丸和附睾肿物的诊断与鉴别(囊肿、肿瘤、炎症)精索静脉曲张;阴囊、睾丸外伤(血肿、睾丸破裂)、睾丸扭转及其与急性睾丸炎、附睾炎等鉴别有很高的临床实用价值,是首选方法。

（8）隐睾

1)检查方法:适度充盈膀胱,取仰卧位,于两侧腹股沟处、阴茎要部及盆腔行纵横扫查。

2)临床价值:隐睾在小儿和青少年比较多见。超声检查方法简便,准确,且无放射性损害,故作为首选检查方法,有助于隐睾的诊断和定位。

二、X 线检查

1.泌尿系统平片　泌尿系平片(kidneys,ureters bladder,KUB)适用于绝大多数患者,最常用于泌尿系结石的检查。孕妇忌做 KUB 检查。

（1）检查方法:KUB 常摄取仰卧前后位片,范围包括两侧肾脏、输尿管及膀胱,即从第 11 胸椎开始至耻骨联合或稍低。除急诊外均需行检查前准备,主要包括检查前 1 日少渣饮食,睡前服缓泻剂,如酚酞片、液状石蜡或番泻叶汤等。清洁灌肠不作常规应用。

（2）价值和限度:KUB 能显示肾脏位置、大小和轮廓的改变,亦可显示泌尿系统的结石和钙化,但是 KUB 不能检出透 X 线的阴性结石,不能观察梗阻引起积水的程度,亦无法评价肾脏的排泄功能。

2.静脉尿路肾盂造影　静脉尿路肾盂造影(intravenous urography,IVU)适用于多种尿路疾病的检查。碘过敏者、严重肝肾以及心血管疾病者禁行该项检查。

（1）检查方法:IVU 检查前应常规肠道准备,以尽可能清除肠道内气体和粪便,并限制饮水。碘过敏试验确认阴性后,静脉注射 76% 醋碘苯酸 20～40mL。在注射后 5～10 分钟及 15～20 分钟在两侧肾区摄片。如两次摄片显影清晰,则可在 30 分钟左右去掉压迫器拍摄,包括肾、输尿管和膀胱的全尿路片;如肾显影不满意,则可增加摄片次数、延迟摄片时间或进行大剂量静脉滴注造影。

（2）价值和限度。IVU 可显示整个尿路,主要价值体现在:①既可清晰显示肾盏、肾盂破坏、受压、变形和移位,又可以发现尿路扩张、积水和充盈缺损改变,对病变定位准确,对于鉴别诊断也有较大帮助。②可发现并诊断上尿路畸形,如副肾或双肾双输尿管等。③通过观察肾实质显影情况了解肾排泄功能。

IVU不足有:①图像质量及阳性率受诸多因素影响,如肾功能、静脉石、血管钙化、肠道积气、肥胖等。②重度肾盏、肾盂、输尿管积水患者,尿路不显影。③不能发现膀胱输尿管反流。

3.逆行肾盂造影　不适宜做静脉肾盂造影者、静脉肾盂造影显影不满意或不显影者,均可选择逆行肾盂造影检查(retrograde pyelography,RP)。下尿路感染患者忌做该检查。

(1)检查方法:常规消毒准备后,自尿道插入膀胱镜,经膀胱镜将导管插入输尿管,再经导管注入10%~15%的醋碘苯酸8~10mL,当患者略感腰部有酸胀时就可停止注射并摄片。摄片时间及体位根据病情而定。

(2)价值和限度:该检查不受肾排泄功能的影响,对于重度肾盏、肾盂或输尿管积水的病因学诊断价值较高。此外,膀胱输尿管反流仅能通过逆行性膀胱造影显示。

主要不足有:①检查过程中患者有一定痛苦。②插管易诱发逆行感染。③注射压力过高会造成对比剂肾脏回流。④不能显示肾实质,不能评价肾脏排泄功能。

4.经皮肾盂穿刺顺行尿路造影　本检查法适用于:①静脉尿路造影不显影或显影不良者。②因有禁忌不能行上尿路逆行插管或插管失败者。③梗阻部位不明的巨大肾积水。该检查有一定难度且有创,仅在常规造影无法进行或失败时才采用。

(1)检查方法:患者取俯卧位或侧卧位,穿刺部位常规消毒,局部麻醉后在超声引导下用肾穿刺针刺入肾盂积渣区,见针尖回声在积液区位置满意后拔出针芯,留置套管抽吸适量积液送常规、生化和细菌学检验。然后注入76%醋碘苯酸5~20mL进行顺行性尿路造影,发现病变及时摄片,摄片完成后拔针前将对比剂抽出。

(2)价值和限度:顺行造影使用对比剂剂量小,且直接注入肾盂而不经过肾单位,对肾脏毒性小。可清晰观察肾盂、肾盏及输尿管充盈和形态变化,便于准确判断梗阻部位、狭窄范围,并做出病因诊断;穿刺置管后可抽液、引流和注入药物进行治疗。引流作用明显,可迅速缓解临床症状。

5.膀胱尿道造影　静脉法膀胱造影适用于尿道狭窄不宜插管注射对比剂者或同时需要检查上泌尿道者;逆行法膀胱造影在单纯检查膀胱时应用;尿道造影适用于除急性尿道炎症外的大部分尿道疾病。

(1)检查方法

1)静脉法膀胱造影:IVU中,注射对比剂后30分钟,膀胱已充满对比剂,摄取全尿路片后,加摄膀胱正位片及两斜位片。

2)逆行法膀胱造影:造影前清洁肠道,嘱患者排空尿液。尿道口消毒后插入导管,在透视下缓慢注入100~300mL对比剂(5%~10%醋碘苯酸等),转动患者体位观察并摄片。已做膀胱造瘘术的患者,对比剂可直接经造瘘口导管注入。

3)排尿性尿道造影:在常规消毒后,插入导尿管至膀胱,抽取残余尿液,注入对比剂(10%~20%醋碘苯酸等)至膀胱充盈,拔出导尿管,嘱患者排尿,同时摄尿道正、侧、斜位片。膀胱造瘘患者,可直接经造瘘口导管注入对比剂。

4)逆行法尿道造影:消毒尿道口,用导尿管或注射器乳头插入前端尿道,缓慢注入对比剂,同时摄尿道片。

(2)价值和限度:膀胱造影可用于膀胱畸形及膀胱肿瘤的检出;尿道造影可发现和确诊大部分尿道先天性疾病,如尿道闭锁或阙如、尿道重复畸形、尿道瓣膜及先天性尿道直肠瘘等;尿道造影可显示尿道肿瘤的部位及范围,对于鉴别诊断也有一定的帮助;逆行法尿道造影可明确尿道损伤的部位,判断有无断裂及外渗;还可显示尿道狭窄部位和程度。

三、血管造影及其他

1.肾上腺动脉造影

(1)造影方法:经股动脉穿刺引入导管,常用眼镜蛇导管。肾上腺上动脉来自膈下动脉或腹腔动脉,可直接在主动脉前壁、胸12~腰椎体水平寻找;肾上腺中动脉直接来自腹主动脉,由于管径较细,一般生理状况下插管较困难,在病理状况(并发肿瘤)下,常可增粗,可先以猪尾巴导管行腹主动脉造影了解开口位置后再行选择性插管。肾上腺下动脉起源于肾动脉根部附近,向患者头侧发出,可用 Cobra 导管成襻后插管造影。

(2)临床价值

1)根据造影血供特点来鉴别肿瘤来源于肾脏或肾上腺。

2)对于体积较大的肾上腺肿瘤行术前栓塞,缩小肿瘤体积,减少术中出血。

3)对于不能切除的恶性肿瘤可行姑息性化疗栓塞术,常用化疗药加碘化油或聚乙烯醇颗粒治疗。

4)消除醛固酮瘤的内分泌功能,直接栓塞肿瘤供血动脉,常用吸收性明胶海绵作为栓塞剂。

2.肾动脉造影

(1)造影方法:经股动脉穿刺引入导管,先以猪尾巴导管行腹主动脉造影了解肾动脉开口位置后,再以 Cobra 导管分别行双侧肾动脉选择性插管。

(2)临床价值

1)肾动脉狭窄:动脉造影是诊断肾动脉狭窄的"金标准"。通过造影可以了解肾动脉狭窄的部位、程度,并可据此指导介入治疗途径及方法。

2)肾脏肿瘤:肾动脉造影可了解肿瘤血供特点,对鉴别良恶性肿瘤有一定价值。另外,肾动脉造影可直观显示肿瘤的部位、范围及血供等。对于不能切除的恶性肿瘤则可行姑息性化疗栓塞术治疗。

3)肾出血性疾病:肾动脉造影可确定出血的性质、部位及相关血管的情况,明确诊断后可行超选择性肾动脉栓塞。

3.下腔静脉造影

(1)造影方法:经股静脉穿刺引入导管,以猪尾巴导管行下腔静脉造影,如需了解肾静脉开口则造影时需嘱患者做瓦氏呼吸后造影。一旦发现下腔静脉栓塞,在造影时需要注意导管头端远离栓塞部位,同时注射压力和量减少1/3,以防栓子的脱落。

(2)临床价值:下腔静脉造影是诊断下腔静脉狭窄或阻塞的"金标准",通过造影可以全面地观察病变的形态,对肾癌引起的下腔静脉癌栓,可了解癌栓的长度,对手术方案选择和患者预后判断有重要意义。对于下肢静脉血栓合并下腔静脉血栓者,下腔静脉造影可以显示肾静脉开口,为防止肺动脉栓塞植入下腔静脉滤器定位做准备。

4.阴茎动脉造影

(1)造影方法:经股动脉穿刺引入导管,常用 Cobra 导管。先行对侧髂内动脉选择性插管造影,明确阴部内动脉开口解剖后,再进一步以超滑导丝导引行超选择性阴部内动脉造影。对侧造影完毕后,再将 Cobra 导管成襻后行同侧阴部内动脉超选择性插管造影。

(2)临床价值

1)阴茎异常勃起:选择性阴部内动脉造影常可见阴茎海绵体动脉增粗、染色明显和动脉海绵体瘘。选择性血管栓塞术是目前治疗阴茎异常勃起最常用的方法,材料主要采用可吸收性明胶海绵条或颗粒,危险性和并发症包括血管迷走神经反射、血管损伤、动脉穿刺处血肿等。

2)动脉性阳痿:主要由动脉狭窄或闭塞所致,可发生在从髂内动脉到阴茎动脉末梢分支的任何水平上。确定动脉性阳痿的前提是双侧血供明显闭塞,仅仅单侧病变在血流动力学上往往没有希望。对于发生在髂内动脉及阴部内动脉近段狭窄或阻塞的病变可采用球囊导管扩张成形术的方法治疗。

5.阴茎海绵体造影

(1)造影方法:正常受检者的海绵体内不注射罂粟碱,以 2mL/s 速度滴注稀释的造影剂(总量 100mL)海绵体压仅升高约 45mmHg。静脉性阳痿者先在受检者阴茎根部扎一橡皮带(注药后 2 分钟除去),然后向海绵体内注入罂粟碱 60mg(以 20mL 生理盐水稀释)并用手挤压使药物分布均匀,诱发勃起后注入稀释一倍的造影剂后摄片观察。罂粟碱未能诱发勃起者,则以 80mL/min 灌注率注入生理盐水,直至海绵体内压增高至 80mmHg 以上或灌注率达 100mL,然后注入造影剂摄片。

(2)临床价值:当海绵体内注入罂粟碱后再检查,正常受检者海绵体内压几乎升高约 100mmHg,造影上几乎不显示任何阴茎静脉系统。如海绵体内压不能达到 80mmHg 以上,则认为有较大静脉瘘。静脉性阳痿患者在正常灌注率情况下不出现勃起,海绵体内压力不高,造影可见造影剂迅速排入扩张的阴茎背深静脉或扩大的阴部内或阴部外静脉系统,部分患者可见阴茎体部小静脉直接注入阴茎浅静脉,然后注入阴部外静脉。对静脉性阳痿患者可采用介入插管方法经皮穿刺阴茎背深静脉或经股静脉逆行插入阴部内、外静脉,行静脉造影明确瘘口位置后,以弹簧钢圈加吸收性明胶海绵进行栓塞,随后再注入硬化剂(95%乙醇或 3%十四羟基硫酸钠 1~2mL)治疗。

四、计算机体层成像

1.CT 检查方法和技术

(1)CT 平扫:CT 平扫能够显示泌尿系统病变的位置、形状、大小和数目,还可以显示病变与邻近结构的关系等。通过测量 CT 值,可以推测病变的组织特征(如囊变,出血、脂肪、钙化等)。CT 平扫对于 X 线阴性结石不能检出。单纯 CT 平扫不能反映病变的血供情况,对良、恶性病变的鉴别价值有限,不易显示微小病变及等密度病变,甚至漏诊。

(2)CT 增强:CT 增强检查指经静脉注入对比剂(多为碘剂)后的扫描,可增加病变组织与正常组织的对比度,使病变边界显示更加清楚,更容易发现小的病变以及平扫呈等密度的病变;可反映病变的血供情况,对于病变的鉴别诊断具有重要价值。

增强后可行 CT 血管成像（CT angiography，CTA）、CT 尿路成像（CT urography，CTU）及 CT 灌注检查，可为疾病诊断及临床处理提供更多有价值的信息。

对肾功能受损者慎用 CT 增强检查，可以选择磁共振成像（magnetic resonance imaging，MRI）增强。

（3）CT 三维成像：CT 三维重建是螺旋 CT 主要后处理功能之一，能将一系列连续 CT 扫描所获得的容积数据信息经计算机软件程序处理使靶器官重建为直观的立体图像。三维成像方式主要包括最大密度投影（MIP）、多平面重建（MPR）、表面遮盖显示（SSD）及容积成像（VR）。

1）肾动脉 CTA：肾动脉 CTA 主要用于检查肾血管病变。①肾动脉瘤：二维 MIP（2D-MIP）像可测量动脉瘤的大小，瘤颈部长度及宽度，观察有无瘤栓以及瘤体距离邻近血管分支的长度等，为介入或手术治疗提供重要证据。②肾动脉狭窄：VR 和 MIP 技术均能够直观、立体显示肾动脉狭窄的范围及程度。2D-MIP 像可区分腔内对比剂和支架、管壁钙化和软斑块。③肾动脉的变异、畸形以及主动脉夹层累及肾动脉的情况。④肾肿癌与肾动脉的关系：VR 像能够立体直观地显示，对于评价手术可行性和判断预后有重要价值。⑤肾动脉成形术和肾移植患者术后随访。

2）CTU：螺旋 CT 尿路造影（CTU）是在尿路高密度对比剂充盈高峰期进行兴趣区的连续容积扫描，经计算机图像后处理获得尿路三维图像。CTU 一次检查可获得包括肾实质在内的整个尿路三维立体图像，尤其对输尿管的变异、畸形、受压及扩张等改变显示更清晰，且无须肠道准备和腹部加压。CTU 可以发现所有的泌尿系结石。对结石直径和形态的判定也更加精确，而且根据 CT 值的差异可以初步判断结石成分，区分尿酸结石和含钙结石。CTU 受肾脏排泄功能的影响，严重尿路梗阻时 CTU 可不显影。由于 CT 设备 Z 轴分辨率的提高，16 层以上多层螺旋 CT 对于重度尿路梗阻的病例，可以不用对比剂直接行 CTU，扩张的输尿管内的尿液与周围组织产生对比而显影。

2.肾上腺 CT

（1）正常肾上腺 CF 表现：CT 平扫时，肾上腺位于肾筋膜囊内，周围为低密度脂肪组织。肾上腺呈不同形态，表现为斜线状、倒 V 形、倒 Y 形或三角形，边缘光滑，无外突结节。通常用侧支厚度和面积表示肾上腺大小。正常侧支厚度小于 10mm，面积小于 $150mm^2$。CT 增强时，正常肾上腺均匀强化，不能分辨皮、髓质。

（2）对肾上腺疾病的诊断价值：CT 薄层平扫可以清晰显示肾上腺增生及萎缩。前者表现为双侧肾上腺弥漫性增大（径线和面积超过正常值），密度和形态维持正常，后者表现为双侧肾上腺变小。

CT 能显示直径小至数毫米的结节，更易于发现肾上腺肿块。根据肾上腺肿块的密度、大小和形态可初步判定肿块性质。如肾上腺腺瘤细胞内富含脂肪成分，其 CT 值较低，可呈水样密度；肾上腺腺瘤、嗜铬细胞瘤、转移瘤则呈均匀软组织密度并有不同程度强化，转移瘤常为双侧性；肾上腺髓脂瘤为脂肪的混杂密度肿块；嗜铬细胞瘤或肾上腺皮质癌常表现为较大软组织密度肿块，内有坏死、囊变时呈低密度灶。

需注意，当临床和化验高度怀疑肾上腺嗜铬细胞瘤，而肾上腺 CT 未发现肿块时，需申请扩大扫描范围，甚至包括盆腔或其他部位，以发现异位嗜铬细胞瘤。

3.肾脏 CT

（1）正常肾脏 CT 表现:CT 平扫时,肾脏位于脊柱两侧,呈圆形或椭圆形软组织密度影,边缘光滑。肾动脉和静脉呈窄带状软组织影,自肾门向腹主动脉和下腔静脉走行。肾实质密度均匀,肾窦脂肪呈较低密度,肾盂呈水样密度。

CT 增强时,肾血管和肾皮质明显强化,而髓质仍呈较低密度,因而可以分辨。注药后约 2 分钟扫描即肾实质期,此期肾皮、髓质均明显强化。5～10 分钟后检查为肾排泄期,肾实质强化程度减低,肾盏、肾盂明显强化。

（2）对肾脏疾病的诊断价值:CT 检查可明确肾损伤的程度、范围及分类,了解肾功能情况,同时也可观察腹部其他脏器的改变,及时检查合并伤。当疑有尿外漏时需要做 CT 增强检查。

CT 对于鉴别肾脏肿瘤良、恶性具有重要价值,肿块与肾实质之间界面不规则,肿块超越肾筋膜及发现淋巴结转移或静脉瘤栓均提示恶性肿瘤,肿块有完整包膜、与正常组织分界清楚、周边弧形钙化、有脂肪密度组织则多提示良性肿瘤。肾 CT 增强排泄期可以鉴别重度肾积水和多发肾囊肿,前者可见对比剂排入积水的囊腔内,后者则不能。

4.输尿管 CT

（1）正常输尿管 CT 表现:平扫检查,正常输尿管不易显示。增强检查的延迟期,输尿管腔内充盈对比剂而呈点状致密影。自肾盂向下连续追踪,常能观察输尿管全程。

（2）CT 检查对输尿管疾病的诊断价值:CT 薄层平扫结合三维重建能清楚显示各种原因导致的梗阻积水。CT 平扫可以显示输尿管内高密度结石,根据 CT 值的差异可以初步判断结石成分。薄层 CT 与 CTU 相结合可以发现阴性小结石。

CT 轴位图像结合 CTU 通过显示输尿管狭窄的范围、边缘、管壁厚度来鉴别导致输尿管狭窄的良、恶性病变。

CTU 可直观显示输尿管变异或畸形。

5.膀胱 CT

（1）正常膀胱 CT 表现:膀胱的大小、形态因充盈程度而异。CT 平扫,膀胱壁呈厚度均匀的较薄软组织密度影,内外壁均光滑。膀胱腔内尿液为均匀水样低密度。CT 增强,早期显示膀胱壁强化,30～60 分钟延迟扫描见膀胱腔为均匀高密度,若对比剂与尿液混合不均,则出现液-液平面。

（2）CT 检查对膀胱疾病的诊断价值:膀胱壁增厚可为弥漫性或局限性,前者多为各种炎症或慢性梗阻所致,后者主要见于膀胱肿瘤,也可为周围炎症或肿瘤累及膀胱;与膀胱壁相连的腔内肿块可为肿瘤、结石或血块,根据病变密度、强化程度及可动性能够做出鉴别。

CT 对膀胱癌壁内浸润程度的区分不够满意,即对癌肿早期分期的准确性受到一定的限制,但对壁外浸润和盆腔侧壁蔓延的估计较准确,并可显示盆腔内肿大的淋巴结。

6.前列腺 CT

（1）正常前列腺 CT 表现:CT 平扫,前列腺位于耻骨联合后方,呈圆形或卵圆形软组织密度影,密度均匀,边界清楚,但不能分辨前列腺各区带解剖。增强检查,外周带强化程度略高于中央腺体,但不能分辨前列腺各区带。

（2）CT 检查对前列腺疾病的诊断价值:CT 能清晰显示前列腺形态、大小及毗邻关系并可测量前列腺的体积。以前列腺基底部超过耻骨联合上缘 2cm 作为诊断前列腺增生的简单标准。CT 对增生腺体内的斑点状或沙砾状的钙化影显示清楚。CT 可以显示周围组织侵犯及淋巴结、骨转移情况，对前列腺肿瘤分期有一定诊断价值。

五、磁共振成像

MRI 是利用原子核在强磁场内发生共振所产生的信号经图像重建而成像的一种影像技术。MRI 检查范围覆盖了几乎全身各系统。

以下情况者不能行 MRI 检查：装有心脏起搏器者，体内有铁磁性材料的植入物者，病情危重并带有生命监护及生命保障系统者，幽闭恐惧症患者及癫痫发作状态患者。

1.成像技术

（1）MR 增强：MRI 可利用对比剂行增强检查。对比剂以 Gd-DTPA 最常用，几乎无过敏反应，对于碘对比剂过敏者、肾功能不良患者尤为适宜。增强检查目的主要是利于发现或显示病变、了解病变的血供情况对病变的鉴别诊断提供帮助等。

（2）MR 血管成像：MR 血管成像包括非增强 MRA（不使用对比剂）及三维动态增强磁共振血管成像（3D DCE MRA）。体部血管成像多采用 3D DCE MRA 技术，其原理是通过静脉注射顺磁性对比剂，以缩短血液的 T_1 时间，再利用三维梯度回波技术，采集兴趣区血管，所得资料在工作站处理、重建后得到三维血管图像。

3D DCE MRA 血管图像清晰，诊断肾动脉狭窄的准确性高，可作为筛选肾动脉狭窄的重要方法；3D DCE MRA 能直观显示肾及肾上腺肿瘤及其供应血管的情况以及肿瘤对周围脏器、血管的侵犯情况，有助于腹部肿瘤的定性诊断。

（3）MR 尿路造影：MR 尿路造影原理是依据尿液长 T_2 弛豫时间的特点，采用长重复时间（TR>3000ms）及特长回波时间（TE>150ms）的重度 T_2 加权成像，使尿液呈强信号，与背量组织信号形成强烈反差，清晰显示整个尿路。

MRU 系三维成像，图像分析与 IVU 及 CTU 相似。优点是无辐射、不需要插管和注射对比剂安全可靠，对肾功能明显减退及碘过敏患者尤其适用。缺点是不能评价肾功能状况。

MRU 可以判定输尿管扩张是梗阻性还是非梗阻性，准确发现梗阻部位。MRU 结合轴位 MRI 除对梗阻原因定性、定位准确外，还可以显示病变的直接征象和间接征象，包括肾、腹膜后、盆腔和尿路毗邻关系。

（4）前列腺磁共振波谱分析：磁共振波谱分析（MR spectroscopy，MRS）是一项能够检测活体体内物质代谢及生化物质含量的无创性检查技术，近年来已广泛应用于肿瘤发生及发展等方面的研究。MRS 显示的是复杂的波谱曲线，即不同组织定量的化学信息，有别于 MRI 提示的直观解剖图像。目前常用的原子核有 ^1H、^{31}P，其中 ^1H 波谱磁敏感性比 ^{31}P 高，具有更高的空间分辨率。

前列腺 ^1H MRS 获得的代谢信息以存在于胞质和细胞外导管相对集中的化学物质为基础。主要包括枸橼酸盐（Cit），胆碱（Cho）和肌酸（Cre）等，三者分别位于不同的频率位置，Cho、Cre 的峰值在 1.5T 磁共振仪所获得的 MRS 上有重叠，常共峰显示。这些代谢物共振峰下的面积与各自的浓度有关，依其浓度的改变可用以评估前列腺癌，并且有较高的特异度。波谱可以显示前列腺癌病变区的 Cit 峰明显降低或消失，Cho 峰相对于正常前列腺组织升高，常出现两峰倒置。

将 ^1H MRS 的代谢信息叠加于高分辨的 MR 图像上，在显示病变代谢情况的同时显示病变的解剖位置,称为化学位移成像(CSI)。CSI 将代谢信息与高分辨 MRI 解剖信息相结合,提高了癌的定位、分期及治疗效果的评价。

2. 肾上腺 MRI

(1)正常肾上腺 MRI 表现:横断面上平扫,肾上腺的位置、形态、边缘和大小与 CT 表现相同。冠状面上,肾上腺位于肾极上方,通常呈倒 V 形或倒 Y 形。正常肾上腺的信号强度受到检查序列的影响,于常规 T_1WI 和 T_2WI,其信号强度类似肝实质,并明显低于周围脂肪组织;在脂肪抑制的 T_1WI 和 T_2WI 上,肾上腺信号强度明显高于周围被抑制的脂肪组织,呈相对高信号。Gd-DTPA 增强检查,正常肾上腺发生均匀强化。

(2)MRI 检查对肾上腺疾病的诊断价值:MRI 能多方位、多参数、多序列成像,因此能显示病变的某些组织特征,如梯度回波序列同反相位技术可敏感显示肾上腺腺瘤内的脂质成分,对于腺瘤与非腺瘤的鉴别有重要价值。但 MRI 不易发现肾上腺小于 1cm 的病变,也不能确切地显示肾上腺增生和萎缩。因此,MRI 检查多作为 CT 检查的补充。

3. 肾 MRI

(1)正常肾 MRI 表现:肾脏 MRI 表现在一定程度上受成像序列及 MR 场强的影响。常规 SE 序列平扫检查,肾脏轮廓因肾周高信号脂肪囊包绕而显示清楚,而且边缘光整。T_1WI 上,肾皮质及肾髓质分界欠清楚,肾皮质呈较高信号,类似于肝实质信号,位于肾周边部并深入肾锥体之间;肾髓质为较低信号,呈多个三角形结构即肾锥体,位于肾中心部位。在 T_1WI 脂肪抑制像上,肾皮、髓质信号差异显著,两者分界清楚。T_2WI 上,肾皮、髓质难以分辨,均呈较高信号。肾内集合系统正常情况下不能显示。肾窦脂肪组织在 T_1WI 和 T_2WI 上呈高信号或中等信号。肾动脉和静脉由于流空效应均表现为无信号。Gd-DTPA 增强检查,肾实质强化形式取决于检查时间和成像速度,表现类似于 CT 增强检查。

(2)MRI 检查在肾脏疾病的诊断价值:MRI 平扫检查可显示肾脏的皮髓质结构,易于发现肾实质内肿瘤造成的皮髓质分界消失等改变;MRI 较 CT 更易于发现肿瘤内的脂肪成分,对血管平滑肌脂肪瘤的诊断有独特的价值。

4. 输尿管 MRI

(1)正常输尿管 MRI 表现:横断面检查时,自肾盂向下追踪,可识别出正常腹段输尿管,在周围高信号脂肪组织的衬托下,T_1WI 较 T_2WI 更易显示,表现为点状低信号影,而盆段输尿管则难以识别。

(2)MRI 检查对输尿管疾病的诊断价值:轴位 MRI 与 MRU 相结合能清楚显示尿路的扩张情况,并能准确显示输尿管梗阻的部位及程度,推断梗阻性质。MRU 与 CTU 一样,均可以直观准确地观察输尿管梗阻部位,但 MRU 不需要使用对比剂,不受肾排泄功能的影响,尤其适宜于积水较重的患者。

5. 膀胱 MRI

(1)正常膀胱 MRI 表现:膀胱壁信号强度在 T_1WI 及 T_2WI 上均与肌肉相似。尿液因富含游离水,T_1WI 呈低信号,T_2WI 呈高信号;增强 T_1WI,尿液含对比剂而呈高信号,然而对比剂达到一定浓度时,可呈低信号表现,这是由其缩短 T_2 值作用超过缩短 T_1 值作用所致。

(2)MRI 检查对膀胱疾病的诊断价值:MRI 对于膀胱检查的主要作用在于观察肿瘤的浸润程度及邻近脏器的受累情况,以指导分期;MRI 的多维成像能力易于显示膀胱颈部病灶,对膀胱与前列腺交界处的病灶显示好于 CT;MRI 对膀胱癌术后瘢痕与肿瘤复发的鉴别明显优于 CT。

6.前列腺 MRI

（1）正常前列腺 MRI 表现。前列腺于 MRI 上可分为四部分：纤维基质带、外周带、中央带、移行带。T_1WI 上整个腺体呈均匀低信号，T_2WI 上几部分信号不同。纤维基质带位于腺体前方，T_1WI 及 T_2WI 上信号均较低，年轻人该部分约占整个前列腺体积的 1/3，老年人则体积逐渐缩小；外周带包被于前列腺的后外侧，尖部较厚，基底部最薄，约占整个腺体的 75%，在轴位 T_2WI 上表现为两侧对称的新月形均匀高信号；中央带位于外周带前内侧，约占总体积的 20%，T_2WI 呈中等信号；移行带体积较小，常规 MRI 不易显示，前列腺增生发生于该部分，成年人因中央带与移行带无法区分，常将两者统称为中央腺体。

（2）MRI 检查对前列腺疾病的诊断价值：MRI 为前列腺癌最佳的影像诊断手段。T_2WI 可清晰分辨前列腺外周带与中央腺体，对于外周带前列腺癌有极高的敏感性及准确率；MRI 可多方位观察病灶，易于显示前列腺包膜及周围结构的侵犯，又能兼顾骨盆骨骼及盆腔淋巴结的改变，对于前列腺癌局部分期具有重要价值。常规 MRI 很难检出增生中央腺体内并存的前列腺癌，对前列腺癌术后的残存、复发判断也较困难，前列腺 MRS 则可以弥补常规 MRI 的不足。

第二章 输尿管损伤

一、病因

1.外部创伤 外部暴力所致的输尿管损伤是罕见的,其在贯通伤中的发生率不到4%,在钝性伤中的发生率低于1%。在战争时期,泌尿系统创伤中有3%~15%为输尿管损伤,有报道从第二次世界大战至现代局部冲突中其平均发生率为5%。在非军事环境中,由民用枪弹伤导致的输尿管损伤发生率与之类似。这些患者并发严重创伤和致死性创伤的人数可达到1/3。相关内脏创伤较常见,主要是小肠穿孔(39%~65%)和大肠穿孔(28%~33%)。输尿管损伤患者常并发肾损伤(10%~28%)。只有5%的患者伴有膀胱损伤。

2.手术损伤 输尿管损伤可以发生在多种手术中,尤其是盆腔手术(如子宫切除术)和腹腔手术(如大血管移植)。一个对已发表的13项研究分析后发现,子宫切除术导致输尿管损伤的发生率可达54%。其次常见原因为肛肠手术,再次为其他盆腔手术,如卵巢切除术和腹部血管手术等。一系列的研究显示,剖宫产导致输尿管损伤的发生率也较高,报道称在其中一所医院中它的发生率为23%。由妇产科手术导致输尿管损伤的总的发生率为0.5%~1.5%,在腹会阴的肛肠手术中发生率为0.3%~5.7%。开放性的泌尿外科手术同样会引起输尿管损伤,发生率也同样很高,因为其与其他泌尿系器官位置相近。

主-髂动脉与主-股动脉的分流手术对输尿管的处理通常会导致肾盂积水(12%~20%),但多数情况下,积水程度不严重。通常输尿管狭窄的症状会延迟数月后发生。有症状的输尿管狭窄,只见于1%~2%的患者。这与盆腔手术,如乙状结肠切除术或子宫切除术后所引起的输尿管损伤截然相反,这些患者在术后很短时间内便出现症状,并引起相应的并发症,最后不得不行输尿管修复或行同侧肾切除术。

行腹腔内血管手术时,输尿管损伤的危险因素包括再次手术、输尿管前方的血管移植、巨大的动脉瘤引发的侵及输尿管的腹膜后炎症。而且,血管手术导致的输尿管损伤大多数无法及时发现。输尿管损伤的症状一般包括腰痛、发热、肠梗阻、腹胀及尿瘘等。

自20世纪60年代开展腹腔镜手术以来,输尿管损伤一直就伴随发生,直到70年代早期都没有进行广泛的相关研究。起初,腹腔镜仅在妇科手术中应用。随着在其他外科领域的广泛应用,微创手术所致的输尿管损伤的发生率猛增。据某医疗中心统计,仅短短5年时间,腹腔镜手术并发输尿管损伤占所有报道的输尿管损伤的比率升至25%。目前,以腹腔镜下子宫切除术为例,术后输尿管损伤的发生率在0.5%~14%。

妇科腹腔镜手术后输尿管损伤大部分发生在用电烧或激光的方式处理子宫内膜异位症的案例中。主要是由于以下3个原因:①异位内膜侵及输尿管。②长期的子宫内膜异位症可引起盆腔脏器粘连,使得暴露输尿管的难度增加。③输尿管的正常走行位置改变。尽管术中使用了双极电凝,但输卵管结扎术中仍有相当多的输尿管损伤发生。在118例行腹腔镜下子宫全切术的病例中,输尿管损伤(更为严重的则造成输尿管梗阻)的发生率是3.4%;然而,更多的患者由经验较丰富的医生手术,输尿管损伤发生率仅为1%。

在开腹手术中,至少有 1/3 的输尿管损伤能够及时被发现。相反,在腹腔镜手术中,很少能及时发现。因此,在腹腔镜手术中需要时刻警惕。术后还应监测患者是否存在发热、白细胞增高及腹膜炎等情况。因为这些都预示着可能存在未被发现的输尿管损伤。有一小部分未被发现的输尿管损伤者,术后表现为血尿或是盆腔巨大的尿液囊肿。

3.输尿管镜检查所致的损伤　自从 Kaufman 在 1984 年首次报道硬性输尿管镜引起输尿管损伤以来,其引起的输尿管损伤的病例已经数不胜数了。例如,据 Huffman 报道在 20 世纪 80 年代末因输尿管镜的广泛应用导致输尿管损伤的数量急剧增长。随着设备的改进以及术者经验的积累使得输尿管穿孔的发生率在 90 年代初稳定在 7%。据统计,专家组最近手术的输尿管穿孔率为 1%~5%,其中开放性手术为 0.2%。输尿管镜创伤原因之一是在输尿管撕裂后反复使用输尿管取石网。目前建议,一旦确诊输尿管穿孔,就应立即停止手术并且置入输尿管支架。在使用取石网取大结石前,钬激光碎石技术广泛应用能够大大降低输尿管镜术后并发症的发生率。有些人建议沿着或紧贴一条预先放置到肾盂内的导丝置入输尿管镜进行操作,然而一些专家在进行常规的输尿管软镜手术时已不再需要安全导丝引导。这种导丝不仅能够提高输尿管镜检查的安全性,必要时还能有利于镜检后输尿管支架的置入。输尿管镜检查中有可能引起并发症发生率增高的因素还包括手术时间较长、术者经验不足及既往有放疗史。在各种碎石术中,液电结石粉碎术引起的输尿管损伤率最高,其次是钕:YAG 激光碎石术,创伤率最低的是 Ho:YAG 激光碎石术。一般认为,能够减少输尿管损伤的因素是使用小型号的输尿管镜和可曲性的输尿管镜/软镜。

二、诊断

许多暴力后输尿管损伤的患者没有镜下血尿。当患者发生腹部贯通伤时,应高度怀疑输尿管损伤的可能性。注意子弹或刀的走行方向,广泛应用各种影像学检查可以减少这些创伤的延误诊断。

1.术中鉴别　Armenakas 分析了 5 篇输尿管损伤的文献报道后发现 93% 输尿管损伤患者能够及时诊断,其中包括 57% 的患者能够术中诊断。Brandes 和部分学者在剖腹探查时,尝试各种方法诊断输尿管损伤。剖腹探查术对于 80%~100% 怀疑有输尿管损伤的患者是必要的。当高度怀疑输尿管损伤时才能手术探查,对输尿管损伤的证据保持高度警惕可以降低漏诊的发生。术中应仔细探查刀或子弹的轨迹,所有可能有输尿管损伤的患者均应探查。术前大量应用诊断手段(尿液分析、IVP、CT),即使不完善,也是有帮助的。

因缺乏症状和体征而漏诊的输尿管损伤患者,应警惕创伤晚期的临床表现。发热、白细胞计数增多及局部腹膜刺激征是最常见的表现。如患者出现这些症状和体征,应立即行增强 CT 检查。与急性输尿管损伤比较,创伤 48 小时后发现的漏诊创伤行逆行造影显示更清楚。

如果术中怀疑肾盂或输尿管损伤,可用穿刺针将 1~2mL 亚甲蓝注入肾盂内以明确诊断。注意不能注射过多,能够溢出漏尿部位而明确诊断即可。

2.影像学表现　排泄性尿路造影是外部暴力所致输尿管损伤应用的常规检查手段(术前尿检、术中 IVP、CT)很难明确,这一点与肾创伤不同。IVP 经常是无意义的,研究证明 33%~100% IVP 无诊断价值。然而,在缺乏更好的检查手段时,我们仍推荐术中单次摄片顺行造影并探查输尿管。当 IVP 发现异常时,有时会观察到明显增强的尿外渗。但 IVP 的检查结果缺乏特异性,如延迟肾功能、尿路扩张或肾盂移位。这些常用检查手段的不敏感性是造成输尿管损伤患者探查延迟的重要原因,其探查延迟率高达8%~20%。

(1)CT:目前,CT已经越来越多地应用于创伤患者的检查。尽管在诊断输尿管损伤方面可能有意义,但迄今为止并没有公开的报道评价其准确性。已报道的输尿管损伤患者中,应用CT诊断的仅限于少数。

输尿管损伤很难通过CT诊断。如果输尿管损伤后尿外渗积聚于Gerota筋膜内,其范围就会很小,以致诊断不明确。另外,创伤的输尿管经常表现为在延迟显像时缺乏造影剂。当检查双侧全长输尿管以评价输尿管损伤时,CT的应用就缺乏必要性。因为现在的螺旋CT在静脉造影剂滤过到尿液前也能获得影像,因此须延迟显像(造影剂注射后5~20分钟)以使造影剂从创伤的集合系统、肾盂或输尿管外渗。因为输尿管损伤经常在晚期才检查,输尿管周尿囊肿可在CT显示并有诊断价值。

在一些报道中的严重输尿管撕裂的患者,CT或表现为中度的尿外渗,或同侧输尿管不显影。这些表现都应怀疑输尿管损伤。

(2)逆行性输尿管造影术:在一些医学中心,逆行造影常被用作急性输尿管损伤的主要的诊断技术。但我们倾向于应用非侵袭性的检查手段,如单次摄片IVP、CT或术中诊断。然而,如果CT或IVP显示输尿管损伤还需进一步检查,可行逆行造影明确创伤的范围。逆行造影最常用于漏诊的输尿管损伤的诊断,而且条件允许时,可放置输尿管支架管。

(3)顺行输尿管造影术:临床上较少应用顺行输尿管造影术。在输尿管损伤患者中,我们最常应用逆行性输尿管造影并放置输尿管支架管或手术修补。如果逆行放置输尿管支架管失败(常因为输尿管断端之间距离较远),我们会在经皮肾穿刺造瘘时顺行造影并放置支架管。

三、治疗

1.外部创伤

(1)挫伤

1)输尿管吻合术(图2-1):输尿管挫伤,即使很小范围,如微血管创伤也可导致输尿管坏死、输尿管狭窄或断裂。严重的或长段的输尿管挫伤,应切除损伤段后重新吻合输尿管。

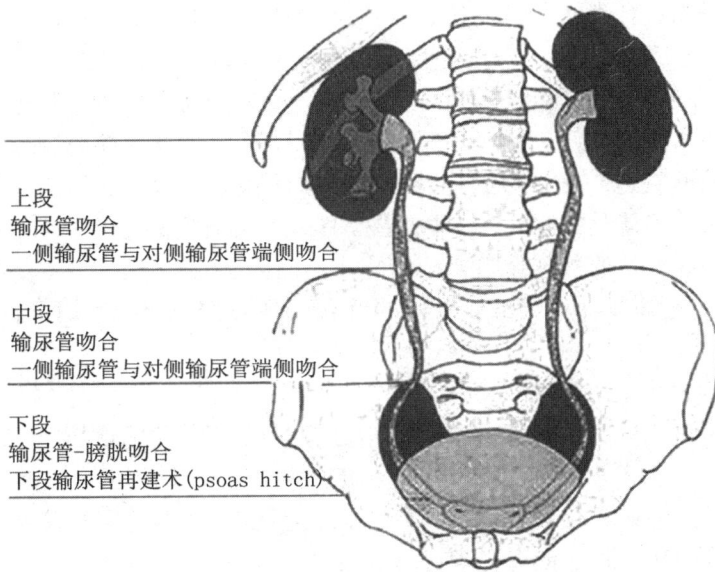

上段
输尿管吻合
一侧输尿管与对侧输尿管端侧吻合

中段
输尿管吻合
一侧输尿管与对侧输尿管端侧吻合

下段
输尿管-膀胱吻合
下段输尿管再建术(psoas hitch)

图 2-1 输尿管不同水平损伤的治疗选择方案

遵守公认的输尿管手术原则可增加手术成功率。输尿管手术应当细致(图 2-2)。输尿管血供细微,不完善的修补手术可能导致患者尿瘘、虚弱、肾切除,甚至少数患者死亡。

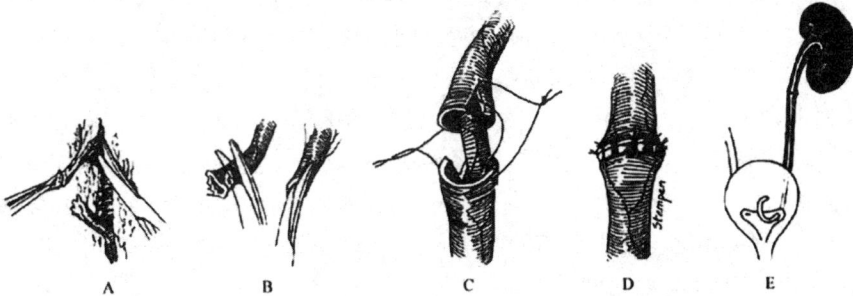

图 2-2 输尿管断裂后的输尿管吻合术

A.确定输尿管损伤部位;B.清创及裁剪;C.放置支架;D.5-0 可吸收线缝合;E.手术结束时的示意。

输尿管手术的处理原则如下:①小心游离创伤的输尿管,减少外膜的剥离,避免输尿管血供缺乏。②充分修整输尿管至边缘出血状态,尤其对于火器伤患者。③斜形修补输尿管,保持无张力,放置支架管,严密缝合,于光学放大镜下操作,留置腹膜后引流管。④尽可能用大网膜包裹输尿管。

输尿管吻合术,即输尿管端端吻合,常用于上 2/3 输尿管损伤。在大样本研究中,32% 输尿管损伤需要该手术治疗,有报道其成功率达 90%。术后并发症通常是尿瘘,发生率在 20%~24%。其他急性并发症,如脓肿,慢性并发症,如输尿管狭窄,较少见,发生率 5%~12%。有趣的是,一些学者报道外部暴力致输尿管损伤修补后,尿漏引流时间延长,但其他方面恢复好。Steers 和他的助手报道,绝大多数患者术后持续引流平均达 12 天。我们没有这样的经历,但这一点提示对术后持久漏尿的患者可以观察等待。

少数研究报道,输尿管裂伤可经皮放置肾造瘘管和输尿管导管,留置时间至少6周,成功率为83%~88%。其他学者也建议支架留置更长时间,达8周。

急诊肾切除治疗外部暴力所致输尿管损伤是罕见的。肾切除的原因,包括严重内脏创伤(尽管紧急状况下,保留肾或许更合适)或同侧肾创伤且无修补可能时。当肾功能较差时(有时输尿管梗阻诊断较迟),或严重的输尿管损伤而回肠输尿管或其他输尿管重建方案不可行时,或前期处理后仍持续尿漏(尤其是血管瘘)时,延迟肾切除是必要的。

2)内支架:轻微的输尿管挫伤可行支架治疗。然而要小心操作,因为看似微小的创伤后期也可能狭窄或损害输尿管血供而致断裂。当怀疑输尿管损伤时,应该仔细清创并行输尿管吻合术。

(2)上段输尿管损伤

1)输尿管吻合术:输尿管从肾盂或接近肾盂处撕裂时,可以将输尿管直接再植于肾盂。手术原则包括裁剪、输尿管无张力、支架、术后引流及可吸收线严密缝合。尽管多数输尿管损伤由开放手术修补(尤其是没有及时诊断的创伤),但越来越多的腹腔镜手术已有文献报道。目前,无输尿管损伤的腹腔镜下肾盂成形术较常见,将来腹腔镜修补UPJ撕裂伤是有可能的。当肾盂和UPJ严重创伤时,也可行输尿管肾盏吻合术,即输尿管与肾盏端侧吻合。

2)自体肾移植:自体肾移植已经用于治疗输尿管严重缺失或多次输尿管修补失败的患者。有时,自体肾移植患者肾功能丧失,有研究报道24例自体肾移植病例中有2例出现肾功能丧失(8%)。自体移植肾切除已经开始应用腹腔镜技术。

3)肠管间置:延迟修复输尿管时,尤其是长段输尿管损害时,可以取回肠代替输尿管。类似于膀胱切除后行回肠代膀胱术引流尿液。回肠代输尿管成功率达81%~100%。一些人已经使用Monti技术,即取一短段小肠或大肠形成长管状以代替输尿管。阑尾的应用也有报道。尽管多数术者重建了宽大的、反流的回肠代替输尿管,然而,明显的反流似乎没有临床意义。回肠代输尿管不建议应用于急性输尿管损伤,只用于延迟或分期输尿管修复。

(3)中段输尿管损伤:输尿管吻合术。一侧输尿管与对侧输尿管端-侧吻合术常应用于成年人患者。一项使用少但成功率高的技术是一侧输尿管与对侧输尿管端-侧吻合术,但儿科研究发现其成功率较低,约70%。

一侧输尿管与对侧输尿管端-侧吻合的过程是将受损输尿管牵拉过中线与对侧未创伤输尿管行端-侧吻合,它常作为次要的或晚期选择。当输尿管吻合或膀胱瓣/悬吊修复不可能时(通常因为严重膀胱瘢痕、先天性小膀胱或输尿管长段缺失),一侧输尿管与对侧输尿管端侧吻合术对于远端或中段输尿管损伤是必要的。然而,术后存在许多令医生头痛的问题。受伤的输尿管很难经膀胱输尿管口行输尿管镜插管或影像学检查,因此有必要行创伤侧肾造口术。该手术对于有输尿管上皮肿瘤及结石病史者禁用,然而这很少受术者重视。因为手术涉及了对侧未创伤输尿管,有将单侧创伤变为双侧创伤的可能性,所以操作要仔细。更多时候我们游离肾进行输尿管吻合或回肠代输尿管来代替该手术。

(4)下段输尿管损伤

1)输尿管膀胱吻合术:输尿管膀胱吻合术适用于接近膀胱的远端输尿管损伤,而膀胱无须通过下段输尿管再建术或Boari膀胱瓣牵拉至输尿管残端位置。输尿管膀胱吻合术的原则是创建黏膜下通道以防输尿管反流,通常隧道长度是输尿管直径的3倍。应用6-0可吸收线间断缝合行输尿管口成形,缝合紧密而无梗阻。术后应用支架支撑。

许多病例中,在输尿管长度不足以形成隧道时,或考虑隧道狭窄危险性大时,应用反流性非隧道式吻合。输尿管膀胱吻合或输尿管回肠吻合的反流并没有增加相关并发症。然而其不同于一般的创伤,研究报道也没有明确输尿管移植到自身膀胱是否同样安全,该问题有必要进一步研究。

2)下段输尿管再建术:在治疗下 1/3 段的输尿管损伤时,下段输尿管再建术是主要的手段,且成功率很高。对于下段输尿管损伤的治疗首选输尿管吻合术,因为细弱的、独立血供的输尿管在横断后可能坏死。

3)Boari 膀胱瓣:对于长段缺失(太长而不能行膀胱-腰大肌悬吊)的下 2/3 段的输尿管损伤可使用 Boari 膀胱瓣或一侧输尿管与对侧输尿管端-侧吻合术。这些患者的膀胱颈向头侧移动搭桥于创伤的输尿管两断端间。该手术费时较长,因此有学者质疑其在急性创伤时的意义。该术式并不常用,但学者报道其成功率较高。腹腔镜下行 Boari 膀胱瓣手术详见后文。

4)部分离断:输尿管的部分离断多数采用一期修复,在一个大样本试验中达 58%。但其仅限于低速枪伤或刀刺伤。一期修复的原则包括裁剪,放大镜下用 5-0 或 6-0 可吸收单丝线间断或连续严密缝合。输尿管纵行裂口横向缝合以防输尿管管腔狭窄。术中需放置输尿管支架管和腹膜后引流管。

5)紧急状态:对于外暴力所致输尿管损伤,有时延迟治疗是必要的。这通常是因为患者病情太不稳定以至于不能耐受输尿管完全修补的手术。有学者建议在严重出血性休克、不可控制的术中出血或肠道创伤时(尤其是需要结肠切除的患者),应避免输尿管修补而应行肾切除或分期修复。

紧急状态下输尿管损伤有 4 种方案:①暂不处理,如患者稳定,通常 24 小时内再次手术。②仅放置输尿管支架管,余不处理。③外置输尿管。④结扎输尿管,并行经皮肾造瘘术。

对于许多已确定分期修复的输尿管患者,我们结扎了创伤的输尿管,并应用一长丝线结扎输尿管残端,以便在二期修复时帮助分离该部分。然后,经皮肾造瘘引流尿液。我们建议经皮放置肾造瘘管,或术后由术者放置,或后期由放射科专家放置。我们发现对病情不稳定的患者来说,开放手术中放置肾造瘘管太费时间。其他学者建议在输尿管内放置 F8 双"J"管,直到完全修复之后拔除。

2.手术创伤

(1)结扎:输尿管结扎的患者,其治疗包括去除结扎线,观察输尿管活力。如活力较差,应行输尿管吻合或输尿管再植。强烈推荐放置输尿管支架管,方式可选择打开膀胱放置,也可即刻经膀胱镜放置。

(2)离断

1)及时诊断:血管移植手术时,输尿管损伤较为特殊。其创伤的术中处理有争议,如果对侧肾功能良好,一般不要求肾切除,可行输尿管吻合一期修复并用网膜包裹。输尿管损伤的患者行肾切除术是有争议的,在有限的情况下才考虑,通常涉及假体植入手术。肾切除术是一个根治方法,主张肾切除术的理由是为了避免保留肾手术后在动脉或髂血管移植物周围出现尿液积聚,而后者可能是致命性的。然而肾切除术应谨慎施行,因为常规动脉瘤肾切除的致死率是 3%,而动脉瘤破裂的致死率是 12%。而主张输尿管修补的理由是肾切除术后可能造成肾功能不全。尽管血管手术尿道创伤修复后并发症的发生率没有准确的估计,但其他手术输尿管修补失败率是 8%~40%。一个小样本研究报道,24 例移植肾中 2 例由于修复失败而行肾切除术。我们推荐仔细修复输尿管,如出现尿漏再行肾切除术。

处理非腹主动脉手术后即刻发现的输尿管损伤与外部暴力所致输尿管损伤一致。尽管建议附加手术,如大网膜包裹修复的输尿管或经皮肾造瘘术以减少尿漏或修复失败的可能性,但多数撕裂伤可通过输尿管吻合术治疗。虽然腹腔镜或输尿管镜下行输尿管吻合术还不常见,但已有报道。

2)延迟诊断:医源性输尿管损伤占输尿管损伤的 75%,见于开放、腹腔镜、内镜手术和放疗等。近年来由于泌尿外科内镜手术的广泛开展,其输尿管损伤的发病率为 0.5%~10.0%。66%~76% 的输尿管损伤通过 CT 或逆行造影而延迟诊断。患者表现多种症状和体征:无尿(35 例患者中出现 5 例,多数有双侧损伤)、生殖道尿道瘘(4/35)、持续性疼痛或发热、伤口漏尿、肾积水及血尿。有学者认为发热、白细胞计数增多及不明显的腹膜刺激征是诊断输尿管损伤最有价值的三联征。延迟诊断的输尿管损伤的处理尚有不同意见。有的学者主张立即放置双"J"管,但是只有 20%~50% 的患者能操作放置成功。有学者报道,如果可以放置双"J"管,无须开放手术的最终成功率高达 73%。通常双"J"管放置失败的原因是输尿管完全梗阻或输尿管断端距离太远。有学者主张曾多次行肾盂手术、输尿管手术或放疗的患者禁用支架,其理由是失败率高。现在还没有一个随机、双盲和前瞻性试验研究支架放置时间,有学者建议放置至少 6 周。有学者报道在治疗输尿管损伤的晚期并发症时放置支架 3 个月,治愈率达 100%。另有一部分学者发现支架放置无明显治疗效果:在许多延迟诊断(术后 3 天)的腹腔镜术后输尿管损伤患者,最终仍需手术修复。一部分学者主张晚期诊断的输尿管损伤,首选支架治疗,另一部分主张手术修复,他们的理由是支架治疗的并发症与及时诊断时手术修复并发症一样少。输尿管损伤的延迟诊断本身就增加了修复并发症的发生率,有研究报道其发生率为 10%~40%,并且一些学者主张修复创伤以使手术炎症消退。

我们试图对晚期诊断的患者逆行放置输尿管支架。如支架放置成功,则手术修复仅限于持续漏尿或输尿管狭窄者。对于不能逆行放置输尿管支架管的患者,可行肾造瘘手术,此时可尝试顺行置入支架管。如失败,可先留置肾造瘘管,待术后 7~14 天再次顺行置管。如果单纯支架不能解决尿漏和尿囊肿问题,可以放置球形输尿管导管阻止尿液沿输尿管排出。当支架管放置彻底失败时,最安全的方法是至少 6 周,待伤口完全愈合后,予以手术修复。已有报道,对于某些特殊病例,如输尿管肠瘘的患者,可能需要更长时间的尿流改道。

有些学者主张创伤后输尿管狭窄可通过内镜治疗,如球囊扩张术或激光内切开术。另一些学者认为腔内支架治疗创伤后梗阻有很好的疗效,但病例数有限。尽管我们考虑手术前经常应用该方法治疗较短的狭窄,但对于长段的无血供的创伤后或术后输尿管狭窄、腔道球囊扩张或激光内切开疗效较差。金属腔内支架在大量研究证明其有效前只能进行实验研究。

(3)输尿管镜手术的创伤

1)撕脱伤:输尿管镜手术所致撕脱伤与开放手术或腹腔镜所致创伤的处理方式一致,且其在前面章节已有详述。

2)穿孔:输尿管穿孔可通过放置输尿管支架管治疗,通常无后遗症。最安全的方法是在导丝引导下操作输尿管镜。其次,是在输尿管镜操作过程中始终留置一个输尿管"安全导丝"于输尿管管腔内,便于在出现问题时放置输尿管支架管。我们发现一些医疗中心在操作输尿管过程中不放置引导导丝,而另一些中心后来不再继续应用安全导丝,但我们相信放置安全导丝对绝大多数操作者来说是最明智的选择。

3.腹腔镜输尿管损伤手术　根据术中或术后输尿管损伤部位和缺损长度,决定腹腔镜治疗方式。

(1)腹腔镜Boari瓣输尿管膀胱吻合术

1)适应证:膀胱瓣(Boari瓣)输尿管膀胱吻合术,是一种方式多样的手术。1894年,首先由Boari首先描述,1924年Ockerblad在临床中进行应用。这种手术可用于桥接输尿管中下段缺损所致输尿管不能抵达膀胱,不需要输尿管替代。输尿管缺损距离更短时可采用腰大肌悬吊方式解决。膀胱瓣设计正确时,这种瓣可容易地抵达输尿管中段,甚至有报道可达肾盂。手术原理简单、可靠。许多泌尿外科医生腹腔镜手术中采用这种方式。

2)禁忌证:膀胱内恶性疾病时是膀胱瓣再植术禁忌证。此外,神经源性膀胱以及泌尿系统感染时,需要术前控制和处理。由于不能制备足够长度膀胱瓣,膀胱容量减少时亦不适合这种手术。因此,术前必须膀胱造影了解膀胱容量、定位输尿管梗阻部位,以便术前设计正确的手术方式。

3)技术:术前流质及一般肠管准备(如口服枸橼酸镁),避免肠管充盈。否则,手术难度及腹腔镜肠管损伤概率增加。患者取仰卧位或低截石位。外生殖器消毒以便充盈膀胱或更换尿管。Trendelenburg体位有助于肠管移出盆腔。体位向对侧倾斜更容易显露手术部位。同时,必须采用保护垫以免患者神经肌肉损伤。开放性手术可通过腹膜外或经腹途径完成。目前,腹腔镜膀胱瓣输尿管膀胱吻合术,主要通过经腹途径完成。腹腔镜手术的原理与开放性手术相同。①腹腔镜手术时首先辨认、游离输尿管并保护其血供,确定输尿管梗阻部位、评估输尿管缺损长度。②匙形切断输尿管,仔细检查确定切断面是否是健康输尿管组织。然后游离膀胱,膀胱部分充盈时容易辨别其正确组织平面,充分游离以便制备足够长度膀胱瓣。③尽量避免离断患侧膀胱蒂,以免影响膀胱瓣血供。下段输尿管肿瘤需要完全切除远端输尿管行吻合术时,特别困难。此时,可离断对侧膀胱蒂,使过度活动膀胱向患侧移动,达到制备更长膀胱瓣目的。④据患侧膀胱上动脉解剖,膀胱瓣应斜形设计,瓣底部宽、上部窄,以保证良好血供。需要更长膀胱瓣时可采用膀胱前壁螺旋瓣。⑤根据临床具体情况,输尿管直接或抗反流,方式与膀胱瓣吻合。膀胱瓣自行旋转成管状膀胱,缝合线至膀胱前壁并关闭膀胱。为更巩固,可将输尿管外膜与远端膀胱瓣缝合。膀胱瓣背面缝合至腰大肌筋膜。设计膀胱瓣时,膀胱必须充盈以便正确判断膀胱瓣扩展后长度。膀胱切开排空后,难以正确辨别膀胱瓣方向。

(2)腹腔镜回肠输尿管替代术

1)适应证:1906年,Shoemaker首次提出回肠替代输尿管组织,并被证明是一种可行的泌尿外科重组手术方式。某些临床情况下,需要替代一长段输尿管或整段输尿管缺损时亦可采用回肠替代。此外,在复杂的自体肾移植中亦有采用回肠替代输尿管报道。

回肠输尿管替代适应证包括:长距离缺损或多发输尿管狭窄(炎性、医源性、放射、后腹腔瘢痕)、多病灶肿瘤以及多发结石所致输尿管梗阻。回肠输尿管替代术通常为单侧。但是,双侧输尿管病变时亦可采用双侧输尿管替代,即通过倒L式单一肠襻连接肾盂与膀胱。

肠管替代原则:采用最短长度肠管,最大程度减少泌尿成分吸收并发症及肠管扭转。近端输尿管健康时,可吻合至近端肠襻,以减少回肠输尿管长度。但是,远端输尿管即使健康亦不能利用。因为,回肠蠕动力不足以将尿小池推动通过远端输尿管,可导致功能性梗阻。换言之,远端回肠必须吻合至膀胱。

2)禁忌证:尽管回肠输尿管替代可适用于几乎任何输尿管病理情况,但是一些肠管病变却成为这类手术禁忌证。这些禁忌证包括短肠综合征、炎性肠管疾病、肠管放射学损伤及肠系膜明显瘢痕(如硬纤维瘤)。由于输尿管回肠部分可吸收泌尿代谢物,因此患者肾功能正常时可避免全身代谢失常发生,如高氯代谢性酸中毒。通常,当患者血清肌酐 2.0mg/dL 或更高时,不建议采用肠管替代手术。此时,患者代谢并发症超过 50%,即使患者肾功能正常,亦必须采用最短肠管原则,最大程度减少泌尿代谢物吸收。此外,正常膀胱功能也是重要考虑因素。神经源性膀胱、膀胱容量或顺应性降低时,需术前正确处理和治疗。

3)外科技术:术前一天流质和术前晚服用 4L 全肠道灌洗液直至肠道排空。通常,术前手术开始时使用抗生素。①患者取改良侧卧位,采用回肠手术要求经腹途径,游离患侧结肠,显露健康肾盂,输尿管及膀胱袖套切除,选择足够长度回肠。②游离回肠,体外恢复肠管连续性(穿刺部位拉出皮肤外),还纳肠管及肠襻入腹腔,行输尿管回肠、回肠膀胱吻合术。随着腹腔镜肠管手术经验累积,现在许多可采用胃肠吻合器完全体内回肠切除和吻合,达到与体外吻合相同效果。③左侧回肠输尿管通过乙状结肠系膜,固定左侧后腹腔。④右侧回肠输尿管则通过盲肠,固定于右侧后腹腔。⑤根据近端输尿管健康情况,决定近端回肠与肾脏的吻合方式:健康时采取回肠输尿管吻合、异常时采取回肠肾盂吻合。⑥通常,采取回肠膀胱两层吻合方式:内层间断或连续,外层间断。大多数情况下无须采用抗反流技术。⑦留置耻骨上引流管和 Foley 尿管。

第三章　泌尿系统感染

第一节　肾感染性疾病

肾感染性疾病不如膀胱感染性疾病常见,但临床表现较后者严重,并可能严重损害肾功能。肾感染性疾病分为非特异性感染和特异性感染两大类。

一、非特异性感染

1.急性肾盂肾炎　急性肾盂肾炎是女性的常见病。

(1)病因:急性肾盂肾炎的细菌感染有上行感染和血行感染两种途径。

大多数进入尿路的细菌是肠道细菌,通过尿道进入膀胱,并沿输尿管上行到肾盂,到达肾盂的细菌能进入肾乳头的集合管,进而到达肾皮质。细菌黏附在尿路上皮黏膜对上行感染起了重要作用。革兰阴性菌及其内毒素、妊娠和输尿管梗阻能抑制输尿管蠕动,有助于细菌上行。

血行感染比较少见。有时可见口腔的金黄色葡萄球菌血症和念珠菌血症患者继发肾感染。上尿路梗阻时,感染机会增加。

上尿路梗阻和反流影响正常尿液排泄,危害尿路黏膜的防御机制,是发生急性肾盂肾炎的重要易感因素。尿液瘀滞导致细菌生长,且增强细菌对上皮细胞的黏附能力。

女性糖尿病患者尿路感染的发病率增加,且感染更为严重。糖尿病导致女性急性肾盂肾炎的住院率是男性的3倍。妊娠女性出现菌尿的比例为4%~7%,未治疗者急性肾盂肾炎发病率为25%~35%。

(2)病理:急性肾盂肾炎可侵犯单侧或双侧肾,表现为肾盂肾盏黏膜充血、水肿。一个或几个肾乳头可见尖端指向肾乳头,基底伸向肾皮质的楔形炎症病灶。病灶内肾小管腔中有脓性分泌物,小管上皮细胞肿胀、坏死、脱落。间质内有白细胞浸润和小脓肿形成。肾小球一般无形态改变。

(3)临床表现:急性肾盂肾炎的泌尿系统症状包括尿频、尿急、尿痛等膀胱刺激症状,可伴有腰痛、下腹部疼痛、肋脊角及输尿管点压痛及肾区叩击痛等体征。全身症状包括寒战、发热、头痛、恶心、呕吐等。

(4)诊断:急性肾盂肾炎的诊断主要依靠病史和体征。以下检查有助于诊断。

1)实验室检查:考虑急性肾盂肾炎者,应进行血常规、尿常规和细菌学检查。①血液学检查,血常规呈现以中性粒细胞为主的白细胞增多。红细胞沉降率快,C反应蛋白升高。②尿常规检查,尿液中可见大量白细胞,通常呈团块状。在尿沉渣中见到大量的颗粒管型或白细胞管型提示急性肾盂肾炎。可出现红细胞和少量蛋白。③细菌学检查,尿沉渣涂片革兰染色可见到致病细菌。为了选择合适的抗生素,应进行尿细菌培养及药物敏感试验。如尿培养菌落数<10^5cfu/mL时,尿沉渣涂片革兰染色可能为阴性。70%的细菌为革兰阴性细菌,其中大肠埃希菌最为常见,其次为变形杆菌、克雷白杆菌、产气杆菌和铜绿假单胞菌等。

革兰阳性细菌约占20%，常见的是链球菌和葡萄球菌。医院内感染以大肠埃希菌、克雷白杆菌、肠杆菌等为多见。常规需氧菌培养没有微生物生长时，应怀疑厌氧菌的感染。有菌血症和败血症表现时，应做血培养。

2）影像学检查：对大多数急性肾盂肾炎病例，临床表现、体征和实验室检查已能得到诊断，影像学检查并非必需。影像学检查有助于发现上尿路梗阻、结石、肿瘤、先天畸形等促进感染的因素。对于可疑梗阻者，复杂的肾盂肾炎病例，抗生素治疗无效的或反复发作的急性肾盂肾炎病例，影像学检查是必要的。影像学检查有助于急性肾盂肾炎和急腹症、肾周围脓肿等疾病的鉴别。

B超检查：可见肾肿大，肾皮质髓质界限不清，可见散在的低回声区。可诊断结石，分辨肾积水、肾积脓和肾周脓肿。

X线检查：急性肾盂肾炎患者的腹部平片没有特异性表现，有时可见尿路结石影，如腰大肌影或肾轮廓异常，提示肾脓肿或肾周脓肿；静脉尿路造影经常是经过充分治疗，患者症状消退后进行的，因此，大部分急性肾盂肾炎患者排泄性尿路造影是正常的。如果在急性肾盂肾炎期间检查，最常见的影像学异常是肾增大，这是广泛肾水肿的结果。炎症反应可以引起肾皮质血管收缩，有时可发现肾盂显影延迟并减弱，偶见输尿管上段和肾盂轻度扩张积水，可能是由细菌内毒素抑制输尿管蠕动造成的。急性肾盂肾炎禁忌逆行尿路造影检查。

CT和MRI：急性肾盂肾炎患者的CT显示患侧肾外形增大，增强扫描可见楔形低密度区域，从集合系统向肾包膜放散。MRI对肾脏炎症的评估不如CT，但对肾周炎症的诊断有优势。

3）鉴别诊断：急性肾盂肾炎需要与急性膀胱炎、肾脓肿或肾周围炎、急性胰腺炎、急性胆囊炎、肺底部炎症相鉴别。急性胰腺炎者血清淀粉酶增高，尿中不含脓细胞。肺底部肺炎刺激胸膜引起肋缘下疼痛，拍摄胸片可明确诊断。急性胆囊炎疼痛在腹部，伴有右上腹部肌肉紧张和反跳痛，尿中无脓细胞。

4）并发症：急性肾盂肾炎如诊治不及时，可导致菌血症和中毒性休克。如治疗不适当，可引起慢性肾盂肾炎，导致肾衰竭。如引起败血症，可造成对侧肾感染及多发肾皮质脓肿，并可引起多脏器转移性脓肿。

（5）治疗：病情较轻的急性肾盂肾炎患者可以门诊治疗。有明显中毒表现者需留院观察、治疗。上尿路严重梗阻者需使用安全、简单的方法解除梗阻。急性肾盂肾炎的治疗包括全身支持治疗和抗菌药物治疗。

1）全身支持治疗：包括卧床休息，给予足够营养，补充液体，保持体内水电解质平衡。尿量应维持在每日1500mL以上，利于促进体内毒素排出。

2）抗菌药物治疗：应用抗菌药物前，应做尿液沉渣涂片染色、尿细菌培养和抗生素敏感试验。在细菌培养结果尚未得到前，可选用广谱抗生素治疗。尿沉渣涂片革兰染色对指导经验性抗生素治疗有所帮助。如为革兰阳性球菌，可选用万古霉素；革兰阴性杆菌，可选用头孢菌素、广谱青霉素、氨基糖苷类抗生素或复方新诺明、喹诺酮类合成药物。病情较重者，可联合使用几种抗菌药物。根据尿液细菌培养和抗生素敏感试验结果，选用有效抗生素，最终需杀灭尿路中的细菌。选择抗生素除对尿路病原菌有效外，还应在肾组织和尿液里能达到杀菌浓度。抗生素的疗效取决于其在尿液中的浓度和持续时间，浓度应维持感染细菌的最小抑菌浓度以上。

抗生素治疗之前,尿液除存在对抗生素敏感的细菌外,还可能存在很低浓度的耐药细菌。应用抗生素后,敏感细菌被消灭,重复尿培养可以发现耐药突变细菌计数很高,即抗生素治疗筛选了耐药突变细菌。尿液中抗生素浓度接近或低于最小抑菌浓度时,最可能发生这种现象。用药剂量不足、依从性不好或液体摄入增加促使尿液稀释,都会导致耐药突变细菌出现。因此,应该选择在尿液中显著超过最小抑菌浓度的药物,足量用药,并注意患者用药的依从性。

有的患者在治疗过程中,原发细菌经治疗后消失,但又产生一种新的细菌,或者细菌本身发生突变,对正在应用的抗菌药物产生耐药性,故应反复进行细菌培养和药物敏感试验,根据结果调整药物。

伴有肾功能不全者,应使用对肾毒性小的抗生素。如果药物主要从肾清除,则应减小剂量。慎用氨基糖苷类抗生素。肾衰竭时,肾无法在尿中浓聚抗生素,因而细菌很难被消灭。上尿路梗阻也降低了抗生素在尿液中的浓聚。

抗生素应维持应用到体温正常,全身症状消失,细菌培养阴性后2周。若治疗后症状未好转,应考虑并发肾内或肾周围脓肿,需行B超或CT检查,以明确炎症发展情况。

2.肾脓肿 肾脓肿是化脓性物质积聚并局限肾实质形成的。

(1)病因:过去,大多数肾脓肿是由葡萄球菌血行播散引起的。抗生素广泛应用以来,革兰阳性菌引起的脓肿逐渐减少,革兰阴性菌成为主要的病原菌。尿路上行感染是革兰阴性菌引起肾脓肿的主要途径,血行感染并非常见原因。多数革兰阴性菌的感染与肾损伤或肾结石有关。与梗阻、结石、妊娠、神经源性膀胱和糖尿病相关的复杂性尿路感染者易发生肾脓肿。有关的复杂性UTIs同样容易使患者得肾脓肿。

(2)临床表现和诊断:综合临床表现、实验室检查和影像学检查可做出诊断。

患者可以表现为发热、寒战、腹部或季肋部痛,也可出现下尿路刺激症状。肾区可有叩击痛。

患者的尿液检查多有显著白细胞增多。血培养常为阳性。当脓肿含有革兰阴性菌时,尿培养结果通常与脓肿中分离的细菌一致。革兰阳性菌常为血行感染,因此,尿液中往往无细菌生长或培养结果不同于脓肿中分离出来的细菌。

静脉尿路造影对于区分早期肾脓肿和急性肾盂肾炎帮助不大,B超和CT对鉴别肾脓肿和其他肾感染性疾病很有价值。B超是发现脓肿的最便捷的方法。在急性期,脓肿的边界不清,内有散在回声,且周围肾实质水肿。脓肿形成后,可见边界清楚的团块,内部形态多样,回声强度取决于脓肿内碎屑的量。CT可极好地显示脓肿的轮廓,脓肿在增强前后都特征性地表现为边界清楚的占位。脓肿早期,CT显示肾增大和圆形低密度区,几天后脓肿周围形成厚壁,增强时显示"指环征",反映了脓肿壁新生的血管。

(3)治疗:肾脓肿的治疗原则是外科引流,静脉应用抗生素是基础治疗。如早期静脉应用抗生素治疗,在密切观察下,直径<3cm的脓肿可以保守治疗。B超引导下穿刺针吸进行细菌培养可以指导用药。对于抗生素治疗无反应的小脓肿或直径为3~5cm的脓肿应在B超引导下穿刺引流。直径>5cm的脓肿应考虑手术切开引流。治疗期间应连续进行B超或CT检查,直至脓肿消退。疗效不佳者,除应考虑抗生素敏感问题外,还应想到肾脓肿发展到肾周脓肿的可能。

3.肾周脓肿

(1)病因:肾周脓肿多由急性肾皮质脓肿溃破入肾周或其他部位感染经血行性播散形成。伴有结石的肾盂积脓比较容易形成肾周脓肿。糖尿病患者容易发生肾周脓肿。病原菌多为大肠埃希菌、变形杆菌和金黄色葡萄球菌。肾周脓肿穿破 Gerota 筋膜可形成肾旁脓肿。

(2)诊断:肾周脓肿的临床表现与急性肾盂肾炎类似,但发病较为缓慢和隐匿。1/3 以上的患者无发热。约半数患者的腹部或季肋部可触及肿块。

实验室检查可发现血白细胞计数增多、脓尿和血清肌酐升高。血细菌培养的阳性率大于尿培养,但仅 40% 的患者能够被确定致病菌。肾周脓肿治疗的最大障碍是诊断的滞后。如治疗得当,急性肾盂肾炎一般 4~5 天后症状好转,肾周脓肿则需要更长时间。因此,诊断急性肾盂肾炎的患者,如腹部或季肋部有肿块或抗生素治疗 4 天后发热不缓解,应考虑肾周脓肿的可能性。

肾周脓肿在 B 超下表现多样,可为整个肾被无回声团块占据,也可为肾周脂肪囊强回声相混合的强回声团。典型的 X 线影像学特征为腰大肌影消失、肾轮廓模糊、肾周包块及膈影升高。产气细菌导致的肾周脓肿,可见肾周围出现气泡。CT 对肾周脓肿的诊断有特殊的价值,能够清楚地显示感染灶扩散到肾周组织的路径。

(3)治疗:外科引流是肾周脓肿的主要治疗手段。对无功能肾或感染严重的肾行手术切开引流或肾造瘘或在 B 超或 CT 引导下经皮穿刺引流。抗生素能有效地控制败血症,防止感染的扩散,但不能代替引流。可使用两种抗生素,兼顾革兰染色阴性和阳性细菌。应注意肾周脓肿的并发症,如肠瘘。如果同时存在肾盂积脓和肾周脓肿,患者情况良好时可同时引流,否则先引流肾周脓肿,当患者情况改善后再行肾造瘘。

4.肾盂积脓 肾盂积脓指与肾实质化脓性破坏有关的肾积水感染,且出现全部或几乎全部肾功能丧失。

(1)诊断:及时诊断和治疗肾盂积脓是挽救肾功能和防止败血症的关键。患者病情通常危重表现为高热、寒战、季肋部疼痛和压痛。有时患者仅有体温升高和胃肠道不适。患者常有尿路结石、感染或手术史。输尿管完全梗阻时可有无菌尿。静脉尿路造影患者肾可不显影。B 超、CT 有助于诊断。

(2)治疗:诊断肾盂积脓后应立即开始抗生素治疗并引流患肾。如置入输尿管导管失败,可在 B 超引导下经皮行肾穿刺造瘘引流。患者病情稳定后,应进一步查明上尿路梗阻的原因。

5.黄色肉芽肿性肾盂肾炎 黄色肉芽肿性肾盂肾炎是一种罕见、严重的慢性肾感染。黄色肉芽肿性肾盂肾炎的病理特征是充满脂质的泡沫状巨噬细胞积聚,开始于肾盂和肾盏,随后弥漫到肾实质和邻近的组织并产生广泛的破坏。大部分病例为单侧肾受累。在影像学表现上,该病与肾细胞癌相似;在冰冻病理切片检查中,该病也容易与肾透明细胞癌相混淆。

(1)病因:黄色肉芽肿性肾盂肾炎的主要发病因素有尿石症、梗阻和感染等。约 80% 以上患者有尿石症,半数结石为鹿角形结石。上尿路梗阻和大肠埃希菌感染可以导致组织破坏,巨噬细胞吞噬,脂质物沉积积聚。

(2)病理:肾通常明显增大,轮廓正常。绝大多数病例的病变是弥漫的,也可以是局灶的。镜下特征是充满了脂质的泡沫状巨噬细胞,与淋巴细胞、肥大细胞和浆细胞混合。

（3）诊断：任何年龄均可患本病，但 50~70 岁最常见，女性及糖尿病患者多见，两侧肾受累机会一致。反复尿路感染的患者发现单侧肾增大，无功能或功能很差，伴有结石，有与肾癌难以鉴别的肿块时，应考虑到本病。大部分患者有季肋部疼痛、发热和寒战；体检可触及肾区的包块；高血压、血尿或肝大是少见的表现。

尿常规检查可见脓细胞和蛋白。血常规检查可见贫血。半数患者有肝功能异常。46% 的患者可出现持续的菌尿。最常见的致病菌是变形杆菌和大肠埃希菌。厌氧菌培养可能阳性。部分患者为混合感染。尿培养阴性的患者，其手术标本的组织细菌培养可为阳性。

B 超显示全肾增大，多发的、混有液体回声的低回声团块取代了正常的肾结构。局灶型病例可见肾实性占位及肾和输尿管结石。泌尿系平片和静脉尿路造影表现为单侧肾影增大，肾影内有钙化，肾盂内有结石影，结石通常较大。少数患者肾无功能或显影延迟，有肾积水。逆行肾盂造影可以显示梗阻部位，可见肾盂肾盏扩张及不规则的充盈缺损。CT 对诊断黄色肉芽肿性肾盂肾炎很有价值，提高了术前的诊断率。CT 扫描可见肾形大包块，肾盂紧密地包围着中心的钙化区域，肾实质内可见多发的液体占位，实际上是扩张的肾盏和脓腔。增强扫描时，由于肉芽组织内有大量血管，病灶内的脓腔壁明显强化。脓腔本身不增强，这与肿瘤和其他炎症病灶不同。

没有结石的局灶性黄色肉芽肿性肾盂肾炎的诊断比较困难，难与肾细胞癌相鉴别，有时也与肾盂癌、肾盂鳞状细胞癌混淆，常导致术前的误诊。

（4）治疗：因黄色肉芽肿性肾盂肾炎在术前常被诊为肾肿瘤，故通常施行根治性肾切除术。如术前不能得到鉴别，应行肾切除术。如术前或术中诊断了本病，可行肾部分切除术。术前的抗生素治疗是必需的。

二、肾特异性感染

1.肾结核

（1）病因：泌尿系结核是最初结核杆菌原发感染时结核杆菌血行播散的结果，肾是泌尿系结核原发感染部位，原发感染时结核杆菌经血行到达肾皮质，绝大部分原发感染被控制而不发展成临床肾结核，但结核杆菌可在肾皮质内形成肉芽肿而潜伏长达数十年，当局部免疫力不足时潜伏感染被激活，结核杆菌生长繁殖形成干酪性肉芽肿，郎格汉斯巨细胞周围包围着淋巴细胞和成纤维细胞，结核杆菌感染的病理过程取决于结核杆菌的毒力和宿主的抵抗力。结核的愈合过程形成纤维组织和钙盐沉积。

（2）病理：肾结核可发展为肾乳头坏死、肾盏茎部或肾盂输尿管交界部狭窄。若形成广泛肾实质钙化、肾实质毁损，最终形成所谓的"肾自截"。结核分枝杆菌在这些钙化病灶内可以休眠潜伏很多年，当机体遇到疾病、外伤、应用皮质激素或免疫抑制剂、患糖尿病或 AIDS 等免疫力降低的情况时，结核杆菌被激活而发展成临床肾结核。

（3）临床表现：肾结核常发生于 20~40 岁的青壮年，男性较女性多见。儿童和老年人发病较少，儿童发病多在 10 岁以上，婴幼儿罕见。约 90% 为单侧性。

肾结核症状取决于肾病变范围及输尿管、膀胱继发结核病变的严重程度。肾结核早期常无明显症状及影像学改变，只是尿液检查有少量红细胞、白细胞及蛋白，呈酸性，尿中可能发现结核杆菌。随着病情的发展，可出现下列典型的临床症状表现。

1)尿频、尿急、尿痛：是肾结核的典型症状之一。尿频往往最早出现，常是患者就诊时的主诉。最初是因含有结核杆菌的脓尿刺激膀胱黏膜引起,以后当结核病变侵及膀胱壁,可发生结核性膀胱炎及溃疡,尿频加剧,并伴有尿急、尿痛。晚期膀胱发生挛缩,容量显著缩小,尿频更加严重,每日排尿次数达数十次,甚至出现尿失禁现象。

2)血尿:是肾结核的重要症状,常为终末血尿。主因是结核性膀胱炎及溃疡,在排尿终末膀胱收缩时出血。少数肾结核因病变侵及血管,也可以出现全程肉眼血尿;出血严重时,血块通过输尿管偶可引起肾绞痛。肾结核的血尿常在尿频、尿急、尿痛膀胱刺激症状发生以后出现,但也有以血尿为初发症状者。

3)脓尿:是肾结核的常见症状。肾结核患者均有不同程度的脓尿,严重者尿如洗米水样,内含有干酪样碎屑或絮状物,显微镜下可见大量脓细胞。也可以出现脓血尿或脓尿中混有血丝。

4)腰痛和肿块:肾结核虽然主要病变在肾,但一般无明显腰痛。仅少数肾结核病变破坏严重和梗阻,发生结核性脓肾或继发肾周感染,或输尿管被血块、干酪样物质堵塞时,可引起腰部钝痛或绞痛。较大肾脓肿或对侧巨大肾积水时,腰部可触及肿块。

5)男性生殖系统结核:男性肾结核患者中有50%~70%合并生殖系统结核。

6)全身症状:肾结核患者的全身症状常不明显。晚期肾结核或合并其他器官活动结核时,可以有发热、盗汗、消瘦、贫血、虚弱、食欲缺乏和红细胞沉降率快等典型结核症状。严重双肾结核或肾结核对侧肾积水时,可出现贫血、水肿、恶心、呕吐、少尿等慢性肾功能不全的症状,甚至突然发生无尿。

(4)诊断:肾结核是慢性膀胱炎的常见原因,因此,凡是无明显原因的慢性膀胱炎,症状持续存在并逐渐加重,伴有终末血尿;尤其青壮年男性有慢性膀胱炎症状,尿培养无细菌生长,经抗菌药物治疗无明显疗效;附睾有硬结或伴阴囊慢性窦道者,都应该考虑有肾结核的可能。下列检查有助于诊断。

1)尿检查:尿呈酸性,尿蛋白阳性,有较多红细胞和白细胞。尿沉淀涂片抗酸染色50%~70%的病例可找到抗酸杆菌,以清晨第1次尿的检查阳性率最高,至少连续检查3次。若找到抗酸杆菌,不应作为诊断肾结核的唯一依据,因包皮垢杆菌、枯草杆菌也是抗酸杆菌,易和结核杆菌混淆。尿结核杆菌培养时间较长但可靠,阳性率可达90%,这对肾结核的诊断有决定性意义。

2)影像学诊断:包括B超、X线、CT及MRI等检查。对确诊肾结核,判断病变严重程度,决定治疗方案非常重要。

B超:简单易行,对于中晚期病例可初步确定病变部位,常显示病肾结构紊乱,有钙化则显示强回声,B超也较容易发现对侧肾积水及膀胱有无挛缩。

X线检查:泌尿系统平片(KUB)可能见到病肾局灶或斑点状钙化影或全肾广泛钙化。局限的钙化灶应与肾结石相鉴别。静脉尿路造影(IVU)可以了解分侧肾功能、病变程度与范围,对肾结核治疗方案的选择必不可少。早期表现为肾盏边缘不光滑,如虫蛀状,随着病变进展,肾盏失去杯形,不规则扩大或模糊变形。若肾盏颈纤维化狭窄或完全闭塞,可见空洞充盈不全或完全不显影。肾结核广泛破坏肾功能丧失时,病肾表现为"无功能",不能显示出典型的结核破坏性病变。根据临床表现,如果尿内找见结核杆菌,静脉尿路造影一侧肾正常,另一侧"无功能"未显影,虽造影不能显示典型的结核性破坏病变,也可以确诊肾结核。逆行尿路造影可以显示病肾空洞性破坏,输尿管僵硬,管腔节段性狭窄且边缘不整。

　　CT 和 MRI:CT 对中晚期肾结核能清楚地显示扩大的肾盏肾盂、皮质空洞及钙化灶,三维成像还可以显示输尿管全长病变。MRI 水成像对诊断肾结核对侧肾积水有独到之处。在双肾结核或肾结核对侧肾积水,静脉尿路造影显影不良时,CT 及 MRI 有助于确定诊断。

　　延误肾结核的诊断,临床上常见有下列 2 种情况:其一是满足于膀胱炎的诊治,长时间使用一般抗感染药物而疗效不佳时,却未进一步追查引起膀胱炎的原因。其二是发现男性生殖系统结核,尤其附睾结核,而不了解男性生殖系统结核常与肾结核同时存在,未作尿检查和尿找抗酸杆菌检查,有时还应做静脉尿路造影检查。

　　(5)鉴别诊断:肾结核主要需与非特异性膀胱炎和泌尿系统其他引起血尿的疾病进行鉴别。

　　肾结核引起的结核性膀胱炎,症状常以尿频开始,膀胱刺激症状长期存在并进行性加重,一般抗生素治疗无效。非特异性膀胱炎主要系大肠埃希菌感染,多见于女性,发病突然,开始即有显著的尿频、尿急、尿痛,经抗感染治疗后症状很快缓解或消失,病程短促,但易反复发作。

　　肾结核的血尿特点是常在膀胱刺激症状存在一段时间后才出现,以终末血尿多见,这和泌尿系统其他疾病引起血尿不同。泌尿系肿瘤引起的血尿常为全程无痛性肉眼血尿。肾、输尿管结石引起的血尿常伴有肾绞痛;膀胱结石引起的血尿,排尿有时尿线突然中断,并伴尿道内剧烈疼痛。非特异性膀胱炎的血尿主要在急性阶段出现,血尿常与膀胱刺激症状同时发生。但最主要的是肾结核的尿中可以找见抗酸杆菌或尿结核杆菌培养阳性,而其他疾病的尿中不会发现。

　　(6)治疗:肾结核是全身结核病的一部分,治疗时应注意全身治疗,包括营养、休息、环境、避免劳累等。临床肾结核是进行性、破坏性病变,不经治疗不能自愈,在有效抗结核药物问世之前,病死率很高,主要治疗手段是做肾切除。随着链霉素、异烟肼、利福平、吡嗪酰胺等抗结核药物相继应用于临床治疗以后,肾结核的治疗效果有了很大提高。肾结核的治疗应根据患者全身和病肾情况,选择药物治疗或手术治疗。

　　1)药物治疗:适应于早期肾结核,如尿中有结核杆菌而影像学上肾盏、肾盂无明显改变,或仅见一两个肾盏呈不规则虫蛀状,在正确应用抗结核药物治疗后多能治愈。抗结核药物种类很多,首选药物有吡嗪酰胺、异烟肼、利福平和链霉素等杀菌药物,其他如乙胺丁醇、环丝氨酸、乙硫异烟胺等制菌药为二线药物。

　　目前常用抗结核药物治疗方法:吡嗪酰胺 1.0~1.5g/d(2 个月为限,避免肝毒性),异烟肼 300mg/d,利福平 600mg/d,维生素 C 1.0g/d,维生素 B_6 60mg/d 顿服,睡前服药同时喝牛奶,有助于耐受药物。如果膀胱病变广泛,膀胱刺激症状严重,头 2 个月可加用肌内注射链霉素(需做皮试)1.0g/d,服用吡嗪酰胺 2 个月后改用乙胺丁醇 1.0g/d。因抗结核药物多数有肝毒性,服药(用)期间应同时服用保肝药物,并定期检查肝功能。链霉素对第Ⅷ对脑神经有损害,影响听力,一旦发现应立即停药。

　　药物治疗最好用 3 种药物联合服用的方法,并且药量要充分,疗程要足够长,早期病例用药 6~9 个月,有可能治愈。实践证明,药物治疗失败的主要原因是治疗不彻底。治疗中应每月检查尿常规和尿找抗酸杆菌,必要时行尿路静脉造影,以观察治疗效果。连续半年尿中未找见结核杆菌称为稳定阴转。5 年不复发即可认为治愈,但如果有明显膀胱结核或伴有其他器官结核,随诊时间需延长至 10~20 年或更长。

2)手术治疗:凡药物治疗6~9个月无效,肾结核破坏严重者,应在药物治疗的配合下行手术治疗。肾切除术前抗结核治疗不应<2周。①肾切除术:肾结核破坏严重,而对侧肾正常,应切除患肾。双侧肾结核一侧广泛破坏呈"无功能"状态,另一侧病变较轻,在抗结核药物治疗一段时间后,择期切除严重的一侧患肾。肾结核对侧肾积水,如果积水肾功能代偿不良,应先引流肾积水,保护肾功能,待肾功能好转后再切除无功能的患肾。②保留肾组织的肾结核手术:如肾部分切除术,病灶局限于肾的一极。结核病灶清除术,适用于局限于肾实质表面闭合性的结核性脓肿,与肾集合系统不相通。上述结核病变经抗结核药物治疗3~6个月无好转,可考虑做此类手术。近年这类手术已很少采用。

2.肾包虫病　包虫病是由细粒棘球绦虫的幼虫引起的寄生虫感染,是一种流行于畜牧业发达地区的人畜共患病。

(1)病理:细粒棘球绦虫成虫寄生在犬的小肠,虫卵随犬粪排出,羊、猪或人吞食虫卵后成为该虫的中间宿主。幼虫孵出后,穿透十二指肠壁小静脉,随血流进入肝,逃脱的幼虫接着进入肺,极少的病原体最终进入体循环感染肾。肾包虫病的囊泡通常单一定位在皮质,棘球蚴囊充满了液体,有很强的抗原性;囊壁有3层,内层为生发层,生成生发囊并不断增加,在生发囊里长出大量从生发层发育成的原头蚴。

(2)诊断:含囊泡的包虫囊肿生长非常缓慢,大部分患者无症状,可有上腹部包块、钝痛,偶有血尿。罕有囊泡破入集合系统,出现严重肾绞痛,尿液中有葡萄皮样的囊皮。如在尿液里能检查出子囊或囊泡的碎片即可确诊。少半患者有血嗜酸性粒细胞增多。酶联免疫吸附试验检测金葡萄球菌A蛋白(SPA-ELISA)阳性率92%,敏感性高,准确性好。

B超通常显示多囊或多房的团块。静脉尿路造影可能见到厚壁囊性团块,有时可见钙化。CT典型表现是一个囊性占位中有分散的圆形子囊以及边界清楚的强化的膜;不典型表现是一个壁厚的多房囊性占位。

(3)治疗:外科手术是肾包虫病的主要治疗方法。应完整摘除囊泡,避免破裂以减少种植和再发的机会。为预防手术前后的移植和再发,可使用甲苯达唑、吡喹酮、阿苯达唑等。

3.肾真菌感染　真菌可以通过血源性传播从其他部位感染灶或胃肠道进入肾,出现真菌尿、肾脓肿或肾周脓肿。50%为白色念珠菌。留置导尿管、抗生素治疗、糖尿病、住院和免疫抑制是真菌感染的易感因素。

肾真菌感染可以无症状,也可以表现为肾盂肾炎的症状。无症状真菌尿常见,显微镜下可见真菌芽孢或假菌丝。

在抗真菌治疗前,应先祛除易感因素。大多数无症状真菌尿无须治疗,可能自行清除。有症状的或泌尿系手术前的真菌尿患者需要治疗。口服药物可有效治疗真菌尿。氟康唑容易被胃肠道吸收并主要以原形从尿液排出,首日口服200mg,之后每天100mg,共10~14天。常见的不良反应是恶心、头痛、皮疹、腹痛、呕吐和腹泻。肾念珠菌病和播散性感染的患者通常用两性霉素B静脉治疗,但肾功能不全者应慎用。上尿路梗阻的患者易患真菌尿,可通过经皮肾造瘘管滴入含抗真菌药的冲洗液。

第二节　膀胱炎症

一、间质性膀胱炎

间质性膀胱炎(interstitial cystitis,IC)是一种慢性非细菌性膀胱炎症,以尿频、尿急、夜尿和(或)盆腔疼痛为主要临床表现,尿培养无细菌生长。Hunner 最先报道间质性膀胱炎,所描述的膀胱壁上出血区后来称为 Hunner 溃疡。这种典型的溃疡只在少数患者中出现。

间质性膀胱炎被认为是一种不知原因的综合病症,在诊断上相当困难,在治疗上也常常不能完全治愈。间质性膀胱炎可能是由不同原因所产生的一个共同结果。

1.病因及发病机制　IC 的病因及发病机制仍不清楚,根据目前的研究进展,大致有隐匿性感染、遗传因素、神经源性炎症反应、肥大细胞活化、自身免疫性疾病、膀胱黏膜屏障破坏、尿液毒性作用等假说。

2.病理　IC 的病理检查的作用只在于排除其他疾病,包括原位癌、结核、嗜酸性膀胱炎等,而对于诊断 IC,病理检查并不能提供多少帮助。

3.临床表现　IC 多发生于 30~50 岁的中年女性,男性较少见。症状可分为膀胱刺激症状和疼痛症状 2 个症状群,主要表现为严重的尿频、尿急、尿痛等膀胱刺激症状和耻骨上区疼痛,也可有尿道疼痛、会阴和阴道疼痛,60%患者有性交痛。疼痛十分剧烈,与膀胱充盈有关,排尿后症状可缓解。

4.诊断　IC 的诊断,如上所述是一个排他性的诊断,需要排除很多症状相似的疾病。因而诊断比较困难。而不同的医生诊断的标准也可能不同,结果导致诊断上的混乱。基于此原因,美国 NIADDK 关于 IC 的诊断标准如下。

必需条件:①膀胱区或下腹部、耻骨上疼痛伴尿频。②麻醉下膀胱水扩张后见黏膜下点状出血或 Hunner 溃疡。

全身麻醉或连硬麻下膀胱注水至 80~100cmH$_2$O 的压力,保持 1~2 分钟,共 2 次后行膀胱镜检,应发现弥漫性黏膜下点状出血,范围超过 3 个象限,每个象限超过 10 个,且不在膀胱镜经过的部位。

应排除的情况有以下几项:①清醒状态下膀胱容量>350mL。②以 30~100mL/min 注水至 150mL 时无尿意。③膀胱灌注时有周期性不自主收缩。④症状不超过 9 个月。⑤无夜尿增多。⑥抗生素、抗微生物、抗胆碱能或解痉药治疗有效。⑦清醒时每天排尿<8 次。⑧3 个月之内有前列腺炎或细菌性膀胱炎。⑨膀胱或下尿路结石。⑩活动性生殖器疱疹。⑪子宫、阴道、尿道肿瘤。⑫尿道憩室。⑬环磷酰胺或其他化学性膀胱炎。⑭结核性膀胱炎。⑮放射性膀胱炎。⑯良性、恶性膀胱肿瘤。⑰阴道炎。⑱年龄<18 岁。

该诊断标准过于严格,使得临床上 60%的患者不能满足 NIADDK 的诊断标准。Hanno 等对一组 IC 患者分析后发现,269 例患者中只有 32%~42%符合 NIADDK 的诊断标准。而 Schuster 则认为儿童 IC 患者并非罕见。常用的膀胱镜检查、麻醉下膀胱水扩张,作为诊断的"金标准",亦非绝对。一项前瞻性研究显示,该项检查敏感性在 IC 中为 42%,而在正常对照中阳性率高达 45%。即使患者有典型 IC 症状,麻醉下膀胱水扩张也不一定能发现典型的瘀斑。

因而,临床上诊断需依靠病史、体检、排尿日记、尿液分析、尿培养、尿动力学、膀胱镜检查及病理组织学检查来综合评估。

基于膀胱黏膜屏障破坏是 IC 发病机制的假说,Parsons 提出了一种筛选和诊断 IC 的方法——钾离子敏感试验(PST),方法是分别用无菌水和 0.4mmol/L 钾溶液行膀胱灌注,并记录尿路刺激症状的程度。正常人由于有完整的 GAG 层保护不会出现症状,IC 患者因为GAG 层缺陷,钾离子透过移行上皮,到达深层组织,产生刺激症状和毒性反应。PST 阳性率为 75%,操作简单且几乎无损伤,有较大应用价值,但仍有 25%的患者不能检出,且假阳性率较高,因而其应用价值存在许多争议。急性膀胱炎和放射性膀胱炎患者其膀胱上皮的通透性均增加,可产生阳性反应。

人们还希望能找到类似肿瘤标志物样的 IC 标志物。Erickson 等在同一组人群中检测了多种尿标志物,他们认为目前只有糖蛋白 51(Gp51)和抗增殖因子(AFP)能完全区别 IC 和正常对照。对符合 NIADDK 诊断标准的 IC 患者,Gp 51 和 AFP 具有较高的敏感性和较强的特异性,但是对于临床上不符合 NIADDK 诊断标准的患者,仍需做进一步的研究。Gpol 和AFP 有可能成为 IC 的诊断标志物。

Parsons 设计了盆腔疼痛(Pelvic Pain)与尿急(Urgent micturition)尿频(Frequent micturition)症状评分系统(PUF),PUF 10~14 分者 PST 阳性率 74%,PUF ≥20 分者 PST 阳性率达91%,因此,PUF 也可作为 IC 筛选的有效工具。

5.治疗 IC 的治愈非常困难,应向患者说明治疗的目的只是缓解症状,改善生活质量,很难达到完全缓解和根治。每一种治疗方法并非适用于所有的患者,几种方法联合应用可取得较好的效果。治疗 IC 应该是越早越好。

(1)饮食调节:饮食调节是最基本的治疗方法,IC 患者应以清淡饮食为主,避免刺激性食物和饮料,对食物过敏的患者尤为重要。但并非所有的患者都有食物过敏史,且过于严格的饮食控制可能导致营养不良。因此,饮食调节的治疗方案应该个体化。

(2)口服药物治疗

1)抗组胺药物:由于 IC 的膀胱壁上有肥大细胞增多趋势,释放炎症物质引起疼痛,因此,可以使用抗组胺药物来加以抑制。抗组胺药物一般用于发病初期或是严重的急性期,可以达到迅速解除疼痛的效果。羟嗪(商品名 Atarax,Vistaril)是一种 H_1 受体阻滞药,能够抑制肥大细胞和神经细胞分泌,有镇静与抗焦虑作用。开始剂量 25mg,睡前服用,1 周后增加至50mg,1 个月后若无不良反应则白天另加服 25mg。不良反应有全身软弱、嗜睡、急性尿潴留。孕妇与精神抑郁者不能用此药。症状消失后停药数日或 1 个月后可以复发,故应每晚服 25mg 作维持量。

2)抗忧郁药物:对于膀胱放松,减少膀胱的紧张有帮助,因此,患者可以得到在情绪上以及膀胱发炎反应上的缓解。阿米替林(Amitriptyline)是一种三环类抗抑郁药,用于治疗 IC,作用机制有:①阻断突触前神经末梢对去甲肾上腺素及 5 羟色胺的再摄取,并阻滞其受体,可达到镇痛目的。②阻滞 H_1 受体有镇静抗炎作用。③对抗胆碱与兴奋 β 受体,可以降低膀胱逼尿肌张力。初始剂量为 25mg,睡前服,3 周内逐渐增加到 75mg(每晚 1 次),最大可至100mg。

3)钙通道阻滞药:钙通道阻滞药可以松弛膀胱逼尿肌及血管平滑肌,改善膀胱壁血供。硝苯地平开始剂量为 10mg,每天 3 次;若能耐受,可缓慢增加到 20mg,每天 3 次。血压正常者服用缓释剂型,血压不易下降与波动,疗程为 3 个月,疗效约 1 个月后出现。

4)阿片受体拮抗药:盐酸钠美芬是一种新的阿片受体拮抗药,可以抑制肥大细胞脱颗粒释放组胺、5 羟色胺、白三烯和细胞素等。初始剂量从 0.5mg,2 次/天逐渐增加到 60mg,2 次/天。初期每周增加 2mg,到 3 个月后可每周增加 10mg。服药初期都有不良反应,失眠最常见,有恶心,可以自行消失。

多硫戊聚糖钠(商品名 Elmiron):是一种结构类似于 GAG 的药物,口服以后部分经尿排出,有助于膀胱上皮结构与功能的恢复。推荐剂量 100mg,3 次/天;最大可至 600~900mg/d。大多数服药 3 个月内症状明显改善,并可持续 3 年,研究表明,服用时间越长则疗效越好,症状愈严重者比症状轻微者效果较好,治疗 3 年有 74%~88% 的症状和整体反应改善率。不良反应少,主要是肠胃道反应,约有 5% 的患者发生脱发、腹痛、腹泻和恶心,禁用于有出血倾向和抗凝治疗的患者。

甲磺司特:抑制辅助(性)T 细胞介导的过敏反应。每天 300mg,12 个月后明显增加膀胱容量,减少尿频和疼痛等症状。

5)其他药物:还有糖皮质激素类药物、抗癫痫药物、抗胆碱药物,麻醉药、解痉镇静药等,一般联合使用,以增加疗效。

(3)膀胱扩张及膀胱内药物灌注

1)膀胱扩张:在硬膜外麻醉或全身麻醉下先行膀胱镜检查,然后向膀胱内以 80~100cmH_2O 的压力注入盐水逐步扩张膀胱,持续 30 分钟。扩张之后,通常会有 2~3 天的强烈膀胱不舒服感觉,但之后反而会有一段时间膀胱疼痛较为消失,尿频、尿急的症状也有较为明显的改善。此种情形乃由于膀胱以水扩张后对位于膀胱壁上之感觉神经末梢所造成的破坏。

此方法既有助于诊断又可同时治疗,可使 30%~50% 患者症状缓解,因而,可作为药物以外治疗的首选。对膀胱容量小的患者效果更好,但多次扩张并不能进一步改善症状。但经过几周之后此种神经又重新长出突触,患者便又恢复以前的下尿路症状。结合膀胱内药物灌注,疗效会更好。

2)膀胱内药物灌注。膀胱内药物灌注的优点有:直接作用于膀胱的药物浓度较高;不易经由膀胱吸收,全身不良反应少;且不经由肝、肠胃、肾的吸收或排泄,因而药物交互作用少。缺点是有导尿的并发症,如疼痛,感染等。常用药物如下。

二甲亚砜(DMSO):具有抗炎、止痛、抑菌作用,可迅速穿透细胞膜。肝素(Heparin)可增强 GAG 层的保护作用,同时有抑制细胞增殖和抗炎、抗黏附作用。ATP 是膀胱损伤性神经递质,由膀胱扩张后上皮细胞伸张时激活释放来传递膀胱感觉,在 IC 时,ATP 释放增加,这个过程可以被二甲亚砜与肝素阻断。故可以解释二甲亚砜与肝素对 IC 超敏症状的治疗作用,而且肝素比二甲亚砜具有更加明显的剂量依赖效应。以 50% 二甲亚砜 50mL 加生理盐水 50mL,每 2 周灌注 1 次,每次 15 分钟,疗程在 8 周以上。一组研究资料显示,经过治疗 2 个月后间歇 1 个月,实验组 93% 表现客观好转,53% 主观好转,相应地,仅用盐水灌注的结果为 35% 与 18%。停止治疗复发率为 35%~40%,再继续治疗有效,应在尿路感染被控制及行膀胱活检间隔一段时间后进行,除呼吸有大蒜味外没有其他不良反应。

肝素:肝素 25 000U 加入生理盐水 10mL 膀胱灌注,每周 3 次,每次保留 1 小时。许多患者治疗 4~6 个月后才出现疗效,没有出现不良反应,特别是没有出现凝血障碍。现在主张采用"鸡尾酒疗法",溶液由 50% DMSO 50mL、NaHCO₃ 10mL、曲安西龙 40mg、肝素 1 万~2 万 U 配制而成。膀胱灌注:30~50mL 溶液,保留 30~60 分钟后排空。

羟氯生钠:该药物以前是用来治疗膀胱结核,机制是通过其氧化作用使膀胱表面部分破坏。羟氯生钠灌注后所引起的膀胱表面愈合过程可以减轻患者的症状。0.4%溶液是常用浓度,宜用时配制,因为疼痛刺激常需在麻醉下进行治疗。方法是 0.4%羟氯生钠量约为膀胱容量的 50%,灌入后停留 5~7 分钟后抽出,如此反复 3~4 次,最后用生理盐水反复冲洗膀胱,灌注后数小时或数天患者尿痛与尿频症状会加重。不同学者建议治疗应间隔数周或数月。有效率 50%~70%,症状消失持续 6~12 个月。

卡介苗(BCG):造成明显黏膜剥落,作用机制仍尚未完全清楚,可能是经由强化免疫系统达成。BCG 目前尚未经 FDA 核准予治疗 IC,但已进入临床试验。已有双盲及对照试验指出 6 个月时有 60%缓解率(对照组只有 27%),而且有反应的患者到 2 年时仍有 89%维持缓解。改善的情况主要有骨盆腔疼痛,阴道及尿道痛,尿急,夜尿及全身的反应,包括社交功能。在此试验没有出现长期的不良反应,但因病例不多,所以,无法评估其可能的不良反应。

透明质酸:可用于暂时性修补缺陷的上皮黏膜(GAG),化学结构类似肝素。膀胱灌注的报告可解除 IC 的症状。目前正在进行双盲对照试验,不良反应低。

硝酸银:以其杀菌、收敛、腐蚀作用治疗 IC,禁用于有输尿管反流者与近期内膀胱活检者。浓度 1/2 000、1/1 000、1/100、2/100 不等,1%以上需用麻醉,每次 50~80mL,停留 2~10 分钟,间隔 6~8 周。这种治疗随访一年仍有效的占 50%。

辣椒辣素与肉毒杆菌毒素:近年来有人认为使用辣椒辣素或是 RTX 来抑制膀胱内 C 神经传入纤维,有助于减少膀胱内的发炎反应,进而使得膀胱肌肉的发炎及膀胱挛缩的症状得到改善。但由于辣椒辣素以及 RTX 对于膀胱仍然具有相当程度的刺激作用,灌注时会有不舒适感,部分患者可能无法接受。因此,在灌注时,可先在膀胱内灌注麻醉药来抑制膀胱的疼痛反应,再加上辣椒辣素或是 RTX 进一步进行 C 神经纤维的去过敏作用。使用的浓度以较低浓度(8~10mmol/L)为好,但需要多次治疗。

肉毒杆菌毒素过去用在膀胱过度活度症,注射在膀胱的肌肉里面,可以抑制肌肉的不稳定收缩,使得膀胱容量增大。但有部分的患者逼尿肌的收缩力也会因此降低,因此,也会产生排尿较为困难的短期后遗症。最近有报道使用肉毒杆菌毒素注射在膀胱黏膜下,发现这种治疗方法可以有效地抑制膀胱的感觉,使得膀胱容量增大。但对于逼尿肌的收缩力仍然有抑制的效果,使得患者在治疗之后仍然具有排尿困难的并发症。

(4)外科手术治疗:如果患者已经变成慢性间质性膀胱炎同时其膀胱容量已经缩小至 150mL 以下,患者的下尿路症状又因为膀胱挛缩而变得十分厉害时,可以考虑行膀胱切除手术或肠道膀胱扩大整形术。

二、非特异性膀胱炎

1.急性膀胱炎

(1)病因:膀胱感染的途径以上行感染最常见。发病率女性高于男性。因女性尿道短,常被邻近阴道和肛门的内容物所污染,即粪便-会阴-尿路感染途径。

(2)病理:在急性膀胱炎早期,膀胱黏膜充血水肿,有白细胞浸润,可有斑片状出血,以膀胱三角区和尿道内口处最明显。后期的膀胱黏膜脆性增加,易出血,表面呈颗粒状,局部有浅表溃疡,内含渗出物,但一般不累及肌层,经抗生素治疗后可不留痕迹。

(3)临床症状:急性膀胱炎可突然发生或缓慢发生,排尿时尿道有烧灼样疼痛、尿频,往往伴尿急,严重时类似尿失禁。尿浑浊、尿液中有脓细胞,有时出现血尿,常在排尿终末时明显。耻骨上膀胱区有轻度压痛。单纯急性膀胱炎,无全身症状,无发热。

女性患者急性膀胱炎发生在新婚后,称之为"蜜月膀胱炎"。急性膀胱炎的病程较短,如及时治疗,症状多在1周左右消失。

(4)诊断:急性膀胱炎的诊断,除根据病史及体征外,需做中段尿液检查,尿液中常有大量脓细胞和红细胞。将尿液涂片行革兰染色检查,初步明确细菌的性质,同时行细菌培养、菌落计数和抗生素敏感试验,为以后治疗提供更准确的依据。急性膀胱炎的患者血液中白细胞可升高。急性膀胱炎时忌行膀胱镜检查。

(5)治疗:急性膀胱炎,需卧床休息,多饮水,避免刺激性食物,热水坐浴可改善会阴部血液循环,减轻症状。用碳酸氢钠或枸橼酸钾等碱性药物,可降低尿液酸度,缓解膀胱痉挛。黄酮哌酯盐(泌尿灵),可解除痉挛,减轻排尿刺激症状。

根据致病菌属,选用合适的抗菌药物。喹诺酮类抗菌药为广谱抗菌药,对多种革兰阴性、阳性菌均有效,耐药菌株低,是目前治疗单纯性膀胱炎的首选药物。单纯性膀胱炎国外提倡单次剂量或3天疗程,目前采用最多的治疗方案是3天短程疗法,避免不必要的长期服药而产生耐药细菌和增加不良反应,但要加强预防复发的措施。若症状不消失,尿脓细胞继续存在,培养仍为阳性应考虑细菌耐药或有感染的诱因,要及时调整更换合适的抗菌药物,延长应用时间以期早日达到彻底治愈。

2.慢性膀胱炎

(1)病因:常为上尿路慢性感染的继发病,同时也是某些下尿路病变,如前列腺增生、尿道狭窄、膀胱内结石、异物等的继发病。在女性如有处女膜伞、尿道口处女膜融合、尿道旁腺积脓等也是诱发本病的重要因素。

(2)病理:慢性膀胱炎的病理变化与急性膀胱炎大致相似,但黏膜充血较轻,出血和渗出较少,化脓性变化较广泛,黏膜苍白变薄,有的呈颗粒状或束状,表面不平,有小结节和小梁形成。黏膜溃疡较浅,边缘不规则,基底呈肉芽肿状,可有假膜样渗出物覆盖或有尿盐附着。少数病例因膀胱壁纤维化致膀胱容量缩小。

(3)临床症状:慢性膀胱炎有轻度的膀胱刺激症状,且经常反复发作。通常无明显体征,或出现非特异性体征。

(4)诊断:对慢性膀胱炎的诊断,需详细进行全面的泌尿生殖系统检查,以明确有无慢性肾感染。男性患者需除外阴茎头包皮炎、前列腺精囊炎,女性患者除排除尿道炎、尿道憩室、膀胱膨出外,还应做妇科检查,排除阴道炎、宫颈炎和尿道口处女膜伞或处女膜融合等情况。尿液浑浊,尿液分析可发现有意义的菌尿症,尿培养一般为阳性,但脓尿少见。膀胱镜检查表现为膀胱黏膜失去其正常的浅橘黄色光泽,变成暗红色。较严重的水肿呈高低不平外观。更严重时黏膜僵硬,失去弹性。慢性膀胱炎症引起的溃疡底部较浅,表面有脓性分泌物覆盖,溃疡周围有明显充血。

(5)鉴别诊断:结核性膀胱炎发展缓慢,呈慢性膀胱炎症状,对抗菌药物治疗的反应不佳,尿液中可找到抗酸杆菌,尿路造影显示患侧肾有结核所致改变。间质性膀胱炎,患者尿液清晰,极少部分患者有少量脓细胞,无细菌,膀胱充盈时有剧痛,耻骨上膀胱区可触及饱满而有压痛的膀胱。嗜酸性膀胱炎的临床表现与一般膀胱炎相似，区别在于前者尿中有嗜酸性粒细胞，并大量浸润膀胱黏膜。慢性膀胱炎与腺性膀胱炎的鉴别诊断，主要依靠膀胱镜检查和活体组织检查。

（6）治疗：选择有效、敏感的抗生素进行抗感染治疗。保持排尿通畅，增加营养，提高机体免疫力。对久治不愈或反复发作的慢性膀胱炎，在感染控制后则需要做详细全面的泌尿系检查，对有尿路梗阻者应解除梗阻，控制原发病灶，使尿路通畅。对神经系统疾病所引起的尿潴留和膀胱炎，根据其功能障碍类型，进行治疗。针对妇科疾病，如阴道炎、宫颈炎和尿道口处女膜伞或处女膜融合等进行有效治疗。

（7）预防和预后：基本预防措施同急性膀胱炎。预防和治疗原发病甚为重要。如能清除原发病灶，解除梗阻，并对症治疗，大多数病例能获得痊愈，但需要较长时间。

三、特异性膀胱炎

（一）结核性膀胱炎

结核性膀胱炎是结核分枝杆菌所致的膀胱特异性炎症，多继发于肾结核，由肾内结核杆菌下行感染致病，少数病例可由前列腺结核蔓延所致。

1.病理　膀胱结核病变初始表现为膀胱黏膜充血水肿，结核结节形成，以患侧输尿管周围最为明显。以后逐渐蔓延到三角区和对侧输尿管口附近，甚至累及整个膀胱。随着病变的逐渐发展，结核结节相互融合、干酪样化，并形成溃疡。溃疡表面可有坏死、出血，其边缘不规则呈潜行性，与正常黏膜之间界限清楚。

2.临床表现　结核性膀胱炎的症状实际上代表了泌尿系统结核的典型症状，其症状的轻重程度与病变本身的性质、侵犯的部位及组织损害的程度有关。

（1）膀胱刺激症状：结核性膀胱炎的主要症状和早期症状，表现为尿频、尿急、尿痛。一般以尿频为初发症状，患者排尿次数逐渐增加，以夜间为甚，夜尿可由每晚3~5次逐渐增多到10~20余次。在尿频的同时亦有尿急，要立即排尿，否则难以忍受。尿频、尿急症状的发生早期主要是由于病肾侧的输尿管口或三角区有轻度的结核病变以及由病肾排出带有结核杆菌或脓细胞的尿液刺激膀胱所致。随着病变逐渐加重，如广泛形成黏膜溃疡、结核结节形成等，尿频也随之加重，有时每小时需排尿数次，排尿时终末尿道或耻骨上膀胱区有灼热感或疼痛感以及排尿不净感。

（2）血尿：一般发生于尿频、尿急、尿痛之后，主要是由膀胱收缩排尿引起黏膜溃疡出血所致。多为镜下血尿或隐约可见的肉眼血尿，严重肉眼血尿并混有大量血凝块者比较少见。终末血尿多见，有时亦可表现为全程血尿。

（3）脓尿：尿液镜检可见大量的脓细胞。严重者尿液中可混有干酪样物质，呈米汤样浑浊。有时还可混有血丝或脓血尿。

（4）全身症状：当伴有全身性活动结核时，可出现结核中毒症状，如乏力、低热、盗汗和红细胞沉降率加快等。若病情发展到一侧肾结核和对侧肾严重积水时，可出现慢性肾功能不全症状。50%~80%男性患者可能合并生殖系统结核。

3.诊断　膀胱结核患者大多数有肺结核或其他部位结核感染病史。若出现迁延不愈、常规抗生素治疗效果欠佳或症状加重的慢性膀胱炎患者，尿液检查有脓细胞且难以消除，而普通尿细菌培养阴性，尿pH提示酸性尿者，均应考虑是否存在膀胱结核。

结核性膀胱炎是泌尿生殖系统结核的一部分,因此,诊断时除应了解膀胱结核本身的情况外,更应该对泌尿生殖系统进行全面的检查,同时还应了解肾外结核感染状况。

(1)实验室检查:持续脓尿,普通培养无细菌生长或涂片亚甲蓝染色未见细菌,应首先考虑结核病。应用抗酸染色对24小时尿沉渣进行检查,至少60%的病例可找到抗酸杆菌,但结果须用阳性培养来加以确认。用晨尿进行结核菌培养,可以获得较高的阳性率。如果临床表现强烈提示结核病的存在,而培养结果为阴性,应重复进行尿液培养。血常规一般正常,重症患者可出现贫血。红细胞沉降率常增快。

(2)影像学检查

1)X线检查:KUB可显示肾、输尿管、膀胱区的钙化灶,但需与泌尿系统结石相鉴别。IVU对诊断典型的肾结核、了解双侧上尿路积水情况以及分侧肾功能有重要作用。膀胱造影可了解膀胱结核性挛缩的情况。

2)CT检查:CT能清楚显示扩大的肾盏、肾盂空洞和钙化等集合系统的破坏以及膀胱缩小的情况,同时还观察到肾盂、输尿管和膀胱壁纤维化增厚。膀胱结核早期CT表现为病变位于肾结核同侧的输尿管口及其附近,多累及输尿管内口、输尿管间嵴和输尿管口皱襞,有时可见膀胱壁结节、膀胱壁局部僵硬和略增厚,膀胱体积多无变化。中晚期膀胱结核CT扫描见患侧膀胱壁较大范围增厚、僵硬、平直,膀胱挛缩甚至膀胱腔闭塞等。CT还可观察到膀胱周围的病变情况。

3)磁共振成像(MRI):临床上采用的磁共振尿路成像(MRU)仅能反映出尿路梗阻的部位,而不能反映两侧肾功能。晚期泌尿系统结核MRI表现为肾盏、肾盂变形,肾盏排列乱,肾实质内可有高信号脓腔,输尿管有扩张,膀胱腔缩小。

(3)膀胱镜检查:膀胱镜是确诊结核性膀胱炎的重要方法。膀胱镜可以观察膀胱黏膜病变程度,测量膀胱容积,发现膀胱挛缩,还可获得清洁尿液标本以进行检查。

膀胱镜下典型的结核性膀胱炎病变表现为黏膜上形成结核结节或暗红色大小不等的溃疡面。这些病变开始在患侧输尿管口附近,但很快蔓延至膀胱三角区和其他部位。膀胱溃疡处肉芽组织偶被误诊为肿瘤,应取组织活检进一步确诊。输尿管病变严重时可以缩短,管口僵硬,被拉向外上方,管口的正常活动消失,出现高尔夫球洞样形状,这也是膀胱结核的一种典型改变。有时可见输尿管口喷出浑浊尿液或半固体状脓液。

4.治疗　对于绝大多数早期泌尿系结核患者,当肾结核得到有效治疗后,结核性膀胱炎多能得以恢复;但如果结核病变晚期已经引起膀胱挛缩、对侧肾积水、膀胱瘘等并发症,则需根据不同病情改变相应的治疗措施。

(1)一般治疗:治疗时应注意保持充分的营养摄入和休息。

(2)药物治疗:药物治疗适应证包括临床检查提示为早期肾结核合并结核性膀胱炎者;其他部位有活动性结核暂不宜手术者;手术治疗前后的抗结核药物治疗。

药物选择及使用方法具体可参见肾结核治疗。药物治疗期间,应定期做血尿常规、肝肾功能、红细胞沉降率以及相应的影像学检查。

(3)手术治疗:随着有效抗结核药物的联合应用,结核性膀胱炎需行手术治疗的病例越来越少。手术治疗包括结核肾的处理以及挛缩膀胱和对侧肾积水的处理。前者主要有病肾切除术、肾部分切除术和病灶清除术等。后者主要有膀胱扩大术和输尿管膀胱再植术等。上述各种手术都应等到抗结核药物治疗后确认膀胱结核痊愈时方可进行。

(二)放射性膀胱炎

放射治疗是恶性肿瘤的主要治疗方法之一。放射性膀胱炎是盆腔恶性肿瘤放射治疗后的一种常见并发症。

1.病因 放射性膀胱炎的发生与放疗剂量和持续时间密切相关。多数学者认为膀胱组织对射线的耐受量为60Gy,超过此剂量易发生膀胱炎。此外,治疗腔内放射源位置不当、多盆野外照射同时行腔内治疗以及部分患者的膀胱对放射线耐受量偏低等也是导致放射性膀胱炎发生的原因。

2.病理 放射性膀胱炎可分为急性和慢性两种类型。急性型出现于放疗后4~6周,慢性型发生于放疗后3个月至10年。由于放射损伤防护的增强,近年来急性型放射性膀胱炎的发病率逐年降低。

放射性膀胱炎病变部位常见于膀胱后壁、三角区及其周围组织,因其靠近照射部位以及血液供应较少。膀胱黏膜表现为上皮脱落,浅表溃疡形成,表面被覆血性纤维素性炎性渗出物,其下方可见少许坏死和薄层肉芽组织;深部为大量增生的纤维组织伴玻璃样变,并累及肌层和外膜。部分血管内血栓形成,并有大量嗜酸性粒细胞、中性粒细胞、淋巴细胞及浆细胞浸润。

放射线所致急性黏膜水肿将导致毛细血管扩张、黏膜下出血、间质纤维化和完全平滑肌纤维化,进而形成弥漫性动脉内膜炎,使膀胱发生急性和慢性缺血。晚期膀胱壁纤维化可导致膀胱容量严重减少,出现膀胱挛缩。

3.临床表现 放射性膀胱炎的主要临床表现为突发性、持续或反复无痛性血尿,多伴有尿频、尿急等膀胱刺激症状。尿中带有大小不等的凝血块,少数患者可因膀胱内血凝块堵塞尿道而出现排尿困难乃至尿潴留,患者可有明显下腹耻骨上膀胱区触痛。反复出血者可出现不同程度贫血,严重者出现双下肢凹陷性水肿,伴有细菌感染者可出现膀胱刺激症状加重、发热及白细胞升高等。

4.诊断 患者有明确的照射史,照射剂量在60Gy以上,放疗后发生膀胱刺激症状及血尿等。膀胱镜检查可见膀胱后壁三角区及周围黏膜明显充血水肿,病灶区黏膜血管扩张紊乱,走行迂曲可呈怒张或团簇状,部分患者见坏死灶、弥漫性出血点及溃疡,少数患者可有团状隆起新生炎性肉芽组织。膀胱内充满絮状物、膀胱三角区后及侧壁可见小结节。通过尿液细胞学检查、膀胱镜及影像学检查可以与膀胱肿瘤复发、转移相鉴别。

5.治疗

(1)一般疗法:饮食中不摄入辣椒、茶、酒等刺激膀胱的食物。补充液体以增加尿量并碱化尿液,可有效防止膀胱内血块形成堵塞膀胱。积极止血、抗感染等对症及支持治疗。轻度放射性膀胱炎患者采用支持疗法的有效率可达70%以上。

(2)清除膀胱内血块:膀胱出血较重者可留置导尿管进行间断或持续性膀胱冲洗,预防膀胱内血块形成。冲洗液中可加入纤维蛋白溶解抑制药6氨基己酸,控制难治性膀胱出血。更为严重者,可用1%~2%明矾溶液、硝酸银、凝血酶和前列腺素等进行膀胱灌注,有一定止血作用。1%铝铵溶液或铝的钾盐溶液持续冲洗膀胱可减轻局部水肿、炎症和渗出。

(3)甲醛膀胱灌注:膀胱内甲醛灌注是控制放射性膀胱炎局部出血的一种有效治疗方法。其作用机制主要根据放射性膀胱炎为膀胱黏膜浅表性炎症,局部血管内皮细胞增生、管腔狭窄或闭塞致供血不足而发生黏膜的糜烂出血,当甲醛溶液灌注膀胱时,可使黏膜收缩、蛋白质变性凝固,形成一层保护膜,使糜烂的膀胱黏膜得以修复,从而达到止血的目的。此外,甲醛自身还具有较强的抗炎杀菌作用,亦有利于膀胱黏膜的再生修复。治疗时可选用1%~10%的甲醛溶液进行膀胱灌注,常用浓度为4%~5%。

(4)高压氧治疗:是治疗严重出血性放射性膀胱炎的一种较新的方法。自1985年该疗法应用于出血性放射性膀胱炎的治疗以来,其疗效已得到广泛认可。高压氧治疗就是将患者置于高压氧舱内,在压力为1.4~3.0atm的条件下,吸入100%的氧,针对组织缺氧而进行的治疗。高压氧治疗放射损伤作用在于高压氧介导的神经血管再生、健康肉芽组织的生长、血管收缩控制出血以及免疫功能和伤口愈合能力的提高。高压氧治疗放射性膀胱炎的另一优点就是对膀胱的结构和功能没有明显的破坏作用。

(5)血管栓塞治疗:超选择性动脉栓塞能有效抑制膀胱难治性出血,有效率达92%。栓塞疗法是应用吸收性明胶海绵等材料完全阻塞髂内血管来控制膀胱内出血的一种方法,但是长时间后由于侧支循环建立后可再次出血,因此,远期疗效欠佳。如果能明确出血点,就可以用吸收性明胶海绵高选择性阻断髂内血管的分支血管以止血。若能直接栓塞一侧的膀胱上极或下极血管,则可获得更好的止血效果。

(6)外科治疗:首选经尿道电切镜下膀胱电灼止血治疗,同时清除膀胱内的血凝块,保持膀胱空虚以缓解病情。对于某些严重病例,其他方法治疗无效,大出血无法控制危及生命者,必要时可行膀胱全切术。

(三)腺性膀胱炎

腺性膀胱炎(cystitis glandularis,CG)是一种特殊类型的膀胱移行上皮化生性和(或)增殖性病变,由von Limbeck于1887年首次描述。腺性膀胱炎发病率为0.1%~1.9%,大多为乳头状瘤型或滤泡样型。

1.病因 目前对腺性膀胱炎的病因、发病机制仍不完全清楚。多数学者认为腺性膀胱炎是膀胱移行上皮在慢性刺激因素长期作用下发生化生(转化为腺上皮)的结果。

(1)下尿路感染:膀胱的慢性细菌感染尤其是革兰阴性菌感染与腺性膀胱炎密切相关。临床上腺性膀胱炎好发于女性,与女性下尿路感染的高发病率相一致。长期、频繁的细菌感染可能是慢性膀胱炎发展为腺性膀胱炎的一个重要因素。有报道称腺性膀胱炎也可能与人类乳头瘤病毒(HPV)感染相关。

(2)下尿路梗阻或功能异常:各种原因引起的下尿路梗阻和功能异常是尿路感染最重要的易感因素,如膀胱颈肥厚、前列腺增生以及神经源性膀胱等,均可引起尿流不畅或易于反流,减弱尿液的冲洗作用,同时残余尿量增加则成为细菌生长的良好培养基。

(3)其他:膀胱内结石、息肉、肿瘤、泌尿系置管(双J管、造瘘管)和异物等的长期慢性刺激,可破坏膀胱黏膜的防御能力,有利于细菌感染。

腺性膀胱炎的发生可能还存在着维生素缺乏、变态反应、毒性代谢产物、激素调节失衡或特殊致癌物等因素的作用,共同导致腺性膀胱炎的发生和发展。而有学者认为腺性膀胱炎只是一种尿路上皮的正常变异现象。

2.病理 腺性膀胱炎可能起源于Brunn巢。Brunn巢中心的细胞发生囊性变后可形成囊腔,管腔面被覆移行上皮,称为囊性膀胱炎(CC)。最后在囊腔内出现与肠黏膜相似的可分泌黏液的柱状或立方上皮,即称为腺性膀胱炎。腺性膀胱炎可分为以下4种组织学类型。

(1)经典型(移行上皮型):以Brunn巢为特征。

(2)肠上皮型:膀胱黏膜移行上皮的基底细胞呈慢性增生,并伸展至固有膜形成实心的上皮细胞巢,最后分化为颇似富含杯状细胞的肠黏膜上皮,其下通常没有泌尿上皮细胞。

(3)前列腺上皮型:腺腔较大,内常含有PSA阳性的浓缩分泌物,类似于前列腺腺泡,腺上皮与间质之间有胶原样基膜。

(4)混合型:可为尿路-腺上皮混合,或泌尿-前列腺上皮混合。

此外,可同时出现鳞状上皮化生,数量不等的Brunn巢以及不同程度的炎细胞浸润。

3.临床表现　腺性膀胱炎好发于女性,成年人和儿童均可发病。临床表现无特征性,主要表现为尿频、尿痛、下腹及会阴痛、排尿困难和肉眼(或镜下)血尿。部分患者在抗感染治疗后肉眼血尿和尿白细胞可消失,但镜下血尿及尿频仍持续存在,常反复发作。由于久治不愈,患者生活质量下降,多伴有焦虑、抑郁、失眠等。体征可有耻骨上膀胱区压痛。

4.诊断　成年女性,出现顽固性的尿频、尿痛和血尿时,应想到腺性膀胱炎的可能。应详细询问病史,了解发病原因或诱因;疼痛性质和排尿异常等症状;治疗经过和复发情况等。下列检查有助于明确诊断或查找病因。

(1)体格检查:重点是泌尿生殖系统。男性直肠指诊偶可发现膀胱后壁质地变硬,同时前列腺按摩可获得前列腺液(EPS)。女性应检查尿道外口有无解剖异常,有无妇科疾病(如宫颈糜烂)等。

(2)尿液检查:做中段尿的镜检、细菌培养和药敏试验。若普通细菌培养呈阴性,可采用L型菌高渗培养。必要时常规做尿沉渣细菌计数以及尿沉渣细菌镜检,可明显提高腺性膀胱炎患者尿路感染的检出率。尿细菌需重复多次。

(3)邻近器官感染的检查:男性应做EPS常规检查,了解是否有前列腺炎。特异性病原体的检查,包括沙眼衣原体、溶脲脲原体、淋球菌、真菌、滴虫和病毒。女性应检查宫颈分泌物中是否有上述病原体。

(4)尿流动力学检查:尿流率检查可大致了解患者的排尿状况。若在临床上怀疑有排尿功能障碍或尿流率及残余尿有明显异常时,可选择侵入性尿动力学检查以明确是否有下尿路梗阻或功能异常(如神经源性膀胱)。

(5)膀胱镜检查及黏膜活检:对诊断具有决定性意义。病变多位于膀胱三角区、膀胱颈和输尿管开口周围。肉眼观察可见病灶处膀胱黏膜粗糙不平、增厚、充血水肿,可呈较小的、多发性的及不规则的乳头状(或结节状)凸起,少数形成较大的孤立性肿块。重者可累及整个膀胱壁。腺性膀胱炎在膀胱镜下可表现为以下几种类型。

1)乳头状瘤型:带蒂的乳头状增生物,表面充血水肿,蒂大小不等。

2)滤泡样(或绒毛样)水肿型:片状浸润型的滤泡状水肿隆起或绒毛状增生。

3)慢性炎症型:局部黏膜粗糙、血管纹理增多或模糊不清。

4)红润型:亦称为肠腺瘤样型。呈鲜红色占位性病变,有时外观疑为血凝块。

5)黏膜无显著改变型:黏膜大致正常。还有报道表现为孤立性息肉样腺性膀胱炎或肿块很大的假瘤型囊性腺性膀胱炎。

(6)流式细胞学检查:组织中的DNA含量,免疫组织化学检测分子指标(如P53)的表达,可为腺性膀胱炎的病理诊断及临床分型提供参考。

（7）影像学检查：B 超和 CT 检查可显示膀胱内占位性病变或膀胱壁增厚等非特异性征象，与膀胱肿瘤很难区别。但 B 超作为非侵入性检查可提高腺性膀胱炎的早期诊断率和进行随访。静脉肾盂造影（IVP）可了解膀胱内占位对肾功能的影响。

5.治疗

（1）抗感染治疗：根据细菌培养及特检结果选择应用敏感药物，足量足疗程用药，控制膀胱慢性感染。有排尿不畅者可同时给予 α-受体阻滞药（多沙唑嗪）缓解尿道内括约肌痉挛。

（2）病因治疗：去除引起下尿路感染的慢性刺激因素。根治慢性前列腺炎或妇科炎症；解除下尿路梗阻（膀胱颈肥厚、尿道肉阜、前列腺增生等）；治疗下尿路功能异常，如神经源性膀胱（逼尿肌无收缩、逼尿肌外括约肌协同失调）；截瘫和尿流改道（耻骨上膀胱造瘘术）患者应充分引流尿液，及时更换引流管；矫正尿路畸形（处女膜伞、尿道口处女膜融合）；取出尿路结石或尽早去除泌尿系统内留置导管等。

（3）手术治疗：膀胱内局部病变的处理要根据患者的临床症状，病变部位、大小、形状以及所引起的并发症等采取不同的方法。

1）腔内手术：对于乳头状瘤样型、滤泡型、绒毛样水肿型，如果病变范围<2cm，可经尿道行电切、电灼、气化、激光烧灼等处理。切除范围应超过病变部位 1cm，深度达黏膜下层，术后膀胱内药物灌注可减少复发。手术注意事项同膀胱肿瘤电切术。

2）开放性手术：手术指征如下。①膀胱多发性肿物，病变广泛、严重和弥散，且症状明显，非手术治疗或腔内治疗效果不好，仍多次复发者。②病变累及膀胱颈部，双输尿管开口或同时合并起源于双输尿管下段的肿物，引起明显的排尿困难，双肾积水，双肾功能减退者。③膀胱病变致膀胱容量明显变小，似结核样膀胱挛缩者。④高度怀疑或已有癌变者。可考虑做膀胱部分切除术或全膀胱切除术。

（4）膀胱内灌注药物治疗：适应证为病变范围小，黏膜无显著改变，无梗阻的患者；行电切、电灼、激光、手术切除不彻底的患者或术后预防治疗者；多发性，范围广泛，膀胱容量尚可的患者。所有用于表浅性膀胱癌术后膀胱灌注的药物均可用于腺性膀胱炎的灌注，主要有 3 类：①增加机体免疫力的药物，如卡介苗、白细胞介素-2、干扰素等。②抗肿瘤类药物，如丝裂霉素、噻替哌、羟喜树碱、5-FU、阿莫西林等。③其他，如 1∶5 000 高锰酸钾溶液、2% 硼酸溶液、类固醇等。手术方式配合膀胱内药物灌注的综合治疗效果要明显优于单一治疗。

（5）其他治疗：有报道对腺性膀胱炎患者进行放射治疗（直线加速器）或行膀胱三角区和膀胱颈部注射药物治疗，确切疗效有待进一步验证。

（四）膀胱白斑

膀胱白斑是膀胱黏膜变异现象，可能为癌前病变。

1.病因　膀胱白斑的病因尚不明了，下尿路感染、梗阻及增生性病变关系紧密，由膀胱移行上皮细胞化生而来。膀胱移行上皮细胞化生的原因有 3 种学说：胚胎时期外胚层细胞残留；对不适应刺激的反应；细胞自身转化。

2.病理　膀胱白斑病变组织有增生型、萎缩型、疣状型 3 种表现形式。膀胱白斑常与腺性膀胱炎、膀胱颈部炎性息肉、慢性膀胱炎等合并存在，可合并慢性滤泡性膀胱炎、膀胱癌等。

3.临床表现　膀胱白斑多见于中年女性，常因尿频、尿急、尿痛、血尿、下腹部不适就诊，常伴有多虑、失眠、精神抑郁、全身不适。可与尿道处女膜融合症、尿道肉阜等合并存在,反复出现泌尿系感染、膀胱炎、尿道炎、阴道炎等,经抗感染治疗后症状缓解,但经常复发,可持续数十年。

4.诊断　膀胱白斑患者的临床表现缺乏特异性,与膀胱炎、尿道炎等无明显区别,常被误诊为泌尿系感染、结核、精神病等。诊断主要依靠膀胱镜检筛检和病理检查确诊。

(1)尿液检查:尿常规可见镜下血尿,白细胞增多。尿细菌培养多数阴性。

(2)膀胱镜检查:对诊断具有决定性意义。膀胱容量正常时,膀胱内尿液中可见大量脱落的上皮及角质蛋白碎片在水中游动,呈现雪暴景象。膀胱内壁可见灰白或灰色斑状隆起,大小不等,单发或散在多发。病变主要位于膀胱三角区及膀胱颈部或两处相连成片,也可位于输尿管开口,但输尿管开口清晰,喷尿正常,很少引起梗阻。病变广泛者可波及膀胱大部乃至全部。

单纯膀胱白斑为不规则成片白斑,病灶稍隆起,边界清楚,表面毛糙,外形不规则,呈海星样向周围延伸,表面有时可见活动性出血点,白斑部血管纹理随角化层厚度增大逐渐减少或消失。常见膀胱颈部及尿道充血,可合并腺性膀胱炎、膀胱颈部炎性息肉等。合并腺性膀胱炎时,为散在粒状及小片状直径 3~5mm 白色斑点。取病灶组织做常规病理检查,有条件者进一步做电子显微镜检查。

(3)膀胱白斑诊断标准:①临床表现为间断反复出现尿频、尿急或伴尿痛、血尿,下腹部不适、疼痛。②膀胱镜检,发现边界清晰的膀胱黏膜白色斑块,其上血管纹理明显减少或消失。③病理检查,膀胱黏膜鳞状上皮化生,表层上皮不全角化或出现角化。④病理检查,膀胱黏膜鳞状上皮化生,表层上皮无角化。⑤电子显微镜检查,膀胱黏膜鳞状上皮化生,胞核幼稚,胞质内张力原纤维较丰富,连接部位可见丰富的桥粒结构。同时符合上述 5 条或符合②、③条或符合②、④条或符合②、⑤条者,即可确诊。

5.治疗　根据有无明确的诱发因素、伴发的基础疾病及病变的部位、范围等选择合适的治疗手段。

(1)一般治疗:控制膀胱刺激征,可用 M 受体拮抗药、α 受体阻滞药等。对明显神经衰弱、睡眠差及夜间尿频较重者可用镇静、抗焦虑药物。

(2)去除诱发因素,治疗基础疾病:积极抗感染治疗,处理泌尿系结石,解除尿路梗阻。经过这些治疗后,有些患者可自愈。

(3)经尿道膀胱白斑电切术:是主要的治疗方法。电切的范围为可见膀胱白斑及其周围2cm 正常的膀胱黏膜,由于膀胱白斑病理改变限于黏膜层,所以,切除的深度达到黏膜下层即可。

(4)膀胱全切除术:病史较长、膀胱黏膜病变广泛、症状严重、增生活跃、高度怀疑恶变或有恶变的患者,可行膀胱部分切除术或者膀胱全切术,但应慎重。

所有患者应该注意监测,定期随访,发现复发需及时治疗,如发现恶变则按膀胱癌处理。

(五)膀胱淀粉样变性

淀粉样变性是多种因素诱发糖蛋白复合体沉着于组织中的一种代谢疾病。膀胱淀粉样变性多见于老年人,常为全身性淀粉样变性的一部分,仅 25% 患者为原发性膀胱淀粉样变性。

1.病因　淀粉样变性系一种嗜伊红、透明均质、无细胞结构的糖蛋白复合物(称淀粉样蛋白)。泌尿系淀粉样变性50%发生于膀胱,肾盂及输尿管各占25%。原发性膀胱淀粉样变性的病因尚不清楚,可能与机体免疫功能异常有关。泌尿系长期的慢性感染或反复的黏膜及黏膜下层的炎症导致浆细胞的逆流,浆细胞分泌产生免疫球蛋白,通过蛋白水解作用的变性形成不溶性纤维,沉着于膀胱肌层中。

2.病理　病理特点主要是病灶部位黏膜固有层及黏膜下结缔组织内有 HE 染色均匀或不均匀红染的无结构物质,有时可累及血管壁和膀胱肌层,刚果红染色阳性。

3.临床表现　常与膀胱移行上皮肿瘤相似,首发症状为无痛性肉眼血尿或不同程度的间歇性血尿,其次是膀胱刺激症状。这与病变部位淀粉样物质沉着,血管壁僵硬、弹性差,不易收缩止血及膀胱黏膜灶性坏死有很大关系。

4.诊断　膀胱淀粉样变性发病年龄为 60～80 岁,其临床表现与膀胱肿瘤非常相似。B超检查对了解病变的部位和范围有一定帮助。膀胱镜检查可见病变多在两侧壁及后壁,膀胱黏膜局灶性隆起、广基无蒂的肿块或多发花蕾样改变,中央部可呈灰白色或淡黄色,质地较硬,弹性差,可伴有渗血及膀胱黏膜灶性坏死。有人认为病变界限清楚,周围黏膜光滑,无血管怒张和充血对该病的诊断有一定的意义。

本病无论在发病年龄、临床表现和影像学检查及内腔镜检查上都极易与膀胱肿瘤相混淆,故最后需经病理及特殊染色确定诊断。病理检查若出现刚果红染色阳性,偏振光显微镜呈苹果绿双折光即可确诊。

5.治疗　原发性膀胱淀粉样变性是一种良性病变,未见恶变或伴发膀胱肿瘤者,但易复发。治疗方法有经尿道电灼术、经尿道电切除术、部分膀胱切除术和全膀胱切除术。治疗目的是清除病灶,止血和防止复发。

(1)手术治疗:经尿道电切除术是本病首选的治疗方法,对于局限性病灶(直径<2.5cm)尤其适合。对范围较大的局限性病变以及经尿道电切除术十分困难的部位(如膀胱颈部)可行部分膀胱切除术;对直径<1.5cm 多发性病变者可采用激光治疗;尽量避免行全膀胱切除术。如经过上述方法出血还难以控制,则可行全膀胱切除术,尿流改道或代膀胱术以达到根治的目的,但全膀胱切除对患者生活质量影响较大,应谨慎考虑。

(2)药物治疗:二甲亚砜(dimethyl sulfoxide,DMSO)具有止痛、抗感染、利尿、膜渗透和降解淀粉样纤维蛋白的作用,可用 500/ DMSO 对患者进行每次 50mL,总疗程 3～6 个月的隔周膀胱灌注治疗。除长期膀胱灌注后排出液有大蒜气味外,目前尚未发现其他严重的不良反应。DMSO 膀胱灌注是目前治疗膀胱内广泛膀胱淀粉样变及预防复发较为理想的治疗方案,如有条件,可以作为经尿道电切除术以后的辅助治疗方案。

患者无论进行何种治疗,都要进行长期的随访。

(六)出血性膀胱炎

出血性膀胱炎是指各种损伤因素对膀胱产生的急性或慢性损伤,导致膀胱弥漫性出血。出血性膀胱炎是肿瘤患者接受抗癌治疗过程中较常见的并发症,多由抗癌药物的毒性或过敏反应,盆腔高剂量照射引起的放射性损伤以及病毒感染等引起。

1.病因

(1)药物毒性反应:部分抗癌药物可直接或间接刺激膀胱黏膜上皮,引起出血性膀胱炎。

这种毒性作用，不但与药物作用时间和浓度呈正相关，而且与给药途径及方法关系密切。环磷酰胺（CTX）和白消安（BUS）联合化疗引起膀胱炎的危险性相对更高。安喹酮、乌洛托品、避孕栓、苯胺和甲苯胺等长期或过量使用或接触也可以直接或间接地引起出血性膀胱炎。

（2）放射性损伤。

（3）药物过敏反应：如青霉素类、达那唑（又称炔睾唑，一种人工合成的类固醇）。

（4）病毒感染：Ⅱ型腺病毒感染可以引发膀胱刺激症状及肉眼血尿。

（5）全身疾病：类风湿关节炎和 Crohn 病可并发系统性淀粉样变，膀胱的继发性淀粉样变可引起明显血尿。

2.临床表现　血尿是出血性膀胱炎的典型临床表现，可分为以下两类。

（1）突发性血尿：血尿突然发生，并伴有尿频、尿急、尿痛等膀胱刺激症状，严重者又伴有贫血症状。膀胱镜检查可见膀胱容积变小，黏膜充血、水肿、溃烂或变薄，血管壁变脆，部分患者可见出血部位。

（2）顽固性血尿：反复发作性血尿或血尿持续，经久不愈。并常伴有尿频、尿急、尿痛等症状。

有时因反复出血、膀胱内形成凝块或阻塞输尿管口，引起急性或慢性尿潴留。膀胱镜检查可见膀胱容积缩小，膀胱挛缩，膀胱壁弹性消失，黏膜充血水肿，溃疡坏死或血管扩张出血。

3.诊断　出血性膀胱炎确诊前应做一系列基本检查，要注意排除肾、输尿管和膀胱结石、膀胱肿瘤等常见疾病。儿童出现膀胱刺激症状而尿培养阴性时，则应考虑到病毒感染或误服对泌尿系统有毒性的药物，青年人出现血尿则要考虑到工作中是否常接触有害的化学品，老年人出现血尿则要排除泌尿系统肿瘤或前列腺增生症。一般情况下，为明确诊断，出现膀胱、尿道刺激症状的患者，均需进行以下检查。

（1）尿液检查：可有镜下血尿，甚至肉眼血尿。

（2）膀胱镜检查及活检：是确定诊断最可靠的方法，可看到膀胱内有不同程度炎症改变，甚至可以看到出血部位，而两侧输尿管口却排出清亮的尿液。

（3）肾功能指标检查：如肌酐、尿素氮、尿酸等的检查。

4.治疗　不同原因引起的出血性膀胱炎治疗方法基本相同，首先是要制止出血，根据血尿的程度可选用下列方法。

（1）清除血块：这是治疗出血性膀胱炎的首要任务。若血块松软，可在病床旁进行，可留置管腔较大的多孔导尿管，用蒸馏水或生理盐水冲洗抽吸。若血块坚韧，大而多，则需进行电切镜清除血块，电凝止血，膀胱内药物灌注止血。

（2）止血药的应用

1）局部用药：①凝血酶。1 000～4 000U 用蒸馏水或生理盐水 20～30mL 配成溶液，每2～4 小时膀胱内注射 1 次。多数患者经 2~3 次灌注后，出血即可得到控制。②硝酸银。用蒸馏水配成 0.5%～1% 溶液，每 10~20 分钟向膀胱内灌注 1 次，有些患者需多次灌注，疗效优于 6-氨基己酸，能使 68% 膀胱出血停止。③去甲肾上腺素。用 8mg/100mL 去甲肾上腺素冲洗膀胱可制止出血，冲洗后血压可增高，脉搏加快，但不影响治疗，不损伤黏膜。④明矾。可用 1% 明矾持续滴注冲洗膀胱，达到最大效果的用量为 3～12L（平均 6L），治疗平均需要 21小时。明矾不被膀胱黏膜吸收，活检证明它不损伤移行上皮，其止血的机制是使毛细血管上皮的黏着物质(Cement)硬固,因而血细胞和蛋白不会经毛细血管渗出,可减轻炎症。1%明矾 pH 约为 4.5,若增加到 7,则会发生沉淀。对铝过敏的患者不能用此药冲洗。冲洗后血清铝不会增高,也不会引起脑病变。

2)全身用药:药物包括 6-氨基己酸、酚磺乙胺、卡巴克洛、维生素 K 等,通过增强血小板黏附功能或增强毛细血管对损伤的抵抗力,减少毛细血管通透性,使受伤的毛细血管端回缩而止血等来发挥作用。加压素 0.4U/min 的速度静脉滴注治疗膀胱大出血,曾收到明显的效果。

(3)冰水灌注或冷冻治疗:用冰水连续冲洗 24~48 小时,可以治疗放射性膀胱炎的出血。据报道,此法成功率达 92%。冰水有收敛作用,可使血管收缩,蛋白凝固,故可止血。另外也可用冷冻探头在窥视下止血。

(4)动脉栓塞:膀胱和前列腺的严重出血可用髂内动脉分支栓塞加以控制,适用于病情危重者。放射和药物引起的膀胱出血常为弥漫性的,要栓塞一侧或双侧髂内动脉前支。最常见的并发症是臀肌缺血引起的间歇性跛行,常立即发生,数日后可自行消失。

(5)手术止血:只限于切开膀胱清除血块,电凝或用化学药品烧灼止血。若不能达到目的,则可行双侧髂内动脉结扎术。

(6)高压氧治疗:由于高压氧可以提高血管损伤组织的修复能力,促使血尿停止。因此,最近有人采用高压氧来治疗因放、化疗引起的出血性膀胱炎。方法是在高压氧舱中 3kPa 压力下,吸入 100%氧气 90 分钟为 1 次治疗,每周 5~6 次,共 20 次。

(7)外部加压器:这是一种可缠于骨盆区进行充气压迫止血的器械,适用于血流动力学不稳定的盆腔急性大出血,曾用来治疗难控制的膀胱大出血。据报道,该疗法的临床治疗效果较好。

第三节 前列腺炎

一、概述

前列腺炎是成年男性常见病。前列腺炎可发生于各年龄段的成年男性,几乎 50%的男性在一生中的某个时期曾受前列腺炎的影响。前列腺炎患者占泌尿外科门诊患者的 8%~25%。前列腺炎虽不是一种直接威胁生命的疾病,但严重影响患者的生活质量,这值得传统医学界的重视。

Drach 根据 Mearea-Stamey 提出的下尿路细菌感染定位诊断的"四杯法",检测前列腺按摩前列腺初始尿 10mL(voided bladder one,VB1)、中段尿液 10mL(voided bladder two,VB2)、前列腺按摩液 10mL(expressed prostatic secretion,EPS)、前列腺按摩后尿液 10mL(voided bladder three,VB3)。根据 4 个标本中的白细胞数和细菌培养结果,将前列腺炎分为急性细菌性前列腺炎(acute bacterial prostatitis,ABP)、慢性细菌性前列腺炎(chronic bacterial prostatitis,CBP)、慢性非细菌性前列腺炎(chronic non-bacte-rial prostatitis,CNP)、前列腺痛(prostatodynia,PD)。Drach 分类法体现了以感染为前列腺炎主要病因的认识,是第一个规范的前列腺炎分类法,称为传统分类法。但前列腺痛是一个比较模糊的概念,前列腺痛还有尚未认识或未被查处的相关疾病,这种分类法不够准确。

美国国立卫生研究院(National Institutes of Health,NIH)于 1995 年根据前列腺炎的基础和临床研究制定了一种新的分类法:Ⅰ 型相当于传统分类法中的 ABP;Ⅱ 型相当于传统分类法中 CBP;Ⅲ 型慢性前列腺炎/慢性骨盆疼痛综合征(chronic prostatitis/chronic pelvic pain syndromes,CP/CPPS)相当于传统分类法中的 CNP 和 PD,Ⅲ 型分为炎症性 ⅢA 和非炎症性 ⅢB 两个亚型;Ⅳ 型,无症状性前列腺炎(asymptomatic inflammatory prostatitis,AIP)。国际前列腺炎合作网络对 NIH 分类法经过 3 年的临床研究和应用后正式批准了 NIH 新分类法(表 3-1),删除了传统分类法。

表 3-1　前列腺炎的 NIH 新分类

类型	名称	特征
Ⅰ 型	急性细菌性前列腺炎	急性下尿路感染症状和全身症状,菌尿
Ⅱ 型	慢性细菌性前列腺炎	反复发作下尿路感染,细菌定位在前列腺
Ⅲ 型	慢性前列腺炎/慢性盆腔疼痛综合征	骨盆区疼痛和不适,各种排尿症状和性功能异常,无明显感染迹象
ⅢA 型	炎症性 CPPS	FPS/VB3 中可见多量的 WBC
ⅢB 型	非炎症性 CPPS	EPS/VB3 中 WBC 正常
Ⅳ 型	无症状炎症性前列腺炎	活检/EPS/VB3 呈炎性表现,但无临床症状

新的分类较传统方法有很大的进步,除增加了无症状性前列腺炎外,还将传统分类法中的 CNP 和 PD 合并为Ⅲ 型,ⅢB 型发病机制、病理生理学改变还不十分清楚,CP/CPPS 是由具有独特病因、临床特点和结构的一组疾病组成的临床综合征。NIH 分类法在检测标本由 FPS 扩大到精确检测,为无法采集 FPS 患者提供了检测标本。四杯法曾成为确诊前列腺病原学的"金标准",但该方法复杂,耗时,不便临床应用,在实际临床工作中通常推荐两杯法,通过获得前列腺按摩前后的尿液,进行统计白细胞数和细菌培养。NIH 分型诊断主要根据四杯法或二杯法检测结果。

新的 NIH 分类法已获得全球多数学者认可,并广泛应用于临床和研究,已经作为前列腺炎的诊疗规范,在治疗策略上对各种不同类型的前列腺炎更有针对性。

二、Ⅰ 型急性细菌性前列腺炎

急性细菌性前列腺炎系指由病原体微生物感染而引起的整个前列腺的急性炎症。前列腺导管系统开口于后尿道,外周区导管平行进入后尿道,故更易被感染。纵欲过度、全身感染、酗酒等使前列腺充血的因素均可诱发急性前列腺炎。

1.病因　病原微生物感染为 ABP 的主要致病因素。多发生于机体抵抗力差的患者,细菌或其他病原体毒力较强,前列腺感染后病原体迅速大量生长繁殖。其感染途径可以是:①由尿道炎引起的上行感染。②感染尿液逆流到前列腺管。③由邻近器官的炎症,如直肠、结肠、下尿路感染通过淋巴系统引起前列腺炎。④通过血行途径引起感染,如呼吸道、皮肤、软组织的感染源通过血行引途径起前列腺炎。急性细菌性前列腺炎多见于尿路上行感染,致病菌大多是革兰阴性肠道菌,如大肠埃希菌,其次金黄色葡萄球菌,肺炎克雷白菌,变形杆菌和假单胞菌。大多数为单一病原菌感染。

2.临床表现

(1)全身症状:表现为全身感染中毒症状,如高热、寒战、乏力,严重者可出现败血症,低血压症状。

(2)排尿症状:表现为尿频、尿急、痛性排尿、尿道灼痛等,可伴有脓性尿道分泌物。前列腺炎症水肿严重时,压迫前列腺段尿道可导致排尿不畅,尿线变细或尿滴沥,甚至排尿困难引起急性尿潴留。

(3)局部症状:患者可出现下腹部、外生殖器、会阴部疼痛,直肠胀痛不适,有便意,排大便结束时尿道流出脓性分泌物。

(4)并发症:急性炎症可直接扩散至精囊,引起急性精囊炎。急性炎症细胞可经前列腺与精囊的淋巴管在骨盆中的交通支,经淋巴管进入输精管,导致输精管炎或附睾炎。急性前列腺炎,如未能控制,继续发展可形成前列腺脓肿,前列腺脓肿可向直肠或尿道破溃。

3.诊断

(1)病史和体格检查:患者一般有典型的临床症状和急性感染病史,表现为高热、寒战、尿频、尿急、尿痛等尿路刺激症状及耻骨上、会阴部、外生殖器疼痛等症状。多数患者常突然发病,可能发病时以全身症状为主,全身症状可能掩盖排尿症状和局部体征,导致误诊为全身发热性疾病。直肠指检可发现前列腺肿胀,部分或整个腺体质地坚韧、不规则,压痛明显,急性炎症期禁忌前列腺按摩,避免炎症扩散,引起菌血症或脓毒血症。若当病程延至7~10天或以上,持续高热,血白细胞计数增高时应怀疑前列腺脓肿形成,直肠指检时前列腺明显增大,质地软,有波动感。老年患者反应性差,临床症状不明显或者合并呼吸道感染时,往往会漏诊、误诊而延误病情。

急性前列腺炎还需与急性上尿路感染相鉴别。上尿路感染多见于女性,临床多表现为发热、腰痛、尿培养阳性,但往往无排尿困难症状。BPH患者伴有下尿路感染时,往往表现为尿频、尿急、尿痛、血尿、排尿困难及尿潴留,可是一般不伴有畏寒、发热,DRE时无前列腺波动感及肛温升高。

(2)实验室检查:血常规检查白细胞及中性粒细胞计数升高。尿常规检查可发现大量脓细胞,尤以初始尿液或终末尿液更为显著。血液和中段尿细菌培养是最为重要的实验室检查,以便了解全身中毒情况,明确感染病原体以及药物敏感情况,便于制订治疗方案。

4.治疗 Ⅰ型前列腺炎的抗生素治疗是必要而紧迫的。一旦得到临床诊断或血、尿培养结果后,应立即应用抗生素。开始时可经静脉应用抗生素,如广谱青霉素、三代头孢菌素、氨基糖苷类或氟喹诺酮等。待患者的发热等症状改善后,可改用口服药物(如氟喹诺酮),疗程至少4周。症状较轻的患者也应使用抗生素2~4周。

急性细菌性前列腺炎伴尿潴留者可采用耻骨上膀胱穿刺造瘘引流尿液,也可采用细管导尿,但留置尿管时间不宜超过12小时。伴脓肿形成者可采取经直肠超声引导下细针穿刺引流、经尿道切开前列腺脓肿引流或经会阴穿刺引流。

三、Ⅱ型慢性细菌性前列腺炎

慢性细菌性前列腺炎是由一种或数种病原微生物引起的前列腺非急性感染,直接来自血行感染的较多。致病菌常为革兰阳性菌,也有以革兰阴性菌为主的如大肠埃希菌、变形杆菌等,亦可二者混合感染。目前有证据表明衣原体、支原体也可引起前列腺感染,但较少见。

临床表现多种多样。

1.病因和发病机制　致病因素主要是病原体感染,但机体抵抗力较强和(或)病原体毒力较弱。发病机制以尿路感染患者发生尿液逆流,病原体进入前列腺引起感染。长期反复下尿路感染和存在前列腺结石,可能是病原体持续存在和感染反复发作的重要原因,为主要发病机制。ABP 未治愈也可迁延为 CBP。病原体主要为葡萄球菌,其次为大肠埃希菌、棒状杆菌属及肠球菌属。经过常规细菌培养确诊为 CBP 患者仅占 CP 的 5%～8%。

2.临床症状

(1)排尿症状:多数患者有反复发作下尿路感染症状,尿频,尿急,夜尿增多,排尿不尽,尿滴沥。有时尿末或大便后有乳白色前列腺液排出,称为尿道滴白。

(2)疼痛:患者可表现为会阴部、骨盆区、耻骨上外生殖器疼痛,有时射精后疼痛不适是突出症状之一。

3.诊断

(1)病史、体格检查:多数患者有反复发作的排尿异常和会阴骨盆区下腹部疼痛症状,下尿路感染症状,反复发作持续 3 个月以上是 CBP 的主要特征。直肠指检前列腺较正常增大或略小,表面不规则,两侧叶不对称,有时可能触及局限性硬节或囊性隆起,并有压痛。常规进行前列腺按摩后获得 EPS,进行细胞学检查和细菌培养。

(2)实验室检查

尿液检查:前列腺按摩前应先进行尿常规分析和尿沉渣检查,以便了解尿路感染情况。

EPS 常规检查:pH 正常值 6.3～6.5。通常采用湿涂片镜检,正常 EPS 中白细胞≤10 个/HP,卵磷脂小体均匀分布于整个视野;当白细胞>10 个/HP,卵磷脂小体数量减少时有诊断意义。白细胞增多是炎症诊断的主要指标。白细胞胞质内含有吞噬的卵磷脂小体或细菌碎片成分的巨噬细胞是前列腺炎的特有表现。当前列腺有细菌、真菌、滴虫等病原体感染时,可在 EPS 中检测出这些病原体。

细菌学检查、病原体定位试验:采用四杯法或两杯法试验,结果在 EPS/精液和 VB3 中发现白细胞增高以及细菌培养阳性者可诊断为 Ⅱ 型慢性细菌性前列腺炎。两杯法试验结果显示,按摩前后尿液镜检白细胞增高,细菌培养阳性,可诊断为 Ⅱ 型慢性细菌性前列腺炎。

超声检查:经直肠 B 超可观察到完整的前列腺图像。腺体呈现不同的超声征象,如高密度、中密度回声提示腺体淀粉样变和纤维化,无回声提示炎症,光点回声提示有钙化或结石。但超声检查对慢性前列腺炎诊断缺乏特异性表现,与临床症状相关性差,因此,不列为常规检查项目。

4.治疗

(1)抗生素治疗:根据细菌培养结果和药物穿透前列腺的能力选择抗生素。药物穿透前列腺的能力取决于其离子化程度、脂溶性、蛋白结合率、相对分子质量及分子结构等。可选择的抗生素有喹诺酮类(如环丙沙星、左氧氟沙星、洛美沙星和莫西沙星等)、四环素类(如米诺环素等)和磺胺类(如复方新诺明)等药物。

前列腺炎确诊后,抗生素治疗的疗程为 4～6 周,其间应对患者进行阶段性的疗效评价。疗效不满意者,可改用其他敏感抗生素。不推荐前列腺内注射抗生素的治疗方法。

(2)α受体阻滞药:可缓解后尿道压力和盆底肌痉挛,因此,可以减轻或消除尿流逆流病原体进入前列腺,对于下尿路症状和疼痛症状者可以缓解症状,是治疗 Ⅱ 型前列腺炎的基本药物。因此,抗生素联合应用 α 受体阻滞药不仅针对Ⅱ型前列腺炎发病机制,而且能更有效地改善症状,常用 α 受体阻滞药有阿夫唑嗪、多沙唑嗪、坦索罗辛等。

(3)其他治疗:包括对持续反复发作者可行前列腺按摩,每周 2~3 次,持续 2 个月以上前列腺按摩可以缓解局部充血,减少分泌物淤积,清除前列腺内细菌;坐浴疗法;中药治疗根据分型选择,如翁沥通、前列安栓、中药灌肠等;至于前列腺穿刺药物注射或经尿道前列腺灌注治疗,一方面为有创治疗,另一方面目前无循证医学证据,不推荐用于临床治疗。Ⅱ型前列腺炎的患者应终身禁酒,禁辛辣饮食,避免疲劳和防止会阴部受凉。

四、Ⅲ型慢性前列腺炎/慢性骨盆疼痛综合征

慢性前列腺炎/慢性骨盆疼痛综合征(CP/CPPS,Ⅲ型)是前列腺炎中最常见的类型,占慢性前列腺炎的 90%以上。主要表现为长期、反复的骨盆区域疼痛或不适,持续时间超过 3 个月,可伴有不同程度的排尿症状和性功能障碍,严重影响患者的生活质量。该型又可再分为ⅢA(炎症性 CPPS)和ⅢB(非炎症性 CPPS)两种亚型。

1.病因和发病机制　Ⅲ型的发病机制至今尚未完全阐明。目前认为是由具有各自独特病因、临床特点和结局的一组疾病或临床综合征。病因学十分复杂,可能是多种病因,其中一种或几种病因起关键作用,或者某些不同疾病具有相同或相似的临床表现,甚至这些疾病已治愈,而它所造成损害与病理改变仍然持续独立起作用。多数学者认为主要病因是病原体感染,炎症和异常的盆腔神经肌肉活动共同作用。

(1)病原体感染:CP/CPPS 患者虽然常规细菌培养未能分离出病原体,但仍然可能与某些细菌、沙眼衣原体和支原体等病原体感染有关。Kreiger 对 CP/CPPS 患者进行前列腺活检,经 PCR 法检测到细菌 16Sr RNA,阳性率高达 77%,认为细菌感染可能是 CP/CPPS 的重要致病源。病原体可能与厌氧菌及细菌变异为 L 型有关。沙眼衣原体、支原体、真菌和病毒也可能是致病因素。

(2)排尿功能失调:某些因素引起尿道括约肌频繁过度收缩或痉挛,导致功能性梗阻或逼尿肌-括约肌协同失调,造成前列腺部尿道压力升高,尿液逆流进入前列腺。尿液内容物(病原体、化学物质等)进入前列腺,将引发前列腺组织细菌感染或无菌性炎症反应,也可能是引起排尿异常和骨盆区域疼痛的主要原因之一。

(3)神经内分泌因素:CP/CPPS 患者受到炎症刺激时,痛觉冲动经分布在尿道、膀胱神经支配相关的腰骶脊髓,并通过生殖股神经、髂腹股沟神经传出,导致会阴部、腹股沟的肌肉收缩,引起疼痛,因而,CP/CPPS 患者疼痛具有内脏器官疼痛特点,引起前列腺和相应部位出现牵涉痛。同样神经肌肉功能障碍引起盆底会阴部肌肉痉挛,也可产生上述部位疼痛。

(4)氧化应激学说:正常情况下,机体氧自由基的产生、利用、清除处于动态平衡,当氧自由基产生过多和(或)清除相对降低,使氧化应激作用增强,环氧化酶(COX)被激活催化,花生四烯酸产生前列腺素 E2(PGE2),PGE2 不仅本身是致病物质,还能增强其他致病物质的作用。Shahed 等发现,CP/CPPS 患者 EPS 内存在氧化应激增强,PGE2 水平增高,氧化应激作用增强可能是 CP/CPPS 疾病原因之一。

(5)盆腔相关疾病因素:Terasaki 采用三维磁共振静脉造影(3D-MRV)发现前列腺被膜上静脉增粗,膀胱后和盆腔侧静脉丛充血以及阴部内静脉出现狭窄或阻断征象,找出了前列腺的盆腔内静脉充血的病因,因此,CP/CPPS 可能与盆腔静脉充血相关。

(6)精神心理因素:Ⅲ型患者多数存在明显的精神心理因素,焦虑、抑郁可通过精神-神经递质-神经这一环路,导致自主神经功能紊乱,造成后尿道神经肌肉功能失调,盆底肌痉挛,呈现排尿功能失调及骨盆区域疼痛。

(7)免疫反应异常:CP/CPPS 与自身免疫性疾病类似,并与体液免疫有关。抗原来自前列腺本身精浆蛋白物质,如 PSA,细胞因子产生物,如白细胞介素(IL)-1、6、8 以及肿瘤坏死因子(TNF-α)。John 等发现Ⅲb 型患者血清和精液中 IL-6 与免疫球蛋白浓度升高,提示患者存在自身免疫反应,IL-6 IgA 可能是Ⅲb 型的标志物。

2.临床表现

(1)排尿症状:患者常表现尿频、尿急、尿痛,排尿时尿道灼热或疼痛,夜尿增多,排尿不畅,尿线无力或尿线分叉,尿末滴沥,尿末或大便时出现尿道滴白。上述症状时重时轻,反复发作。

(2)疼痛:患者常出现会阴部、下腹部、腹股沟区、大腿内侧、阴茎、阴囊、腰骶部疼痛、坠胀痛、酸痛或剧痛。可一处或多处出现疼痛,也可在不同部位交替出现疼痛,症状程度不一,反复发作。

(3)精神症状:患者常表现为焦虑、抑郁、紧张、恐惧,出现明显精神心理和人格特征改变,严重者多疑,甚至有自杀倾向。也可出现性心理异常,性欲减退,痛性勃起,射精痛,甚至勃起功能障碍。

3.诊断

(1)病史:Ⅲ型患者主要表现为排尿异常,会阴部、耻骨上区、腰骶部疼痛和精神异常。CP/CPPS 尽管病因不同,但都以疼痛为主要表现,反复发作持续 3 个月以上是 CP/CPPS 的诊断特征。Ⅲ型患者症状多变,每个患者各不相同,可有某一症状也可同时存在许多复杂症状。同一患者在不同时期也可表现出各种不同症状。症状严重程度可采用 NIH 慢性前列腺炎症状指数(NIH-CPSI)进行评估。NIH-CPSI 包括疼痛或不适、排尿症状、生活质量 3 个方面 9 个问题组成的调查表。第 1 部分为疼痛部位、频率和严重程度,由问题 1~4 组成(0~21分),第 2 部分为排尿症状,评估排尿不尽感和尿频的严重程度,由问题 5~6 组成(0~10分),第 3 部分评估生活质量,由问题 7~9 组成(0~12 分),总分 43 分,按症状严重程度分为轻度 1~14 分,中度 15~29 分,重度 30~43 分。

(2)体格检查:患者应进行全面体格检查,尤其是泌尿生殖系统,检查阴茎、尿道外门、睾丸、附睾和精索、外生殖器以及下腹部、腰骶部、会阴部。直肠指检尤为重要,检查肛门紧张度、疼痛,盆壁触痛,盆底肌肉紧张度,盆腔有无压痛等以及前列腺大小、质地、压痛,并进行前列腺按摩获取 EPS。

(3)实验室检查

1)尿常规检查:以排除尿路感染。

2)EPS 检查:pH 升高呈碱性,提示Ⅲa 型 EPS 中白细胞升高,前列腺炎症时组织水肿,组织内压升高,微循环障碍,前列腺上皮分泌功能损害,因此,pH 升高,若没有炎症或 EPS 中尿酸升高,导致 pH 降低呈酸性,可能提示Ⅲb 型。

3)前列腺液常规中白细胞的数量,在一定程度上可反映前列腺有无感染,并有助于前列腺炎的分类。当白细胞>10 个/HP 或发现胞质内有吞噬的卵磷脂小体或细胞碎片等成分的巨噬细胞,提示炎症可能为Ⅲa 型;若白细胞正常则可能提示Ⅲb 型。但是,白细胞的数量不能完全反映前列腺炎的严重程度。因为前列腺有许多腺管开口,前列腺局部感染可仅造成受累腺体腺管的堵塞。前列腺按摩时,感染病灶的前列腺液因腺管堵塞未能流出,而滴出的前列腺液则来自无感染的腺体。有的患者经过治疗后,堵塞的腺管畅通了,症状减轻了,前列腺液中的白细胞反而增加,这可能并不意味着病情加重,而是疾病有所改善的表现。此时应继续抗感染治疗。因此,对于 EPS 中白细胞数量的评估,要结合患者的症状、前列腺局部的体征等因素综合考虑,反复进行前列腺液常规检查,才能做出准确的判断。

4)细菌学检查:行两杯法或四杯法进行病原体定位。四杯法取患者按摩前初段尿(VB1)、中段尿(VB2),按摩后初段尿(VB3)各 10mL 及 EPS 进行镜检和细胞培养,若标本细菌培养均阴性,而 EPS、VB3 中发现白细胞,提示Ⅲa 型,而标本中均未发现白细胞者应考虑为Ⅲb 型。两杯法为取患者前列腺按摩前中段尿和按摩后初段尿液各 10mL,若细菌培养均为阴性,按摩前尿液未发现白细胞,按摩后尿液发现白细胞,应考虑Ⅲa 型;若按摩前后均未发现白细胞应考虑Ⅲb 诊断。目前临床上推荐采用两杯法。

5)其他病原体检查:沙眼衣原体主要采取 PCR、LCR 技术,支原体检测通常采用培养法,真菌直接涂片染色和分离培养,病毒则采用前列腺组织培养或 PCR 技术、免疫学检查 EPS、IAP、IgA、IgG 等。

精液检查:临床工作中可能无法取得 EPS,可采用精液细胞学及细菌学检查。

(4)器械检查

1)超声检查:经直肠 B 超能准确测量前列腺大小以及腺体内部结构。Ⅲ型患者前列腺回声不均匀,常发现前列腺内局部钙化或存在前列腺结石以及发现前列腺周围静脉丛扩张表现,并能鉴别前列腺良性或恶性病变以及精囊和射精管病变。

2)尿流动力学:Ⅲ型患者排尿功能障碍症状明显时应考虑尿流动力学检查,可发现最大尿流率、平均尿流率下降,压力-流率测定发现最大尿道闭合压力增高,尿道外括约肌痉挛,逼尿肌-尿道外括约肌协同失调。患者上述尿流动力学改变属功能性尿道梗阻。尿流动力学检查可鉴别器质性慢性排尿功能异常,如膀胱颈部痉挛、不稳定性膀胱、逼尿肌无力、神经源性逼尿肌-括约肌协同失调等器质性尿道梗阻。

3)膀胱尿道镜检查:当患者有血尿,尿液分析或其他检查提示疑有膀胱、尿道病变,如恶性肿瘤、结石、尿道狭窄、膀胱颈异常等需外科手术处理者须进行膀胱镜检查。Ⅲ型患者不推荐作为常规检查手段。

4)CT 和 MRI 检查:用于Ⅲ型诊断价值不清楚者,不推荐为常规检查。只有当需要鉴别精索、射精管以及盆腔器官病变时才考虑行 CT 和 MRI 检查。

5)前列腺穿刺活检:CP/CPPS 患者经多种治疗症状无改善,应行 PSA 检查。当 PSA 水平明显增高或直肠指检发现前列腺体明显异常,疑有前列腺恶变时应行前列腺穿刺活检。Ⅲ型患者不推荐常规行前列腺穿刺活检。前列腺病理检查对前列腺诊断分型并无实际临床价值。

4.治疗　CP/CPPS 病因比较复杂,发病机制迄今为止尚未完全阐明,因此,还没有明确的治疗方案,多为经验性治疗。治疗目标主要是缓解疼痛、改善排尿症状和提高生活质量。临床最常用的 3 种药物是抗生素、α 受体阻滞药和非甾体类抗炎镇痛药,其他治疗方法有 M 受体阻滞药、植物制剂、中医中药、抗抑郁药、抗焦虑药、前列腺按摩、生物反馈以及热疗。单一治疗方法效果不理想,多采用一种治疗方法为主,同时辅以其他治疗方法的综合治疗。

Ⅲa型推荐先应用抗生素2~4周,同时应用α受体阻滞药、非甾体抗炎镇痛药,也可应用M受体阻滞药以及植物制剂。选用中医中药、前列腺按摩等手段为辅助治疗。Ⅲb推荐以α受体阻滞药为主(12周)、非甾体抗炎镇痛药、植物制剂、M受体阻滞药及前列腺按摩为辅,必要时进行心理治疗以及抗抑郁药和抗焦虑药。

(1)抗生素治疗:Ⅲa型患者EPS细菌培养阴性而白细胞明显增高,因此,推测病因可能是病原体感染,可能与某些细菌、沙眼衣原体和支原体等病原体有关。抗生素治疗大多为经验性治疗。推荐首选口服喹诺酮类药物,如环丙沙星等较广谱抗生素,对厌氧菌、沙眼衣原体、支原体等均有杀菌性。喹诺酮类药物治疗2~4周,根据效果决定是否继续治疗,只有患者临床症状减轻时才考虑继续使用抗生素,总疗程为4~6周。部分患者有可能存在沙眼衣原体、解脲支原体或人型支原体等感染时,可口服大环内酯类或四环素类抗生素治疗,如阿奇霉素、红霉素、克拉霉素、米诺环素等。Ⅲb型不推荐使用抗生素治疗。

(2)α受体阻滞药:此类药可松弛前列腺、膀胱颈平滑肌和盆底肌痉挛,因此可缓解后尿道压力和盆底肌痉挛,减轻疼痛症状。该药是Ⅲ型患者治疗的基本药物。

(3)M受体阻滞药:Ⅲ型患者有尿频、尿急、夜尿增多而无尿路梗阻时,可能有膀胱过度活动,可应用M受体阻滞药。

(4)非甾体抗炎镇痛药物:Ⅲ型患者疼痛症状可能是由于机体氧化应激作用增强,COX被激活,产生致痛物质。因此,应用抗环氧化酶药物可缓解疼痛症状。非甾体抗炎镇痛药是治疗Ⅲ型相关症状的经验性用药,主要目的是缓解疼痛和不适。临床应用的药物主要是COX-2抑制药,如吲哚美辛、塞来昔布。

(5)植物制剂药物:主要指花粉制剂与植物提取物,其药理作用较为广泛,如非特异性抗炎、抗水肿,促进膀胱逼尿肌收缩与平滑肌松弛作用,不良反应少。临床常用的植物制剂有普适泰、沙巴棕、槲皮素等。

(6)抗抑郁、抗焦虑药治疗:对合并抑郁、焦虑等心境障碍的慢性前列腺炎患者,在治疗前列腺炎的同时,可选择使用抗抑郁药及抗焦虑药治疗,这些药物既可以改善患者心境障碍症状,还可缓解排尿异常与疼痛等躯体症状。应用时注意这些药物的处方规定和药物不良反应。可选择的抗抑郁药及抗焦虑药主要有三环类抗抑郁药、选择性5-羟色胺再摄取抑制药和苯二氮䓬类等药物。

(7)中医中药:采用辨证论治予以清热利湿、活血化瘀和排尿通淋等方法。

(8)其他治疗

1)前列腺按摩疗法:该疗法就是通过定期对前列腺进行按摩,可促进前列腺排空,排出炎性物质而达到解除前列腺分泌液淤积,改善局部血液循环,促使炎症吸收和消退的一种辅助疗法。对于前列腺体饱满、柔软、分泌物较多的患者,自我按摩不失为一种简单有效的方法。一般每周2~3次,持续2个月以上,推荐联合其他治疗,作为Ⅲ型患者辅助治疗。Ⅰ型患者禁止行前列腺按摩。

2)生物反馈治疗:Ⅲ型患者存在盆底肌协同失调或尿道外括约肌紧张痉挛,生物反馈治疗就是通过应用国内训练方法减少盆底肌痉挛使之趋于协调,并松弛尿道外括约肌,具体做法为指导患者排尿过程中盆底肌收缩,进行收缩/舒张锻炼,松弛盆底肌,缓解痉挛,改善疼痛和排尿异常,也可借助生物反馈仪,提供反馈信息,使机体不平稳的心理、生理状态向相对平衡的状态转化,以保持身心健康,调整大脑皮质与内脏器官由于应激导致的功能紊乱。该治疗无创伤,可作为Ⅲ型患者的选择性治疗方法。

3)热疗:Ⅲ型患者热疗方法为经尿道、经直肠及会阴途径,应用微波、射频、激光等物理原理进行热疗,产生热力,增加前列腺组织血液循环,加速新陈代谢,有利于消炎和消除组织水肿,缓解盆底肌痉挛,但这些热疗作用只是短期内有一定缓解症状作用,尚缺乏长期的随访资料,应用这类方法对未婚、未生育者不推荐。

4)手术治疗:Ⅲ型患者若伤及尿道部,尿流动力学分析提示伴有尿道狭窄或膀胱颈梗阻,可经尿道行尿道狭窄切开术、膀胱颈切开术、前列腺被膜十字切开术等。前列腺被膜十字切开可以使膀胱颈黏膜及尿道膨出,降低了后尿道最大闭合压,解除了功能性尿道梗阻,减轻或消除了前列腺内尿液反流;同时使前列腺周围区的感染、脓肿及微结石得到充分引流;抗生素在前列腺内的渗透性增高,可有效控制炎症。膀胱颈成形术则解除了膀胱颈纤维化挛缩所致的机械性排尿梗阻。前列腺两侧勃起神经束的分支功能也有所恢复,故性功能有所好转。

五、肉芽肿性前列腺炎

肉芽肿性前列腺炎是一种罕见的疾病,多为非特异性,常与近期的尿路感染有关。多半病例直肠指诊可触及前列腺硬结或弥漫性坚硬,与前列腺癌不易区分,故有讨论的必要性。

本病曾称为"前列腺肉芽肿""慢性纤维性巨细胞前列腺炎""嗜酸细胞肉芽肿性前列腺炎"等。1943年,Tanner和McDonald首先描述了37例不明原因的肉芽肿性前列腺炎,以后被Symmers称为非特异性肉芽肿性前列腺炎,以与微生物感染引起的特异性者区分。1951年Melicow提出过敏性前列腺肉芽肿。1972年Towfighi描述了继发于经尿道前列腺切除术(TURP)后的肉芽肿性前列腺炎。1984年Epstein和Hutchins将本病分为4类,即非特异性、TURP术后、特异性和过敏性肉芽肿性前列腺炎。1987年Stillwell将这4类统称为系统性肉芽肿病,包括过敏性肉芽肿和Wegener肉芽肿。

1.发病率　肉芽肿性前列腺炎约占前列腺良性疾病的0.8%,发病年龄为18~86岁,2/3的患者年龄在50~70岁。Kelalis统计1100例经手术治疗的前列腺炎,其中肉芽肿性前列腺炎108例(9.8%)。北京医科大学泌尿外科研究所马文香在580例前列腺针吸细胞学和532例前列腺标本分别发现本病12例(2%)和9例(1.7%)。

2.病因和分类　Stillwell将肉芽肿性前列腺炎按病因分为4类。

(1)非特异性:占70%,常继发于近期的尿路感染。

(2)经尿道术后或针吸活检后:占24%,经尿道手术包括TURP和TURBt,半数在术后6个月内发病。

(3)特异性:占3%,病原微生物包括细菌、结核杆菌、布鲁杆菌、梅毒、病毒及真菌等。其中膀胱肿瘤电切术后灌注卡介苗并发肉芽肿性前列腺炎受到广泛重视,作为膀胱灌注卡介苗的并发症其发病率为0.9%~1.3%,仅次于膀胱炎和发热的发病率。也有人对膀胱灌注卡介苗的患者之前列腺进行病理检查,发现本病的发病率实际上很高(41%~75%)。从开始灌注到发现本病平均约1年时间(3~25个月)。

(4)系统性肉芽肿病:占3%,为累及全身多器官的肉芽肿性疾病在前列腺局部的表现,包括过敏性肉芽肿病(Churg-Strauss综合征)和Wegener肉芽肿病。前者常与多器官肉芽肿和哮喘有关,因肉芽肿内有明显嗜酸细胞浸润故又称嗜酸细胞性肉芽肿性前列腺炎。后者为遗传性疾病，多合并呼吸道肉芽肿及脉管炎。

3.发病机制　肉芽肿性前列腺炎的发病与局部强烈的异物反应有关。前列腺导管阻塞是首要因素，原因包括细菌感染引发的炎症过程或外科创伤造成的组织坏死，前列腺增生也可能造成或加重前列腺导管的梗阻。感染和炎症破坏导管和腺体上皮，细胞碎片、细菌毒素和前列腺分泌物进入组织间隙，成为基质内异物，激发肉芽肿性炎症反应。肉芽肿性炎症可能是局限的，也可能累及整个前列腺。炎症缓解慢，需 2~3 个月的时间，局部被纤维结缔组织替代，质地发生变化。

4.病理　前列腺大体标本表面可呈结节状，切面呈结节分叶状，部分腺体有针帽大小囊腔或可见灰白色致密区域。所有肉芽肿性前列腺炎中，结节性和弥漫性病变分别占 40% 和 60%。

镜下观察非特异性肉芽肿性前列腺炎为多发的、小的、非坏死性病灶，局部前列腺腺体和基质被破坏，代之以大量组织细胞、上皮样细胞和各种炎症细胞形成的结节。上皮样细胞排列杂乱或呈栅栏样排列，可见灶状泡沫组织细胞和淋巴细胞浸润。结节外有淋巴细胞、嗜酸细胞和多核白细胞。有时大片向基质"浸润"的上皮样细胞可能与前列腺癌相混淆，免疫组化染色有助于诊断，肉芽肿性前列腺炎溶酶体染色阳性，而前列腺癌 PSA、PAP 和细胞角质素阳性。

经尿道切除后发生的肉芽肿性前列腺炎病灶内含有风湿小结节，中心为纤维素样坏死，外周环绕栅栏样排列的上皮样组织细胞、淋巴细胞和巨细胞。部分病例有大量的嗜酸细胞，以前曾称之为"嗜酸细胞性肉芽肿性前列腺炎"，目前为避免混淆，已将此名称专用于过敏性肉芽肿性前列腺炎。

特异性肉芽肿性前列腺炎经特殊染色可能找到病原菌或特征性改变，如抗酸杆菌和干酪样坏死。膀胱灌注 BCG 并发本病可能有或无干酪样坏死。有干酪样坏死者病灶内更易发现抗酸杆菌，且多见于灌注早期发病的患者，一般为开始膀胱灌注 3 个月内；无干酪样坏死的病例多为已灌注 4 个月以上者。

肉芽肿性前列腺炎合并慢性前列腺炎者约 6%，故二者关系不大。合并前列腺癌者占 6.5%，没有证据表明本病与前列腺癌相关。

5.临床表现和诊断

(1)症状：70%患者在 4 周内（1 周至 3 年）前有尿路感染的病史，表现为急性膀胱炎或急性前列腺炎，部分患者症状为暴发性。最常见的症状为发热、寒战和尿路刺激，下尿路梗阻、急性尿潴留也常见。血尿较少见。个别患者表现为感冒的症状，也有无症状而在体检时发现者。

(2)体征：半数以上患者直肠指诊可触及前列腺单发或多发硬节或整个前列腺弥漫变硬，其中部分病例结节或前列腺坚硬固定酷似前列腺癌，也可能软硬不一，有弹性。少数患者前列腺及结节质地并不硬，同其他良性病变。

(3)化验：常规化验对诊断多无帮助。部分患者血白细胞增多，红细胞沉降率加快。血嗜酸细胞增加者少见，意义甚小，因除过敏性肉芽肿性前列腺炎外，其他部位真菌或寄生虫感染也有可能。大部分患者有脓尿，半数患者有镜下血尿。尿培养可见革兰阴性菌。血酸性磷酸酶和碱性磷酸酶增高者很少见。

血 PSA 可一过性升高，更易与前列腺癌相混淆。Speights 报道 10 例病理证实的非特异性肉芽肿性前列腺炎,4 例 PSA>4.0ng/mL。其中 3 例 PSA 为 4.0~6.0ng/mL,1 例 PSA 为 10.1ng/mL。随诊 1 年以上全部病例 PSA 均恢复正常。但需注意对 PSA 持续异常的病例应反复活检,除外前列腺癌。

(4)影像学检查:经耻骨上 B 超或经直肠 B 超可见前列腺内低回声结节或前列腺回声不均,与前列腺癌相似。其他 B 超所见有前列腺增大、形态不规则但包膜完整等。MRI 对诊断帮助不大。

(5)活检:过去多用针吸活检,目前在 B 超引导下行前列腺穿刺活检可明确诊断,需注意发现个别与本病并发的前列腺癌。此外,即使已获得本病的诊断,在随诊中如发现可疑前列腺癌的证据,仍需再次活检。

近期发生急性尿路感染,继而下尿路梗阻,同时前列腺迅速增大、变硬、出现硬结,PSA可能升高,B 超发现前列腺内低回声结节或前列腺增大、密度不均,应考虑到肉芽肿性前列腺炎的可能,需在 B 超引导下行前列腺穿刺活检以明确诊断。

综合国内外学者的经验,肉芽肿性前列腺炎与前列腺癌的鉴别要点是肉芽肿性前列腺炎多有下尿路感染的症状,结节发生于感染症状过程中或之后,发展快,大而弥漫,有弹性,软硬不一。抗感染治疗后症状好转,结节缩小变软,PSA 缓慢下降。病理活检对鉴别诊断非常必要。个别病例镜下仍不易区分,需行免疫组化染色。

6.治疗　肉芽肿性前列腺炎中多数病例可以观察,不做处理而自愈。但硬结的消失需要数月至数年。

一般治疗包括热水坐浴、防治便秘等。胎盘组织浆(2mL 肌内注射,1 周 2~3 次,连续 1个月)有助于促进硬结消失。有明显尿路感染者可抗感染治疗至少 4 周。

对特异性感染者需针对病原微生物治疗,如抗结核治疗一般口服异烟肼和利福平 3~6个月。绝大多数 BCG 膀胱灌注后发生的本病无须治疗。

Wegener 综合征患者需用环磷酰胺和类固醇激素,而 Churg-Strauss 综合征患者只用类固醇激素。

少数有严重梗阻症状的患者需行前列腺切除术。需注意前列腺粘连严重,开放手术操作困难,应首选 TURP。

7.随诊和预后　肉芽肿性前列腺炎预后良好,但过敏性者预后不乐观。绝大多数患者在几个月内症状缓解,硬结可消失,如不消失可能与病灶纤维化有关。本病极少复发。有患者在本病症状缓解数年后发生前列腺癌,需引起注意。

第四章　肾结石

第一节　病因与发病机制

尿路结石是泌尿系统的常见疾病之一。随着我国经济的发展和饮食结构的改变,我国尿路结石的发病率呈逐年上升的趋势。近 20 年来,微创技术的发展使得尿路结石的治疗发生了革命性的进步。尿路结石按部位可分为上尿路(肾和输尿管)结石和下尿路(膀胱和尿道)结石。其中上尿路结石约占 80%。肾结石是尿路结石中最常见的疾病,本章重点介绍肾结石,其他部位的结石分别在相应器官的章节中介绍。

我国尿路结石总的发病率为 1%~5%。结石的发生率与患者的性别、年龄、种族、体重指数、职业、水的摄入量、水质、气候和地理位置有关。

尿路结石多发于中年男性,男女比为(2~3)∶1。男性的高发年龄为 30~50 岁,女性有两个发病高峰,35 岁和 55 岁,近年来女性的尿路结石发病率有增高趋势。肥胖患者容易患尿酸结石和草酸钙结石,可能与胰岛素抵抗造成低尿 pH 和高尿钙有关。从事高温作业的人员尿路结石的发病率高,与其出汗过多、机体水分丢失有关。南方地区和沿海诸省市区的发病率可高达 5%~10%,在这些地区,尿路结石患者可占泌尿外科住院患者的 50% 以上,这与日照时间长、机体产生较多维生素 D_3 和高温出汗水分丢失有关。水的硬度高低与尿路结石的发生率之间没有定论,但大量饮水确实可以降低尿路结石发生的风险。经济发达地区居民饮食中蛋白和碳水化合物比例较高,其肾结石的发生比例较高。

一、肾结石的种类

肾结石由基质和晶体组成,晶体占 97%,基质只占 3%。由于结石的主要成分为晶体,通常按照结石的晶体成分将肾结石主要分为含钙结石、感染性结石、尿酸结石和胱氨酸结石 4大类(表 4-1)。不同成分的结石的物理性质、影像学表现不同。结石可以由单一成分组成,也可以包含几种成分。

表 4-1　肾结石的组成与成分

结石成分	比例	外观和性质
含钙结石	80%	
草酸钙	60%	一水草酸钙呈褐色,铸型或桑葚状,质地坚硬;二水草酸钙呈白色,表面结晶,质地松脆
磷酸钙、磷酸氢钙	20%	浅灰色,坚硬,可有同心层
感染性结石	10%	
碳酸磷灰石		深灰色或灰白色,鹿角形,松散易碎
磷酸镁铵		
磷酸氢镁		

70

（续表）

结石成分	比例	外观和性质
尿酸结石	10%	
尿酸、尿酸盐结石		黄色或砖红色,圆形光滑,结构致密,稍硬
胱氨酸结石、黄嘌呤结石	1%	土黄色,蜡样外观,表面光滑,可呈鹿角形
其他结石	1%	
药物结石		

二、肾结石的病因

肾结石的形成原因非常复杂。包括四个层面的因素:外界环境、个体因素、泌尿系统因素以及尿液的成石因素。外界环境包括自然环境和社会环境,流行病学中提到的气候和地理位置属于自然环境,而社会经济水平和饮食文化属于社会环境。个体因素包括:种族和遗传因素、饮食习惯、代谢性疾病和药物等。泌尿系统因素包括肾损伤、泌尿系统梗阻、感染、异物等。上述因素最终都导致尿液中各种成分过饱和、抑制因素的降低、滞留因素和促进因素的增加等,促使肾结石的形成。

与肾结石形成有关的各种代谢性因素包括:尿 pH 异常、高钙血症、高钙尿症、高草酸尿症、高尿酸尿症、胱氨酸尿症,低枸橼酸尿症等。其中常见的代谢异常疾病有:甲状旁腺功能亢进、远端肾小管性酸中毒、痛风、长期卧床、结节病、皮质醇增多或肾上腺功能不全、甲状腺功能亢进或低下、急性肾小管坏死恢复期、多发性骨髓瘤、小肠切除、Crohn 病、乳-碱综合征等。

药物引起的肾结石占所有结石的 1% 左右。药物诱发结石形成的原因有两类。一类为能够诱发结石形成的药物,包括钙补充剂、维生素 D、维生素 C(每天超过 4g)、乙酰唑胺(利尿剂)等,这些药物在代谢的过程中导致了其他成分结石的形成。另一类为溶解度低的药物,在尿液浓缩时析出形成结石,药物本身就是结石的成分,包括磺胺类药物、氨苯蝶啶、茚地那韦(抗病毒药物)等。

尿路梗阻、感染和异物是诱发肾结石的主要局部因素,而梗阻、感染和结石等因素可以相互促进。各种解剖异常导致的尿路梗阻是肾结石形成的重要原因,临床上容易引起肾结石的梗阻性疾病包括机械性梗阻和非机械性梗阻两大类。其中机械性梗阻原因包括:肾小管扩张(髓质海绵肾)、肾盏盏颈狭窄(包括肾盏憩室、肾盏扩张)、肾盂输尿管连接部狭窄、马蹄肾及肾旋转不良、重复肾盂输尿管畸形、输尿管狭窄(包括炎症性、肿瘤、外压性因素)、输尿管口膨出等。非机械性梗阻原因包括:神经源性膀胱、膀胱输尿管反流和先天性巨输尿管等。反复发作的泌尿系统感染、肾盂肾炎是导致感染性肾结石的常见原因。

了解结石的成分和病因,对于肾结石的治疗和预防有重要的指导意义。

第二节 临床表现

一、症状

肾结石的临床表现多样。常见症状是腰痛和血尿,部分患者可以排出结石,此外还可以出现发热、无尿、肾积水、肾功能不全等表现。不少患者没有任何症状,只在体检时偶然发现。应当注意,无症状并不意味着患者的肾功能正常。

1.疼痛　40%~50%的肾结石患者有腰痛症状,发生的原因是结石造成肾盂梗阻。通常表现为腰部的酸胀、钝痛。如肾结石移动造成肾盂输尿管连接部或输尿管急性梗阻,肾盂内压力突然增高,可造成肾绞痛。肾绞痛是上尿路结石的典型症状,表现为突然发作的脊肋角和腰部的刀割样疼痛,常伴有放射痛,受累部位为同侧下腹部、腹股沟、股内侧,男性可放射到睾丸和阴茎头,女性患者放射至阴唇。发作时,患者表情痛苦、坐卧不宁、辗转反侧、排尿困难、尿量减少,可以出现面色苍白、出冷汗、恶心、呕吐、低热等症状,甚至脉搏细速、血压下降。肾绞痛发作持续数分钟或数小时,经对症治疗可缓解,也可以自行缓解,缓解后可以毫无症状。肾绞痛可呈间歇性发作。部分患者疼痛呈持续性,伴阵发性加重。

2.血尿　血尿是肾结石的另一常见临床表现,常常在腰痛后发生。血尿产生的原因是结石移动或患者剧烈运动导致结石对集合系统的损伤。约80%患者可出现血尿,但大多数患者只表现为镜下血尿,其中只有10%左右的患者表现为全程肉眼血尿。部分患者可以只出现无痛性全程肉眼血尿,需要与泌尿系统肿瘤等其他疾病进行鉴别诊断。

3.排石　患者尿中排出结石时,可以确诊尿路结石诊断。应收集排出的结石并进行成分分析,以发现可能的代谢因素,利于结石的治疗和预防。排石常在肾绞痛发作后出现,也可以不伴有任何痛苦。

4.发热　肾绞痛时可能伴或不伴低热。由于结石、梗阻和感染可互相促进,肾结石造成梗阻可继发或加重感染,出现腰痛伴高热、寒战。部分患者可表现为间断发热。感染严重时可造成败血症。出现发热症状时,需要引起高度重视,及早进行抗感染、引流尿液处理,以预防全身严重感染的发生。

5.无尿和急性肾功能不全　双侧肾结石、功能性或解剖性孤立肾肾结石阻塞造成尿路急性完全性梗阻,可以出现无尿和急性肾后性肾功能不全的表现,如水肿、恶心、呕吐、食欲减退等。出现上述情况,需紧急处理,引流尿液。无尿患者可以伴或不伴腰痛。

6.肾积水和慢性肾功能不全　单侧肾结石造成的慢性梗阻常不引起症状,长期慢性梗阻的结果可能造成患侧肾积水、肾实质萎缩。孤立肾或双侧病变严重时可发展为尿毒症,出现贫血、水肿等相应临床表现。

二、体征

肾结石造成肾绞痛、钝痛时,临床表现为"症状重、体征轻"。典型的体征是患侧肾区叩击痛。脊肋角和腹部压痛可不明显,一般不伴腹部肌紧张。肾结石慢性梗阻引起巨大肾积水时,可出现腹部包块。

第三节　诊断

一、肾结石的诊断原则

1.诊断依据　为病史、症状、体征、影像学检查和实验室检查。

2.通过诊断需要明确　是否存在结石,结石的位置、数目、大小、形态,可能的成分,肾脏功能,是否合并肾积水,是否合并尿路畸形,是否合并尿路感染,可能的病因以及既往治疗等情况。这些因素都在肾结石的治疗和预防方法选择中起重要作用。

3.鉴别诊断 肾结石应当与泌尿系统结核、各种可能出现肾脏钙化灶的疾病、各种引起上尿路梗阻的疾病相鉴别。

二、病史

对于所有怀疑尿路结石诊断者,都应当全面采集病史,包括家族史、个人史和既往结石症状的发作和治疗等。25%的肾结石患者存在结石家族史。了解患者的居住和工作环境、饮食习惯、水摄入量,以及是否存在痛风、甲状旁腺功能亢进、远端肾小管性酸中毒,长期卧床、结节病、维生素 D 中毒、皮质醇增多或肾上腺功能不全、甲状腺功能亢进或低下,急性肾小管坏死恢复期、多发性骨髓瘤等各种代谢性疾病。既往结石发作情况、排石情况、治疗方法及结局、结石成分分析结果等。

三、影像学检查

明确肾结石的主要影像学检查为 B 超、KUB 平片及 IVU 和腹部 CT。通过影像学检查不但要明确是否存在肾结石,还需明确肾结石的位置、数目、大小,形态、可能的成分,是否合并肾积水,是否合并尿路畸形等情况。当然,诊断肾结石的同时,还应当明确尿路其他部位是否存在结石。磁共振、逆行造影、顺行造影和放射性核素检查在肾结石及其相关诊断中也有一定的作用。

1.B 超 由于 B 超简便、快捷、经济、无创,对肾结石的诊断准确性较高,是《CUA 尿路结石诊疗指南》推荐检查项目。B 超可以发现 2mm 以上的肾结石,包括透 X 线的尿酸结石。B 超还可以了解是否存在肾积水。肾结石的 B 超表现为肾脏集合系统中的强回声光团伴声影,伴或不伴肾盂肾盏扩张。肾结核的钙化在 B 超上的部位在肾实质,同时可能发现肾实质的破坏和空洞。但 B 超检查的不足之处是对于输尿管结石的诊断存在盲区,对肾功能的判断不够精确,对肾脏的钙化和结石的鉴别存在一定困难。

2.KUB KUB 是《CUA 尿路结石诊疗指南》推荐的常规检查方法。摄片前需要排空肠道,摄片范围包括全泌尿系统,从 11 胸椎至耻骨联合。90%左右的肾结石不透 X 线,在 KUB 平片上可显示出致密影。KUB 平片可初步判断肾结石是否存在,以及肾结石的位置,数目、形态和大小,并且初步地提示结石的化学性质。在 KUB 平片上,不同成分的结石显影程度从高到低依次为:草酸钙、磷酸钙和磷酸镁铵、胱氨酸、含钙尿酸盐结石。纯尿酸结石和黄嘌呤结石能够透过 X 线,在 KUB 平片上不显影,称为透 X 线结石或阴性结石。胱氨酸结石的密度低,在 KUB 平片上的显影比较浅淡。应当注意,KUB 平片上致密影的病因有多种,初诊时不能只根据 KUB 平片确诊肾结石,更不能只凭 KUB 就进行体外碎石、手术等治疗。需要结合 B 超、IVU 或 CT 等与肾结核钙化、肿瘤钙化、腹腔淋巴结钙化、胆囊结石等其他致密影相鉴别。KUB 可用于肾结石治疗后的复查。

3.IVU 又称静脉肾盂造影。IVU 是《CUA 尿路结石诊疗指南》推荐的检查方法。在非肾绞痛发作期,KUB/IVU 是诊断尿路结石的"金标准"。IVU 应与 KUB 平片联合进行,通常在注射造影剂后 10 分钟和 20 分钟摄片。通过 IVU 可了解肾盂肾盏的解剖结构,确定结石在集合系统的位置,还可以了解分侧肾功能,确定肾积水程度,并与其他 KUB 平片上可疑的致密影相鉴别。KUB 平片上不显影的尿酸结石在 IVU 片上表现为充盈缺损。如一侧肾脏功能受损严重而不显影时,延迟至 30 分钟以上拍片常可以达到肾脏显影的目的,也可应用大剂量造影剂进行造影。应当注意,肾绞痛发作时,急性尿路梗阻可能会导致患侧尿路不显影或显影不良,对分肾功能的判断带来困难,应尽量避免在肾绞痛发作时行 IVU。在使用造影剂时,应当注意以下问题。

(1)使用前应进行造影剂过敏试验,有过敏史或可能存在造影剂过敏风险时,可在检查前应用糖皮质激素和(或)抗组胺药物,并且避免使用离子型造影剂。

(2)静脉使用造影剂可能导致肾脏灌注减低和肾小管损害。使用造影剂 3 日内血清肌酐增高超过 44μmol/L,如无其他合理解释,则考虑出现造影剂损害。危险因素包括:血清肌酐异常、脱水、超过 70 岁、糖尿病、充血性心衰、应用非甾体类抗炎药物或氨基糖苷类药物(应停药 24 小时以上)等。应当避免在 48 小时内重复使用造影剂。

(3)糖尿病患者如服用二甲双胍,造影剂可能会加重其乳酸酸中毒。应在造影后停服二甲双胍 48 小时,如肾功能异常,还应在造影前停服 48 小时;如怀疑出现乳酸酸中毒,应检测血 pH、肌酐和乳酸。

(4)未控制病情的甲状腺功能亢进者,禁用含碘造影剂。

4.逆行造影　通过膀胱镜进行输尿管逆行插管进行造影,为有创检查,不作为肾结石的常规检查手段。在 IVU 尿路不显影或显影不良或对造影剂过敏、不能明确 KUB 平片上致密影的性质又无条件行 CT 检查时,可行逆行造影。逆行造影可以清晰直观地显示上尿路,判定是否同时存在肾盂输尿管连接部狭窄等解剖因素。传统的逆行插管双曝光已很少应用。

5.顺行造影　已行肾穿刺造瘘者,可通过造瘘管顺行造影了解集合系统的解剖以及与结石的关系。

6.CT　CT 是《CUA 尿路结石诊疗指南》可选检查方法。CT 在尿路结石诊断中的应用越来越普及。螺旋 CT 平扫对肾结石的诊断准确、迅速,其准确率在 95% 以上,高于 KUB 和 IVU,能够检出其他影像学检查中可能遗漏的小结石。而且具有不需要肠道准备、不必使用造影剂、不受呼吸的影响等优点。CT 片上结石的不同的 CT 值可以反映结石的成分、硬度及脆性,可以为体外碎石等治疗方法的选择提供参考。增强 CT 能够显示肾脏积水的程度、观察肾实质的血供和造影剂的排泌情况、测算肾实质的体积,从而反映肾脏的形态和功能。CT 还能明确肾脏的解剖、结石的空间分布和周围器官的解剖关系,指导经皮肾镜等治疗,此外,CT 还可以发现其他腹腔内的病变。CT 增强及三维重建可以进行 CT 尿路显像(CT Urography,CTU),可以代替 IVU。由于 CT 的诸多优势,有逐步代替 KUB/IVU 成为尿路结石的首选检查方法的趋势。

7.磁共振(MR)　MR 对尿路结石的诊断不敏感,结石在 MR 的 T_1、T_2 加权像上都表现为低信号。但磁共振水成像(MR Urography,MRU)能够了解上尿路梗阻的形态,而且不需要造影剂即可获得与静脉尿路造影同样的效果,不受肾功能改变的影响。适合于对造影剂过敏者、肾功能受损者、未控制的甲亢患者以及儿童和妊娠女性等。

8.放射性核素检查　肾图和肾动态显像可以评价肾功能,并不受肾功能异常的影响,在肾功能异常时可以进行该检查。肾动态显像可以了解肾脏血流灌注状况、测定分肾肾小球滤过率以及判断是否存在尿路梗阻和梗阻性质等信息,因此对手术方案的选择以及手术疗效的评价具有一定价值。此外,甲状旁腺[99m]Tc-MIBI(锝-99m-甲氧异丁基异腈)显像是甲状旁腺功能亢进的定位诊断的最佳检查方法。

四、实验室检查

通过实验室检查可以辅助结石的诊断、了解患者的肾功能、是否合并感染、是否合并代谢性疾病等。

1.尿常规　尿常规可以提供多种信息,在肾结石诊断中具有非常重要的意义。全部结石患者都应行尿常规检测。肾结石患者在绞痛发生后和运动后常出现镜下血尿。尿 WBC 增多和亚硝酸盐阳性表明结石合并细菌感染。尿 pH 与某些结石有关,如尿酸和胱氨酸在酸性尿中容易产生,用碱化尿液的方法进行溶石治疗时需要监测尿 pH;感染性结石患者的尿液呈碱性;如晨尿 pH 过高超过 5.8,应怀疑远端肾小管酸中毒的可能。尿中出现各种成分的结晶有助于结石的诊断。

2.尿培养及细菌敏感药物试验　尿 WBC 增多者,应行此项检查,以指导临床进行敏感抗生素的选择。

3.血常规　肾绞痛时可伴血 WBC 短时轻度增高。结石合并感染或发热时,血 WBC 可明显增高。结石导致肾功能不全时,可有贫血表现。

4.血生化检查　血清肌酐、尿素氮和肾小球滤过率反映总肾功能。肾功能不全时可出现高血钾或二氧化碳结合力降低。远端肾小管酸中毒时,可出现低钾血症和血氯增高。甲状旁腺功能亢进时骨溶解增加,可导致血碱性磷酸酶增高。

5.尿液代谢因素的检测　24 小时尿的尿量、钙、磷、镁、钠、钾、氯、草酸、枸橼酸、磷酸、尿酸、尿素、胱氨酸等。标本最好留两次。标本中加入适量盐酸可以预防尿液储存过程中析出草酸钙和磷酸钙沉淀,避免维生素 C 氧化成草酸,并预防尿液中细菌生长而改变尿液某些成分。在酸化尿液中尿酸和胱氨酸发生沉淀,如需检测其中的尿酸和胱氨酸,加碱使其尿酸盐沉淀溶解。添加了叠氮化钠的尿液可以进行尿酸盐分析;由于尿液存放一段时间后其 pH 可能发生改变,检测尿 pH 时需要收集新鲜晨尿。

6.血液代谢因素的有关检查　包括血清钙、磷、钾、氯、尿酸、白蛋白等。测定血钙可以发现甲状旁腺功能亢进或其他导致高钙血症的原因,测定白蛋白可以矫正结合钙对血钙浓度的影响。如血钙浓度≥2.60mmol/L,应怀疑甲状旁腺功能亢进的可能,可以重复测定血钙并测定甲状旁腺激素(parathyroid hormone,PTH)水平。尿酸结石患者血尿酸可能增高。肾小管酸中毒可以表现为低钾血症、高氯性酸中毒。

7.尿酸化试验　早餐后服用氯化铵 0.1g/kg 体重,饮水 150mL,上午九点开始每小时收集尿液测定 pH 并饮水 150mL,共进行 5 次。如尿 pH≤5.4 则不存在肾小管酸中毒。

8.结石成分分析　自发排出的结石、手术取石和体外碎石排出的结石应进行结石成分分析,以明确结石的性质,为溶石治疗和预防结石复发提供重要依据,还有助于缩小结石代谢异常的诊断范围。结石成分分析方法包括物理方法和化学方法两类。物理分析法比化学分析法精确,常用的物理分析法是 X 线晶体学和红外光谱法。红外光谱法既可分析各种有机成分和无机成分,又可分析晶体和非晶体成分,所需标本仅为 1mg。化学分析法的主要缺点是所需标本量较多,而且分析结果不很精确,但该法简单价廉,可以基本满足临床需要。

第四节　治疗

一、肾结石的治疗原则

1.肾结石治疗的总体原则是　解除痛苦、解除梗阻、保护肾功能、有效祛除结石、治疗病因、预防复发。

2.保护肾功能是结石治疗的中心。

3.具体的治疗方法需要个体化,根据患者的具体情况选择适宜的治疗方法。

影响肾结石治疗的因素多样,包括患者的具体病情和医疗条件两大类。其中患者的病情包括结石的位置、数目、大小、形态,可能的成分,发作的急缓,肾脏功能,是否合并肾积水,是否合并尿路畸形,是否合并尿路感染,可能的病因,患者的身体状况以及既往治疗等情况,都影响结石治疗具体方法的选择。此外,医疗因素包括医生所掌握的治疗结石的技术和医院的医疗条件,仪器设备,也影响了结石的治疗方法的选择。

肾结石的治疗主要包括以下内容:严重梗阻的紧急处理、肾绞痛的处理、合理有效祛除结石、病因治疗等方面。

二、严重梗阻的紧急处理

结石引起的梗阻,如果造成肾积脓、肾功能不全、无尿等严重情况,危及患者生命,需要紧急处理。

梗阻合并感染可造成肾积脓、高热,甚至感染中毒性休克。体外冲击波碎石后输尿管"石街"形成时,容易造成急性梗阻感染。患者具有明显的腰部疼痛,体征出现明显肾区叩痛、腰大肌压迫征阳性、血白细胞明显增高,如广谱抗生素不能控制感染,需要紧急行超声或CT引导下经皮肾穿刺造瘘,充分引流,同时根据血培养或脓液的细菌培养、药物敏感试验结果,选择敏感抗生素。此时留置输尿管导管或双猪尾管亦有一定效果,但由于脓液黏稠,引流可能不充分,甚至脓液堵塞管腔。如未能留置双猪尾管,或留置双猪尾管3日体温仍得不到有效控制,此时需行肾穿刺造瘘术。如引流及时充分,感染通常可以得到控制。待病情稳定后,再处理结石。

孤立肾或双肾肾后性完全梗阻,可造成少尿、无尿,甚至肾功能不全及尿毒症。有时患者并无明显疼痛,以无尿、恶心呕吐等症状就诊,影像学检查发现肾积水,如患者无感染表现,可行留置输尿管双猪尾管引流,如逆行插管失败,行超声引导下肾穿刺造瘘术。如病变为双侧,通常急诊只需处理肾实质好的一侧即可。如为急性肾后性梗阻,影像学显示肾实质厚度正常,梗阻解除后肾功能可能恢复,不必行急诊血液透析,待肾功能恢复后再处理结石。如为慢性梗阻,影像学显示肾脏萎缩、肾实质结构紊乱,则肾功能是否能恢复及恢复的程度,需要持续引流观察,而且,在这种情况下,通常需要行双侧肾脏引流。如充分持续引流肾功能不恢复,则按照慢性肾功能不全处理。应当注意,在急性肾后性梗阻解除后,可出现多尿期,一般持续2~4天,尿量可能每日超过4000mL,需要注意维持水电解质平衡。

三、肾绞痛的治疗

肾绞痛是泌尿外科的常见急症,需紧急处理。结石导致肾绞痛的原因通常为较小结石移动到肾盂输尿管连接部或进入输尿管所导致的上尿路急性梗阻。肾绞痛治疗前应与其他急腹症相鉴别。肾绞痛的主要治疗方法为药物镇痛、解痉。

肾绞痛急性发作期可以适当限制水的入量,利尿剂的应用和大量饮水可以加重肾绞痛的发作。

肾绞痛的镇痛药物的使用遵循三级镇痛原则。一级镇痛药物为非甾体类镇痛抗炎药物。常用药物有双氯芬酸钠(扶他林,50mg,口服)、布洛芬(芬必得,0.3g,口服)和吲哚美辛栓(消炎痛,100mg,肛塞)等,具有中等程度的镇痛作用。双氯芬酸钠还能够减轻输尿管水肿,双氯芬酸钠50mg口服每日3次,可明显减少肾绞痛的反复发作。但双氯芬酸钠会影响肾功能异常者的肾小球滤过率,但对肾功能正常者不会产生影响。二级药物为非吗啡类中枢镇痛剂,常用药物为:曲马多(50mg,口服),该药无呼吸抑制作用,无便秘,耐受性和依赖性很低。三级镇痛药物为较强的阿片类受体激动剂,具有较强的镇痛和镇静作用。常用药物有:布桂嗪(50～100mg,肌内注射)、盐酸哌替啶(杜冷丁,50mg,肌内注射)、盐酸吗啡(5mg,皮下或肌内注射)等。阿片类药物具有眩晕、恶心、便秘、呼吸抑制等不良反应,对于慢性肺通气功能障碍、支气管哮喘患者禁用。该类药物可加重肾绞痛患者的恶心呕吐,在治疗肾绞痛时避免单独使用阿片类药物,一般需要配合硫酸阿托品、氢溴酸山莨菪碱(654-2)等解痉类药物一起使用。

解痉药物包括:①M型胆碱受体阻滞剂,常用药物有:硫酸阿托品(0.3～0.5mg,皮下、肌内或静脉注射)和氢溴酸山莨菪碱(654-2,10mg,口服、肌内或静脉注射),可以松弛输尿管平滑肌、缓解痉挛。青光眼患者禁用该类药物。②黄体酮(20mg,肌内注射)可以抑制平滑肌的收缩而缓解痉挛,对止痛和排石有一定的疗效,尤其适用于妊娠女性肾绞痛者。③钙离子拮抗剂,硝苯地平(心痛定,10mg,口服或舌下含化),对缓解肾绞痛有一定的作用。④α受体阻滞剂(坦索罗辛0.2mg口服、多沙唑嗪4mg口服等),近期国内外的一些临床报道显示,α受体阻滞剂在缓解输尿管平滑肌痉挛,治疗肾绞痛中具有一定的效果。

此外,针灸也有一定解痉止痛效果,常用穴位有肾俞、京门、三阴交或阿是穴等。

如经上述治疗肾绞痛不缓解,则可进行留置输尿管引流或急诊体外碎石、输尿管镜手术取石等处理。

四、排石治疗

祛除肾结石的方法包括排石、溶石、体外冲击波碎石(extracorporeal shock-wave lithotripsy,ESWL)、输尿管镜碎石、经皮肾镜取石(percutaneous nephrolithotomy,PCNL)、腹腔镜或开放手术取石等方法。20年来,由于各种微创方法的不断发展和推广,ESWL、输尿管镜碎石、PCNL等技术的应用越来越普及,大多数肾结石可以通过上述微创方法得到有效治疗。传统的开放手术在肾结石的治疗中应用已逐步减少,但对那些需要同时解决解剖异常的结石患者,仍为一种有效治疗。具体采用何种方法治疗肾结石,主要取决于结石的大小、位置、数目、形态、成分。对某位患者来说,应选择损伤相对更小、并发症发生率更低的治疗方式。此外,还要考虑肾脏功能、是否合并肾积水、是否合并尿路畸形、是否合并尿路感染、可能的病因、患者的身体状况以及既往治疗等情况。

(一)排石

1.排石治疗的适应证　肾结石直径≤6mm、未导致尿路梗阻或感染、疼痛症状可以得到有效控制。直径≤4mm 的结石自然排石率为 80%,再辅以排石药物,可进一步提高排石率。直径≥7mm 的结石自然排石率很低。

2.排石治疗的措施

(1)每日饮水 3000mL 以上,保持 24 小时尿量 2000mL,且饮水量应 24 小时内均匀分配。

(2)服用上述非甾体类药物或 α 受体阻滞剂、钙离子拮抗剂。

(3)服用利湿通淋的中药,主要药物为车前子,常用成药有排石颗粒、尿石通等;常用的方剂如八正散、三金排石汤和四逆散等。

(4)辅助针灸疗法,常用穴位有肾俞、中腕、京门、三阴交和足三里等。

较小肾盏结石可长期滞留,无临床表现。应严密观察,定期复查。如果结石增大,或引起的严重症状或造成肾积水或肾盏扩张、继发感染时,应行其他外科治疗。

(二)溶石

溶石治疗是通过化学的方法溶解结石或结石碎片,以达到完全清除结石的目的,是一种有效的辅助治疗方式,常作为体外冲击波碎石、经皮肾镜取石、输尿管镜碎石及开放手术取石后的辅助治疗。主要用于尿酸结石和胱氨酸结石的治疗。溶石手段包括口服药物、增加尿量、经肾造瘘管注入药物等。其他结石也可尝试溶石治疗。

1.尿酸结石

(1)碱化尿液:口服枸橼酸氢钾钠 6~10mmol,每日 3 次,使尿液 pH 达到 6.5~7.2。尿液 pH 过高可能导致感染性结石的发生。

(2)大量饮水,使 24 小时尿量超过 2000~2500mL。

(3)口服别嘌醇 300mg,每日 1 次,减少尿液尿酸排出。

(4)减少产生尿酸的食品的摄入,如动物内脏等,每日蛋白质入量限制在 0.8g/(kg·d)。

(5)经皮溶石可选用三羟甲基氨基甲烷液。

2.胱氨酸结石

(1)碱化尿液:口服枸橼酸氢钾钠或碳酸氢钠,使尿液 pH 维持在 7.0 以上。

(2)大量饮水,使 24 小时尿量超过 3000mL,且饮水量在 24 小时内保持均匀分配。

(3)24 小时尿胱氨酸排出高于 3mmol 时,可应用硫普罗宁(α-巯基丙酰甘氨酸)或卡托普利。

(4)经皮溶石可选用 0.3mol/L 或 0.6mol/L 的三羟甲基氨基甲烷液,以及乙酰半胱氨酸。

3.感染性结石　磷酸镁铵和碳酸磷灰石能被 10% 的肾溶石酸素(pH 3.5~4)及 Suby 液所溶解。具体的方法是在有效的抗生素治疗的同时,溶石液从一根肾造瘘管流入,从另一根肾造瘘管流出。溶石时间的长短取决于结石的负荷,完全性鹿角形结石往往需要比较长的时间才能被溶解。冲击波碎石后结石的表面积增加,增加了结石和溶石化学液的接触面积,有利于结石的溶解。该疗法的最大优点是不需要麻醉即可实施,因此,也可作为某些高危病例或者不宜施行麻醉和手术的病例的治疗选择。口服药物溶石的方案:①短期或长期的抗生素治疗。②酸化尿液:口服氯化铵 1g,每日 2~3 次,或者甲硫氨酸 500mg,每日 2~4 次。③对于严重感染者,使用尿酶抑制剂,如乙酰羟肟酸或羟基脲。建议使用乙酰羟肟酸 250mg,每日 2 次,服用 3~4 周。如果患者能耐受,则可将剂量增加到 250mg,每日 3 次。

(三)有效祛除结石

祛除结石适应证包括:结石直径≥7mm、结石造成尿路梗阻、感染、肾功能损害等。祛除结石的方法包括:ESWL、输尿管镜碎石,PCNL、手术取石等。CUA 尿路结石诊疗指南对这些方法的选择提出了推荐性意见。下面分别对这些方法进行介绍。

ESWL 20 世纪 80 年代初体外冲击波碎石的出现,为肾结石的治疗带来了革命性变化。其原理是将液电、压电、超声或电磁波等能量,汇聚到一个焦点上,打击结石,实现不开刀治疗肾结石。曾经 ESWL 几乎用于治疗全部肾结石,包括鹿角形肾结石。但随着经验积累,人们发现了 ESWL 的各种并发症,如肾被膜下血肿、肾破裂、肾萎缩、输尿管"石街"形成、肾积脓、大结石的治疗时间长等。20 多年来,随着临床经验的积累和碎石机技术的发展,对 ESWL 的适应证、治疗原则及并发症的认识有了新的改变。第三代碎石机与早期碎石机相比,碎石效率提高,更安全,费用降低,而且更灵巧,还实现了多功能化。现代体外碎石机可具备 X 线定位和 B 超定位双重方式。ESWL 具有创伤小、并发症少、可门诊进行等优点。

(1)ESWL 的适应证:直径≥7mm 的肾结石。对于直径为 7~20mm 的各种成分的肾结石,并且不合并肾积水和感染者,ESWL 是一线治疗。对于直径>20mm 的肾结石,ESWL 虽然也能够成功碎石,但存在治疗次数多、时间长、排石问题多等缺点,采用 PCNL 能够更快更有效地碎石。ESWL 可与 PCNL 联合应用于较大肾结石。

(2)ESWL 的禁忌证:妊娠女性、未纠正的出血性疾病、未控制的尿路感染、结石远端存在尿路梗阻、高危患者如心力衰竭和严重心律失常、严重肥胖或骨骼畸形、腹主动脉瘤或肾动脉瘤、泌尿系活动性结核等。

(3)治疗过程和复查:现代碎石机都采用干式碎石方式,患者平卧在碎石机上碎石。对于痛觉敏感或精神紧张者,可给予静脉镇痛药物。儿童患者可给全身麻醉。碎石后患者可出现血尿。可给予排石药物进行辅助。应收集尿液中的结石,进行结石成分分析。患者停止排石 2~3 天复查 KUB,以观察碎石效果,严密观察是否形成输尿管"石街"。残余结石较大者,可再次行 ESWL。残余结石较小者,应进行跟踪随访。

(4)ESWL 治疗次数和治疗时间间隔:ESWL 治疗肾结石一般不超过 3~5 次(具体情况依据所使用的碎石机而定),如结石较大或硬度较大,应该选择经皮肾镜取石术。ESWL 治疗肾结石的间隔时间目前无确定的标准,公认不能短于 1 周。通过研究肾损伤后修复的时间,现认为两次 ESWL 治疗肾结石的间隔以 10~14 天为宜。

(5)影响 ESWL 效果的因素:碎石效率除了与碎石机的效率有关,还与结石的大小、数目、位置和硬度有关。

1)结石的大小:结石越大,需要再次治疗的可能性就越大。直径<20mm 的肾结石应首选 ESWL 治疗;直径>20mm 的结石和鹿角形结石可采用 PCNL 或联合应用 ESWL 治疗。若单用 ESWL。治疗,建议于 ESWL 前插入双 J 管,防止"石街"形成阻塞输尿管。

2)结石的位置:肾盂结石容易粉碎,肾中盏和肾上盏结石的疗效较下盏结石好。对于下盏漏斗部与肾盂之间的夹角为锐角、漏斗部长度较长和漏斗部较窄者,ESWL 后结石的清除不利。可结合头低脚高位进行体位排石。

3)结石的成分:磷酸铵镁和二水草酸钙结石容易粉碎,尿酸结石可配合溶石疗法进行

ESWL，一水草酸钙和胱氨酸结石较难粉碎。

4）解剖异常：马蹄肾、异位肾和移植肾结石等肾脏集合系统的畸形会影响结石碎片的排出，可以采取辅助的排石治疗措施。

5）ESWL 的效果还与操作医生的经验有关：由于通常碎石治疗需要持续 30 分钟左右，患者可以发生体位的变化，所以在碎石过程中，操作者需要经常校正碎石机焦点以对准结石，并且根据监测的碎石效果，调整碎石机的能量输出和打击次数。ESWL 是一项非常专业的技术，需要经过培训的泌尿外科医生进行操作。

（6）ESWL 并发症：ESWL 可能出现肾绞痛、肾被膜下血肿、肾破裂、局部皮肤瘀斑、输尿管"石街"形成、肾积脓、败血症等。长期并发症有肾萎缩。

对于出现肾绞痛的患者，按前述药物治疗方法进行治疗。局部皮肤瘀斑可以自愈，一般不需要处理。

如患者出现较剧烈的腰部胀痛，怀疑肾被膜下血肿、肾破裂时，行 CT 检查以明确诊断。确诊者，严密监测腰部症状、体征、血红蛋白和影像学，通常卧床休息 1~2 周，对症治疗好转。对于不能控制的出血，可行选择性肾动脉栓塞。

输尿管"石街"形成、肾积脓、败血症者，应紧急行肾穿刺造瘘术，同时应用敏感抗生素，输尿管"石街"的处理见输尿管结石章节。为避免这几种并发症，重点在于预防。尽量不对直径>20mm 的肾结石行 ESWL 治疗，如需进行 ESWL，事先留置输尿管支架管。对于感染性结石，有发热历史或尿 WBC 增高者，ESWL 前预防性应用抗生素，并持续到碎石后至少4 天。

2.PCNL　PCNL 于 20 世纪 80 年代中期开始在欧美一些国家开展。它是通过建立经皮肾操作通道，击碎并取出肾结石。由于可以迅速有效地祛除肾结石，很快得到推广。但是，早期的 PCNL 由于并发症较多、碎石效率低，经历了数年的低谷。随着各种肾镜的改进、激光、超声气压弹道碎石技术的开发，PCNL 在 20 世纪 90 年代以来，得到了更广泛的应用。1997 年国外学界提出微创经皮肾镜取石术（minimally invasive percutaneous nephrolithotomy，MPCNL），以减少手术并发症与肾实质的损伤，但仅用于治疗直径<2cm 的肾结石、小儿肾结石或需建立第二个经皮肾通道的病例。我国学者从 1992 年开始采用经皮肾微造瘘+输尿管镜碎石取石术，随着手术技巧日趋熟练与腔镜设备的改进，1998 年提出有中国特点的微创经皮肾镜取石术（mPCNL），并逐步在全国推广应用，使经皮肾镜取石技术的适应证不断扩大，并应用于大部分 ESWL 和开放手术难以处理的上尿路结石。近年来大宗回顾性临床报道表明此方法较标准 PCNL 更易掌握和开展，成功率高，并发症较国外技术低。现在，PCNL 在肾结石的治疗中发挥着越来越重要的作用。

（1）PCNL 适应证：各种肾结石都可经 PCNL 治疗，对于直径>2cm 的肾结石和>1.5cm 的肾下盏结石是一线治疗（无论是否伴有肾积水）。还包括：ESWL 难以击碎的直径<2cm 的肾结石、肾结石合并肾积水者，胱氨酸结石，有症状的肾盏或憩室内结石，蹄铁形肾结石，移植肾合并结石，各种鹿角形肾结石等。

（2）禁忌证

1）凝血异常者；未纠正的全身出血性疾病；服用阿司匹林、华法林等抗凝药物者，需停药2 周，复查凝血功能正常才可以进行手术。

2）未控制的感染：合并肾积脓者，先行肾穿刺造瘘，待感染控制后，行Ⅱ期 PCNL。

3）身体状态差，严重心脏疾病和肺功能不全，无法承受手术者。

4）未控制的糖尿病和高血压者。

5）脊柱严重后凸或侧凸畸形、极度肥胖或不能耐受俯卧位者为相对禁忌证，可以采用仰卧位、侧卧位或仰卧斜位等体位进行手术。

（3）PCNL技术特点：PCNL技术的核心是建立并维持合理的经皮肾通道。合理的经皮肾通道的基本组成为：皮肤－肾皮质－肾乳头－肾盏－肾盂。皮肤穿刺点多选在腋后线，经肾的背外侧少血管区域（Brodel线）进入肾实质，出血的风险较低。至于穿刺肾的上、中、下盏，要便于操作，能最大限度地取出肾结石。

PCNL分为Ⅰ期和Ⅱ期。Ⅰ期PCNL是建立通道后马上进行碎石，适用于各种肾结石；Ⅱ期PCNL是在建立通道5~7天后再进行碎石，适用于合并感染、肾后性肾功能不全者需要引流者及Ⅰ期操作出血明显或残余结石者。Ⅰ期的优点是：一次操作、患者痛苦小、住院时间短、费用低，结石是否合并肾积水都可进行。缺点是：容易出血、视野不清，由于窦道未形成，操作鞘脱出后容易失败。Ⅱ期手术的优点是：窦道已经形成，出血少、视野清晰。缺点是患者治疗时间长，对于不积水的肾结石不易建立通道，而且由非手术医生建立的皮肾通道可能不是最佳通道，不利于术者操作。

通道的大小可以F14~F30。一般将F14~F20称为微造瘘mPCNL，F22~F24称为标准通道，F26~F30称为大通道。大多数肾结石可以通过单个通道治疗，对于复杂肾结石可以建立两个或多个通道。

（4）术前准备

1）影像学检查：术前需要进行必要的影像学检查，包括KUB/IVP加CT平扫，或KUB加CT增强。术前需要明确肾结石的数目、大小、分布，并对肾脏及周围器官的解剖进行仔细评估，以选择最佳穿刺通道，以免并发症的发生。

2）控制感染：尿常规异常、与结石有关的发热者，需要控制感染。治疗前应根据尿培养药敏试验结果选择抗生素，即使尿培养阴性，手术当天也应选用广谱抗生素预防感染。

3）签署患者知情同意书：虽然PCNL是一种微创手术，但它仍然存在一定风险，手术前应将残余结石、出血、周围器官损伤、情况严重时需中转开放手术，甚至需要行肾切除术等情况以书面的形式告知患者及其家属。

（5）Ⅰ期PCNL手术步骤

1）麻醉：连续硬膜外麻醉，或蛛网膜下隙麻醉联合连续硬膜外麻醉，或全身麻醉。

2）留置输尿管导管：膀胱镜下留置F5~F7输尿管导管，作用如下。①向肾盂内注水造成年人工"肾积水"，利于经皮肾穿刺，对于不积水的肾结石病例更有作用；注入造影剂使肾盂肾盏显影，指导X线引导穿刺针。②指导肾盂输尿管的位置。③碎石过程中防止结石碎块进入输尿管。④碎石过程中，通过输尿管导管加压注水，利于碎石排出。

3）体位：多采用俯卧位，但俯卧位不便于施行全身麻醉。也可采用侧卧位、斜侧卧位。

4）定位：建立经皮肾通道需要B超或X线定位。X线的优点是直观；缺点是有放射性，而且不能观察穿刺是否损伤周围脏器。B超的优点是无辐射、可以实时监测穿刺避免周围脏器损伤、熟练掌握后穿刺成功快；术中还能明确残余结石位置，指导寻找结石，提高结石取净机会；缺点是不够直观，需要经过特殊培训才能掌握。

5)穿刺:穿刺点可选择在 12 肋下至 10 肋间腋后线到肩胛线之间的区域,穿刺经后组肾盏入路,方向指向肾盂。对于输尿管上段结石、肾多发性结石以及合并输尿管肾盂的接合处 UPJ 狭窄需同时处理者,可首选经肾后组中盏入路,通常选 11 肋间腋后线和肩胛下线之间的区域做穿刺点。穿刺上、下组肾盏时,须注意可能会发生胸膜和肠管的损伤。穿刺成功后,有尿液溢出。将导丝经穿刺针送入肾盂。该导丝在 PCNL 中具有重要作用,在随后的操作中,保持导丝不脱出。撤穿刺针,记住穿刺针的方向和穿刺深度。

6)扩张:用扩张器沿导丝逐级扩张至所需的管径,扩张器进入的方向要与穿刺针进入的方向一致。扩张器进入的深度不能超过穿刺针进入的深度。否则,进入过深容易造成肾盂壁的损伤或穿透对侧肾盂壁,造成出血,而且无法用肾造瘘管压迫止血。扩张器可使用筋膜扩张器、Amplatz 扩张器、高压球囊扩张器或金属扩张器扩张,具体使用哪种扩张器以及扩张通道的大小,根据医生的经验以及当时具备的器械条件决定。扩张成功后,将操作鞘置入肾盏。

7)腔内碎石与取石:较小结石可直接取出,较大结石可利用钬激光、气压弹道、超声、液电器械等击碎。碎石过程中需保持操作通道通畅,避免肾盂内压力增高,造成水中毒或菌血症。碎石可用冲洗和钳取方式取出。带吸引功能的超声气压弹道碎石器可在碎石同时吸出结石碎片,使肾内压降低,尤其适用于体积较大的感染性结石患者。根据情况决定是否放置双 J 管,手术结束时留置肾造瘘管可以压迫穿刺通道、引流肾集合系统、减少术后出血和尿外渗,有利于再次处理残石,而且不会增加患者疼痛的程度和延长住院的时间。有些医生尝试术后不留置造瘘管,对于初学者不适用。

8)术后处理:监测生命体征和引流液颜色,防止水中毒、感染等。术后 1 日复查 KUB,如无残余结石,可于术后 1~2 日拔除肾造瘘管。如存在残余结石,根据情况进行 II 期 PCNL 或多通道 PCNL 或联合 ESWL,残余尿酸胱氨酸结石可通过造瘘管进行溶石治疗。

(6)常见并发症及其处理

1)肾实质出血:是 I 期经皮肾镜操作的常见并发症。通常为静脉性出血。术中肾实质出血常可通过操作鞘压迫控制,如术中出血严重,应停止手术,用气囊导管压迫控制,择期行 II 期手术。术后出血可夹闭肾造瘘管,通常出血可得到控制。如出血较多,需要及时输血。动脉性出血较严重,如出血不能得到控制、血红蛋白进行性下降者,可行动脉造影检查,必要时行选择性肾动脉栓塞,若出血凶险难以控制,应及时改开放手术,以便探查止血,必要时切除患肾。

2)邻近脏器损伤:肋间穿刺可能损伤胸膜、肝、脾,利用超声引导穿刺可以避免。一旦发现患者出现胸痛、呼吸异常、怀疑气胸或液气胸,应立即停止手术,留置肾造瘘管并保持引流通畅,留置胸腔闭式引流管。穿刺位点偏下或偏前,可能损伤肠管。重在预防和及时发现,并做出符合外科原则的处理。

3)集合系统穿孔:操作中碎石器械移动幅度过大可造成集合系统穿孔,如保持操作通道通畅,小的穿孔可不必处理。如穿孔造成出血、水吸收等应停止手术,放置输尿管支架管及肾造瘘管,充分引流。择期行 II 期手术。

4)稀释性低钠血症:手术时间过长、高压灌注造成水吸收过多所致。停止手术,急查电解质,予高渗盐水、利尿、吸氧等治疗可缓解。

5)感染和肾周积脓:重在预防,术前控制泌尿系统感染,肾积水明显者给予充分引流。

手术后保持输尿管导管、肾造瘘管通畅非常重要,并给予抗生素治疗。

(7)开展 PCNL 注意事项:PCNL 是一项技术要求很高的操作,需要术者具有相当的专业技术和经验,应在有条件的医院施行。开展 PCNL 前,应利用模拟器械、动物手术等进行模拟训练。开展手术早期宜选择简单病例,如:单发肾盂结石合并中度以上肾积水,患者体形中等,无其他伴随疾病。复杂或体积过大的肾结石手术难度较大,应在经验丰富的医生指导下手术。合并肾功能不全者或肾积脓先行经皮肾穿刺造瘘引流,待肾功能改善及感染控制后再行Ⅱ期取石。完全鹿角形肾结石可分期多次多通道取石,但手术次数不宜过多(一般单侧取石不超过 3 次),每次手术时间不宜过长,需视患者耐受程度而定。

3.输尿管肾镜碎石 虽然直径<2cm 的肾结石首选 ESWL 治疗,但随着输尿管镜技术的发展,近年来利用逆行输尿管肾镜(retrograde intrarenal surgery,RIRS)成功治疗肾结石,与 ESWL 相比,RIRS 虽然是有创治疗,但其碎石效果精确、彻底。RIRS 主要利用软输尿管镜。软输尿管镜型号在 F7.5 左右,容易达到肾盂。为了观察到全部肾盏,需要 X 线透视辅助。

(1)适应证:直径<2cm 的肾结石。尤其适用于 ESWL 定位困难的、X 线阴性肾结石,ESWL 治疗效果不好的嵌顿性肾下盏结石和坚韧结石(一水草酸钙结石、胱氨酸结石等),极度肥胖、严重脊柱畸形建立 PCNL 通道困难者,不能停用抗凝药物者及肾盏憩室内结石。

(2)禁忌证:不能控制的全身出血性疾病。未控制的泌尿道感染。严重的心肺功能不全,无法耐受手术。严重尿道狭窄及输尿管狭窄。严重髋关节畸形,截石位困难。

(3)术前准备:术前准备与 PCNL 相似,主要内容包括通过 KUB/IVP 和 CT 精确定位结石,术前控制尿路感染,预防性应用抗生素等。

(4)操作方法:采用逆行途径,向输尿管插入导丝,经输尿管硬镜或者软镜镜鞘扩张后,软输尿管镜沿导丝进入肾盂并找到结石。使用 200μm 软激光传导光纤,利用钬激光将结石粉碎成易排出的细小碎粒。部分较大碎石可利用镍制套石网篮取出。使用输尿管软镜配合 200μm 可弯曲的(钬激光)纤维传导光纤,可以到达绝大多数的肾盏。盏颈狭窄者,可以利用钬激光光纤切开狭窄的盏颈,再进行碎石。

钬激光配合 200μm 的纤维传导光纤,是目前逆行输尿管软镜治疗肾结石的最佳选择。综合文献报道,结石清除率为 71%～94%。逆行输尿管软镜治疗肾结石可以作为 ESWL 和 PCNL 的有益补充。

(5)逆行输尿管软镜治疗肾结石的影响因素

1)结石的大小:结石的大小与碎石后清除率呈负相关。对于大的肾结石,手术的时间和风险会相应增加。直径>2cm 的肾结石,碎石时间常常需要 1 小时以上,术者和患者应有充分的思想准备并密切配合。

2)肾盂肾下盏夹角:当肾盂肾下盏夹角过小,如<90°时,将会影响输尿管镜末端的自由转向,从而影响激光光纤抵达部分结石,影响碎石效果。

3)软输尿管肾镜的技术要求非常高,需要术者具备相当的腔镜操作经验。

(6)并发症及其处理:近期并发症包括败血症、"石街"形成、输尿管损伤、尿路感染等,发生率为 5%～9%。

输尿管撕脱为较严重的并发症,可采用自体肾移植或肠代输尿管治疗。重在预防。导丝的应用和 X 线透视辅助对预防输尿管撕脱有帮助,如操作中发现输尿管阻力大或发现输尿管裂伤明显,应及时终止手术。

发现输尿管穿孔,可留置输尿管支架管2周。

远期并发症主要是输尿管狭窄,发生率约1%,与所用器械和术者经验显著有关。

4.开放手术或腹腔镜手术取石　近年来,随着体外冲击波碎石和腔内泌尿外科技术的发展,特别是经皮肾镜和输尿管镜碎石取石术的广泛应用,开放性手术在肾结石治疗中的运用已经显著减少。在某些医院,肾结石病例中开放手术仅占1%~5.4%。但是,开放性手术取石在某些情况下仍具有极其重要的临床应用价值。

(1)适应证

1)ESWL、PCNL、URS手术或治疗失败,或上述治疗方式出现并发症须开放手术处理。

2)骨骼系统异常不能摆ESWL、PCNL、URS体位者。

3)肾结石合并解剖异常者,如肾盂输尿管连接部狭窄、漏斗部狭窄、肾盏憩室等。这些解剖异常需要在取石同时进行处理。

4)异位肾、马蹄肾等不易行ESWL、PCNL、URS等手术者。

5)同时需要开放手术治疗其他疾病。

6)无功能肾需行肾切除术。

7)小儿巨大肾结石,开放手术简单,只需一次麻醉。

(2)手术方法:包括肾盂切开取石术、肾盂肾实质联合切开取石术、无萎缩性肾实质切开取石术、无功能肾切除术和肾脏部分切除术、肾盂输尿管连接部成形术等。这些手术方式现在基本可以通过腹腔镜手术来完成。一般来说,腹腔镜手术比开放手术出血少、并发症少、住院时间短、恢复快,但手术时间较长。腹腔镜手术需要经过专门培训,还需要完善的设备支持。

(四)特殊情况的治疗

1.鹿角形肾结石　鹿角形肾结石是指充满肾盂和至少1个肾盏的结石。部分性鹿角形结石仅仅填充部分集合系统,而完全性鹿角形结石则填充整个肾集合系统。新发的鹿角形肾结石都应该积极地治疗,告知患者积极治疗的益处与相关的风险。在大多数的情况下,PCNL应作为首选的治疗手段;若肾解剖正常,体积小的鹿角形肾结石可考虑单用ESWL治疗,碎石前应先保证充分的引流;若结石无法通过合理次数的微创技术处理,可考虑采用开放手术。

鹿角形肾结石以单通道的经皮肾取石术有时无法清除所有结石,可以建立第2,第3条微创经皮肾通道,进行多通道碎石取石术。多通道的建立时间,通常在第一通道变为成熟通道的基础上才可以进行,一般在Ⅰ期手术后5~7日。对于操作熟练者如手术顺利,可一期进行多通道穿刺。由于第2、第3通道仅需扩张至F14~F18,损伤和出血的危险较小,安全性较高。多通道形成后可加快取石的速度,提高对鹿角形肾结石的清除能力。

完全性鹿角形肾结石可分期多次取石,对巨大的结石可采用多通道取石,但手术的次数不宜过多(一般单侧取石≤3次),每次手术的时间不宜过长。必要时需视患者的耐受程度和医生的经验,联合应用ESWL辅助或PCNL-ESWL-PCNL"三明治治疗法"。

若无很好的条件和经验开展PCNL,鹿角形结石可采用开放性手术治疗(方法参照肾开放性手术)。可以选择的手术包括扩大的肾盂肾盏切开取石术、无萎缩性肾实质切开取石术、复杂的放射状肾实质切开术和低温下肾脏手术。

2.马蹄肾肾结石　马蹄肾肾结石可采用 PCNL,也可采用开放手术取石。马蹄肾的两肾下极多在脊柱前方融合成峡部,输尿管与肾盂高位连接,伴有肾旋转不良,各组肾盏朝向背侧。因肾脏位置较正常低,肾上极更靠后外侧,故穿刺时多从背部经肾上盏或中盏入路。由于输尿管上段在峡部前侧位跨越行走并与肾盂连接,UPJ 处呈坡状,肾盏漏斗部狭长,造成术后残石很难自行排出,尤其是肾下盏结石,所以手术中应尽量清除所有结石,必要时进行多通道碎石取石术。如果 UPJ 的高位连接未造成明显的功能性梗阻,一般可不予处理。

马蹄肾肾结石如需行 ESWL,应根据肾在体表的投影,取俯卧位行 ESWL 治疗(冲击波从前腹进入体内)。

3.孤立肾肾结石　孤立肾患者由于代偿性肾增大,肾皮质厚,在 PCNL 手术中,穿刺、扩张时容易出血。可采用微造瘘 mPCNL,建立 F14~F18 皮肾通道,对肾皮质的损伤减少、出血的概率较低。另外,分两期手术较安全。手术的关键在于解除梗阻,改善肾功能,采用合理的通道大小和取石次数。对于难以取净的残石可术后结合 ESWL 治疗。每次治疗后监测肾功能的变化,治疗间隔的时间适当延长。若无很好的条件和经验开展 PCNL,也可采用开放手术取石。

4.移植肾肾结石　移植肾为孤立功能肾,患者长期服用免疫抑制剂,抵抗力低下,合并肾结石时应采取创伤小、效果确切的治疗方法。推荐肾移植伴肾结石的患者采用 ESWL 和 PCNL 治疗。由于移植肾位于髂窝,位置表浅,经皮肾穿刺容易成功。移植肾及输尿管均处于去神经状态,因此,可以在局部麻醉+静脉镇痛下进行手术。一般来说,患者采用仰卧位。但是,如果合并输尿管狭窄,则采用截石位。移植肾的输尿管膀胱吻合口多位于膀胱顶侧壁,输尿管逆行插管不易成功。术中可先进行 B 超定位,穿刺成功后注入造影剂,然后在 X 线定位下穿刺目标肾盏。手术时间不宜过长,出血明显时应待 Ⅱ 期手术取石。

5.肾盏憩室结石　肾盏憩室结石可采用 PCNL 或逆行输尿管软镜来处理。后腹腔镜手术也可用于治疗肾盏憩室结石。通常不采用 ESWL 治疗,因为肾集合系统和憩室之间的连接部相对狭窄,即使碎石效果较好,结石仍有可能停留在原处而无法排出。mPCNL 治疗时,术中经预置的导管逆行注入亚甲蓝帮助寻找狭小的漏斗部开口,取石后将狭窄部切开或扩张,并放置一根 F6 双 J 管,留置 30 天。腹侧的肾盏憩室可以经腹腔镜下切除,祛除结石、缝合憩室口。

6.盆腔肾肾结石　对于肾脏位于盆腔的患者,推荐使用 ESWL 治疗。PCNL 的难度大,一般不宜采用,必要时可采取开放手术或腹腔镜手术。

7.髓质海绵肾结石　海绵肾表现为部分肾髓质集合管的囊状扩张,形成的结石一般位于肾乳头的近端,结石细小呈放射状分布。只要结石不引起梗阻,一般不需要处理肾结石。经皮肾取石术难以处理此类结石,而且极易损伤肾乳头,日后形成的瘢痕会造成集合管的梗阻。较大的结石或结石排至肾盂或肾盏引起梗阻时,可采用 ESWL、RIRS 或 PCNL 治疗。口服枸橼酸制剂及维生素 B_6、增加液体的摄入以抑制结石的生长。

8.小儿肾结石　小儿肾结石一般可用 ESWL 治疗,因小儿的代偿能力较强,排石能力较成年人强,单纯碎石的指征较成年人稍宽。若结石较大而梗阻不严重,应先置双 J 管后碎石;如碎石效果不佳或结石梗阻严重,则可采取微创经皮肾取石解决。一般情况下不宜双侧同时碎石或经皮取石。

9.过度肥胖的患者　对于过度肥胖的患者,患者皮肤至结石的距离过大,ESWL 定位困难,因而不易成功,推荐选用 PCNL 或开放手术。标准经皮肾取石术使用的肾镜太短,不适合这类患者的手术操作,过去曾被认为是手术的禁忌证。但是,微创经皮肾取石术由于使用了长而纤细的窥镜,只需在扩张通道时使用加长的工作鞘。

肥胖患者对俯卧位耐受差,易发生通气障碍,体位可采用患侧垫高 45°的斜仰卧位,患者相对更易耐受手术。必要时可采取气管插管全身麻醉。

由于皮肾通道较长,留置的肾造瘘管术后容易脱出,可以放置 F14～F16 的末端开口的气囊导尿管,向外轻轻牵引后皮肤缝线固定。X 线透视下注入造影剂,确保气囊位于肾盏内。

(五)结石治疗的注意事项

1.双侧上尿路结石的处理原则 双侧上尿路同时存在结石约占结石患者的 15%,传统的治疗方法一般是对两侧结石进行分期手术治疗,随着体外碎石,腔内碎石设备的更新与泌尿外科微创技术的进步,对于部分一般状况较好、结石清除相对容易的上尿路结石患者,可以同期微创手术治疗双侧上尿路结石。

(1)双侧输尿管结石,如果总肾功能正常或处于肾功能不全代偿期,血肌酐值<178.0μmol/L,先处理梗阻严重一侧的结石;如果总肾功能较差,处于氮质血症或尿毒症期,先治疗肾功能较好一侧的结石,条件允许,可同时行对侧经皮肾穿刺造瘘,或同时处理双侧结石。

(2)双侧输尿管结石的客观情况相似,先处理主观症状较重或技术上容易处理的一侧结石。

(3)一侧输尿管结石,另一侧肾结石,先处理输尿管结石,处理过程中建议参考总肾功能、分肾功能与患者一般情况。

(4)双侧肾结石,一般先治疗容易处理且安全的一侧,如果肾功能处于氮质血症或尿毒症期,梗阻严重,建议先行经皮肾穿刺造瘘术,待肾功能与患者一般情况改善后再处理结石。

(5)孤立肾上尿路结石或双侧上尿路结石致急性梗阻性无尿,只要患者情况许可,应及时外科处理,如不能耐受手术,应积极试行输尿管逆行插管或经皮肾穿刺造瘘术,待患者一般情况好转后再选择适当治疗方法。

(6)对于肾功能处于尿毒症期,并有水电解质和酸碱平衡紊乱的患者,建议先行血液透析,尽快纠正其内环境的紊乱,并同时行输尿管逆行插管或经皮肾穿刺造瘘术,引流肾脏,待病情稳定后再处理结石。

2.合并尿路感染的结石的处理原则 由于结石使尿液瘀滞易并发感染,同时结石作为异物促进感染的发生,两者可相互促进,对肾功能造成严重破坏。在未祛除结石之前,感染不易控制,严重者可并发菌血症或脓毒血症,甚至危及生命。

所有结石患者都必须进行菌尿检查,必要时行尿培养。当菌尿试验阳性,或者尿培养提示细菌生长,或者怀疑细菌感染时,在取石之前应该使用抗生素治疗,对于梗阻表现明显、集合系统有感染的结石患者,需进行置入输尿管支架管或经皮肾穿刺造瘘术等处理。

上尿路结石梗阻并发感染尤其是急性炎症期的患者不宜碎石,否则易发生炎症扩散甚至出现脓毒血症,而此类患者单用抗生素治疗又难以奏效,此时亦不宜行输尿管镜取石术。通过经皮肾微穿刺造瘘及时行梗阻以上尿路引流可减轻炎症,使感染易于控制,避免感染及梗阻造成肾功能的进一步损害。经皮肾微穿刺造瘘术的应用扩大了体外冲击波碎石及腔镜取石的适应证,可减少并发症,提高成功率,两者合并应用是上尿路结石梗阻伴感染的理想治疗方法。

结石并发尿路真菌感染是临床治疗的难点,常见于广谱抗生素使用时间过长。出现尿路真菌感染时,应积极应用敏感的抗真菌药物。但是,全身应用抗真菌药物毒不良反应大,可能加重肾功能的损害,采用局部灌注抗真菌药治疗上尿路结石并发真菌感染是控制真菌感染的好方法。

3.残石碎片的处理　残石碎片常见于 ESWL 术后,也可见于 PCNL、URS 术以及复杂性肾结石开放取石术后,最多见于下组肾盏。结石不论大小,经 ESWL 治疗后都有可能形成残石碎片。结石残余物的直径不超过 4mm,定义为残余碎片,直径≥5mm 的结石则称为残余结石。

残石碎片可导致血尿、疼痛、感染、输尿管梗阻及肾积水等并发症的发生。无症状的肾脏残余结石增加了结石复发的风险,残石可以为新结石的形成提供核心。感染性结石的患者在进行治疗后,如伴有结石残留,则结石复发的可能性更大。对于无症状、石块不能自行排出的患者,应该依据结石情况进行相应的处理。有症状的患者,应积极解除结石梗阻,妥善处理可能出现的问题;同时应采取必要的治疗措施以消除症状。有残余碎片或残余结石的患者应定期复查以确定其致病因素,并进行适当预防。

关于"无临床意义的残石碎片"的定义存在很多争论。对于伴有残余结石碎片的患者,长期随访研究表明:随着时间延长,残片逐渐增大,结石复发率增加,部分患者需重复进行取石治疗。

对于下组肾盂存在结石或碎片且功能丧失的患者,下极肾部分切除术可以作为治疗选择之一。对于上、中组肾盏的结石,可采用输尿管软镜直接碎石。经皮化学溶石主要适用于含有磷酸镁铵、碳酸盐、尿酸及胱氨酸和磷酸氢钙的结石。对于残余结石直径>20mm 的患者,可采用 ESWL 或 PCNL 治疗,在行 ESWL 前,推荐置入双 J 管,可以减少结石在输尿管的堆积,避免出现"石街"。

4."石街"的治疗　"石街"为大量碎石在输尿管与男性尿道内堆积没有及时排出,堆积形成"石街",阻碍尿液排出,以输尿管"石街"为多见。

输尿管"石街"形成的原因有:①一次粉碎结石过多。②结石未能粉碎为很小的碎片。③两次碎石间隔时间太短。④输尿管有炎症、息肉、狭窄和结石等梗阻。⑤碎石后患者过早大量活动。⑥ESWL 引起肾功能损害,排出碎石块的动力减弱。⑦ESWL 术后综合治疗关注不够。如果"石街"形成 2 周后不及时处理,肾功能恢复将会受到影响;如果"石街"完全堵塞输尿管,6 周后肾功能将会完全丧失。

在对较大的肾结石进行 ESWL 之前常规放置双 J 管,"石街"的发生率大为降低。无感染的"石街"可继续用 ESWL 治疗,重点打击"石街"的远侧较大的碎石。对于有感染迹象的患者,给予抗生素治疗,并尽早予以充分引流,常采用经皮肾穿刺造瘘术,通常不宜放置输尿管支架管。待感染控制后,行输尿管镜手术,可联合 PCNL。

5.妊娠合并结石的治疗　妊娠合并尿路结石较少见,发病率小于 0.1%,其中,妊娠中、晚期合并泌尿系结石较妊娠早期者多见。妊娠合并结石的临床表现主要有腰腹部疼痛、恶心呕吐、膀胱刺激征、肉眼血尿和发热等,与非妊娠期症状相似,且多以肾绞痛就诊。

鉴于 X 线对胎儿的致畸等影响,妊娠合并结石患者禁用放射线检查包括 CT。MRI 检查对肾衰竭患者以及胎儿是安全的,特别是结石引起的肾积水,采用磁共振泌尿系水成像能清楚地显示扩张的集合系统，能明确显示梗阻部位。B超对结石的诊断准确率高且对胎儿无损害，可反复应用，为首选的方法。通过B超和尿常规检查结合临床表现诊断泌尿系结石并不困难。

妊娠合并结石首选保守治疗，禁止行ESWL（无论是否为B超定位）。应根据结石的大小、梗阻的部位、是否存在着感染、有无肾实质损害以及临床症状来确定治疗方法。原则上对于结石较小、没有引起严重肾功能损害者，采用综合排石治疗，包括多饮水、适当增加活动量、输液利尿、解痉、止痛和抗感染等措施促进排石。

对于妊娠的结石患者，保持尿流通畅是治疗的主要目的。通过局部麻醉下经皮肾穿刺造瘘术、置入双J管或输尿管支架等方法引流尿液，可协助结石排出或为以后治疗结石争取时间。妊娠期间麻醉和手术的危险很难评估，妊娠前3个月（早期）全身麻醉会导致畸胎的概率增加，但是，一般认为这种机会很小。提倡局部麻醉下留置输尿管支架，建议每2月更换1次点架管以防结石形成被覆于支架管。肾积水合并感染积液者，妊娠22周前在局部麻醉及B超引导下进行经皮肾造瘘术为最佳选择，引流的同时尚可进行细菌培养以指导治疗。与留置输尿管支架管一样，经皮肾穿刺造瘘也可避免在妊娠期进行对妊娠影响较大的碎石和取石治疗。

第五节　预防和随访

一、尿路结石的预防

1.含钙尿路结石的预防　由于目前对各种预防含钙结石复发的治疗措施仍然存在着一定的争议，而且，患者往往需要长期甚至终身接受治疗，因此，充分地认识各种预防措施的利弊是最重要的。对任何一种预防性措施来说，不仅需要其临床效果确切，同时，还要求它简单易行，而且没有不良反应。否则，患者将难以遵从治疗。

含钙尿路结石患者的预防措施应该从改变生活习惯和调整饮食结构开始，保持合适的体重指数、适当的体力活动、保持营养平衡和增加富含枸橼酸的水果摄入是预防结石复发的重要措施。只有在改变生活习惯和调整饮食结构无效时，再考虑采用药物治疗。

（1）增加液体的摄入：增加液体的摄入能增加尿量，从而降低尿路结石成分的过饱和状态，预防结石的复发。推荐每天的液体摄入量在4L以上，使每天的尿量保持在2.0~2.5L以上。建议尿石症患者在家中自行测量尿的比重，使尿的比重低于1.010为宜，以达到并维持可靠的尿液稀释度。

关于饮水的种类，一般认为以草酸含量少的非奶制品液体为宜。饮用硬水是否会增加含钙结石的形成，目前仍然存在不同的看法。应避免过多饮用咖啡因，红茶、葡萄汁、苹果汁和可口可乐。推荐多喝橙汁、柠檬水。

（2）饮食调节：维持饮食营养的综合平衡，强调避免其中某一种营养成分的过度摄入。

1）饮食钙的含量，饮食钙的含量低于20mmol/d（800mg/d）就会引起体内的负钙平衡。低钙饮食虽然能够降低尿钙的排泄，但是可能会导致骨质疏松和增加尿液草酸的排泄。摄入正常钙质含量的饮食、限制动物蛋白和钠盐的摄入比传统的低钙饮食具有更好的预防结石复发的作用。正常范围或者适当程度的高钙饮食对于预防尿路含钙结石的复发具有临床治疗的价值。但是,饮食含钙以外的补钙对于结石的预防可能不利,因为不加控制的高钙饮食会增加尿液的过饱和水平。通过药物补钙来预防含钙结石的复发仅适用于肠源性高草酸尿症,口服200~400mg枸橼酸钙在抑制尿液草酸排泄的同时,可以增加尿液枸橼酸的排泄。推荐多食用乳制品(牛奶、干酪、酸乳酪等)、豆腐等食品。成年人每天钙的摄入量应为20~25mmol(800~1000mg)。推荐吸收性高钙尿症患者摄入低钙饮食,不推荐其他患者摄入限钙饮食。

2)限制饮食中草酸的摄入:虽然仅有10%~15%的尿液草酸来源于饮食,但是,大量摄入富含草酸的食物后,尿液中的草酸排泄量会明显增加。草酸钙结石患者尤其是高草酸尿症的患者应该避免摄入诸如甘蓝、杏仁、花生、甜菜、欧芹、菠菜、大黄、红茶和可可粉等富含草酸的食物。其中,菠菜中草酸的含量是最高的,草酸钙结石患者更应该注意忌食菠菜。低钙饮食会促进肠道对草酸盐的吸收,增加尿液草酸盐的排泄。补钙对于减少肠道草酸盐的吸收是有利的,但仅适用于肠源性高草酸尿症患者。

3)限制钠盐的摄入:高钠饮食会增加尿钙的排泄,每天钠的摄入量应少于29。

4)限制蛋白质的过量摄入:低碳水化合物和高动物蛋白饮食与含钙结石的形成有关。高蛋白质饮食引起尿钙和尿草酸盐排泄增多的同时,使尿的枸橼酸排泄减少,并降低尿的pH,是诱发尿路含钙结石形成的重要危险因素之一。推荐摄入营养平衡的饮食,保持早、中、晚三餐营养的均衡性非常重要。避免过量摄入动物蛋白质,每天的动物蛋白质的摄入量应该限制在150g以内。其中,复发性结石患者每天的蛋白质摄入量不应该超过80g。

5)减轻体重:研究表明,超重是尿路结石形成的至关重要的因素之一。建议尿路结石患者维持适度的体重指数(body mass index,BMI)。

6)增加水果和蔬菜的摄入:饮食中水果和蔬菜的摄入可以稀释尿液中的成石危险因子,但并不影响尿钾和尿枸橼酸的浓度。因此,增加水果和蔬菜的摄入可以预防低枸橼酸尿症患者的结石复发。

7)增加粗粮及纤维素饮食:米麸可以减少尿钙的排泄,降低尿路结石的复发率,但要避免诸如麦麸等富含草酸的纤维素食物。

8)减少维生素C的摄入:维生素C经过自然转化后能够生成草酸。服用维生素C后尿草酸的排泄会显著增加,形成草酸钙结晶的危险程度也相应增加。尽管目前还没有资料表明大剂量的维生素C摄入与草酸钙结石的复发有关,建议复发性草酸钙结石患者避免摄入大剂量的维生素C。推荐他们每天维生素C的摄入不要超过1.0g。

9)限制高嘌呤饮食:伴高尿酸尿症的草酸钙结石患者应避免高嘌呤饮食,推荐每天食物中嘌呤的摄入量少于500mg。富含嘌呤的食物有:动物的内脏(肝脏及肾脏)、家禽皮、带皮的鲱鱼、沙丁鱼、凤尾鱼等。

(3)药物预防性治疗:用于含钙结石预防性治疗的药物虽然种类很多,但是,目前疗效较为肯定的只有碱性枸橼酸盐、噻嗪类利尿剂和别嘌醇。

1)噻嗪类利尿药:噻嗪类利尿药(如苯氟噻、三氯噻嗪、氢氯噻嗪和吲达帕胺等)可以降低尿钙正常患者的尿钙水平,降低尿液草酸盐的排泄水平,抑制钙的肠道吸收。另外,噻嗪类药物可以抑制骨质吸收,增加骨细胞的更新,防止伴高钙尿症结石患者发生骨质疏松现象。因此,噻嗪类利尿药的主要作用是减轻高钙尿症,适用于伴高钙尿症的含钙结石患者。常用剂量为氢氯噻嗪25mg,或者三氯噻嗪1mg/d。

噻嗪类利尿药的主要不良反应是低钾血症和低枸橼酸尿症,与枸橼酸钾一起应用可以减轻不良反应,并且可以增强预防结石复发的作用。部分患者长期应用后可能会出现低血压、疲倦和勃起障碍,应该注意用药后发生低镁血症和低镁尿症的可能性。

2)正磷酸盐:正磷酸盐能够降低 $1,25(OH)_2-D_3$ 的合成,主要作用是减少钙的排泄并增加磷酸盐及尿枸橼酸的排泄,可以抑制结石的形成。其中,中性正磷酸盐的效果比酸性正磷酸盐好。

正磷酸盐主要应用于伴有高钙尿症的尿路含钙结石患者,但是,目前还缺乏足够的证据来证明其治疗的有效性。因此,临床上可选择性地应用于某些尿路结石患者,不作为预防性治疗的首选药物。

3)磷酸纤维素:磷酸纤维素和磷酸纤维钠可以通过与钙结合形成复合物而抑制肠道对钙的吸收,从而降低尿钙的排泄。主要适用于伴吸收性高钙尿症的结石患者,但临床效果还不肯定。由于用药后可能会出现高草酸尿症和低镁尿症,因此目前不推荐将磷酸纤维素用于预防结石复发的治疗。

4)碱性枸橼酸盐:碱性枸橼酸盐能够增加尿枸橼酸的排泄,降低尿液草酸钙、磷酸钙和尿酸盐的过饱和度,提高对结晶聚集和生长的抑制能力,能有效地减少含钙结石的复发。

临床上用于预防含钙结石复发的碱性枸橼酸盐种类包括枸橼酸氢钾钠、枸橼酸钾、枸橼酸钠、枸橼酸钾钠和枸橼酸钾镁等制剂。枸橼酸钾和枸橼酸钠都具有良好的治疗效果,但是,钠盐能够促进尿钙排泄,单纯应用枸橼酸钠盐时,降低尿钙的作用会有所减弱。临床研究也表明枸橼酸钾盐的碱化尿液效果比钠盐好,而且,钾离子不会增加尿钙的排泄。因此,枸橼酸钾预防结石复发的作用比枸橼酸钠强。枸橼酸氢钾钠(友来特)具有便于服用、口感较好等优点,患者依从性较高。尽管碱性枸橼酸盐最适用于伴低枸橼酸尿症的结石患者,但是,目前认为其适应证可以扩大至所有类型的含钙结石患者。常用剂量为枸橼酸氢钾钠(友来特)1~2g,每日3次,枸橼酸1~2g或者枸橼酸钾钠3g,每日2~3次。碱性枸橼酸盐的主要不良反应是腹泻,患者服用后依从性较差。

5)别嘌醇:别嘌醇可以减少尿酸盐的产生,降低血清尿酸盐的浓度,减少尿液尿酸盐的排泄。此外,别嘌醇还可以减少尿液草酸盐的排泄。推荐别嘌醇用于预防尿酸结石和伴高尿酸尿症的草酸钙结石患者,用法为100mg,每天3次,或者300mg,每天1次。

6)镁剂:镁通过与草酸盐结合而降低草酸钙的过饱和度,从而抑制含钙尿路结石的形成。补充镁剂在促进尿镁增加的同时,可以增加尿枸橼酸的含量,并提高尿的pH。因此,镁剂能有效地降低草酸钙结石的复发。适用于伴有低镁尿症或不伴有低镁尿症的草酸钙结石患者。由于含钙结石患者伴低镁尿症者并不多(<4%),因此,除枸橼酸盐以外,目前不推荐将其他的镁盐单独用于预防含钙尿路结石复发的治疗。

7)葡胺聚糖:葡胺聚糖可以抑制草酸钙结石的生长,适用于复发性草酸钙结石的治疗,但目前还缺乏关于合成的或半合成的葡胺聚糖应用于预防含钙尿路结石复发的依据。

8)维生素 B_6:维生素 B_6 是体内草酸代谢过程中的辅酶之一,体内维生素缺乏可以引起草酸的排泄增高。大剂量的维生素 B_6(300~500mg/d)对于原发性高草酸尿症患者有治疗作用。维生素 B_6 主要用于轻度高草酸尿症和原发性高草酸尿症的患者。

9)中草药:目前认为对含钙结石具有一定预防作用的中草药包括泽泻、胖大海、金钱草、玉米须及芭蕉芯等。但是,尚缺乏临床疗效观察的报道。

2.感染结石的预防　推荐低钙、低磷饮食。氢氧化铝或碳酸铝凝胶可与小肠内的磷离子结合形成不溶的磷酸铝,从而降低肠道对磷的吸收和尿磷的排泄量。对于由尿素酶细菌感染导致的磷酸铵镁和碳酸磷灰石结石,应尽可能用手术方法清除结石。

推荐根据药物敏感试验结果使用抗生素治疗感染。强调抗感染治疗需要足够的用药疗程。在抗生素疗法的起始阶段,抗生素的剂量相对较大(治疗量),通过1~2周的治疗,使尿液达到无菌状态,之后可将药物剂量减半(维持量)并维持3个月。要注意每月做细菌培养,如又发现细菌或患者有尿路感染症状,将药物恢复至治疗量以更好地控制感染。

酸化尿液能够提高磷酸盐的溶解度,可以用氯化铵1g,2~3次/天或蛋氨酸500mg,2~3次/天。严重感染的患者,应该使用尿酶抑制剂。推荐使用乙酰羟肟酸和羟基脲等,建议乙酰羟肟酸的首剂量为250mg,每天2次持续4周,如果患者能耐受,可将剂量增加250mg,每天3次。

3.尿酸结石的预防 预防尿酸结石的关键在于增加尿量、提高尿液的pH和减少尿酸的形成和排泄3个环节。

(1)大量饮水:尿量保持在每日2000mL以上。

(2)碱化尿液:使尿的pH维持在6.5~6.8,可以给予枸橼酸氢钾钠(友来特)1~2g,3次/天,枸橼酸钾2~3g或者枸橼酸钾钠3~6g,2~3次/天,或者碳酸氢钠1.0g,3次/天。

(3)减少尿酸的形成:血尿酸或尿液尿酸增高者,口服别嘌醇300mg/d。叶酸比别嘌醇能够更有效地抑制黄嘌呤氧化酶活性,推荐口服叶酸5mg/d。

4.胱氨酸结石的预防 注意大量饮水以增加胱氨酸的溶解度,保证每天的尿量在3000mL以上,即饮水量至少要达到150mL/h。碱化尿液,使尿的pH达到7.5以上。可以服枸橼酸氢钾钠(友来特)1~2g,每日3次。避免进食富含蛋氨酸的食品,如大豆、小麦、鱼、肉、豆类和蘑菇等,低蛋白质饮食可减少胱氨酸的排泄。限制钠盐的摄入,推荐钠盐的摄入量限制在2g/d以下。尿液胱氨酸的排泄高于3mmol/24h时,应用硫普罗宁(α-巯基丙酰甘氨酸)250~2000mg/d或者卡托普利75~150mg/d。

5.其他少见结石的预防

(1)药物结石的预防

1)含钙药物结石的预防:补钙和补充维生素D引起的结石与尿钙的排泄增加有关,补充大剂量的维生素C可能会促进尿液草酸的排泄。因此,含钙药物结石的预防主要是减少尿钙和尿草酸的排泄,降低尿液钙盐和草酸盐的饱和度。

2)非含钙药物结石的预防:预防茚地那韦结石的最好方法是充分饮水,每日进水量达到3000mL以上,可以防止药物晶体的析出。酸化尿液使尿pH在5.5以下,可能有利于药物晶体的溶解。

3)氨苯蝶啶、乙酰唑胺、磺胺类药物结石的预防:方法是大量饮水以稀释尿液,适当应用碱性药物来提高尿液的pH,从而增加药物结晶的溶解度。

(2)嘌呤结石的预防:嘌呤结石(主要包括2,8-二羟腺嘌呤结石和黄嘌呤结石)的预防上应该采取低嘌呤饮食;别嘌醇能够抑制黄嘌呤氧化酶,可减少2,8-二羟腺嘌呤的排泄,从而起防止结石发生的作用。理论上说,碱化尿液可以促进2,8-二羟腺嘌呤的溶解。

二、尿路结石的随访

1.尿路结石临床治疗后的随访 尿路结石临床治疗的目的是最大限度地祛除结石、控制尿路感染和保护肾功能。因此，无石率、远期并发症的发生情况和肾功能的恢复情况是临床随访复查的主要项目。

（1）无石率：定期（1周，1个月、3个月、半年）复查 X 线照片、B 超或者 CT 扫描，并与术前对比，可以确认各种治疗方法的无石率。尿路结石临床治疗后总的无石率以 PCNL 最高，开放性手术次之，联合治疗再次，而 ESWL 最低。

（2）远期并发症：不同的治疗方法可能出现的并发症种类不一样，其中，PCNL 的远期并发症主要是肾功能丧失、肾周积液、复发性尿路感染、集合系统狭窄、输尿管狭窄和结石复发等；联合治疗的远期并发症主要是肾功能丧失、复发性尿路感染、残石生长和结石复发等；单纯 ESWL 的远期并发症包括肾功能丧失和结石复发等；开放性手术的远期并发症有漏尿、输尿管梗阻、肾萎缩、结石复发和反复发作的尿路感染等。术后注意定期复查有利于尽早发现并发症的存在。

（3）肾功能：术后 3 个月至半年复查排泄性尿路造影，以了解肾功能的恢复情况。

2.尿路结石预防性治疗后的随访　尿路结石患者大致可以分为不复杂的和相对复杂的两类。第一类包括初发结石而结石已排出的患者以及轻度的复发性结石患者；第二类包括病情复杂、结石频繁复发、经治疗后肾脏仍有残留结石或有明显的诱发结石复发的危险因素存在的患者。其中，第一类患者不需要随访，第二类患者需要随访。

推荐 2 次重复收集 24 小时尿液标本做检查的做法，这样可以提高尿液成分异常诊断的准确性。

空腹晨尿（或早上某一时点的尿标本）pH>5.8 时，则应怀疑伴有完全性或不完全性肾小管性酸中毒。同样，空腹晨尿或早上某一时点尿标本可以做细菌学检查和胱氨酸测定。测定血清钾浓度的目的主要是为诊断肾小管性酸中毒提供更多的依据。

第五章　膀胱结石

膀胱结石是较常见的泌尿系结石,好发于男性,男女比例为 10∶1。膀胱结石的发病率有明显的地区和年龄差异。总的来说,在经济落后地区,膀胱结石以婴幼儿为常见,主要由营养不良所致。随着我国经济的发展,膀胱结石的总发病率已显著下降,多见于 50 岁以上的老年人。

一、病因

膀胱结石分为原发性和继发性两种。原发性膀胱结石多由营养不良所致,现在除了少数发展中国家及我国一些边远地区外,其他地区该病已少见。继发性膀胱结石主要继发于下尿路梗阻、膀胱异物等。

1.营养不良　婴幼儿原发性膀胱结石主要发生于贫困饥荒年代,营养缺乏尤其是动物蛋白摄入不足是其主要原因。只要改善婴幼儿的营养,使新生儿有足够的母乳或牛乳喂养,婴幼儿膀胱结石是可以预防的。

2.下尿路梗阻　一般情况下,膀胱内的小结石以及在过饱和状态下形成的尿盐沉淀常可随尿流排出。但当有下尿路梗阻时,如良性前列腺增生、膀胱颈部梗阻、尿道狭窄、先天畸形、膀胱膨出、憩室、肿瘤等,均可使小结石和尿盐结晶沉积于膀胱而形成结石。

此外,造成尿流不畅的神经性膀胱功能障碍、长期卧床等,都可能诱发膀胱结石。尿液潴留容易并发感染,以细菌团、炎症坏死组织及脓块为核心,可诱发晶体物质在其表面沉积而形成结石。

3.膀胱异物　医源性的膀胱异物主要有长期留置的导尿管、被遗忘取出的输尿管支架管、不被机体吸收的残留缝线、膀胱悬吊物、由子宫内穿至膀胱的 Lippes 环等,非医源性异物如发夹、蜡块等。膀胱异物可作为结石的核心而使尿盐晶体物质沉积于其周围而形成结石。此外,膀胱异物也容易诱发感染,继而发生结石。

当发生血吸虫病时,其虫卵亦可成为结石的核心而诱发膀胱结石。

4.尿路感染　继发于尿液滞留及膀胱异物的感染,尤其是分泌尿素酶的细菌感染,由于能分解尿素产生氨,使尿 pH 升高,使尿磷酸钙、铵和镁盐的沉淀而形成膀胱结石。这种由产生尿素酶的微生物感染所引起、由磷酸镁铵和碳磷灰石组成的结石,又称为感染性结石。

含尿素酶的细菌大多数属于肠杆菌属,其中最常见的是奇异变形杆菌,其次是克雷白杆菌、假单孢菌属及某些葡萄球菌。少数大肠埃希菌、某些厌氧细菌及支原体也可以产生尿素酶。

5.代谢性疾病　膀胱结石由人体代谢产物组成,与代谢性疾病有着极其密切的关系,包括胱氨酸尿症、原发性高草酸尿症、特发性高尿钙、原发性甲状旁腺功能亢进症、黄嘌呤尿症、特发性低柠檬酸尿症等。

6.肠道膀胱扩大术　肠道膀胱扩大术后膀胱结石的发生率高达 36%~50%,主要原因是由肠道分泌黏液所致。

7.膀胱外翻-尿道上裂　膀胱外翻-尿道上裂患者在膀胱尿道重建术前因存在解剖及功能方面的异常,易发生膀胱结石。在重建术后,手术引流管、尿路感染、尿液滞留等又增加了结石形成的危险因素。

二、病理

膀胱结石的继发性病理改变主要表现为局部损害、梗阻和感染。由于结石的机械性刺激,膀胱黏膜往往呈慢性炎症改变。继发感染时,可出现滤泡样炎性病变、出血和溃疡,膀胱底部和结石表面均可见脓苔。偶可发生严重的膀胱溃疡,甚至穿破到阴道、直肠,形成尿瘘。晚期可发生膀胱周围炎,使膀胱和周围组织粘连,甚至发生穿孔。

膀胱结石易堵塞于膀胱出口、膀胱颈及后尿道,导致排尿困难。长期持续的下尿路梗阻可使膀胱逼尿肌出现代偿性肥厚,并逐渐形成小梁、小房和憩室,使膀胱壁增厚和肌层纤维组织增生。长期下尿路梗阻还可损害膀胱输尿管的抗反流机制,导致双侧输尿管扩张和肾积水,使肾功能受损,甚至发展为尿毒症。肾盂输尿管扩张积水可继发感染而发生肾盂肾炎及输尿管炎。

当尿路移行上皮长期受到结石、炎症和尿源性致癌物质刺激时,局部上皮组织可发生增生性改变,甚至出现乳头样增生或者鳞状上皮化生,最后发展为鳞状上皮癌。

三、临床表现

膀胱结石的主要症状是排尿疼痛、排尿困难和血尿。疼痛可为耻骨上或会阴部疼痛,由结石刺激膀胱底部黏膜所引起,常伴有尿频和尿急,排尿终末时疼痛加剧。如并发感染,则尿频、尿急更加明显,并可发生血尿和脓尿。排尿过程中结石常堵塞膀胱出口,使排尿突然中断并突发剧痛,疼痛可向阴茎、阴茎头和会阴部放射。排尿中断后,患者须晃动身体或采取蹲位或卧位,移开堵塞的结石,才能继续排尿,并可缓解疼痛。

小儿发生结石堵塞,往往疼痛难忍,大声哭喊,大汗淋漓,常用手牵扯阴茎或手抓会阴部,并变换各种体位以减轻痛苦。结石嵌顿下膀胱颈口或后尿道,则出现明显排尿困难,尿流呈滴沥状,严重时发生急性尿潴留。

膀胱壁由于结石的机械性刺激,可出现血尿,并常常表现为终末血尿。尿流中断后再继续排尿亦常伴有血尿。

老年男性膀胱结石多继发下前列腺增生症,可同时伴有前列腺增生症的症状;神经性膀胱功能障碍,尿道狭窄等引起的膀胱结石亦伴有相应的症状。

少数患者,尤其是结石较大且有下尿路梗阻及残余尿者,可无明显的症状,仅在做 B 超或 X 线检查时发现结石。

四、诊断

根据膀胱结石的典型症状,如排尿终末疼痛、排尿突然中断或小儿排尿时啼哭牵拉阴茎等,可做出膀胱结石的初步诊断。但这些症状绝非膀胱结石所独有,常需辅以 B 超或 X 线检查才能确诊,必要时做膀胱镜检查。

体检对膀胱结石的诊断帮助不大,多数病例无明显的阳性体征。结石较大者,经双合诊可扪及结石。婴幼儿直肠指检有时亦可摸到结石。经尿道将金属探条插入膀胱,可探出金属碰击结石的感觉和声音。目前此法已被 B 超及 X 线检查取代而很少采用。

实验室检查可发现尿中有红细胞或脓细胞,伴有肾功能损害时可见血肌酐、尿素氮升高。

超声检查简单实用,结石呈强光团并有明显的声影。当患者转动身体时,可见到结石在膀胱内移动。膀胱憩室结石则变动不大。

腹部平片亦是诊断膀胱结石的重要手段,结合 B 超检查可了解结石大小、位置、形态和数目,还可了解双肾、输尿管有无结石。应注意区分平片上的盆部静脉石、输尿管下段结石、淋巴结钙化影、肿瘤钙化影及粪石。必要时行静脉肾盂造影检查以了解上尿路情况,做膀胱尿道造影以了解膀胱及尿道情况。纯尿酸和胱氨酸结石为透 X 线的阴性结石,用淡的造影剂进行膀胱造影有助于诊断。

尿道膀胱镜检查是诊断膀胱结石最可靠的方法,尤其对于透 X 线的结石。结石在膀胱镜可一目了然,不仅可查清结石的大小、数目及其具体特征,还可明确有无其他病变,如前列腺增生、尿道狭窄、膀胱憩室、炎症改变、异物、癌变、先天性后尿道瓣膜及神经性膀胱功能障碍等。膀胱镜检查后,还可同时进行膀胱结石的碎石治疗。

五、治疗

膀胱结石的治疗应遵循两个原则,一是取出结石,二是去除结石形成的病因。膀胱结石如果来源于肾、输尿管,则同时处理;来源于下尿路梗阻或异物等病因时,在清除结石的同时去除这些病因。有的病因则需另行处理或取石后继续处理,如感染、代谢紊乱和营养失调等。

一般来说,直径小于 0.6cm,表面光滑,无下尿路梗阻的膀胱结石可自行排出体外。绝大多数的膀胱结石均需行外科治疗,方法包括体外冲击波碎石术、内腔镜手术和开放性手术。

1.体外冲击波碎石术　小儿膀胱结石多为原发性结石,可首选体外冲击波碎石术;成年人原发性膀胱结石≤3cm 者亦可以采用体外冲击波碎石术。膀胱结石进行体外冲击波碎石时多采用俯卧位或蛙式坐位,对阴囊部位应做好防护措施。由于膀胱空间大,结石易移动,碎石时应注意定位。较大的结石碎石前膀胱需放置 Foley 尿管,如需做第 2 次碎石,两次治疗间断时间应大于 1 周。

2.腔内治疗　几乎所有类型的膀胱结石都可以采用经尿道手术治疗。在内镜直视下经尿道碎石是目前治疗膀胱结石的主要方法,可以同时处理下尿路梗阻病变,如前列腺增生、尿道狭窄,先天性后尿道瓣膜等,亦可以同时取出膀胱异物。

相对禁忌证:①严重尿道狭窄经扩张仍不能置镜者。②合并膀胱挛缩者,容易造成膀胱损伤和破裂。③伴严重出血倾向者。④泌尿系急性感染期。⑤严重全身性感染。⑥全身情况差不能耐受手术者。⑦膀胱结石合并多发性憩室。

一般采用蛛网膜下隙麻醉、骶管阻滞麻醉或硬膜外麻醉均可,对于较小、单发的结石亦可选择尿道黏膜表面麻醉。小儿患者可采用全身静脉麻醉。手术体位取截石位。

目前常用的经尿道碎石方式包括机械碎石、液电碎石、气压弹道碎石、超声碎石、激光碎石等。

(1)经尿道机械碎石术:经尿道机械碎石术是用器械经尿道用机械力将结石击碎。常用器械有大力碎石钳及冲压式碎石钳,适用于 2cm 左右的膀胱结石。如同时伴有前列腺增生,尤其是中叶增生者,最好先行前列腺切除术,再行膀胱碎石术,两种手术可同时或分期进行。

机械碎石有盲目碎石和直视碎石两种,盲目碎石现已很少使用,基本上被直视碎石所取代。直视碎石是先插入带内镜的碎石钳,充盈膀胱后,在镜下观察结石的情况并在直视下将碎石钳碎。操作简便,效果满意且安全。

由于膀胱结石常伴有膀胱黏膜的充血水肿,若碎石过程中不慎夹伤黏膜或结石刺破黏膜血管,有可能导致膀胱出血。因此,碎石前需充盈膀胱,使黏膜皱褶消失,尽量避免夹到黏膜;碎石钳夹住结石后,应稍上抬离开膀胱壁,再用力钳碎结石。术后如无出血,一般无须留置导尿管。如伴有出血或同时做经尿道前列腺切除手术,则需留置导尿管引流,必要时冲洗膀胱。

膀胱穿通伤是较严重的并发症,由碎石钳直接戳穿或钳破膀胱壁所致。此时灌注液外渗,患者下腹部出现包块,有压痛,伴有血尿。如穿通至腹膜外,只需留置导尿管引流膀胱进行保守治疗和观察即可;如出现明显腹胀及大量腹腔积液,说明穿通至腹腔内,需行开放手术修补膀胱。

(2)经尿道液电碎石术:液电碎石的原理是通过置入水中的电极瞬间放电,产生电火花,生成热能制造出空化气泡,并进一步诱发形成球形的冲击波来碎石。液电的碎石效果不如激光和气压弹道,而且其热量的非定向传播往往容易导致周围组织损伤,轰击结石时如果探头与膀胱直接接触可造成膀胱的严重损伤甚至穿孔,目前已很少使用。

(3)经尿道超声碎石术:超声碎石是利用超声转换器,将电能转变为声波,声波沿着金属探条传至碎石探头,碎石探头产生高频震动使与其接触的结石碎裂。超声碎石常用内含管腔的碎石探头,其末端接负压泵,能反复抽吸进入膀胱的灌注液,一方面吸出碎石,另一方面使视野清晰并可使超声转换器降温,碎石、抽吸和冷却同时进行。

在膀胱镜直视下,将碎石探头紧触结石,并将结石压向膀胱壁而可进行碎石。注意碎石探头与结石间不能有间隙。探头不可直接接触膀胱壁,以减少其淤血和水肿。负压管道进出端不能接错,否则会使膀胱变成正压,导致膀胱破裂。

超声碎石的特点是简单、安全性高,碎石时术者能利用碎石探头将结石稳住,同时可以边碎边吸出碎石块。但由于超声波碎石的能量小,碎石效率低,操作时间较长。

(4)经尿道气压弹道碎石术:气压弹道碎石于 1990 年首先在瑞士研制成功,至今已发展到第三代,同时兼备超声碎石和气压弹道碎石的超声气压弹道碎石清石一体机。

气压弹道碎石的原理是通过压缩的空气驱动金属碎石杆,以一定的频率不断撞击结石而使之破碎。气压弹道能有效击碎各种结石,整个过程不产生热能及有害波,是一种安全、高效的碎石方法。其缺点是碎石杆容易推动结石,结石碎片较大,常需取石钳配合使用。膀胱结石用气压弹道碎石时结石在膀胱内易移动,较大的结石需要时间相对比较长,碎石后需要用冲洗器冲洗或用取石钳将结石碎片取出。

使用超声气压弹道碎石清石一体机可同时进行超声碎石和气压弹道碎石,大大加快碎石和清石的速度,有效缩短手术时间。

(5)经尿道激光碎石术:激光碎石是目前治疗膀胱结石的首选方法,目前常用的激光有钕-钇铝石榴石(Nd:YAG)激光、Nd:YAG 双频激光(FRED-DY 波长 532nm 和 1064nm)和钬-钇铝石榴石(Ho:YAG)激光,使用最多的是钬激光。

钬激光是一种脉冲式近红外线激光,波长为 2140nm,组织穿透深度不超过 0.5mm,对周围组织热损伤极小。有直射式侧射光纤,365μm 的光纤主要用于半硬式内镜,220μm 的光纤用于软镜。钬激光能够粉碎各种成分的结石,碎石速度较快,碎石充分,出血极少,其治疗膀胱结石的安全性、有效性和易用性已得到确认,成功率可达100%。同时,钬激光还能治疗引起结石的其他疾病,如前列腺增生、尿道狭窄等。

膀胱镜下激光碎石术只要视野清晰,常不易伤及膀胱黏膜组织,术后无须做任何特殊治疗,嘱患者多饮水冲洗膀胱即可。

3.开放手术治疗　耻骨上膀胱切开取石术不需要特殊设备,简单易行,安全可靠,但随着腔内技术的发展,目前采用开放手术取石已逐渐减少,开放手术取石不应作为膀胱结石的常规治疗方法,仅适用于需要同时处理膀胱内其他病变时使用。

(1)开放手术治疗的相对适应证:①较复杂的儿童膀胱结石。②大于4cm的大结石。③严重的前列腺增生、尿道狭窄或膀胱颈挛缩者。④膀胱憩室内结石。⑤膀胱内围绕异物形成的大结石。⑥同时合并需开放手术的膀胱肿瘤。⑦经腔内碎石不能击碎的膀胱结石。⑧肾功能严重受损伴输尿管反流者。⑨全身情况差不能耐受长时间手术操作者。

(2)开放手术治疗的相对禁忌证:①合并严重内科疾病者,先行导尿或耻骨上膀胱穿刺造瘘,待内科疾病好转后再行腔内或开放取石手术。②膀胱内感染严重者,先控制感染,再行手术取石。③全身情况极差,体内重要器官有严重病变,不能耐受手术者。

第六章　尿道结石

尿道结石较少见,多数来源于其上方的泌尿系统,在膀胱结石多发的地区,尿道结石也相对多见。常见于男性,女性只有在有尿道憩室、尿道异物和尿道阴道瘘等特殊情况下才出现。尿道结石分原发性和继发性两种,多见于儿童与老年人。尿道结石在发展中国家以六水磷酸镁铵和尿酸结石多见,发达国家草酸钙和胱氨酸结石多见。男性尿道结石中,结石多见于前列腺部尿道。后尿道结石占88%,阴囊阴茎部尿道占8%,舟状窝占4%。结石容易嵌顿在前列腺尿道、尿道舟状窝或尿道外口,也可由于尿道狭窄、憩室、囊肿、异物等形成结石核心,而形成原发性尿道结石。

一、临床表现

1.排尿困难　结石突然嵌入尿道时,可发生突然尿流中断、尿线变细、分叉、无力,甚至滴沥,出现急性尿潴留。患者常能指明尿流受阻的部位,对阴茎部尿道结石,常能触及,患者主诉排尿时结石梗阻近侧隆起伴有胀痛。梗阻严重、时间长可影响肾功能。

2.疼痛　一般为钝痛,突然嵌入尿道时,可有局部剧烈疼痛或排尿时刀割样疼痛,前尿道结石疼痛常局限于结石嵌顿处,后尿道结石的疼痛常放射至会阴部或肛门,常伴有尿频尿急,有强烈尿意。

3.感染症状　局部感染引起剧烈疼痛,可导致炎症、溃疡、脓肿或狭窄,严重者可有瘘管形成、会阴脓肿等,后尿道结石嵌顿,可引起急性附睾炎。

4.尿道分泌物　患者常有终末或初始血尿,有时有血性分泌物,严重者可以有尿道溢血,继发感染时有脓性分泌物。

5.尿道硬结与压痛　前尿道结石可在结石部位扪及硬结,并有压痛,后尿道结石应通过直肠指诊扪及后尿道部位的硬结。

6.其他症状　结石长期对局部的刺激,可引起尿道炎症、狭窄、尿道周围脓肿及尿道皮肤瘘、尿道直肠瘘,甚至引起一系列上尿路损害。后尿道结石可产生性交痛及性功能障碍。

二、诊断

1.病史及体检　患者既往可能有肾绞痛病史及尿道排出结石史。男性患者如发生排尿困难,排尿疼痛者,应考虑此病。男性前尿道结石在阴茎或会阴部可以摸到结石,后尿道结石可经直肠摸到。女性患者经阴道可摸到尿道憩室内结石。

2.尿道探子检查　尿道能感到探子接触到结石并能感到有摩擦音。

3.尿道造影和X线检查　尿道造影可以发现有无尿道狭窄和尿道憩室,X线片可以证实尿道结石,并且可以发现上尿路结石。

4.尿道镜检查　可以直接观察结石及尿道并发症,同时可以处理结石。

三、鉴别诊断

1.尿道狭窄　主要症状为排尿困难,合并感染时可有尿频、尿急、尿痛,多数有原发病因,如损伤、炎症、先天性疾病等,排尿困难逐渐加重,尿流变细;而尿道结石发病一般较突然,伴有剧痛,通过 X 线片及尿道造影可以鉴别,但有时尿道狭窄可以合并尿道结石,需要加以注意。

2.尿道痉挛　尿道括约肌痉挛可以有尿道疼痛和排尿困难等症状,往往由精神紧张、局部刺激等因素引起,体检时触不到结石,尿道探子检查可正常通过尿道,X 线检查无异常,可以与尿道结石相鉴别。

3.尿道异物　根据异物的形态不同,可以引起不同程度的尿路梗阻,严重时可出现排尿困难,继发感染时,有尿路刺激症状及血尿,尿道镜检查可见异物。

四、治疗

根据尿道结石的大小、形态、部位,尿道局部病变以及有无并发症等情况而决定。有自行排石、尿道内注入麻醉润滑剂协助排石,尿道内原位或推入膀胱内行腔内碎石术和开放手术切开取石等多种方法。随着腔内泌尿外科的发展,目前多采用尿道镜或输尿管镜气压弹道碎石和钬激光碎石等腔内手术的方法处理前、后尿道结石。输尿管镜直视下钬激光碎石术,具有损伤小、成功率高、并发症少的优点。开放性手术仅适用于合并尿道憩室、尿道狭窄、脓肿、尿道瘘等尿道生殖道解剖异常的病例及医疗技术条件较差,无法实施腔内技术的地区。

1.前尿道结石取出术　较小的继发性尿道结石,如尿道无明显病变,结石有自行排出的可能。尿道外口和舟状窝的尿道结石可用细钳夹出或用探针勾出,前尿道结石可以切开尿道外口,向尿道内灌入无菌液状石蜡,然后边挤边夹,将结石取出,切忌盲目钳夹牵拉或粗暴地企图用手法挤出,否则,会造成尿道黏膜的广泛损伤,继发炎症、狭窄。位置较深者,可插入细橡胶导尿管于结石停留之处,低压注入润滑剂数毫升,排尿时可能将结石冲出。

2.尿道镜碎石治疗　前、后尿道的结石可以原位或推至膀胱再行碎石治疗。可以使用普通膀胱尿道镜,也可以使用输尿管镜。使用钬激光、气压弹道或超声碎石都有很好的碎石效果。

3.前尿道切开取石术　前尿道结石嵌顿严重,不能经尿道口取出,没有腔内碎石设备,可以行前尿道切开取石术。

开放手术和腔内技术治疗尿道结石术后的主要并发症是尿道狭窄,术后留置导尿管可以减少尿道狭窄的发生。

第七章 经皮肾镜取石术

经皮肾镜取石术(percutaneous nephrolithotomy,PCNL)是腔内泌尿外科手术中的一个重要组成部分,与体外冲击波碎石术、输尿管镜取石术、腹腔镜取石技术共同成为泌尿系结石主要的现代治疗方法,改变和逐渐取代了传统开放手术的治疗方式,而微创经皮肾镜取石术是该技术进一步发展和完善的结果。

第一节 概述

一、适应证与禁忌证

1.适应证

(1)体积较大结石(>2cm)和鹿角形结石。

(2)其他治疗方法失败者,特别是体外冲击波碎石失败后的<2cm结石。

(3)同时有结石远端尿路梗阻,例如颈部细小的肾盏憩室,肾盂输尿管连接部狭窄,行经皮肾镜取石术时可同时行狭窄部扩张,放置支架管或腔内肾盂切开,有利于防止结石复发及排石。

(4)下盏结石,因体位和小盏角度等原因,下盏结石经体外冲击波碎石后的碎石残片难以排出。

(5)嵌顿性输尿管上段结石。

2.禁忌证

(1)全身出血性疾病在纠正凝血功能异常后才可手术。

(2)结石合并同侧肾肿瘤。

(3)脊柱严重后凸畸形,不能俯卧或用其他卧位进行操作者。

(4)严重心脏疾病和肺功能不全,无法承受手术者。

(5)未纠正的重度糖尿病和高血压者。

(6)未纠正的急性尿路感染。

(7)极度肥胖,腰部皮肾距离超过20cm,建立皮肾通道有困难者。

(8)服用阿司匹林等抗凝药物者,需停药1~2周并复查凝血功能正常者才可以进行手术。

二、经皮肾镜取石术的分期

经皮肾镜取石术有三种方式完成,即一期手术、直接二期手术和延迟二期手术。选择哪一种需要看结石大小、位置、集合系统结构、经皮肾造瘘难易程度、患者身体状况以及操作者的习惯、医院医疗设备配置等因素来决定。

1.一期手术 一期手术是指肾造瘘、瘘管扩张和取石全部一期完成。主要适用于肾盂有轻度扩张,较小的单个肾盂结石或后下盏结石。一般可在C形臂X线机或超声设备引导、连续硬膜外麻醉或全身麻醉下进行。一期手术优点在于一次操作、一次麻醉、痛苦小、缩短住院日期、减少医疗费用。缺点是因新鲜创道易出血、视野能见度差、不利于操作、操作鞘脱出后容易失败。

2.直接二期手术　直接二期手术也称即刻二期手术。对于缺乏术中 C 形臂 X 线机和超声穿刺设备的医院,可采取穿刺方法进行手术。患者先在 X 线室或超声室于局部麻醉下完成目标肾盏的穿刺,向集合系统内置入一根 F8～F10 肾造瘘管,当天晚些时候或第二天在硬膜外麻醉或全身麻醉下,进行皮肾通道扩张和放置肾镜取石,直接二期手术出血和血凝块较一期手术少,操作也较方便。

3.延迟二期手术　延迟二期手术是在超声引导或 X 线监视下,应用局部麻醉或连续硬膜外麻醉经皮肾穿刺,将皮肾通道扩张至 F26～F28,放置 F22～F24 的肾造瘘管,5～7 天后施行二期经皮肾镜取石术。适用于合并感染、肾后性肾功能不全者;有出血倾向者;一期操作出血严重者;一期或开放手术术后残余结石者。优点是在二期经皮肾镜取石术时,不需要重新扩张已成熟了的皮肾通道,此时尿液已转清,视野清晰,有利于取石器械操作。特别是对较大结石进行腔内碎石时,不会因视野不清而损伤组织。缺点是住院日期较长,患者在两次手术期间需要带肾造瘘管和引流尿袋。预先决定行二期手术者,可在 B 超引导下局部麻醉穿刺造瘘。没有肾积水的铸型结石,B 超引导穿刺置管的失败率较高。二期手术可不麻醉。

三、术前准备

术前准备是手术成功的保证。需要准确了解患者全身情况,结石位置、大小、形状和数目;肾积水和肾功能情况,是否合并尿路感染。还要详细向患者及其家属说明手术治疗的有关注意问题。

(1)术前准备与开放手术大致相同。需检查血常规、尿常规、肝肾功能、血液生化和电解质、心肺功能、凝血功能及尿细菌培养。

(2)术前常规行 KUB+CT 检查。明确结石的位置、形状、大小和数目,了解肾盂和肾盏的形态、结石在肾内各盏的分布情况,各肾盏与第 11、第 12 肋及周围组织器官的关系,全面了解肾脏的形态、积水的程度、皮质厚度、结石肾盏的空间,并能发现肾后结肠及肾脏的肿瘤,为手术通道的设计提供依据。

(3)控制尿路感染,若尿培养有细菌存在,选择敏感的抗生素治疗。即使尿培养阴性,手术日也应选用抗生素预防感染。若感染控制不理想,先行 B 超引导下肾造瘘术充分引流,待感染控制后再行手术。

(4)对于肾功能异常者,若 SCr<300μmol/L,可先给予保肾药物治疗;若 SCr 能下降至基本正常则可直接手术治疗;若变化不大,则先行肾穿刺造瘘观察 SCr 变化,根据结果决定下一步治疗方案。若 SCr>300μmol/L,先行肾穿刺造瘘,待 SCr 基本恢复正常后考虑手术。对于肾脏无积水,肾功能明显异常,考虑手术取石后肾功能也可能无法恢复者,不主张行经皮肾镜取石术。

(5)术前患侧输尿管置入输尿管导管、插导尿管。插输尿管导管的目的是:①术中通过输尿管导管向患侧肾盂内注入造影剂或生理盐水,形成"人工肾积水",便于肾盂显影,有利于穿刺。②术中能防止结石残渣掉入输尿管内,预防结石残留。

第二节　器械与设备

一、肾镜

肾镜是经皮肾镜取石术必备的器械。有硬性肾镜和可弯曲性肾镜两种。

1.硬性肾镜　硬性肾镜是较常用的一类肾镜,通常由镜身、镜鞘和闭孔器三部分组成。镜身用金属制成,不能弯曲,长 20~22cm,其内除有光学透镜结构外,尚有 F12 操作中心槽,除进行连续灌洗外,还可用以通过取石篮、取石钳和硬性超声探头、液电电极、气压弹道探针、激光光纤等器械。镜鞘可用金属制成,规格为 F24~F26,中间截面呈圆锥形。闭孔器远端呈圆锥形,其中心呈中空,内可以通过直径 0.89~0.97mm 的导丝。有一种肾镜不带镜鞘,其结构是将光学传导、灌洗及器械操作中心槽与卵圆形的外壳组合成一个完整的工作部件。目前常用的硬性肾镜有两种形式。

(1)直角肾镜:镜鞘为 F24~F26,内镜的视角一般为 0°~5°,也有 25°,内镜装配有 90°屈臂观察系统。物镜至镜鞘衔接处是直的,出镜鞘后呈直角拐向一侧,约在 10cm 处,而以直角形式拐向物镜的对侧,即与镜鞘及其内的镜身平行,末端为目镜。这样的构造使目镜与物镜平行但不处在同一直线上。因此,硬性取石钳或各种碎石器械等均可在直线下进行操作。中心槽在置入各种碎石、取石器械操作时,通过灌洗液的量仍可每分钟达 500~600mL,使术中视野能够始终处在较清晰的状态,有利于器械的操作。

(2)旁视肾镜:内镜以 30°夹角,装配侧臂观察系统,构造与直角肾镜基本相似。外壳直径为 F22~F24。侧臂观察系统与镜身呈 30°~45°夹角。它可以插入 F26 肾镜镜鞘中使用,也可以直接插入 F26 或更粗的 Toflon 工作鞘中操作,流入肾内的灌洗液可以从镜身外鞘周围流出,其截面为卵圆形,增加了肾镜与工作鞘之内的间隙,使得较大的结石碎屑能够经此间隙被冲洗出来。

2.可弯曲性肾镜　与纤维胆道镜通用,故又称纤维胆道肾镜。常用规格外径为 F15~F22,长 31~37cm。尖端可曲段为 3~5cm,在正常容量的肾盂内操作困难,亦不容易进入平行于肾通道相邻的肾盏中进行观察。其视角为 0°(直视),视野为 60°~83°。附有直径 2mm 的灌洗液注入及器械操作孔道。镜柄与光导纤维汇合处有调节尖端转向的装置转向器。尖端可曲段的转向通常只能在同一平面进行,弯曲角度因不同器械而异,一般为 220°~290°,并可向上下各弯曲 110°~160°。理论上几乎可以进入绝大部分肾集合系统及上段输尿管内进行检查。其优点是镜身较细,故经皮肾通道不需要扩张太大;因其具有可弯曲性,且对组织损伤小,尖端弯曲度大,故能对硬性肾镜不能观察到的肾盏进行检查。缺点是操作通道细,在插入碎石器械(如激光光纤等)后,灌洗液不易进入肾盂,使视野能见度显著下降;此外,由于器械的插入,其尖端可曲段的弯曲度明显变小,不利于肾内操作;软性肾镜使用寿命短,经常因光学纤维的损坏,使视野变得模糊不清而不能使用;而且可弯曲性肾镜价格较昂贵,不易消毒、维护及保养。

二、导引设备

1.超声装置　选用线性实时超声成像仪或扇形实时成像仪均可。它能实时地观察、监视、引导穿刺全过程,可显示穿刺针行走途径和针尖到达部位。可选用专用穿刺探头,也可以用附加导向器装置的普通扫描探头,超声引导下经皮穿刺一般不需要注入造影剂显示集合系统,在肾盂、肾盏系统不佳及严重氮质血症,或对造影剂过敏时,超声引导穿刺更有其优越性,操作过程中,不需要放置保护,使用简便、安全、可靠。

2.X线装置　临床多选用C形臂X线机作为X线穿刺设备。X线荧光透视下监视穿刺、扩张、导丝和肾镜的置入及器械操作的全过程。由于整个过程时间较长,选择球管在检查台下,影像强化系统在患者上方的X线荧光增强监视器显示系统,可减少术中遭到X线过量的照射。C形臂X线机可在不同斜角的位置上进行任何操作,可减少X线对术者的照射,术者接近患者也不受限制,手术操作方便。

三、穿刺针

穿刺针由针鞘和针芯两部分组成,针尖有三棱形或斜面形两种,规格有16G、18G、20G、24G,长有14cm、20cm、25cm等。针鞘可通过直径0.089cm和0.096cm的导丝。

导丝有软直导丝、软尖导丝、Lunderquist转换导丝和环扭导丝等。导丝用不锈钢丝制成,长度有80cm、100cm、145cm,直径有0.71mm、0.81mm、0.89mm、0.97mm。按用途可分为引导导丝和工作导丝等多种。经皮肾造口操作的标准引导导丝选用直径0.89~0.97mm、长100~145cm的导丝。

1.软性引导导丝　用细的弹簧钢丝呈同心轴式盘绕在1根细钢丝上制成盘绕的弹簧钢丝,末端超出中心细钢丝,所以末端更为柔软,因而可防止损伤尿道上皮组织。末端可呈直线形,也可以扭曲成半径范围约0.3cm、角度为180°的所谓J形导丝。

2.硬性引导导丝　硬性引导导丝是在直径0.97mm的不锈钢丝末端焊接上长5cm或10cm弹簧细丝盘绕而成的软尖,末端有呈直线或呈J形两种。呈J形的这类导丝又称之Lunderquist导丝或衣钩状导丝。硬性引导导丝通常在半硬性筋膜扩张器扩张穿刺通道时用。

3.特殊引导导丝　即所谓环扭可控导丝,是一种末端有8cm长软尖,其后逐渐变硬的柔韧的导丝。末端可以做成各种角度的弯曲,并能使之在肾盂内扭转,便于操作调整前进方向。经多功能血管造影导管或眼镜蛇导管插入,较其他导丝更易进入输尿管内或所选择肾盏内。

四、扩张通道的器械

经皮肾通道建立成功后,需采用扩张器在导丝引导下扩张皮肾通道,目前常用的扩张器有金属扩张器、半硬弹性扩张器、气囊导管扩张器等。

1.金属扩张器

(1)套入式金属扩张器:由F8开始,F8为较长的1根,呈中空管状,尖端呈球形,可套在工作导丝上置入肾盂内。其他扩张器可按口径顺序相套,形如拉杆天线,每套上1根,通道可扩张F3。最大可扩张至F24~F27。顺序扩张时不需要除去前1根扩张器。因此,所建通道始终处于被压迫止血状况下,减少扩张过程中出血。

(2)单根金属扩张器:由F9~F25组成。F9为较长的1根,呈中空管状,尖端呈球形,可以通过导丝。一般从F12开始扩张,扩张器管腔逐次扩增,均可套入F9扩张器上。但每扩张一次均需除去前1根,才能更换安放后1根,即扩完F12扩张器需先除去后才能放置F15扩张器,以此类推。其缺点是在更换每根扩张器时易出血。

2.半硬弹性扩张器 用聚乙烯材料或 Toflon 材料制成,均具有可塑性,不透 X 线,应用最多。有同轴胆道扩张器、筋膜扩张器、血管扩张器和 Amplatz 扩张器四种。由于具有可塑性,易于沿通道通过并扩张至最大腔道。这些器械可以轻微蒸气加热,其前端的形式使之易于自通道进入,甚至是弯曲的通道。材料设计为一次性使用,但临床上可重复使用4~6次。血管扩张器扩张直径较小,只适用于单纯经皮穿刺扩张肾引流,不适用于经皮肾镜取石术。

(1)同轴胆道扩张器:由不透 X 线的 Toflon 材料制成,规格是 F8~F18。自 F8 开始,每 2F 递增。Toflon 表面平滑,尖逐渐变细,可通过直径 0.97mm 的导丝,几乎在每一个患者中都能进入集合系统。扩张器可按口径顺序相套,顺序通过,不需要取出更换,可减少扩张过程中出血及脱出肾盂。最大扩张型号为 F18,只适用于小儿经皮肾镜取石和纤维肾镜检查和治疗。

(2)筋膜扩张器:由不透 X 线的聚乙烯制成,规格为 F8~F36,以 2F 递增,长 20~30cm,每根扩张器的尖端逐渐变细,管腔可通过直径 0.97mm 的导丝。由于扩张过程中,要取出前一根扩张器,更换另一根扩张器,增加皮肾通道出血。每根扩张器需分别套在导丝上进行,增加导丝扭结的危险。这些扩张器没有 Toflon 鞘。

(3)Amplatz 扩张器:由聚乙烯材料或 Toflon 材料制成,各自单根扩张,从 Fl0 开始,每 2F 递增,至 F36。每次扩张器套在 F8 长的 Toflon 工作导丝插入进行扩张,导管腔内有导丝,安全性较大,不易造成导丝导管扭结、失去通道及发生肾盂穿孔的危险。扩张器为 F24~F30,每根扩张器外部都配有 1 根较短、一端呈斜面、另一端平齐的 Toflon 鞘(F28~F34)。其用途是当皮肾通道扩张至所需程度时,即可将该鞘保留在通道内,拔出扩张器,肾镜可经此鞘进行操作,该鞘尚有压迫止血的作用。

3.气囊导管扩张器 由球囊扩张器、球囊加压器、压力表三部分组成。气囊一般用聚乙烯材料制成,长 4~10cm,膨胀后直径可达 8~10mm。导管长 60cm,直径 F9,管腔内可通过直径 0.89~0.97mm 的导丝。气囊的两端各有一不透 X 线的标记。气囊与导管为同轴结构。气囊膨胀后可以承受 911.9~1722.5kPa 的压力。使用气囊扩张器扩张时,先扩张通道至 F12 后置入导丝,将 F24 Amplatz 扩张器及其他配套的 F28 Toflon 工作鞘套在 F9 气囊导管上,在工作导丝上送入通道,完成扩张后,将 F24 扩张器及 Toflon 工作鞘插入通道至集合系统内,气囊放气后取出气囊扩张器和 F24 Amplatz 扩张器,保留通道内 F28 Toflon 工作鞘。气囊扩张器具有快速扩张通道、患者痛苦小、出血少的有优点,即使弯曲通道,也容易通过。但价格昂贵,且不能反复多次使用。

五、取石器械

经腔镜直视下用取石器械直接摘除结石,对患者来说是最简单有效的方法,也是损伤最小的方法。常用的取石器械除各种取石篮外,还有各类取石钳。包括硬性和可弯曲性两类。

1.取石篮 结石网篮取石器包括网篮取石导管和气囊网篮导管,由聚氨酯材料制成。导管长 65~115cm,直径 F1.7~F4.5。有标准输尿管结石网篮和气囊网篮导管。取石网篮由不锈钢螺旋丝和扁平丝制成,网篮有 3 丝、4 丝、5 丝、6 丝和 8 丝 5 种规格。网篮末端为 0~9cm 可弯曲金属尾丝,有尾丝结石网篮取石导管的优点:插管时不损伤输尿管黏膜、导管容易越过结石,有助于取石成功。结石网篮取石导管的选择应根据结石的大小而定,较大的结石可选择 3 丝或 4 丝网篮,较小的结石以 5 丝或 6 丝网篮为宜。标准网篮取石导管适用于无输尿管狭窄的患者,对于结石伴良性输尿管狭窄的患者应选用气囊扩张网篮取石导管,其特点是:导管长 65cm,直径 F5~F7;气囊位于网篮下方,气囊长 4cm,扩张直径 5~6cm,气囊容量 1.2~6mL,抗压强度为 2.6~6 个大气压。

采用取石篮套取结石的基本步骤为:第一步,将取石篮插入到存留结石的管腔内;第二步,紧贴结石后方打开网篮;第三步,轻拉张开的网篮套住结石;第四步,进一步拉紧网篮紧紧抓住结石;第五步,通过同时取出腔镜和取石篮取出结石。若使用带气囊的取石篮,则其置入要点为:插入导管越过结石后,注入润滑剂。然后,换入气囊扩张取石篮导管,超过结石,打开取石篮,结石进网后收紧网篮,再用造影剂 2mL 膨胀气囊达扩张压力后,持续 60 秒,反复数次后排空气囊,即可将结石轻轻拉出。整个操作要在 X 线或监视器监视下完成。术后放置双猪尾支架管引流 1 周。

用取石篮取石时,有可能会遇到管腔较小,退出腔镜和网篮时,抓取的结石卡在管腔内。此时,切不可强力牵拉网篮和腔镜来取出紧紧卡住的结石,因为会发生严重并发症,如出血、输尿管撕裂或肾组织损伤等。如果结石直径大于管腔口径,需要通过扩张管腔取出结石或用碎石机粉碎结石。

2.取石钳　取石钳主要由夹石部分、钳臂、操作手柄等构成。其主要特点是钳夹结石十分牢靠,能顺利取出肾内不同部位的结石,缩短手术时间。取石钳主要包括以下几种类型:硬性取石钳、硬性回缩三辐射结石夹持钳(三爪钳)、硬性鳄口钳、可弯曲性鳄口钳、异物钳等。

根据结石的大小、位置和扩张通道的大小选择取石钳是取石钳选用的基本原则。具体而言,对于直径<1.0cm 的小结石碎片,可用硬性鳄口钳取石;对于直径在 1.0~1.5cm 的中等大小的结石,用鳄口钳夹持常由于夹持力小而易于滑脱,可改用硬性回缩三辐射结石夹持钳取石。一般容易成功,但需在直视下操作,以免伤及肾盂黏膜。对于直径过大的结石,必要时先行碎石处理,再用取石钳取石。

六、碎石设备

目前经常使用的碎石装备有液电碎石机、超声波碎石机、激光碎石机和气压弹道式碎石机等设备。

1.液电碎石机　早在 20 世纪 60 年代 Rose 和 Goldberg 应用液电碎石机成功进行膀胱内碎石后,随着电极的不断改进,已经开始广泛应用于腔内输尿管和肾结石的治疗。液电碎石机由液电发生器、探头及脚踏开关等组成。液电发生器可根据不同的手术需要,输出三种不同强度和频率的电流,电流可通过功率调节器进行调节,一般工作电压分为 5kV、6kV 和 8kV三挡。液电碎石探头最外层为绝缘层,其内为同轴金属层,然后是第二层绝缘层,最内为金属核心。探头可弯曲,有 F5、F7、F9 三种型号,一般外径为 1.5~2.5mm,可耐电压 10kV。

液电碎石的原理是通过水中电极将储存于电容器中的电能,快速放电在电极尖端形成一个高能密度的等离子区,电能在瞬间转换成为光、热、力、声学能量,产生一个蓝色火花,在很小范围内产生高热,使周围冲洗液气化成高速前行的小气泡,形成一个液体冲击波,将被撞击的结石击碎。首次运用 EHL 是以 F6 的液电碎石探头,通过 X 线透视的引导进入结石处,使用大的 F9 探头虽然能够更好地进行碎石,但因 EHL 碎石过程中产生电场,而尿路中不可避免地存在少量尿液电解质,除探头的机械性损伤外,还有可能对尿路产生电损伤,约有 40%的患者在 EHL 治疗后出现尿外渗。

最近又新出了直径更为细小的 F1.6 液电碎石探头,能够顺利通过输尿管镜的工作腔道,小口径探头对腔镜冲洗通道的影响相对较小,可以始终保证内镜的视野清晰,应用小口径探头进行输尿管结石和肾结石治疗的成功率明显提高。

2.超声波碎石机 超声波碎石机由超声波碎石器及换能装置、超声探头、负压泵等组成。可以输出三种不同强度的超声波,通过超声探头将其传导至结石部位。采用连续冲洗方式,在超声波碎石的同时,进行冲洗和不同强度的吸引,以降低碎石温度并将破碎的结石吸出体外。

超声波碎石是利用电能转变成声波,声波在超声转换器内产生机械振动能,通过超声电极传递到超声探杆上,使其顶端发生纵向振动,当与坚硬的结石接触时产生碎石效应,超声波传递进结石,在结石的表面产生反射波,结石表面会受压而破裂;当超声波完全穿过结石时,在界面被再次反射,这一反射产生张力波,当张力波的强度大于结石的扩张强度时,结石破裂。超声波碎石所用的频率为 23～27kHz,探杆尖端的振幅为 30～100μm。仅对质脆、硬的物质有破坏作用,对黏膜无损伤。目前临床使用超声探杆为中空探杆,口径很粗,灌注液被持续抽吸出体外,冷却作用防止热损伤的同时,结石碎片也被吸出体外。超声波碎石的优点是安全性大,结石碎片可由吸引器吸出,视野清晰。缺点是要求很粗的肾镜,而且只能在硬性肾镜下使用。碎石力较小,对一水草酸钙结石效果差,碎石效率不如液电碎石、激光碎石和气压弹道碎石。超声碎石装置由超声发生器、超声振荡器和超声探头等所组成。

3.激光碎石机 激光是一种方向性和单向性极佳、亮度极高的光波,它被组织吸收后可产生热效应、压力效应、光化和磁场效应。自 1960 年 Maiman 发明了世界上首台激光器后,激光技术已广泛用于生物医学领域。1968 年 Mulvaney 首先用红宝石激光破碎结石,因产热太多,导致严重的组织损伤而很快被放弃。后来采用连续波激光碎石,有 CO_2 激光、钕激光、钇铝石榴石激光(Nd:YAG)等。因各种原因逐渐被淘汰。20 世纪 80 年代开始用脉冲式激光取代连续波激光。目前使用的碎石激光有调 Q-Nd:YAG 激光、染料激光、金绿宝石激光、钬:YAG 激光。其中临床最常用的是钬激光。

钬激光是以钇铝石榴石(YAG)为激活媒质,渗敏化离子铬(Cr)、传能离子铥(Tm)、激活离子钬(Ho)的激光晶体(Cr:Tm:Ho:YAG)制成的脉冲固体激光装置产生的新型激光。

钬激光对结石的碎石作用主要依靠热效应,碎石过程中,结石表面的水和结石中的水吸收钬激光的能量后气化形成小球,气化小球随后裂解所形成的冲击波产生二次压力,使结石粉碎。水吸收了大量的能量,减少了对周围组织的损伤。同时钬激光对人体组织的穿透深度很浅,仅为 0.4mm。因此在碎石时可以做到对周围组织损伤最小,安全性极高。

同其他碎石装置比较,钬激光有以下优势:①光纤柔软可曲,能应用于可弯曲性肾镜,输尿管硬镜、软镜,同时碎石过程中结石几乎无"位移"。②钬激光在碎石的同时能处理软组织病变,例如肾盂输尿管连接部狭窄或者上尿路肿瘤以及尖锐湿疣。③钬激光可以将结石磨碎成细小的部分从而更容易排出体外。这一点非常适合巨大输尿管结石,可以避免用取石篮或取石钳夹较大碎块。可完全瓦解结石,避免了反复进出输尿管口钳夹碎石,同时缩短了手术时间。

4.气压弹道式碎石机 20 世纪 90 年代首先由瑞士 EMS 公司与劳森利大学医院

（CHUV）合作共同发明了一种新型的腔内碎石机——气压弹道式碎石机。气压弹道式碎石机由主机（空气压缩泵）和探针（碎石探条）组成。其频率为 12~16Hz，探针前后振动不超过 1.0~2.0mm。探针直径有 0.8mm、1.0mm、1.6mm、2.0mm 等几种。

气压弹道式碎石机的工作原理是将压缩气体产生的能量驱动碎石机手柄的子弹，子弹运动时撞击探针，探针冲击结石，通过机械能使结石粉碎。气压弹道碎石具有以下优点：①探头端产生的碎石能量不发生热效应，不会损伤泌尿道黏膜，不损伤内镜面。②碎石效率高，时间短，对其他腔内碎石失败者均有效。③碎石探针耐用，不易断裂，克服了超声的碎石杆易断裂的缺点。缺点是探针只能在硬镜下使用。探头振幅大，对于移动性结石，使用取石篮或其他方法固定。破碎的结石片，无法像超声波碎石术那样，被抽吸出体外，要用负压泵、取石器械取出或等待其自然排出。

5.气压弹道联合超声波碎石机　气压弹道联合超声波碎石机由瑞士 EMS 公司出品，采用混合动力碎石清石系统，集多种结石治疗模式为一体。2007 年进一步升级为第四代，具有两种碎石能量、多种碎石模式以及最新专利设计的结石清理和集合系统。相比较第三代，其优点是：①对能量发生及传递参数进行了重新设计和匹配，配备更高效能的 Vario 换能器，减少能量在传输过程中的损失，使超声波换能器输出的能量比第三代碎石清石系统提高 30%。②对超声组件进行了优化处理，使能量输出更加稳定，减少热量的产生，超声探针的消耗下降了 50%，其寿命延长了一倍；因为超声输出能量的稳定、热量的减少、超声探针寿命的延长，使对输尿管结石的高效清理成为可能。③此外，优化了结石清理通道，在高效碎石的同时使清石速度更快，杜绝堵塞吸附通道。清石的效率提高 20%，因此，EMS 混合动力碎石清石系统在高效碎石的同时，能够安全、彻底地将结石碎片清理出体外。气压弹道联合超声波碎石机在治疗大的、复杂的肾结石方面具有突出的优点，而且在处理结石合并感染的过程中也显示出独特的优势。

6.双导管超声波碎石机　2006 年在美国泌尿年会（AUA）上首次推出双导管超声波碎石系统，为目前最先进的超声波碎石系统。双导管碎石系统使用单一超声波能源，利用自由振子专利技术集高频超声波振动与低频冲击于一身，碎石效率高，排石空间大，操作简单。双导管碎石系统由内外两支导管组成，内导管是一个频率为 21000Hz 的超声波碎石杆，外管为 NASA 星际探索计划采样而设计的浮动碎石杆，该碎石杆的振动频率约为 1000Hz，单一能源产生超声波和冲击波两种频率，同心结构使外导管能在内导管上自由滑动，通过自由振子对结石产生较大冲击波，能够迅速有效地击碎各种结石。中空内导管，排石空间大，碎石和清石同时完成，进一步缩短手术时间，标准外径，适用于多种品牌肾镜。缺点是双导管噪声较大、负压不可控、价格比较昂贵。

七、液压灌注泵

液压灌注泵有国产和进口机型，主要用于输尿管镜及肾镜的操作。它是一种利用液压在输尿管镜及经皮肾镜镜口处造成持续的压力"喷泉"效应，从而扩张输尿管口、壁内段输尿管以及肾内集合系统的装置。与其他扩张器相比，液压灌注泵对泌尿系组织本身无任何伤害。由于其保持持续的液流和一定的压力，使其在输尿管镜及肾镜进镜过程中保持视野清晰，减少手术并发症的发生，缩短手术时间，并提高输尿管镜检及取石成功率。但若液压灌注泵压力过高、水流过大则会使结石不易固定，造成碎石困难及残留结石。

八、支架导管

各种导管在微创泌尿外科形成及发展中具有重要地位,而随着医用高分子材料与导管制造工艺的迅速发展与进步,医学导管在泌尿外科中的应用也在不断更新与完善。其表面的光滑性、管壁的均质性、导管的强直度、弹性、可弯曲性、不透 X 线标志、无毒、无抗原性、组织相容性以及长期在尿液环境中的化学稳定性均已达到了较为理想的材料学和工艺制作指标。

1.肾造瘘支架导管

(1)单猪尾引流管:单猪尾引流管有带线与不带线 2 种,由不透 X 线的聚氨酚材料制成,长 7~30cm,直径 F6~F14,末端为猪尾形,有 4~6 个引流孔。此导管操作简便易行,对患者创伤小,局部麻醉下即可完成,内固定好。适合尿路梗阻术前暂时引流,经皮穿刺肾镜检查及活检后放置引流管或尿路梗阻引起的氮质血症、尿毒症以及尿脓毒症等危及生命情况下的经皮肾穿刺急诊造瘘。缺点是导管腔细,引流孔小,易堵塞,不适合长期放置。

(2)低剖面气囊导管:此导管由不透 X 线的聚氨酯材料制成,双腔单囊,长 25~30cm,直径 F10~F16。气囊位于导管末端,扩张直径 1cm,低剖面,略呈扁形。F10 导管气囊注水 2~3mL,F16 导管气囊注水量 4mL,气囊抗压力为 1~2 个大气压。导管的特点是:透明,硬直度好,可弯曲,不透 X 线,腔大,壁薄,引流量大,每分钟达 90~150mL,气囊低剖面,体积小,导管尖端短,侧孔大,不易弯曲和堵塞,内固定好。适合肾造瘘暂时或长期引流。置管方法可采用经皮穿刺或开放手术时置管。

(3)Malecot 导管:此导管由聚氨酚材料制成,长 25~30cm,直径 F8.3~F24。末端膨大呈菇头形,有多个大的引流孔。该导管特点是导管腔大,壁薄,引流通畅,不易被结石碎屑或小血块堵塞。置管时先插入与导管长度相匹配的通管探条,可使导管末端膨大的两翼变直,易于置管,拔出通管探条,末端膨大如初。该导管适宜肾积水肾盂引流。一般导管可放置 4~6 周。亦可重新更换导管。

2.输尿管支架导管

(1)一般输尿管导管:一般输尿管导管由不透 X 线的高分子材料构成,直径大小有 F3、F5、F6、F8 等不同型号,长约 50cm,每 1cm 有一刻度标志,5cm、10cm、15cm、20cm 后另有标志,便于插管时由膀胱镜内识别。

(2)双 J 管:由不透 X 线的聚氨酯和聚硅氧烷材料制成,双猪尾单襻,支架管杆体长 30cm,直径 F4.7~F8,杆体与猪尾部均有引流侧孔,呈不等式排列。辅助装置包括长 145cm、直径 0.096cm 的软头不锈钢导丝,长 70cm 的聚氨酯导管和长 50cm 的聚丙烯支架管定位器适用于肾盂至膀胱间的支架引流。优点是:放置支架管前应准确测定输尿管长度,若支架管选择过短,易导致支架管移位或回缩至输尿管内,导致引流不畅,双猪尾单襻支架管放置时间一般不超过 6 个月。

第三节　手术方法

一、麻醉和体位

1.麻醉

(1)硬膜外麻醉:较常用的麻醉方法,多数患者可在硬膜外麻醉下完成手术。

(2)全身麻醉气管插管:对于脊柱畸形、肥胖、结石复杂、估计手术时间较长或手术难度较大的患者,应采用全身麻醉插管,以保证良好的麻醉效果和气道的通畅。肋骨上穿刺上盏入路的手术,选择全身麻醉插管更为适宜,即使出现胸腔并发症。也不会造成严重的后果。

(3)局部麻醉:对于已建立好的通道进行的再次取石术,如果手术难度不大,手术时间不长,可在局部麻醉或局部麻醉加静脉镇痛下完成。

2.体位

(1)俯卧位:经皮肾镜手术最常采用的体位。其优点是可以提供比较大的可选择穿刺区域及操作空间,便于选择定位穿刺;穿刺的径路较平卧位和侧卧位短和直。俯卧位也存在以下缺点,手术前应予考虑:由于身体重力压迫胸腹部,引起肺呼气末容积及肺活量下降,患者可能无法耐受长时间手术;下腔静脉及髂静脉受压,使静脉血流和心脏前负荷减少,从而导致术中循环及呼吸困难,尤其是肥胖、脊柱畸形和肺功能障碍者,更增加了手术危险性,因此对于此类患者最好采用其他体位。

方法:俯卧位后,上肢放在有软垫的壁板上,上臂与躯干保持<90°;胸部垫一小枕防止胸部受压,影响呼吸;肾区腹部下垫一小枕使患侧腹部垫高,患者脸、肘、膝及脚趾放保护垫,颈部处于中心位,穿刺针与体表呈 45°~60°穿刺。

(2)侧卧位:侧卧位临床应用相对较少,主要用于不能采用俯卧位的患者,如脊柱后凸、过于肥胖以及肺功能障碍者。此体位的最大优点是手术时肾盂位于最低位,击碎的结石由于本身重力作用不易跑到其他肾盏,常集中在肾盂;处理肾盏结石时,击碎的结石也容易从肾盏掉落到肾盂;该体位由于腰桥升起后使患者头侧和尾侧向下降,而腰部向上凸,导致肋弓与髂嵴间距增宽,可使俯卧位肋上穿刺点移至肋下;另外,此体位可随时便于改行开放手术。不足之处是扩张通道时肾脏活动度较大,可引起通道建立困难;在该体位下操作者易疲劳,且因体位关系碎石不易冲出。

方法:垫高腰桥,健侧卧位,患侧朝上,头及下肢适当放低,以扩大下位肋骨与髂嵴间距离,便于暴露。健侧髋关节和膝关节屈曲,患侧下肢伸直,双下肢间垫以软枕,固定骨盆以免滑动。采用超声引导定位穿刺较好。

(3)平卧位:平卧位是在俯卧位时患者无法耐受手术而发展起来的一种新的经皮肾镜手术体位,平卧位体位舒适,对患者血液循环和呼吸系统影响较小;便于麻醉师观察,对于高危患者可随时方便进行气管插管改全身麻醉;操作通道与水平面夹角较小,击碎结石更易冲出。其缺点是穿刺时肾脏较易被穿刺针及筋膜扩张器推动向前内上方移位,导致建立的通道较深;不容易使重度肾积水的肾盏扩张而致寻找结石困难;对肠管包绕肾下极者不宜采取该体位。

方法:取平卧位,患侧腰胁部垫高,使躯体与床面呈 30°~60°角;并使患侧腰部靠近手术床边,注意显露出腋后线及肩胛下角线,同侧的手臂可悬挂于颈部上方的手术床支架,固定好患者以免滑动。可采用C形臂X线机和超声波引导定位穿刺。

二、选择穿刺点

欲使PCNL成功,首先针对不同的病例建立最合适的取石通道。能否成功地清除结石,选择合适的肾通道至关重要,以清除结石为目的的穿刺可选择不同的穿刺径路。

1.穿刺点的选择　穿刺位置通常在第12肋下、第11肋间或第10肋间。斜卧位可在腋中线至腋后线范围选择穿刺点,侧卧位穿刺点通常选择在腋前线至腋后线之间区域,俯卧位选择穿刺点的范围较大,一般位于腋中线至肩胛下角线之间(图7-1)。理想的穿刺点为腋后线第11肋下缘或向髂嵴方向偏离若干距离的区域。若向上偏位,容易造成较粗血管的损伤;向内侧偏位,容易造成肠管的损伤;若向头侧偏位,容易造成胸膜的损伤。向下偏位过多,对肾盂输尿管交界处以下的结石的处理比较困难;处理上肾盏结石时,肾镜会被髂嵴阻挡,造成操作困难。另外,穿刺点选择在腋后线,即使采取仰卧位时,因造瘘管受压较小,可减少患者的痛苦。

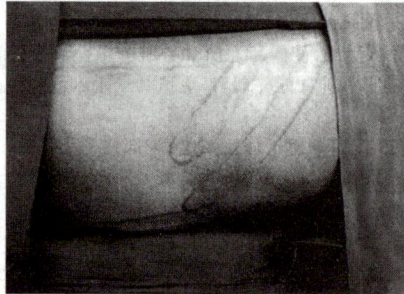

图7-1　穿刺点区域

穿刺肾盏的选择要根据结石和肾盂肾盏的具体情况制订。一般情况下,经过下盏的穿刺,可以治疗下盏、肾盂、中上盏的结石;经过中盏的穿刺,可以治疗中盏、肾盂、上下盏、输尿管上段的结石,UPJ狭窄。因此,肾中、下肾盏的后组为临床最常见的穿刺点(图7-2)。

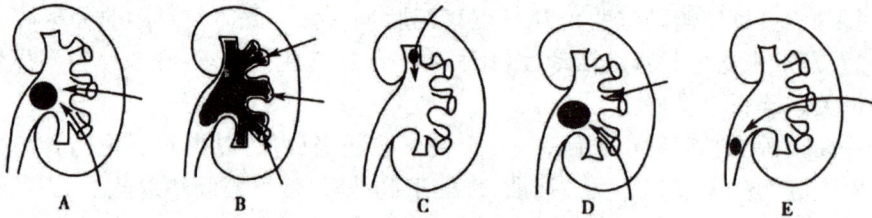

图7-2　目标肾盏选择

A.肾盂内孤立性结石,可经中、下肾盏背侧组进入;B.鹿角形结石宜从下肾盏背侧组进入,根据残留结石情况,建立第2条、第3条皮肾通道;C.上盏结石可经第12肋上缘直接进入上盏;D.中极腹侧肾盏内结石,最好直接穿刺到含结石的肾盏中;E.输尿管上段结石可从中肾盏背侧组进入。

2.穿刺点设计原则

(1)选择到达结石为最短距离的穿刺径路,由结石所在位置、大小、集合系统解剖形态决定是穿刺上、中肾盏还是下肾盏。

1）孤立的肾盂结石：皮肤穿刺点通常选在腋后线与第 12 肋交点下方，经肾脏中、下盏后外侧的通道进入肾盂比较容易将结石取出，避免直接穿刺进入肾盂。多发结石：应选择各部位结石均能兼顾的穿刺通道。

2）肾盏结石：对于肾盏结石，建议直接穿刺目标肾盏；对于上盏结石若经下后肾盏通道取石一般不易取出，常因盏颈狭窄而使结石不易被拉入肾盂，如果试图用电刀切开狭窄的盏颈，有引起严重出血的危险，穿刺与皮肾通道的建立一般以经第 12 肋上缘直接进入含结石的上盏途径为好。处在中部肾盏前排内的结石，如果按一般常规经肾中下后外侧通道入肾，常不易发现及取出结石，最好能准确定位，将穿刺针直接穿刺到含结石的肾盏中，扩张通道取出结石。

3）输尿管上段结石：穿刺径路最好选择经肾中盏后外侧入肾，硬性肾镜容易直接进入输尿管。从肾下盏后外侧通道进入输尿管因有角度，硬性肾镜常不易放入，从肾上盏径路进入输尿管可能更为直接，但需要从第 10 肋间穿刺，此路径易造成胸膜损伤、气胸等并发症。

4）复杂肾结石：对于复杂肾结石的穿刺径路选择一直是困惑泌尿外科医生的一个难题，选择适当的穿刺点和穿刺方向建立合适的经皮肾通道是手术成功的关键。一般根据结石的位置、大小、集合系统的解剖结构、肾积水程度等来选择和确定穿刺点和穿刺径路，以能最大程度清除结石为原则。必要时建立两条穿刺通道。

（2）应选择经肾盏穿刺进入肾盂，而不能直接穿刺肾盂。没有经过肾实质的窦道，容易发生灌注液外渗，造成肾脏的移位、窦道的改变，操作失败，术后容易形成尿囊肿。

（3）从肾盏中央沿肾盏长轴方向进针可以避免损伤肾盏旁动静脉，减少出血。

（4）肾盏包括前后两组，尽可能在后肾盏实施穿刺，若在前肾盏制作肾通道，其后的操作较困难，而经过后肾盏制作肾通道，不仅可以处理前肾盏的结石，对输尿管结石的处理也较容易实施。

（5）注意与邻近器官的关系。肾与肋骨、胸膜、肠管的关系个体差异很大，通常在第 11 肋间外侧无胸膜存在。手术中应利用实时超声确认拟定穿刺径路无胸膜、肺存在后再行穿刺，肋间或肋下动静脉走行于肋骨的直下方，勿忘肾的前方有肠管存在，既往有肾或肾周手术史的患者，因粘连的关系，有时腹膜会存在于意想不到的位置，要特别予以注意，利用 X 线荧光透视引导系统穿刺，无法如此确认腹膜的部位。

三、显示目标肾盏

经皮肾镜穿刺过程中，最好通过肾盏进入肾脏，因此术中需清楚显示肾脏集合系统，避免穿刺针通过肾实质直穿肾盂，增加术中、术后出血概率。目前临床多采用 B 超及 C 形臂 X 线机显示集合系统，部分医院报道采用 CT 下穿刺。

1.B 超显示　B 超能实时地观察监视引导穿刺全过程，可显示穿刺针行走途径和针尖到达部位。超声引导下经皮肾穿刺一般不需要注入造影剂显示集合系统，所以在肾盂、肾盏系统不佳及严重氮质血症而又对造影剂过敏时，超声引导定位穿刺更有其优越性。操作过程中，不需要放射保护，因而使用简便、安全、可靠。

集合系统有明显积水时，B 超能清晰显示其断面。但集合系统扩张<2cm 者 B 超准确稳定地显示集合系统断面的难度明显升高，穿刺难度也明显升高。

采用 B 超引导时，应明确肾脏的位置及其与周围脏器的关系，肾结石的位置、大小及数目,肾积水的严重程度,了解肾盂、肾盏结构于第 11 肋间或肋缘下,腋后线与肩胛线间选择合适的穿刺点,了解穿刺通道上有无胸膜、肺、肝脏、脾脏及结肠等脏器,测量皮肤与目标肾盏间的距离,从而建立最佳穿刺通道。

2.X 线显示

（1）静脉肾盂造影法：如果患者肾功能正常,可静脉注射 60% 泛影葡胺 40mL,或静脉快速滴注上述浓度的泛影葡胺 80~100mL。对于碘过敏者,可用碘普罗胺（优维显）410mL 静脉注射,在给药 5~15 分钟,可清楚显示出集合系统。

（2）输尿管逆行插管造影法：膀胱镜下输尿管逆行插管,要使导管的尖部尽可能放置到肾盂输尿管连接部。插入输尿管导管除经导管注入造影剂,使肾盂、肾盏显影,利于定位穿刺外,还有以下几种作用：①导管可以阻止结石粉碎后结石碎片掉入输尿管内,当然,这种作用如使用带气囊输尿管导管效果则更好。②插管有可能将上段输尿管结石推入肾盂内便于取出。③在行经皮肾镜检查时,可较容易地用其鉴别出肾盂输尿管的连接部。

四、穿刺目标肾盏

由于肾脏后外侧 Brodel 线附近皮质内的血管较少和较小,肾脏包膜至肾后盏之间的皮质通路距离最短。因此,理想的手术入路是经过 Brodel 线和肾乳头进入肾后盏,此入路有效地减少肾血管的损伤,减少手术出血。

确定好目标肾盏后,在 B 超或 X 线引导下,穿刺针穿刺目标肾盏过程中,穿刺针始终保持在视野中,穿刺成功后,拔出针芯,可见有尿液流出。若无尿液流出,应注意穿刺针针尖位置,是否未进入集合系统或过深;若位置正常,应考虑是否存在肾脏积脓情况,可用针管抽吸或注入造影剂（或盐水）证实。

采用超声穿刺时,一般超声仪均配有穿刺引导架,以保持穿刺针总是位于超声扫查切面内,当针尖抵达穿刺目标后,探头可撤离。如无穿刺引导架,穿刺针可置于探头的周边任一位置,但置于探头两极中部更利于监视穿刺过程。注意在屏幕上显示的只是在扫查切面内的针体,可能有相当长度的针体未能在图像上显示,在穿刺过程中随时确认实际针尖的位置。来回抽动穿刺针并摆动探头可明确针尖的实际位置。

C 形臂 X 线机引导穿刺应首先透视结石所在位置,逆行注入稀释的造影剂显示肾脏集合系统,并用钳尖标定穿刺目标的体表投影位置。俯卧位时根据患者背部肌肉的情况,穿刺方向通常与水平面呈 30°~60°角,透视下对准目标穿刺,注意避免穿刺过深。穿刺到位后拔出针芯,观察有无尿液滴出。如有疑问,可经穿刺针注入少量稀释的造影剂,若使集合系统显影,也表示穿刺成功。初学者往往需要多次重复穿刺方能成功。

对于鹿角形结石,患肾积水不明显,可以直接以结石为目标穿刺进针,当碰到结石后,即证明穿刺成功,输尿管导管注水可见有尿液流出即可证实进入目标肾盏,随即置入导丝进行扩张,经皮操作多能成功。

随着穿刺技术水平的提高,有学者提出"直接穿刺法"穿刺目标肾盏,亦称为"盲穿法"。其实早在 1955 年,Goodwin 就提出无 X 线定位自穿 PCNL 技术,此法适合于有中重度肾积水者。Chien 等于 2002 年报道一组 26 例患者连续行"盲穿法"建立皮肾通道手术病例,除一例最后通过超声引导外其余均通过"盲穿法"建立了皮肾通道,平均每例进入集合系统的经皮穿刺次数为 2.5 次,穿刺成功率为 98%,与超声引导法相近,McDougall 等也在著名的泌尿外科专著 Campbell's Urology 中描述了用 22 号穿刺针指向第 1 腰椎横突垂直穿刺的"盲穿法"经皮肾穿刺。Karami 等也在 2006 年报道了应用"盲穿法"不置肾造瘘管的经皮肾镜取石术治疗 35 例直径>1cm 的嵌顿性输尿管上段结石,35 例患者均采用"盲穿法"成功建立皮肾通道。报道中"腰三角凹陷处"是很有效的经皮肾穿刺通道的标志,解剖位置即第 12 肋与脊柱旁肌肉交界处。取穿刺针经此凹陷向头侧与皮肤呈 30°~45°角穿刺,至第 12 肋下 4~5cm。拔出针芯,当见尿液流出时,证实进入集合系统。直接穿刺建立经皮肾通道不需要特殊设备,比较适用于有较多肾积水的患者,但对初学者其成功率较低,要求对肾脏的解剖位置有一个立体的、准确的印象。

五、置入导丝

经过穿刺针鞘将直径 0.089cm 的金属导丝或斑马导丝置入肾脏集合系统。一手固定住针鞘,将金属导丝或斑马导丝从鞘内置入,最好能将导丝置入输尿管内,这样在扩张通道的过程中导丝不会脱出,可保证手术的成功。X 线透视下由于导丝能被清晰地显示,可通过对其方向的调整,使之进入输尿管内,超声定位则难以辨认出导丝的方向,若导丝进入了输尿管,可感到推送导丝的阻力较小,并能较深地置入。无论是哪一种定位方法,如果导丝未能进入输尿管,应让其尽可能多地盘曲在肾盂或肾盏内,导丝在肾内的长度在 10cm 以上。

推送导丝的过程中,要始终固定好针鞘,以免导丝进入肾盏后的反弹作用使其退出。当针鞘内的导丝需要退出时,回拉的力量一定要适度,若阻力较大,则提示导丝与针鞘之间已成角,这种情况下要先退出少许针鞘,再回拉导丝,否则,如果强行用力,会因为针鞘的切割作用,使导丝被切断或剥脱于肾内,针鞘退出后,一定要用手指在皮肤进针点处将导丝固定好,避免其弹出。

为了确保通道扩张成功,国外学者建议放置两根导丝。其中一根作为扩张用的"工作导丝",另一根作为备用,以备"工作导丝"万一滑脱造成皮肾通道迷失时,仍可以沿其寻找到正常通道,重新置入扩张器进行操作,谓之"安全导丝"。穿刺针穿刺成功后拔出针芯,插入 1 根直径 0.089mm 或 0.097mm 的软 J 形导丝至肾盂内,并尽可能插到输尿管内直至其下段,一般将此根导丝作为"安全导丝"。真正扩张通道之前,还需要放置 1 根导丝。用 Toflon 扩张器套在已置入的导丝上,从 F8 开始扩张,逐渐递增扩张至 F10~F12,固定好导丝,拔出扩张器。将 F6 Amplatz 的工作导管或 F8 同轴胆道导管套在导丝上插入集合系统内。然后把 F10 或 F12 的宽腔导管套在 F8 导管上同轴送入肾盂内,取出 F8 导管,通道内保留宽腔的 F10 或 F12 导管。将第二根导丝经宽腔导管插入集合系统,一般选用较硬韧的环扭导丝或硬性的 Lunderquist 导丝。此第二根导丝即为"工作导丝",作为扩张通道之用,取出宽腔导管,将"安全导丝"固定好,以防滑脱出。选用扩张器顺序套在"工作导丝"上将通道扩张至 F24~F34。

六、扩张、建立通道

导丝置入后,沿导丝根据需要扩张通道大小,选择不同扩张器械扩张经皮肾通道。多年来,对经皮肾镜通道大小的研究不断地完善,但这只是经皮肾镜取石术系统操作的一个方面。事实证明仅改变工作通道大小,并不一定是微创。研究已证实:F16~F18 通道较传统的 F24~F34 通道在扩张时会较少撕裂血管,术中出血少;但 F16~F18 通道在处理大结石时将会延长手术时间,持续灌注将降低患者的中心体温,其并发症发生率会相应增加。因而,对于个体患者，单以通道大小定义微创显然是不恰当的。我们认为：普通病例可首先建立 F16~F18 通道，如患者为感染性大结石或肾集合系统扩张明显时根据术中情况随时将通道扩张至 F24~F34。如结石为鹿角形结石，可同时行多通道取石以加快取石速度。

1.微通道扩张

（1）扩张方法：根据进针深度预计扩张器进入的深度。沿穿刺针尖刀切开皮肤并向深处切割至腰背筋膜，沿导丝以筋膜扩张器扩张。从 F8 开始，由细到粗逐步旋转扩张至 F16~F18，将最终的扩张器连同相应 Peel-away 鞘一起置入肾脏集合系统，保留导丝和 Peel-away 鞘，退出扩张器。X 线透视下进行手术，可对扩张过程进行动态监视，能有效避免通道的丢失。

（2）扩张技巧：术者一手保持导丝位置不变，另一手来回旋转扩张器，同时沿着穿刺方向将扩张器向深部推进，到达预计深度后停止扩张，观察有无尿液流出。重度积水的肾脏实质较薄，在扩张器的压力下容易塌陷，扩张时应比预计深度适当加深，此时应仔细体会扩张器通过肾实质进入集合系统的"突破感"，在最终的带 Peel-away 鞘的扩张器扩张到位后，术者一手固定扩张器和导丝，另一手将 Peel-away 鞘旋转推进入肾脏集合系统，此时助手一手帮助固定 Peel-away 鞘，当术者沿导丝将扩张器退出 Peel-away 鞘时，助手另一手帮助固定导丝，以防导丝脱出造成通道丢失。此时若确认 Peel-away 鞘位于肾脏集合系统，即可置入引流管，退出 Peel-away 鞘，完成肾造瘘。操作也可分步进行，首先置入输尿管镜观察，若 Peel-away 鞘不在肾脏集合系统内，应在输尿管镜监视下缓慢旋转退出部分 Peel-away 鞘，观察是否扩张过深，若确认因扩张稍浅未进入肾集合系统，则沿导丝将输尿管镜首先置入肾集合系统，然后沿输尿管镜将 Peel-away 鞘旋转置入肾集合系统。

注意的是采用微通道手术时，最好扩张至 F18 通道进行手术。这样既能保证灌注液的有效回流，减少其吸收，又有利于碎石颗粒的排出，提高工作效率。通道过小，不利于碎石的排出，而且易发生因肾内高压导致的灌注液大量吸收引发的各种并发症。

2.标准通道扩张　沿穿刺针切开皮肤 1.0~1.5cm，分开皮下组织及肌层，切开腰背筋膜，为扩张器的顺利通过做好准备。扩张需达较粗口径（F24~F34），操作技术要求较高。根据扩张器的类型，扩张方法有金属同轴扩张法、球囊扩张法及 Amplatz 扩张管扩张法三种，其中临床应用最广泛的是金属同轴扩张法。

（1）金属同轴扩张法

1）扩张方法：首先用筋膜扩张器扩张置入 F16 Peel-away 鞘，沿导丝将同轴金属扩张器置入 Peel-away 鞘内，直至遇到阻力不能推进，固定金属扩张器，退出 Peel-away 鞘，由细到粗套叠式扩张置入 F24 或以上的外鞘，保留导丝，退出同轴金属扩张器。

2）扩张技巧：采用金属同轴扩张法时，需注意以下扩张技巧：①金属扩张器的扩张阻力较筋膜扩张器大，因此，通常先用筋膜扩张器扩张出适当的通道，再换用金属扩张器，这样可以简化扩张的过程。②扩张过程中，术者应一手固定轴心，保持其位置不变。这是防止金属扩张器扩张过深的关键，另一手将部分套叠的金属扩张器旋转推进至完全套叠的位置。③两金属扩张器间常塞入部分脂肪、肌肉或纤维组织，增加扩张的摩擦力，如扩张阻力较大，应固定轴心，退出扩张器，将塞入扩张器间的组织清除后再行套叠式扩张，最后将外鞘沿金属扩张器旋转推进入肾集合系统。④术者术前应仔细比较外鞘与金属扩张器的长度，避免扩张过深或过浅的情况。⑤置入肾镜观察，若外鞘不在肾集合系统内，应在肾镜监视下缓慢旋转退出部分外鞘，观察是否扩张过深，若确认因扩张偏浅未进入肾集合系统，则沿导丝将肾镜首先置入肾集合系统,然后沿肾镜将外鞘旋转置入肾集合系统。

（2）球囊扩张法

1）扩张方法:穿刺针穿刺成功后,置入斑马导丝,F8 筋膜扩张器扩张皮肾通道,然后将球囊扩张导管沿导丝推入集合系统。在压力表的监测下,球囊压力可达到 25~30 个大气压,从而可将球囊扩张至 F24。等待 10 分钟后,可以无缝推入 F24 工作镜鞘。

球囊扩张的优点是:①建立通道简单快捷,无须多次逐级扩张,避免增加因某次扩张失误使扩张通道迷失致扩张失败的概率,也不会因扩张较大直径时阻力过大,使肾脏移位或扩张深度变化,最后导致扩张失败。②球囊扩张建立通道一次成形,而且球囊呈横向扩张,通道附近血管是被球囊推开并暂时压迫,减少血管断裂出血的可能。③球囊扩张导管的配套镜鞘采用特殊工艺,与球囊对合良好,表面光滑,方便镜鞘的推入,以及减少因鞘与球囊间隙过大导致的肾损伤出血。缺点是费用昂贵,曾经有过手术史的患者,气囊难以将致密的筋膜组织和瘢痕组织扩开。

2）扩张技巧:采用球囊扩张法时,需注意以下扩张技巧。①球囊扩张导管放置深度一般比穿刺深度增加 1cm,有利于球囊完全进入肾实质内,扩张整个经皮肾通道至肾盏肾盂。②球囊扩张导管使用时,注水升压过程要先快后慢,先把球囊内水注满,后拧动高压注射器,使压力达到目标压力。放水降压时要先慢后快,以防压力释放过快导致球囊损坏。③沿球囊置入经皮肾镜镜鞘时,动作要轻柔,注意扩张方向及深度,避免扩张过浅或过深,导致扩张失败或引起扩张并发症。

总之,在扩张皮肾通道的整个过程中,尽量要使每一根扩张器经过相同的径路进入肾脏集合系统内。此外,还要注意到以下技术细节,可使操作更为容易:①宁浅毋深,避免损伤穿刺对侧的肾实质和血管,引起不必要的出血和手术麻烦。初学者可间歇 X 线透视了解扩张管的深度。②应用弯血管钳将皮下组织、肌层、腰背筋膜撑开,以减少对扩张器的阻抗。③工作导丝的软尖尽量使之进入输尿管内,实在进入不了输尿管,至少应在肾盂或扩张的肾盏内盘绕达 10~15cm。④更换扩张器时,助手应在靠近皮肤处固定住导丝,以免取扩张器时一并将导丝带出。⑤每次扩张器应按顺序逐渐放置进行,如越级扩张,通道阻力较大,不易通过,且易造成组织损伤。⑥如果皮肾通道弯曲,宜选用半硬弹性扩张器。如果径路瘢痕组织较多则不宜选用半硬弹性扩张器,而选用金属扩张器更好。

若外鞘未进入集合系统,可在导丝引导下肾镜直接扩张进入集合系统,然后沿肾镜扩张置入外鞘,这样不容易损伤肾脏对侧,减少手术并发症。

扩张过程中可能会遇到斑马导丝拖出于肾实质外面从而导致通道建立失败,多是由于斑马导丝置入过浅,扩张时肾脏“内推”,或是扩张过程中将导丝“无意识”后拉所致,遇到这种情况时多需要重新穿刺建立通道。

七、肾镜检查

肾镜在灌注泵泵出的生理盐水冲洗下,沿工作通道进入肾内,根据 KUB 和 CT 所示的位置观察肾脏、寻找结石。

正常的肾盂肾盏黏膜应是光滑平整,略显白色,含有正常走行的纤细血管。如视野被血块遮蔽,可出现“红视”现象。此时可加快冲洗液的速度,并经肾镜插入超声探针将血凝块吸出;也可用鳄口钳将血块拖出。如肾镜过分贴近尿路上皮,则可出现“白视”现象。此时只需后撤肾镜，离开肾盏壁即可，连续冲洗，膨胀肾盏和肾盂，也可消除"白视"现象。如肾镜及外鞘后撤过多，退至肾实质或肾周脂肪内，则可看到红色易出血的肾实质或黄色发亮的海绵状脂肪组织或灰白色游丝状的筋膜纤维组织。当肾镜看到肾脏创口时，应将工作鞘送至创口处轻柔地推入集合系统内。

经全面观察及检查，如果未发现结石，可将肾镜和工作鞘退至集合系统与肾实质交界处，从不同角度观察、检查，如果仍未能看到结石，则结石很有可能在平行于肾通道邻近的肾盏内，或掉入输尿管内，或在扩张过程中被带出集合系统之外，这时应在 X 线或 B 超下协助检查结石掉入输尿管或处于集合系统之外，可用内镜去寻找，一般不难发现并可取出。如果结石位于平行肾通道邻近的肾盏中，用硬性肾镜或可弯曲性肾镜试图取石均有可能失败，此时常需重新穿刺到含结石的肾盏中，建立第 2 条皮肾通道才能将结石取出。

在肾镜检查过程中，如果出血严重，为了安全起见，应停止操作，延期取石。取出肾镜后，置入口径较粗的肾造瘘管，5~7 天后再行二期取石。

八、取石

肾镜观察见到结石后，应根据结石的大小、位置、扩张通道的大小，选择不同的方法取净结石，工作通道外鞘小的结石可直接用取石钳取出或高压水灌注冲出结石。

结石最大直径如果小于工作外鞘，可用取石器械通过硬性肾镜直视下完整取出结石或采用高压灌注将结石冲出，这是最简单的方法　因此，术前应仔细测量 X 线片上结石的大小，结石直径≤7mm，可以通过 F24~F26 金属肾镜镜鞘取出。经 Toflon 工作鞘取石，由于其具有弹性可变形的特点，通过 F34 Toflon 工作鞘（内径 F30）可以完整摘除最大直径 1.0~1.2cm 的结石。采用高压灌注冲洗结石时，应注意灌洗液的流量与流速，以视野清晰为度，避免结石被灌洗液冲击，使位置不易固定而不利于取石。

经皮使用可弯曲性肾镜取石的适应证不多，一般只用于开放手术后残留结石的取出，或 ESWL 术后。对于与皮肾通道平行肾盏内的结石碎片，用硬性肾镜取石常不易获得成功，可改用可弯曲性肾镜取石；但是使用可弯曲性肾镜取石，操作起来较麻烦，需由术者与助手同时参加、密切配合，而且灌洗液进入集合系统内的流量极小，常造成视野不清，影响器械操作，耗费时间，远不如硬性肾镜取石效率高。所以，除少数需要用可弯曲性肾镜取石的适应证外，绝大多数病例还是采用硬性肾镜取石为好。

九、碎石

1.碎石方法　当结石直径较大，无法单纯通过取石器械取出结石时，常需要用到碎石设备将结石击碎，然后再取出结石碎片。目前，临床常用的碎石方法有以下几种。

（1）超声碎石术：超声碎石术安全有效，并发症少，可边碎石边吸出结石碎片，同时可吸出灌洗液保持肾盂低压，是最常用的碎石方法。超声碎石后残留结石率为 3%~35%，以鹿角形结石最高，肾盂结石最低。

1）原理：用电流激发超声发生器手柄内的压陶元件，将电能变为声能，产生超声波。再使超声波沿中空金属探杆纵向传导至尖部，产生高频振动样机械能振动。接触结石时可将结石研磨成粉末状碎块或振裂结石。同时超声探杆的中空管末端与吸引器连接，碎石时持续吸引。既可不停地吸出冲洗液，使超声探杆降温，又可将碎石吸出。

2）碎石方法：碎石前检查各种导管的连接是否正确，以免导管方向接反导致空气栓塞。

碎石前逆行插入输尿管支架管可防止结石碎片落入输尿管。经硬性肾镜找到结石后,术者左手扶持镜鞘,右手握住超声发生器手柄,从工作通道插入超声探针并使其伸出镜端数毫米,与结石轻轻接触,并可将结石顶在相应的壁上。碎石应从结石周边开始,边碎石边吸出碎片,使结石逐渐缩小,直至完全取出。如从结石中心钻孔,将结石碎为数块,导致结石碎片散落至肾盏,易遗下结石。碎石结束后应摄腹部X线片或超声下检查,并用肾镜检查,如无残留结石,即可插入肾造瘘管。

通常,粉碎小结石需5~15分钟,大结石则需30~90分钟。感染性结石或基质结石最易破碎,二水草酸钙、磷酸钙、胱氨酸结石则需较长时间,尿酸及一水草酸钙结石不易破碎。

3)注意事项:碎石时超声探杆应稍伸出肾镜鞘,不应伸出过长以免导致肾盂穿孔。如发现较大穿孔出现尿外渗应立即停止手术,留置肾造瘘管等待二期取石;超声探杆应始终保持冲洗液连续通畅流出,以免探杆过热。如发现噪声声调增强,探杆力量减弱,甚至不能吸入碎石,说明探杆或引流管已被碎石堵塞,超声发生器已过热,应清理探杆及引流管或更换新的探杆。碎石效果不理想时可并用其他碎石方法。

(2)气压弹道碎石术:气压弹道碎石术多应用于采用微通道碎石或结石较硬时,多与超声碎石联合应用。具有碎石效果佳,效果相当于超声碎石的50倍,以及无热效应,不产生热损伤等优点。但是只能在硬性肾镜下使用。探针振幅大,对于移动性结石使用取石篮或其他方法固定。破碎的结石片,无法像超声碎石术那样,被抽吸出体外,要用负压泵、取石器械取出或等待其自然排出。

1)原理:高压气体经空气注入口进入弹道内,使弹头高速运动反复撞击金属探头的近端使金属探头产生纵向振动,靠此振动击碎结石。其频率为12~16Hz,经探针传递的最大输出能量为80~100mJ。为了提高碎石效率要增大振幅,故其振幅远较超声波碎石器大。依据碎石的部位和内镜操作腔的口径可选用0.8~2mm金属探针,碎石可选择单次脉冲或连续式脉冲进行治疗。

2)碎石方法:经硬性肾镜观察到结石后,插入探针,并使探针超过镜端1.0cm。若结石较大,较易固定,将探头抵住结石,使其固定于肾盂、肾盏壁上,启动脚踏开关,采用连发击碎结石(图7-3)。若结石较小,因其不易固定,可将结石抵在肾盂壁上,采用单发碎石;但单发效率较低,可采用取石篮固定结石后再采用连发碎石;碎石气压应从低开始,根据碎石情况逐渐升高压力,一般选用0.33MPa。因其探头尖端较尖,将结石固定于肾盂壁时,要掌握好力度,以免刺穿肾盂。碎石后稍大结石可经取石钳或取石篮取出,较小颗粒留待自行排出,也可与超声碎石器并用,将碎石片吸出体外。

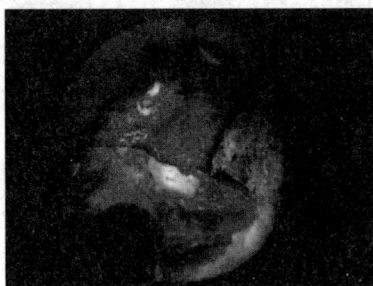

图7-3 气压弹道碎石

3)注意事项:镜下以气压弹道碎石时,常需用探针抵住结石并将其固定于肾盂、肾盏壁上击打,应避免过分用力,以防损伤肾盂、肾盏黏膜。碎石常从结石的后外侧缘开始,尽可能使结石碎裂成小颗粒,以利清除。碎石时尽量使结石光滑面朝向盂、盏壁,而击打其粗糙面,避免碎石棱角损伤黏膜。注意避免长时间固定在一处碎石,减少局部盂、盏黏膜的损伤。

(3)激光碎石术:激光碎石术是目前较新的一种应用于腔内的碎石方法。激光能量具有最大脉冲压、平均脉冲压和脉冲频率等优点,碎石效果较好,能配用软性内镜,碎石时间比超声和液电式的要短。但激光设备昂贵,能量输出不太稳定,设备保养难度大,需消耗导光纤维,运行费用高。

1)原理:激光对结石的碎石作用主要依靠热效应,碎石过程中,结石表面的水和结石中的水吸收激光的能量后气化形成小球,气化小球随后裂解所形成的冲击波产生二次压力,使结石粉碎。近年用于泌尿系统碎石的激光器为最新研制的钬激光(Ho:YAG)。钬激光是稀有元素钬产生的脉冲式激光,波长 2140nm,恰好位于水的吸收范围,峰值功率瞬间可达上千瓦。钬激光可以通过直径 320~550μm 低水含量的软性石英光导纤维发射激光,通过内镜直抵结石,将其粉碎。与脉冲染料激光比较,钬激光有明显优势。钬激光除可用于碎石外,还具有切割、气化软组织、凝固止血功效。对于时间长、炎症反应重、已经形成包裹的结石可以先气化包裹的软组织,后粉碎结石。钬激光可以击碎包括胱氨酸结石、一水草酸钙结石在内的各种成分结石。钬激光亦不像脉冲染料激光那样在碎石过程中对结石有明显推动力,可以击碎在水中漂浮度较大的结石。所消耗的能量较脉冲染料激光小,既能够有效碎石,又能够避免对正常组织的负损伤。

2)碎石方法:术者首先需戴防护镜以防激光损伤视网膜。经硬性或软性肾镜找到结石后,自工作通道插入 250μm 石英光导纤维至结石处,并与结石直接接触,开始以小功率(30mJ)碎石,效果差时可增至 60mJ,发射效率以每秒 5~50 次脉冲为宜。结石粉碎后可应用取石钳或超声碎石吸引器将结石取出或吸出体外。

3)注意事项:激光碎石时应尽量由结石表面逐渐蚕食,避免先将较大的结石粉碎成数块后再逐步粉碎,因结石碎块在水流冲洗下相对不易固定,额外延长手术时间。注意避免激光直接损伤黏膜,引起不必要的出血。另外,在光纤头端位于输尿管肾镜操作腔内时不要激发,以免损坏内镜。

(4)液电碎石术:液电碎石术的特点是冲击力强,能快速击碎大多数结石,即使较硬的二水草酸钙结石通常在稍长时间内也可击碎;电极具有可弯曲性,故可用于击碎盏内结石或远离肾通道的结石。但其产生的全部结石碎片均需手工取出,耗时费力,术后结石残留率可达14%。因此,液电碎石术的应用远少于超声碎石术,仅用于超声波不能击碎或超声探杆不能触到的结石。

1)原理:液电碎石是将电能转换成连续的流体冲击波,击碎结石。碎石装置由液电发生器、电极及脚闸组成。液电发生器调控放电的强度和速度。电极直径为 F4.5~F10,具有可弯曲性。电能储存在储能电容器中,通过电极在水中放电时,电极头外环与核心间的电势差产生瞬间电弧,发出的电火花在很小范围内产生高热,气化液体,形成气泡;气泡以大约1490m/s 的速度前进,形成电极尖端至结石的液体冲击波,撞击结石,使其破碎。放电可在1/8ms 内完成,并连续发放。

2)电极的选择:通常应选用 F5 电极,以低功率、低频率放电将结石碎为 1cm 以下的碎块。如结石较大或较硬,可用 F9 电极或加大功率,但不应击石过碎,增加取石的困难。鹿角形结石可先用 F9 电极将结石击成大块,再用 F5 电极击成小块,或用超声探头进一步碎石。

3)冲洗液的选择:使用稍低于室温的 1/10~1/6 生理盐水可使电极较好放电。配制时可将 1L 生理盐水加入 5~9L 蒸馏水中。液电碎石时纯水与等张生理盐水均不宜作冲洗液,前者使电极放出高电容电火花,属于不适宽放电;后者则使电极放出电容量过低的无效电火花。然而,在非液电碎石操作时仍应使用等张生理盐水。

4)碎石方法:仪器工作电压为 5kV、6kV、8kV 三挡,可单次或连续击发。电极均为同轴型,直径 1.5~2.5mm,可耐受电压 10kV。碎石前应于体外检验碎石装置,功能正常方可使用。

碎石时先将液电电极插入肾镜,窥视下使电极尖端与结石接触,并拨动结石,使结石的不规则面朝向电极。打开机器,踏下脚闸,试探性单次放电碎石。如结石表面光滑,无不规则面,应将电极对准同一部位,连续放电,使之产生一个小缝直至破碎,再对准碎块的不规则面放电碎石。击碎结石后可用夹钳取出结石。然后检查肾内有无残留结石,尤其注意输尿管和肾通道内。如无残石可放置肾造瘘引流管。

5)注意事项:放电时,电极尖端应距结石表面≤1mm,使两者之间有一液体接触面。距离加大至 2mm 时,电极功率将下降 3/4。电极尖端应伸出肾镜末端至少 5mm,以免放电时产生向外扩散的球形冲击波伤及透镜系统。

应注意电极不能直接与尿路内壁接触放电,以免造成出血或穿孔;电极防电的功率应适宜,因电极的寿命短,每根不超过 60 秒,功率过大会加速电极老化,影响碎石效果。此外,液电碎石可影响心脏起搏器的功能,戴起搏器的患者不宜使用。

如用可弯曲性肾镜碎石,由于电极占用镜鞘通道,冲洗液加压至 20kPa(150mmHg)时流量仍会下降 50%,因此应通过输尿管导管冲洗,加大流量,扩张肾盂,消除放电产生的热量。

2.碎石操作技巧

(1)在寻找和击碎结石的过程中,工作通道的摆动不宜过大,过大的摆动会导致皮质的撕裂,引起严重的出血。手术的时间不宜过长,因为术中的失血、液体及毒素的吸收往往会随着手术时间的延长而增多。超过 1 小时的碎石,应常规给予呋塞米 10~20mg,以促使吸收的液体排出。

(2)对于经皮肾镜手术过程中因角度关系无法处理的肾盏结石,切忌肾镜强行摆动进入肾盏,这样很容易引起肾盏颈撕裂,导致术中出血及尿外渗,根据结石处理情况必要时重新建立第 2、第 3 通道(图 7-4)。多通道取石的优点为:取石范围广,结石清除率高;可有效避免因内镜摆动幅度过大而造成的皮质通道撕裂伤;能较好地保持肾内的低压状态,减少灌注液的吸收。国外研究表明如果根据肾结石的大小、位置和集合系统的解剖选择合适的通道,与单通道 PCNL 治疗较小的肾结石(平均表面积为 423mm^2)相比,多通道 PCNL 治疗鹿角形肾结石和较大的肾结石(平均表面积为 2156mm^2)的出血量、并发症并无明显增加;而多通道 PCNL 对患者术后肾功能、输血的影响主要与术前肾功能、贫血等有关,且结石的大小与通道的多少、输血率等均无相关性。相反,如果通道的数量不够而强行取石,则容易导致通道皮质和结石肾盏颈口的损伤,引起严重的出血。需要注意的是,通道并不是越多越好,不能盲目增加,应根据手术的实际需要来选择通道的数量,通道的数量一般不宜超过 3 个。

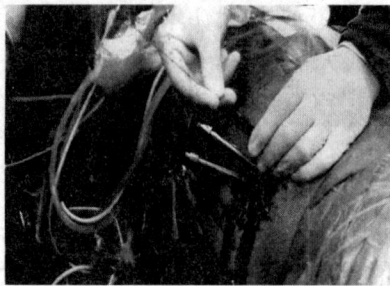

图 7-4　多通道取石

(3)对于小肾盂而肾盏扩张严重的多发性结石,盏颈常被增生的息肉覆盖,注意仔细寻找,避免遗漏。由于肾盂空间小,盏颈间比较靠近,因此输尿管肾镜由一个肾盏经肾盂进入另一个肾盏时容易造成盏颈撕裂,操作时应轻柔,耐心尝试,避免暴力,必要时另行建立经皮肾通道处理结石。

(4)对于输尿管上段结石,可将外鞘置入输尿管上段,减少碎石块进入盂盏系统,从而减少寻找结石的清石时间。碎石时用力应适当,避免输尿管穿孔。粘连附着于输尿管黏膜的细小结石应用取石钳夹取干净,减少局部结石复发的机会。

(5)术中细小的结石碎块因水流冲洗不易固定,有时需要在肾盏间反复寻找。此时,可在保留导丝引导的情况下将外鞘远端退至肾皮质内,然后退出肾镜,停止冲洗,使肾脏少量出血并形成血块,然后再用超声将血块及黏附的结石碎块一并吸出体外,这样可节省手术时间并有助于彻底清除结石。

(6)手术过程中可能会遇到"通道迷失"的情况。肾镜退回到肾实质外面,无法处理结石。这时应调整肾镜方向,仔细寻找,多数情况下能找到原通道,或经输尿管导管注水寻找出水点亦可找到。若退出距离较长,在肾筋膜外侧寻找困难,必要时重新穿刺建立通道。

(7)碎石过程中需随时注意观察患者生命体征变化,碎石时间不宜过长,应控制在 1.5 ~ 2 小时。同时注意观察腹膜后积液情况。若出现腰肋部肌紧张,外鞘摆动困难,需考虑存在腹膜后间隙积液的可能,应及时停止手术,术后需同时观察腹部情况,排除腹腔积液可能,必要时置管引流。

(8)碎石结束后,应仔细检查各个肾盏,对照 CT、X 线片观察结石处理情况,并同时结合术中超声检查结果确定结石是否取净。手术过程中由于气体进入肾脏集合系统,可能影响超声下图像,须仔细鉴别结石与气体影像。C 形臂 X 线机下观察结石需注意阴性结石存在的可能。

(9)双侧上尿路结石的一期处理:双侧上尿路同时存在结石约占结石患者的 15%,传统的治疗方法一般是对两侧结石进行分期手术治疗,随着碎石设备的更新与技术的进步,对于部分一般状况较好、结石清除相对容易的双侧结石患者,我们认为可以同期进行。

双侧上尿路结石的治疗原则为:①双侧输尿管结石,如果总肾功能正常或处于肾功能不全代偿期,血肌酐值<178.0μmol/L,可一期同时处理双侧结石;如果总肾功能较差,处于氮质血症或尿毒症期,先行经皮肾穿刺造瘘,待肾功能基本恢复后再行手术,手术时先处理肾功能较好的一侧,若手术顺利可同时处理双侧结石。②一侧输尿管结石,另一侧肾结石,先处理输尿管结石,处理过程中建议参考总肾功能、分肾功能与患者一般情况,可一期或分期处

理肾结石。③双侧肾结石,一般先治疗容易处理且安全的一侧,如果肾功能处于氮质血症或尿毒症期,梗阻严重,建议先行经皮肾穿刺造瘘,待肾功能与患者一般情况改善后再处理结石。④孤立肾上尿路结石或双侧上尿路结石致急性梗阻性无尿,只要患者情况许可,应及时外科处理,如不能耐受手术,应积极试行输尿管逆行插管或经皮肾穿刺造瘘术,待患者一般情况好转后再选择适当的治疗方法。

十、置入引流管

经皮肾镜取石术后,应常规放置双J管和肾造瘘管。其目的是:①引流尿液、减少尿外渗。②压迫肾皮质通道、减少出血。③为再次手术保留通道。

1.置入双J管　输尿管导管内注水或注气,明确输尿管内无残留结石后,肾镜下将斑马导丝顺行插入输尿管内直达膀胱,沿导丝顺行置入双J管,上至肾盂,下达膀胱。

如导丝插入时遇有阻力应旋转导丝,不断变换角度多次试插,避免过度用力折曲导丝或导致输尿管穿孔或导丝穿行于黏膜下。部分穿刺肾下盏处理结石患者如术后肾镜进入输尿管上段有困难可换用输尿管镜,因输尿管镜较肾镜细,多数可获得成功。部分输尿管起始段结石长期刺激导致息肉增生明显,无法找到正常的输尿管管腔,可自留置的输尿管导管内快速充入空气,将息肉冲开,暴露正常的输尿管管腔。部分患者确实无法顺行置双J管,术中B超监测发现结石又清除干净,可考虑自留置的输尿管导管内逆行插入斑马导丝,应用取石钳将导丝沿肾通道拖出体外,双J管沿导丝顺行置入膀胱。该方法无法自输尿管导管内注水,部分落入输尿管内结石无法清理,故应用需谨慎,并且该方法容易导致双J管远端突出体外(女性)或位于前尿道(男性),女性需将双J管远端送回膀胱,男性可用1根F8导尿管将双J管远端顶回膀胱。如导丝确实无法顺行置入膀胱,先留置肾造瘘管,改截石位,行输尿管镜检查,如有碎石块梗阻,给予碎石或取石处理,逆行置入双J管,上至肾盂,下达膀胱。

2.置入造瘘管　肾镜直视下将工作鞘推送至肾盂或肾盏内,造瘘管从鞘内置入,头端放置在肾盂输尿管起始部,拔出工作外鞘,缝线固定于皮肤(图7-5)。

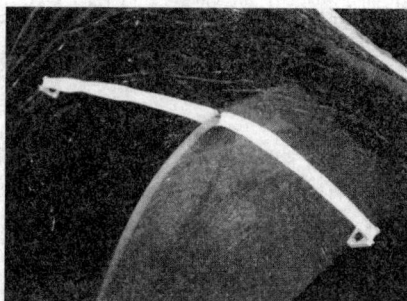

图7-5　微通道下置入肾造瘘管,去除外鞘

一期手术或即刻二期手术者,均应常规留置肾造瘘管。延迟二期手术者,如取石顺利,输尿管通畅,可不放肾造瘘管;如术中碎石伴明显出血,应留置肾造瘘管,术后若切口漏尿较多,其原因往往是肾造瘘管折曲或进入了输尿管,使得尿液引流不畅。可通过造影或CT检查明确。若结石已取净,术后一周可拔除肾造瘘管,拔管前1天夹闭肾造瘘管,观察有无腰痛、发热、漏尿等症状,无症状者才能拔管。近几年来,无肾造瘘管的经皮肾镜取石术的报道逐渐增多,其前提条件是结石简单、清除彻底、术中无明显出血,双J管位置满意,肾皮质有一定厚度。否则,留置肾造瘘管是必要和安全的。

3.无管化的应用　无管化 PCNL,即经皮肾镜取石术后有选择性地对患者不留置肾造瘘管而只通过输尿管支架管进行内引流,从而避免置管给患者带来的疼痛不适。无管化的概念最早由 Wickham 于 1984 年提出。1986 年 Winfield 报道 2 例患者在 PCNL 由于造瘘管未留置于正常位置而发生严重尿外渗,导致住院时间延长。之后多数学者认为无管化 PCNL 富冒险性,PCNL 术后留置肾造瘘管以避免并发症,因此 PCNL 后留置肾造瘘管成为常规。但近年由于 PCNL 技术的不断提高,留置肾造瘘管带来的不适感和较长的住院时间使无管化 PCNL 重新受到重视。近年来国外关于无管化 PCNL 的报道渐渐增多,认为对经选择的患者行 PCNL 而不留置造瘘管是安全的,并不引起严重并发症,且能明显改善患者术后生活质量。Yang 等报道了 138 例,国内亦有陆续报道。

(1)无管化的适应证:目前仍无明确指征规定究竟哪些患者适合行无管化 PCNL,比较一致的看法是无管化手术需要对患者有所选择。一般的入选标准为单独肾盂结石或肾下盏结石。过度出血、需行二期手术(肾盂积脓、有明显结石残留)、集合系统广泛损伤是绝对禁忌证。下列情况也应尽可能避免:活动性尿路感染,有肾手术或体外冲击波碎石史,存在先天性尿路异常,血肌酐水平上升和孤立肾患者,术中发生并发症(穿孔等并发症),手术时间较长(超过 2 小时),存在明显尿路梗阻(如输尿管有结石或狭窄,重度前列腺增生影响排尿者),应用抗凝药物,超过 2 个通道者。但也已有在大结石甚至鹿角形结石、多通道及有梗阻者中行无管化的报道。随着 PCNL 技术的不断提高,无管化 PCNL 的适应证也在不断扩大。

(2)无管化 PCNL 的手术要点:成功实行无管化 PCNL 除病例的选择外,关键在于掌握熟练的 PCNL 技术以避免术中并发症,其中至关重要的是术中止血。PCNL 术后出血可来源于肾实质,集合系统、动静脉瘘或者假瘤以及肋间血管或皮下血管。常规手术结束时需判断有无活动性出血,可在手术结束时先留置安全导丝,然后退出工作外鞘,观察数分钟如果没有鲜红色的动脉性出血或血块形成,尿液为淡红色,可以不需要留置肾造瘘管;若有活动性出血,则沿导丝重新置入鞘管止血,彻底止血对于无管化 PCNL 的成功非常重要。

手术结束时需仔细观察肾盂肾盏,排除结石残留的可能性。如果怀疑有碎石残留,最好留置造瘘管,以防需要再次取石。术中应用 X 线透视或 B 超并不能完全排除残石存在。

十一、再次手术

对于多发性肾结石、鹿角形肾结石等复杂性肾结石,因结石大、硬度高、手术时间长、术中出血等因素的影响,部分病例难以通过一次手术将结石取净,因此往往需要进行再次或多次取石。患者术后常规行腹平片检查若结石残留较多(>2 块)、较大(直径>1.5cm),体外冲击波碎石难以击碎结石或费时较长的,可考虑行再次手术治疗。

再次手术时间间隔一般为前一次手术后的 5~7 天,部分患者术后恢复慢,手术耐受性差,可适当延长。如果手术不复杂,可在局部麻醉或局部麻醉加静脉镇痛下完成,如果结石复杂、手术时间较长,则需在硬膜外麻醉或全身麻醉插管下进行。根据残留结石部位,对于估计用已建立好的通道难以处理的残余结石,可建立新的取石通道取石。

对于术后结石残留需要再次手术分为两种情况,一种是直接从原通道进入碎石,这种情况手术时可沿造瘘管放入斑马导丝,工作外鞘顺导丝直接进入集合系统碎石;另一种情况是原通道无法处理结石,需重新穿刺建立通道取净结石。

十二、分期手术

对于合并感染或肾功能不全的患者,需先行经皮肾穿刺造瘘术引流,并积极进行抗感染治疗。待感染被有效控制,肾功能得到恢复,可考虑行取石手术。否则,应延长引流的时间。未经引流治疗的脓肾禁忌行一期经皮肾镜取石术,因为手术中会导致大量的细菌和毒素入血,引起严重的全身感染,甚至危及生命。

由于经皮肾镜取石技术已较成熟,因此,如无特殊情况,已没有必要采用先行肾脏穿刺造瘘,待通道成熟后再行二期取石手术的方法。

十三、复杂肾结石的 PCNL 治疗

复杂性肾结石是指鹿角形肾结石、多发性肾结石,伴有肾盏颈狭窄和肾盏扩张以及并发肾盏解剖异常的结石,如马蹄肾肾结石,其手术治疗一直是泌尿外科较为棘手的问题。复杂性肾结石的治疗目的是保持长期的无石率,最大限度地降低结石复发率和感染率,积极保护残存的肾功能。

1.鹿角形结石

(1)概述:鹿角形结石又称铸型结石,常被分为部分鹿角形结石和完全鹿角形结石。完全鹿角形结石是指结石充满肾盂和几乎所有肾盏。结石成分有鸟粪石、胱氨酸、尿酸以及含钙结石(草酸钙、磷酸钙)等。患者无肾积水,故临床症状常不明显,就诊时往往病程已较长,由于感染、梗阻等原因造成肾功能破坏,需采用积极的外科处理方法清除结石,保护肾功能。无积水完全鹿角形结石的治疗困难,残石率高,目前尚无一种简单有效的方法。

(2)手术操作技巧:鹿角形结石可分为无积水或轻度积水鹿角形结石和有明显积水鹿角形结石两种,经皮肾镜碎石、取石时稍有不同。

1)无积水或轻度积水的鹿角形结石,由于肾盂及肾盏填满结石,空间很小,穿刺较难,通常于 X 线或超声引导下穿刺中盏,碎石时先碎中盏和肾盂,然后将工作鞘推向上盏碎石,上盏碎石结束后将工作鞘推向下盏碎石,但如果上盏和下盏与中盏之间的角度较小,则将工作鞘推入上盏和下盏的机会较小,粗暴操作可能会导致肾实质或肾盏口撕裂而发生大出血,此类结石术后残石率较高,可再建立一个经下盏的通道碎石,可一期建立,也可二期建立。下盏结石处理结束后再处理上盏结石,必要时上盏再建立一个通道。

2)肾脏中度积水,则肾脏集合系统已被积水扩张,肾盂肾盏空间变大,肾盏口较宽,选择中盏穿刺建立碎石通道,中盏和肾盂结石取出后,由于肾盏口较宽,工作鞘推向上盏和下盏较容易,术后残石率相对较低。

3)处理鹿角形结石,应先将通道肾盏内的结石分支击碎,再击碎结石主体,对于内镜不能进入肾盂内进行碎石的结石分支,应保留结石分支处的部分主体结石,用内镜或工作鞘将盏内的结石分支推到肾盂内进行碎石,不要在肾盏颈口部将结石分支击断,否则,会导致处理上的困难。

4)多通道处理对于完全鹿角形结石或涉及多个肾盏(3 个以上)内的多发性肾结石,常需要建立多个通道来处理。术前估计单通道难以取净的结石,第一次手术即可建立两个通道,常选择中盏和下盏的通道。术后再根据 KUB 所示的结石残留情况来决定是否需要增加新的通道。有关的资料显示,只要入路正确,通道数量的增加,并不会导致手术并发症的增加,特别是微通道手术,其优势更为明显。需要注意的是,通道并不是越多越好,不能盲目增

加,应根据手术的实际需要来选择通道的数量,通道的数量一般不超过 3 个。

5)联合治疗:对于部分鹿角形结石,可以采取 PCNL+ESWL 联合治疗方案。有学者提出"三明治"治疗方法。即 PCNL+ESWL+PCNL 方法。

6)再次手术:由于受结石的复杂性、手术时间、术中出血等因素的影响,多数鹿角形结石患者难以通过一次手术将结石取净,因此需要进行再次或多次的取石。再次手术时间一般为前一次手术后的 5~7 天。如果手术不复杂,可在局部麻醉下进行。对于估计用已建立好的通道难以处理的结石,在排除了联合 ESWL 或软镜取石的可行性后,则需要建立新的通道取石。

2.马蹄肾肾结石

(1)概述:马蹄肾是常见的肾融合畸形之一。马蹄肾因峡部骑跨于腹主动脉和下腔静脉的前面,故输尿管跨越峡部前面下行,导致输尿管不同程度的梗阻,易发生肾积水、尿路结石、泌尿系感染等并发症。本病诊断主要依据影像学检查,当常规 X 线诊断或鉴别诊断有困难时,CT 检查可确诊。

(2)适应证。PCNL 治疗马蹄肾肾结石主要适用于:①结石直径>2cm。②多发性结石或铸型结石。③ESWL 治疗无效。④无严重肾盂输尿管连接部梗阻。

(3)操作技巧

1)穿刺径路选择:经皮肾镜技术治疗马蹄肾肾结石的难点是穿刺困难。马蹄肾其解剖位置异常,位置较下且居中,上盏与中盏比正常肾更容易靠近背侧,下盏靠近腹侧,因此,穿刺点常选择第 11 肋与第 12 肋间隙,应靠近背侧,从上盏穿刺,方向与肾的长轴一致,减少了肾脏的损伤却可同时处理肾内各盏,而下盏与肠道关系紧密,操作困难,较难进入中、上盏及肾盂,一般不选择下盏径路。同时,马蹄肾常合并血管异常以及肾旋转不良,增加了穿刺难度。肾下极向中线靠拢,呈倒八字形,从上盏进入肾盂和中、下盏较容易,因此,对于复杂结石或铸型结石选择穿刺上盏。

2)多通道碎石或联合碎石:如体积过大的铸型结石、多发性结石、合并输尿管结石等,应根据病情采取分次取石或联合使用 ESWL、输尿管镜取石术等方法,单通道强行取石易损伤盏颈导致出血,可建立 2 个甚至多个通道。

3)并发肾盂输尿管连接部梗阻,可用钬激光或者电刀做内切开,能减少结石复发。

3.重复肾肾结石

(1)概述:重复肾是一种常见的先天性肾脏输尿管畸形,临床上较常见,分为完全性和不完全性重复肾。发病率女性较男性高。多数重复肾患者无临床症状。由于梗阻及感染,易并发结石。B 超及静脉肾盂造影(IVP)是本病诊断的主要影像学检查手段。

(2)操作技巧

1)术前 CTU 三维成像是必要的,可以充分了解结石部位、大小、数目以及上尿路的立体形态,以指导穿刺部位的选择。

2)逆行插管时,对于完全性重复肾应从相应的输尿管内插管;对于不完全性重复肾行输尿管镜检,在输尿管汇合处找到相应输尿管后进行插管;对于输尿管汇合处 V 形或 Y 形结石,插管时抵住结石而不要通过结石。

3)上位肾位置虽高,但集合系统通常扩张积水呈球形,且肾实质较薄,在第 11 肋间隙穿刺即可,以免损伤胸膜;对部分重复肾如肾盂高位相互融合者,可从肾下极穿入,通过下位肾再进入上位肾处理结石;下位肾应根据结石所在的部位以及肾积水情况决定穿刺部位;对于输尿管汇合处 V 形或 Y 形结石,则需要同时穿刺上位肾及下位肾以清除结石。

4)双 J 管可预防狭窄以及残石所造成的梗阻,因此需常规留置。但对于上位肾因置管困难,如果结石可完全清除,可不必留置双 J 管。

5)重复肾上位肾发育较差并且易发生梗阻,因此其结石的治疗应根据结石部位、大小以及上位肾功能和积水的情况综合判定。结石较小、上肾功能较好、积水不严重时可采用 PC-NL 治疗,对于肾功能差、积水严重而无保留价值时则需行上位肾切除手术。

4.肾盏憩室结石

(1)概述:肾盏憩室是位于肾实质内的囊性病变。憩室同肾盂肾盏之间有细管相通,其囊壁被覆移行上皮,无收缩和分泌功能。憩室长期引流受阻、不畅,可发生结石及并发感染。据文献报道肾盏憩室结石的发生率为 10% ~ 39%。对伴有明显腰痛、反复泌尿系统感染、肉眼血尿、憩室结石较大等症状者,多需要外科治疗。处理的原则是在取石的同时,同期处理肾盏憩室的囊腔或盏颈,消除结石形成的因素。

研究显示,经皮肾镜手术治疗肾盏憩室结石,结石清除率为 80.0% ~ 95.9%。肾盏憩室融合或明显减小者占 85% 以上。PCNL 在取净结石的同时,能同期处理肾盏憩室囊壁或扩张憩室与肾盂肾盏相通的细管,消除结石复发的因素。因此,对于肾盏憩室结石的治疗,现在更多学者倾向于 PCNL。

(2)操作技巧

1)如果憩室位于后组、中下肾盏,则手术相对容易。如果是前组、肾上盏则手术难度明显增加,PCNL 扩张肾盏憩室通道困难,容易出血及损伤周围脏器。肾盏憩室多位于肾上下极的边缘,离肾盂较远,一般难以通过邻近的肾盏进入憩室。国内学者采用以 C 形臂 X 线机或 B 超引导下直接以肾盏憩室为穿刺目标,少数病例在难以确定肾盏憩室的情况下,甚至直接以结石为穿刺目标点的方法。

2)结石取净后肾盏憩室囊壁、盏颈及细管的处理。笔者认为在经皮肾通道建立后,碎石前应明确憩室盏颈的位置,先尝试插入导管是否能通过盏颈,以防碎石后伴发出血,视野不清晰,导致寻找盏颈困难。憩室表面肾实质较薄,盏颈和细管狭窄扩张困难者,采用钬激光烧灼肾盏憩室颈部、囊壁,憩室内留置 F16 肾造瘘管。术后无出血及尿液流出时即可拔除造瘘管,以促进肉芽生长及憩室囊壁闭合。如果憩室表面肾实质较厚,盏颈略宽,则采取扩张肾盏颈部及憩室细管的方法,在导管引导下用扩张器扩张憩室通道。扩张时忌暴力或强行扩张,以防造成撕裂肾盏憩室颈部出血。扩张后造瘘管跨过狭窄的憩室盏颈留置于肾盂 4 周,使憩室通道开放改善引流,减少结石复发和反复尿路感染。

5.孤立肾肾结石

(1)概述:孤立肾一般是指先天性孤立肾、对侧肾切除留存肾和移植肾等。孤立肾担负着调节机体水、电解质及酸碱平衡和维持机体内环境相对稳定等功能。一旦该肾梗阻,往往易导致急性肾衰竭。孤立肾梗阻由于起病急,肾功能损害进展快,可并发明显的全身症状,如血压增高、高钾血症等,急性梗阻的患肾功能 80% 以上是可逆的,若不能及时处理或处理不当,可导致慢性肾功能不全甚至危及生命。而结石又是引起尿路梗阻和感染,进而导致肾功能不可逆受损的重要原因。孤立肾肾结石的治疗原则是尽早解除梗阻,最大限度地保护肾功能,同时有效防治感染等并发症,促进机体恢复。

（2）操作技巧

1）对于孤立肾肾结石并发急性肾衰竭的患者，应先行肾造瘘引流尿液解除梗阻，等肾功能恢复正常后再行 PCNL；并发肾积脓的患者，先行经皮肾穿刺造瘘术，同时加强抗感染治疗，1 周后再行 PCNL，以免术中液压灌注泵水流的冲洗，造成脓液肾实质反流，重者导致脓毒血症、中毒性休克。除此之外，肾积脓患者术中容易出血，使得视野模糊而延长操作时间。

2）孤立肾肾结石的 PCNL 的处理尽量采取单通道穿刺取石，减少肾脏的损伤和出血。穿刺点应选择肾中盏或肾上盏，以便肾镜能进入更多的肾盏，减少残石率。结石较大，需多通道取石时，需注意保护肾功能。

3）术中尽可能地取净结石。术后残石可应用体外冲击波碎石，要注意采用低能量、高冲击频率，2 次间隔时间不低于 2 周，碎石次数以 3 次以内为宜。

6.UPJ 狭窄合并结石

（1）概述：UPJ 是输尿管狭窄的常见部位，常由先天性畸形、手术创伤、炎症等多种原因引起，UPJ 狭窄可造成不同程度的肾脏积水，而梗阻亦是结石形成的常见原因。对于 UPJ 合并结石的患者在处理结石的同时需解决狭窄问题。

UPJ 狭窄合并肾结石患者，多伴有肾积水，采用经皮肾镜系统操作，手术野清晰，处理肾结石方便，对于狭窄段的处理操作径路短，视野清晰，操作空间大，安全性高。腔镜手术之后，主要依靠黏膜的爬行修复创面，但是具体多长的狭窄段在腔内手术后能够自行愈合，目前还没有统一的认识。一般认为对于狭窄段超过 1.5cm，腔内治疗效果较差，多需要腹腔镜或开放手术治疗。

（2）操作技巧

1）经皮肾穿刺过程中尽量选择患肾中上盏后组进行穿刺，有利于导丝顺利经肾盂置入输尿管，同时肾脏的侧后部又是血管相对较少的区域。

2）经皮肾盂输尿管内切开，要将狭窄段全层充分切开，不必担心切穿，如切开不完全，则狭窄难以消除。术中应选择狭窄部后外侧处切开，这样可以避免损伤输尿管血供和周围血管，减少出血。内切开时切开长度除整个狭窄段外，还应尽量向狭窄段上下延伸 0.5～1cm。

3）术中常规留置 1～2 条双 J 管，目的是保持切开输尿管的连续性，有利于黏膜的修复，预防周围瘢痕组织再挛缩狭窄，而且具有充分引流尿液、防止碎石及血块阻塞的作用。

4）术后留置支架管的时间要充足，正常情况下切开输尿管后 7～10 天，尿路上皮可沿支架管生长愈合，而切开段的输尿管蠕动功能经过 2～4 个月后才能恢复，因此双 J 管引流 2-3 个月后再拔除比较合理。

7.结石合并感染

（1）概述：感染是尿路结石常见的并发症之一。上尿路结石使尿液瘀滞，易并发感染，感染可加速结石的增长和肾实质的损害，二者形成恶性循环，对肾功能造成严重破坏，在解除尿路梗阻之前，感染不易控制，所以在临床治疗中，对于输尿管结石合并感染，应该在积极抗感染的同时，采取有效方法解除梗阻。

目前对于输尿管上段及肾结石病例，大多采用经皮肾镜碎石治疗。由于经皮肾通道创面出血，要求术中不断高压灌注冲洗，肾盂内液体可能通过肾盏穹隆部静脉逆流、肾盂肾小管逆流、肾盂淋巴逆流及肾盂间质逆流等途径重吸收。当肾盂内有感染存在时，细菌及毒素可能通过上述途径进入血液，从而导致菌血症、败血症及毒血症的发生，严重者可能影响患者生命。因此,对于合并感染的结石患者需选择适当的手术方案及手术时机。

（2）操作技巧

1）对于术前检查发现存在尿路感染的患者,根据药物敏感试验结果静脉滴注敏感抗生素或静脉滴注广谱抗生素 3 天。复查血常规及尿常规,对于血常规正常、体温正常、无腰痛、估计手术时间不长者,选择一期经皮肾镜碎石取石术。

2）经术前抗感染治疗后患者仍有腰痛、体温仍然较高、血常规居高不下、尿常规有脓细胞时,应先行经皮肾穿刺造瘘术,术后保持引流通畅,同时加强抗感染治疗,待炎症控制后再行经皮肾镜碎石取石术。

3）对结石性脓肾,造瘘通道尽可能扩张至 F24 标准通道,保证流出道顺畅,微通道固然也能完成大部分的碎石,但手术的安全性与手术的创伤性相比,前者更为重要。

4）术中尽可能使用超声碎石,若结石较硬需用气压弹道时,可用结合探杆,不仅可提高工作效率,肾盂内压力也比单纯使用气压弹道低。防止感染扩散发生的同时,也能缩短手术时间。

5）遇到术前未发现存在脓肾,术中穿刺以后才证实感染存在情况时,常导致术者难以抉择是否继续手术。若放弃手术,患者将再次接受一次麻醉,同时医疗费用也会相应增加;若继续手术存在感染扩散的风险。我们的经验是,对于一般情况好,考虑手术时间短,患者可耐受手术的,可选择一期处理结石。但是,建立皮肾通道后,首先输尿管导管注水促进脓液自外鞘流出,同时采用超声负压吸引吸净脓液,然后再碎石。若患者一般情况差,结石较大、较硬,考虑时间长,术中有出血倾向的,建议先放置造瘘管,待感染控制后行二期取石。

8.儿童肾结石

（1）概述:婴幼儿尿路结石发病率较低,占泌尿系结石总发病率的 2%～3%。结石多继发于代谢异常、尿路畸形或尿路感染。Choong 等报道,55% 的小儿结石合并尿路感染,其他代谢异常占 29%。

由于小儿肾结石具有成石期短,结石结构疏松,组织器官松且薄,结石接受冲击波的能量较充分,易破碎,尿路顺应性好,排石能力强等特点,ESWL 往往可获得较好的疗效,结石清除率可达 70%～80%,被认为是首选的治疗方法。然而,ESWL 治疗小儿肾结石也还存在着一些需要解决的问题,这些问题包括冲击波和 X 线对小儿卵巢生殖细胞或睾丸造成的损伤,对于较大的结石,特别是鹿角形结石,ESWL 的碎石效果不够理想,且容易形成输尿管石街,冲击波会对肾脏及其周围器官造成一定程度的损伤,有引起血尿、高血压及肾脏萎缩的风险;ESWL 后的排石过程中,患儿会出现腹痛、发热、血尿等症状,降低了患儿对治疗的耐受性,因此家长往往不愿意接受。由于上述问题的存在,ESWL 治疗小儿肾结石,特别是婴儿肾结石还应慎重。

1985 年 Woodside 等成功对小儿肾结石实施 PCNL 治疗,使 PCNL 成为治疗小儿上尿路结石的有效方法,并得到了广泛的应用。El-Nahas 对 60 名上尿路结石儿童采用 PCNL 治疗,随访 3 个月结石清除率达 92.5%,且无重大的并发症。Fahlenkamp 认为体外冲击波碎石术,输尿管镜,以及经皮肾穿刺,已成为儿童肾结石现代外科治疗的趋势。

（2）操作技巧:儿童上尿路结石的 PCNL 治疗方法同成年人一样,但小儿肾脏小、活动度大,与成年人肾脏相比集合系统偏小,操作相对困难,建议有经验的医生采用微造瘘通道操作。

1)由于小儿皮肤距离肾盏及肾盂仅 1~4cm,用筋膜扩张器扩张时,不能一味追求直接将外鞘进入肾盏或肾盂,盲目进外鞘容易损伤肾实质造成出血,进镜后在直视下放置外鞘更安全。

2)在进镜入肾盏、肾盂前,灌注液压力及流速不宜过大,保持适宜的灌注速度有利于术中安全及术后恢复。

3.处理小儿肾结石时,B 超引导下穿刺肾盏或肾盂较成年人穿刺路径更短,更容易进入目标肾盏。

4)穿刺宜选择肾中盏,这样可最大限度地兼顾上下肾盏,而且容易探查上段输尿管。如果人工肾积水不明显,可以直接穿刺肾盂。

5)为避免术中灌注液体长时间灌注对小儿体温的影响,灌注液的温度不能过低,必要时可适当进行加温。Shammari 等研究发现,灌注液温度、手术时间、手术室温度是患儿低体温的主要影响因素,手术时间超过 150 分钟,绝大多数患儿都会出现低体温。

第八章 泌尿系结石的腹腔镜治疗技术

第一节 概述

一、腹腔镜治疗泌尿系结石的历史与现状

我国自从 1995 年陈建国等首先采用腹膜后腹腔镜治疗中上段输尿管结石以来,不少医院与学者也逐渐开始应用这项技术治疗上尿路结石。但是由于受手术操作熟练程度、手术器械以及自身技术的限制,腹腔镜治疗上尿路结石的应用远低于腹腔镜在治疗肾上腺肿瘤、肾肿瘤等方面的应用。至今的文献报道中有较多临床病例数的报道基本限于上段输尿管取石以及有较大肾外型肾盂切开取石。对于一些较复杂、特殊类型的肾结石治疗临床病例数均不多,尤其对于充满肾盏的鹿角形结石一般认为并不适合腹腔镜手术,不过最近两年已经有学者对这类结石的腹腔镜治疗开始了动物实验和临床手术探索。

二、器械与设备

腹腔镜手术的设备主要包括:视频设备、气腹机、冲洗吸引设备、电切割设备及各种操作器械。其中视频设备包括内镜、光源、纤维光缆、摄像头、监视器以及手术图像记录设备。腹腔镜设备应置于专用车上,专用车分六层,顶层放置监视器,第二层放置摄像系统,第三层放置气腹系统,第四层放置光源系统,第五层放置冲洗系统,最底层放置电源插座,电刀另外固定放置,超声刀另备。专用车的位置取决于手术和术者视野的需要。手术前检查各个仪器的电源是否连接好,并进行调试。调节视频转换器、监视器的色彩、亮度及对比度,以达到图像清晰。冷光源最好打开保护开关。检查气腹机的报警功能是否正常,二氧化碳是否充足。设定气腹压,成年人一般为 12~14mmHg,小儿一般为 8~12mmHg,新生儿为 7mmHg。连接无菌冲洗液。检查电刀负极板连接是否正确,调节好输出功率,准备好脚踏开关。手术开始前,正确连接各种导线。

(1)视频设备

1)内镜:腹腔镜用的内镜(连接摄像头的目镜,图 8-1),直径在 2~14mm,细小的内镜多用于诊断及小儿手术,一般手术最常用直径 10mm 内镜,内镜视角大小为 0°~120°,一般 0°和 30°镜最常用。0°为前视镜,镜视野小,方向固定,操作时无须旋转镜身,适合初学者应用;30°镜为前斜视镜,视野大,其视野不在镜头的正前方,而与镜身长轴有一定的角度,可通过镜身改变视野方向,适合开展比较复杂的腹腔镜手术。内镜镜管由杆状透镜、镜头间的空气间隙以及用于补偿周边失真的透镜组成,通过传导冷光源的光束照亮手术野,同时把来自腹腔内的图像聚焦、传递给摄像机。内镜在使用过程中,其物镜容易被血液污染,或内镜从腹外的冷环境进入腹内的热环境后,导致图像模糊,此时应将内镜取出用纱布擦净血迹,再用少许防雾剂涂擦镜面使图像清晰。使用中尽量把内镜和其他手术器械分开,防止互相碰撞,损伤镜面。严禁使用生理盐水清洗镜面,否则容易产生锈迹。

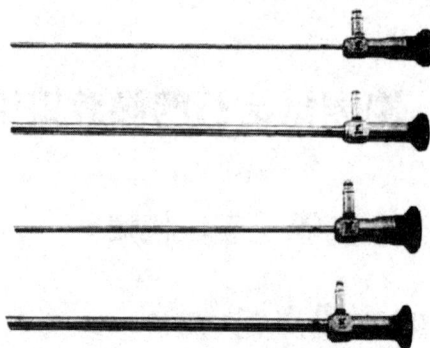

图8-1　腹腔镜内镜

2)光源:腹腔镜的照明是由冷光源完成的,光源距离光学系统有一定距离,通过纤维光缆传导,常用的光源有:氙气灯光源、金属卤素灯光源、低温弧光冷光源。理想的冷光源需要满足以下条件:①光强度高。②光谱全。③有备用灯泡及寿命显示窗。④内镜照相时可闪光。⑤摄像机上有光感器反馈调节亮度功能。

光线从光源经纤维光缆传导到腹腔镜,传递到腹腔。操纵纤维光缆时应小心谨慎,光纤卷曲太紧或直接损伤可以引起纤维束破损和裂痕,导致光传导能力丧失。另外,冷光源使用过程中,不要经常开关机,如果需要短暂停止使用,可将光源亮度调至最小,减少光源无效工作时间,延长氙灯的使用寿命。

3)摄像系统及监视器:摄像系统包括摄像头和摄像机。摄像头与腹腔镜内镜连接,将腹腔镜镜端的图像以电信号的方式输入摄像机。术中医生可以通过摄像头调节图像的色彩、亮度及对比度,使色彩逼真,图像清晰,便于手术操作。在腹腔镜手术中,由于视频设备完全代替了术者的视觉感受,所以尽量提供足够清晰的术野图像,以保证安全、精确的手术操作。我们习惯于用三维视觉感知物体,但目前在腹腔镜手术中最常使用的是二维图像系统,会导致物体的某些信息丢失,所以要有高分辨率的监视器和摄像机,以提供真彩色、白色平衡和良好的对比度,从而获得高质量的图像,来显示腹腔内的脏器关系。最新的三维显像系统,可立体观察到腹腔内情况,更适用于泌尿外科进行盆腔及腹膜后手术。另外,摄像头上有一组光学镜,要注意保护镜面,防止坠落损伤和锐器划伤镜面。摄像头及电缆在使用过程中严禁折曲。

4)手术图像记录设备:为了便于教学和交流或术后检查手术过程中有无失误以便日后提高,可将监视器所观察到的图像进行录像。可以使用最简单的家用录像机,也有像素比较高的数码录像机,专门的图像采集系统则采用数码技术将手术过程直接存储于电脑中,可以切取图片或者直接将图片刻录光盘。

(2)气腹机及冲洗吸引设备

1)气腹机:腹腔镜手术时需要在腹腔建立手术空间,这就需要向腹腔内灌注气体,气腹机是建立和维持气腹必不可少的设备。按工作方式分为手动、半自动及全自动三种,前两种已少用。全自动气腹机具备自动测压、腹腔压力预选设定,以及动态显示腹腔内压力、气体流速和气体总消耗量等功能,因此广泛应用于各类腹腔镜手术中。气腹机工作状态分两相:送气期和测定期。送气期时,气体经连接导管送入腹腔;送气后立即进行压力测量。气腹机应当工作稳定,尽管其能自动控制腹腔内压,但还是应该经常注意检查仪器的显示,了解腹腔内实际压力,手术前须了解气腹机是否正常工作和进行必要的校准。为保证患者的安全,术中先以低流量充气,然后根据手术需要调节其流量。目前使用的全自动气腹机充气速度多达 15L/min 以上,最高达到 40L/min。术中维持腹腔内压成年人一般为 12~14mmHg,小儿一般为 8~12mmHg,新生儿为 7mmHg。

2)冲洗吸引设备:包括吸引器与冲洗吸引管等,通过冲洗组织,检查出血部位。吸引器用于快速吸出烟雾、液体。腹腔镜手术时需要有良好的冲洗吸引设备,吸引管内径应该是 5mm 和 10mm 两种,吸引头应有多个侧孔,以便快速吸出血块和大量液体。

(3)电切割设备:包括单极、双极高频电刀系统及超声刀、氩气刀、微波刀等。目前最常用的是高频电刀及超声刀。在腹腔镜手术中,高频电刀一般使用单极模式,其工作原理是电流通过人体组织时电阻增大,引起发热至 100~200℃高温而使组织细胞变性、坏死、皱缩、气化、炭化、形成焦痂,达到止血或切割的目的。由于使用高频电刀有一定的危险性,为预防意外,使用时应注意去除患者佩戴的金属物品,保证患者肢体不接触手术床金属部分,负极板放置于患者肌肉丰富处,尽量靠近手部,以使电流通过最短的途径安全返回电凝器。术中根据需要选择电凝电切工作模式及调节使用功率。超声刀的工作原理是通过超声频率发生器使金属刀头以 55.5kHz 的超声频率进行机械振荡,使与刀头接触的组织内的水分子气化、蛋白质氢键断裂、细胞崩解、组织被切开或者凝固、血管闭合,达到切割组织和止血的目的。

(4)操作器械

1)气腹针:气腹针外径为 2mm,针芯前端圆钝、中空、有侧孔,可以通过针芯注水、注气和抽吸。针芯的尾部有弹簧保护装置,穿刺腹壁时,针芯遇阻力回缩针鞘内,针鞘刺入腹腔内落空、阻力消失,针芯因弹簧作用再突入腹腔,圆钝针芯有助保护腹腔内器官组织。腹内充气方法有两种:闭合充气法和开放充气法。闭合充气法中气腹针充气法是最常用的方法。穿刺点的选择原则:插入腹腔镜后便于观察腹腔内手术部位和探查腹内其他部位及穿刺点血管少、穿刺点没有与腹壁粘连的肠管。一般多取脐的上缘或下缘为穿刺点。穿刺时患者取仰卧位,用两把中钳在穿刺点的两侧对应钳夹筋膜与皮肤,充分提起腹壁,使腹壁与脏器间有足够的空间,在穿刺点做一纵行(沿腹白线)或弧形(脐上缘或脐下缘)1cm 小切口,用右手拇指和示指轻捏气腹针,进针时腕部用力捻动插入,穿破腹膜后有一落空感。进针过程中不要用力过猛,以防针突入腹腔过深而损伤肠管。要证实气腹针是否刺入腹腔,一是可用注射器抽吸少量水,接上气腹针水被吸入,说明已刺入腹腔;二是将充气导管与气腹针连接好后,低流量充气,若腹内压在 3mmHg 左右,也说明已刺入腹腔;三是充气时,注意腹部是否均匀对称膨胀,对称说明已刺入腹腔,不对称则未刺入腹腔。

2)工作套管:工作套管(trocar)内径有 3~33mm,腹腔镜手术常用 5mm 和 10mm 两种。其用于建立入腹通道,包括观察镜通道、手术通道以及显露通道。观察镜通道就是供插入腹腔镜的通道;手术通道供插入电凝钩、解剖剪、超声刀、切割器,是操作的主要通道,又称"主操作孔";显露通道供插入无损伤抓钳、牵开器以牵引暴露操作对象,又称"辅助操作孔"。建立入腹通道,首先进行工作套管的插入。常用的穿刺套管有三种基本类型:重复使用的尖头穿刺套管(图 8-2)、带安全鞘的一次性穿刺套管、钝头穿刺套管。重复使用的尖头穿刺套管不带安全鞘,其尖头在整个穿刺过程中始终外露,使用这种穿刺套管做经脐的第一穿刺有损伤腹腔脏器或腹膜后大血管的危险。一次性穿刺套管附有安全鞘,可减少腹腔脏器损伤的概率。

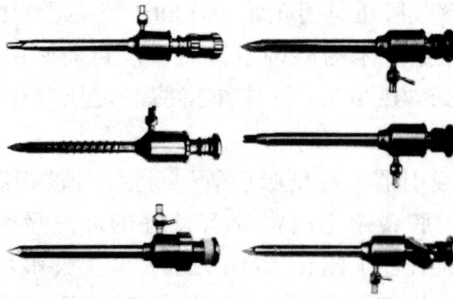

图 8-2　重复使用的尖头穿刺套管

　　第一套管多用来插入腹腔镜,常在脐周,多采用闭合插管法,置管时,用两把巾钳分别夹住切口双侧的皮肤和皮下组织,并向腹部两侧平拉以固定腹壁,术者用右手掌顶住套管针锥的掌侧膨大部,使针锥尖端突出套管前端以便穿刺,右手示指伸直并放在套管的侧方,以防套管突入腹内过深而损伤腹内脏器,其余四指分别把住套管,用腕力转动和臂力下压套管,当有 1~2 次突破感后,打开套管的侧孔或拔除针锥,如有气体逸出则证明套管已进入腹腔。估计腹内脏器与腹壁有粘连者,可采用开放进腹方法:第二、第三、第四穿刺过程,由于术者在腹腔镜下直视操作,只要操作得当,一般不会有什么危险。

　　3)各种操作器械:包括电凝钩、抓钳、手术期和分离钳等。

　　电凝钩是腹腔镜手术常用而重要的器械,可用于解剖、分离、电切和电凝止血。电凝钩有 L 形和直角形两种,是一种消耗性器械,使用时间久后杆柄绝缘层易磨损,应注意定期检查。

　　抓钳用于对组织的钳夹、牵引及固定,根据对组织抓持损伤程度分有创和无创两类,杆柄可无绝缘层,常用有锯齿形抓钳、鼠齿形抓钳、匙形咬口抓钳,外径有 5mm 和 10mm 两种,长度为 320mm,器械手柄处常有棘轮结构状锁扣,有助减轻手术时手控疲劳。

　　手术剪外径有 5mm 和 10mm 两种,一般都带有绝缘层和电极头,可同时止血。常见有直头剪、弯头剪、钩形剪,弯头剪有左弯剪、右弯剪,大多可 360°旋转。

　　分离钳主要用于分离、止血、牵引及缝合打结,有直头与弯头两种,钳杆及柄绝缘,尖头及尾端导电,不通电时作组织分离用,通电时可用作电凝止血,分离钳外径 5mm,一般可作360°旋转,便于操作。

　　4)钛夹及施夹器:包括单发和连发两种,腹腔镜手术的血管、胆囊管等可用金属夹夹闭后离断,以替代结扎。常用的金属夹为钛夹,有大、中、小号,可根据组织的宽度灵活选用。施夹器外径为 10mm。

　　5)缝合结扎器械:持针器分直头和弯头两种,一般外径 5mm,长度 450mm,不带绝缘层,夹持面有螺纹。

　　6)其他特殊器械:包括标本袋、牵开器等。

　　腹腔镜手术标本取出时为避免污染腹腔,需要装进标本袋,便于取出,理想的标本袋应不透水、够结实。市面上有不同型号的一次性标本袋,有时也可根据手术标本大小用安全套、塑胶手套、一次性尿袋、普通塑料胶袋等自制。

　　腹腔镜手术时,为使某些组织器官显露,人们设计了各种不同类型的牵开器与腹腔镜拉钩。扇形牵开器可用于牵开手术野的肝脏、结肠、大网膜等脏器;带翼牵开器则适合在食管下段或胃近端手术中用来牵开肝左叶。

腹腔镜拉钩则以美国外科公司生产的五爪扇形拉钩为代表,拉钩末端有调节旋钮,可控制张开范围及弯曲角度。

(5)机器人辅助腹腔镜系统:谈到腹腔镜手术的设备,就不得不提一下机器人辅助腹腔镜系统,它有可能彻底改变外科手术的传统工作模式。外科医生不是用手直接操作手术器械,而是坐在一个远离手术台的控制台上,利用操作杆即终端控制系统来指挥机器人的手臂,以执行手术任务。

目前,机器人辅助腹腔镜手术系统有宙斯机器人手术系统和达芬奇手术系统。1994 年11 月,宙斯系统的伊索(AESOP)在握住和定位内镜方面获得美国 FDA 许可。2001 年 10 月,FDA 批准宙斯系统可用于腹腔镜检查和胸腔镜检查中帮助控制钝的解剖器、牵引器、握器和稳定器。达芬奇手术系统于 2005 年 3 月被 FDA 批准为可用于广泛的泌尿科手术。

机器人手术系统相对于人手,操作稳定性、灵活性更高,在狭小的解剖环境中能够达到比人手更好的效果,更重要的是它使得远程控制手术得以实现,可以想象将来,无论外科手术专家身在何处,他们都能参与手术或提供帮助。

机器人手术系统由医生控制台、成像系统及床旁手术器械臂系统组成。医生控制台包括目镜、控制手柄、控制面板及脚踏板。成像系统利用双镜头三晶片立体控制系统,可为手术医生提供高分辨率的三维立体图像。床旁手术器械臂系统,采用独立式推车结构,便于移动,由器械臂和镜头臂组成,器械臂一般左右各一,为六关节,必要时可使用第四臂,镜头臂为四关节。

2001 年 9 月 19 日,世界上完成了首例远程机器人手术,身在美国纽约的外科医生 Jacques Marescaux 教授为远在大西洋对岸法国患者成功施行了手术。正如 Jacques Marescaux 教授所言,机器人手术系统为医生带来的人工智能使手术更加安全,动作更加细致,同时亦引出医生和患者可保持一定距离的理念,而远程机器人手术成功引入一个全球外科技术共享的理念。

第二节　腹腔镜输尿管切开取石术

一、概述

由于 ESWL 和 URSL 的普遍应用,肾盂输尿管结石需要开放手术的病例明显减少。虽然早在 1979 年 Wickman 就报道了第 1 例经腹膜后途径的腹腔镜输尿管切开取石术,但因手术腔隙小,操作困难,当时未能得到推广和应用。1992 年 Guar 首创水囊法扩张后腹膜腔隙,使后腹腔镜在国外得到逐步开展。国内陆曙炎 1995 年首先报道采用经腹膜后途径开展腹腔镜输尿管切开取石术。随着腹腔镜操作器械的不断更新和后腹腔扩张技术的成熟,近几年来腹腔镜输尿管切开取石术在国内得到逐步开展。与此同时,在基层医院,同时拥有 ESWL、URL、PCNL 及腹腔镜等设备相当不易,患者也很少有足够的资金去反复行 ESWL、URL、PCNL 等治疗。腹腔镜设备因能在普通外科、妇科及泌尿外科广泛应用而易被基层医院引进,且有取石彻底、价格适中的优点。

腹腔镜输尿管切开取石术有2种手术入路,即经腹腔途径和经腹膜后途径,两者术后恢复时间差异不大。经腹腔途径操作空间大,视野清晰,输尿管定位较容易,可同时行输尿管上段、中段、下段及双侧结石手术,而且可同时处理腹腔内其他病变,但缺点是寻找输尿管上段结石困难,需要游离结肠,切开后腹膜等,对腹腔内脏器干扰较大,有导致肠管损伤、肠麻痹、尿漏和腹膜炎的危险,对曾有腹腔手术或感染而致严重粘连者不适用。经腹膜后途径则更符合泌尿系统器官的解剖生理,入路直接,不干扰腹腔,分离组织少,损伤轻,即使术后漏尿,尿液也局限于后腹腔,易于引流。其缺点是操作空间狭小,解剖标志不清,技术难度较大。但随着手术例数增多,操作熟练,手术难度明显降低。笔者的经验是输尿管上段结石最好采用经腹膜后途径,而输尿管中、下段结石最好采用经腹腔途径。

二、适应证与禁忌证

1.适应证

(1)ESWL或输尿管镜、经皮肾镜等治疗失败者。

(2)输尿管结石伴有肾盂输尿管病变须同时手术治疗者。

(3)不适于行ESWL或输尿管镜者,如结石较大(大于2cm)或质硬、嵌顿时间长、炎性息肉包裹、结石周围已有大量纤维组织或肉芽增生、几乎完全梗阻。

(4)结石嵌顿导致输尿管严重梗阻,输尿管扭曲,不适合行输尿管镜或经皮肾镜者。

2.禁忌证

(1)经腹膜后途径禁忌证:有腹膜后手术史或有其他引起腹膜后粘连的原因,以及过于肥胖者。

(2)经腹腔途径禁忌证:有腹部手术史或有其他引起肠粘连的原因,腹腔积液、腹膜炎、全身出血性疾病患者。相对禁忌证:过于肥胖者。

(3)有其他腹腔镜手术禁忌证,如心、肺功能不全等者。

三、术前准备

除常规准备外,需行KUB结石定位片及泌尿系B超检查;泌尿系CT平扫结石定位并排除其他泌尿系统疾病;如肾积水严重,应行肾脏放射性核素扫描明确分肾功能。

四、手术方法

1.麻醉和体位

(1)麻醉:采用气管内插管全身麻醉。

(2)体位:经腹腔途径体位采用青岛大学医学院附属烟台毓璜顶医院率先提出的健侧70°侧卧位,经腹膜后入路采用90°侧卧位。腋窝放置垫肩以保护臂丛,抬高腰桥以便手术部位充分暴露。

2.手术步骤

(1)经腹腔途径输尿管切开取石术

1)trocar位置设计:根据输尿管结石位置,应选择不同的trocar位置。①输尿管中、上段结石:A:10~12mm,腹直肌旁平脐2~3cm,放置腹腔镜;B:12mm,腋前线肋缘与髂嵴中点处,使用超声刀、持针器等;C:5mm,髂前上棘上方中间2cm,腹直肌旁;也有手术者设计在脐与剑突连线中点附近;D:5mm,肋缘下方与C平脐处(图8-3)。②输尿管下段结石:A:脐部下缘,10~12mm,放置腹腔镜;B 和 C:平脐两侧锁骨中线,分别为 5mm 和 10mm,10mm trocar 一般放于患侧。必要时可视术中需要增加一 5mm trocar 于下腹部。

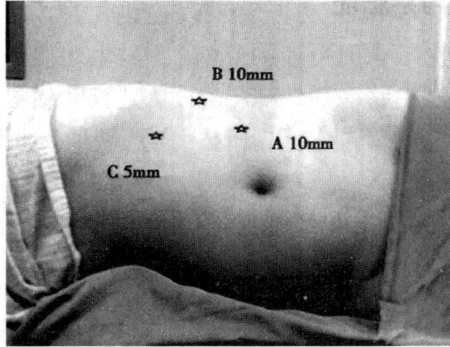

图 8-3　输尿管中上段结石放置 trocar 位置

2)建立气腹,置入 trocar:A 点切开皮肤、皮下肌层及腹膜,放置 10mm trocar。CO_2腹腔充气,压力为 12~15mmHg。经套管放入 0°或 30°腹腔镜,观察腹腔脏器的位置,直视下分别于各点置入 trocar。

3)打开侧腹膜,游离结肠:沿结肠旁沟 Toldt 线打开侧腹膜,充分游离结肠,使结肠倒向内方,可发现患侧的性腺静脉和输尿管。

4)游离输尿管:沿腰大肌表面解剖输尿管,注意性腺静脉一般与输尿管伴行并进入左肾静脉,将输尿管与之分离并提拉向上分离至输尿管肾盂连接部。由于肾蒂血管通常位于扩张的肾盂前方,采用向下牵拉和钝性游离的方式使肾盂与肾门血管充分游离,然后向背侧游离扩张肾盂。

5)切开输尿管、取出结石:术者左手用无创抓钳在结石上方固定结石及输尿管,用电钩或剪刀在结石上方切开输尿管壁,见到结石后用取石钳取出结石,置入自制标本收集袋,将结石先放入收集袋,待手术结束后再经 10mm trocar 取出。

6)放置双 J 管、缝合输尿管:检查输尿管切口处有无肉芽组织,将其切除并送病理检查,然后置入双 J 管于输尿管作内支架,用 5-0 无创可吸收线间断缝合输尿管切口。缝合时注意切勿缝合过多导致输尿管狭窄,同时亦注意输尿管黏膜的对合。

7)放置引流管、关闭切口:检查创面有无活动性出血,于输尿管切开处放置引流管自 trocar 口引出。退出各 trocar,缝合皮肤切口。

(2)经后腹腔途径输尿管切开取石术

1)trocar 位置设计:A:在腋中线上,髂嵴上方 2cm,用 10mm trocar,置入腹腔镜;B:在腋前线上第 12 肋缘下 2cm;C:在腋后线上、第 12 肋缘下。B、C 为操作通道,优势手用 10~12mm trocar,非优势手用 5mm trocar。

2)建立后腹腔:腋中线髂嵴上 2cm 处(A 点)做约 2cm 切口。钝性分离肌层,进入后腹腔间隙内,用手指将腹膜推向前内侧,形成可置入气囊的腹膜后间隙。在后腹膜间隙内置入气囊,充气 300~500mL,留置 2~3 分钟后放气拔除气囊,分别于各点置入 trocar。

3)游离输尿管:沿腰大肌平面分离,打开肾周筋膜,找到肾下极,并沿肾下极分离,可找到扩张的肾盂,并向下游离显露输尿管;亦可沿腰大肌平面向内侧分离,可找到蠕动的输尿管。

4）切开输尿管、取出结石：结石处输尿管呈梭形增大，找到后在结石上方用 Babcock 钳夹住输尿管，以防结石移动。在结石上方扩张处以内镜切开刀纵行切开输尿管壁至结石中部，进一步分离后钳出结石，结石大时可连同 trocar 一并取出。

5）放置双 J 管、缝合输尿管：将一长约 25cm 的硬硅胶管通过 trocar 置入输尿管切口处，将斑马导丝经硅胶管自输尿管切口进入输尿管内，向远端插入膀胱，然后经导丝插入双 J 管进入膀胱，拔出斑马导丝。将双 J 管另一端插入肾盂内，4-0 可吸收薇乔线缝合输尿管切口肌层及黏膜 2~3 针。

6）放置引流管、关闭切口：生理盐水冲洗手术区域，见无漏尿及渗血后，从腋前线 trocar 引入引流胶管放置于输尿管切口旁，退出各 trocar，缝合皮肤切口。

五、手术操作技巧

1.寻找输尿管

（1）经腹膜后途径：后腹腔镜输尿管取石术的关键是准确寻找输尿管结石。腰大肌、肾脏下缘及后腹壁腹膜交界线是寻找输尿管及结石的标志。但是对初学者来说这些解剖标志线有时并不容易辨认，尤其是肥胖型患者，其腹膜外脂肪组织较多，操作难度更大。术中除要注意腰大肌、侧腹膜等解剖标志外，尤为重要的是要辨认肾周脂肪囊。为了方便术中输尿管的寻找，许多学者建议术前先在膀胱镜下留置输尿管导管，若寻找输尿管有困难，可适当活动内支架管来辨认输尿管。但也有学者认为该方法烦琐且不确切，没有必要。对于输尿管上段近肾盂处结石，可打开肾脏下极肾周筋膜显露肾门，分离出上段输尿管。结石嵌顿处的输尿管一般局部膨隆，其上方输尿管扩张，操作钳钳夹有硬物感。若不能完全确认输尿管，于可疑结石近端用针头刺入，见尿液从针孔喷出即可判断为输尿管，但盲目试探性穿刺可能误入血管造成出血，所以此方法应慎用。

（2）经腹腔途径：对经腹腔途径来讲很好地辨认双侧结肠旁沟和 Gerota 筋膜是寻找肾盂输尿管的关键。于结肠旁沟脾曲或肝曲处切开后腹膜，打开 Gerota 筋膜，游离暴露肾下极，抬起肾下极，沿肾表面朝肾门方向游离，可很快找到肾盂，再沿其向下可找到输尿管上段及中段，分离出该段输尿管后，用操作钳钳夹有硬物感之处即是结石所在。有学者提出肾下极是定位上段结石的重要标记，手术时打开肾脂肪囊后将肾下极分离并托起，输尿管随之张力增大并上移，在张力较大的组织上稍作分离即能见到输尿管。另外，病变处一般都有粘连和结石上方输尿管肾盂扩张、积水，出现粘连或扩张的输尿管也是探查结石的一种标记。极个别经反复寻找仍难发现结石者，可术中摄 X 线片及 B 超定位。Van Cangh 等报道术中采用腔内多普勒彩色 B 超不但可以帮助快速地找到输尿管及肾盂，准确定位结石部位，而且可以在随后的切开取石时帮助避开大的血管或寻找较薄的皮质切开区，减少术中出血的危险。由于经腹腔途径手术空间大，视野清晰，结肠旁沟及 Gerota 筋膜等解剖标志容易辨认，所以对初学者来说经腹腔途径寻找输尿管及肾盂比经腹膜后途径更容易掌握，但是术中误伤血管、肠道的概率更大，必须予以重视。

2.输尿管切开　正确地确定结石部位及切开部位是安全快捷取出结石的第一步。对于输尿管结石，根据术前 X 线片所示结石部位，可大致确定结石区域，分离出输尿管后顺输尿管找到隆起及质硬部位即为结石所在部位。结石长期滞留引起梗阻和局部水肿，所以结石部位输尿管与周围组织可呈瘢痕样粘连增厚;也可用分离钳在输尿管突起处上方向下挤压明确结石的存在。输尿管切开部位一般选择结石处输尿管或结石上方略膨大处。国内张大宏等提出锐性输尿管切开取石置入刀片时须在腹腔镜直视引导下进入术区,以免误伤,切开输尿管前用无损伤钳夹或托起或压迫结石上方输尿管将其固定,避免结石上移,切开时于结石区及结石上方扩张的输尿管纵行切开全层输尿管,切口略长于结石长度,再用分离钳将结石充分游离后完整取出,并用内镜下直角钳探查输尿管内有无结石残留。不可因为对缝合的顾虑而只做小切口,造成取石困难,残留碎石或损伤输尿管,甚至因为输尿管切口损伤而致缝合困难,导致尿漏。输尿管切开的工具包括电刀、剪刀及尖刀片等。但采用剪刀、电刀、激光等切开输尿管均存在弊病,剪刀不能与输尿管平行,故剪缘不易整齐;而电刀和激光易致热损伤,易发生术后输尿管狭窄。现在多用腹腔镜切开刀,该切开刀藏匿于管状长鞘中,自操作套管伸入术区后按按钮可使刀头伸出进行切开操作,较为安全。

　　3.放置双J管　　较之开放手术,腹腔镜下放置双J管有一定的技术难度,常在双J管远端顺利置入后,双J管近端又弹出,需多次方能置入。笔者的体会是先将双J管尽量向下插放,至近端仅留 2~3cm,左右手互相配合易将其顺利置入输尿管切口内,然后用两把弯钳交替向上移动双J管,可明显缩短置管时间。置双J管前膀胱内适当保留尿液 150mL 左右,便于双J管进入膀胱;膀胱内注入亚甲蓝,双J管放置完毕后按压膀胱区发现有亚甲蓝反流,说明双J管位置确切。

　　4.缝合输尿管　　对于初学者困难较大,良好的套管位置和整齐的输尿管切口是快速缝合的基本保证,同时要熟练掌握镜下缝合打结技术。输尿管切口较大者应尽量间断缝合输尿管,而输尿管壁炎症明显或输尿管扩张不明显且切口不大者,不必勉强缝合,放置双J管即可,避免切口处瘢痕狭窄。对于术后是否留置双J管和输尿管切口是否缝合存在争议,目前仍有不同的观点。大多数学者主张术后留置双J管,但也有学者认为,在没有结石梗阻或其他绝对的置管适应证(如肾积水并感染)的情况下可以不留置双J管。笔者认为为了患者安全和平稳康复,减少并发症的发生,输尿管内留置双J管及输尿管切口缝合是必要的。

六、术后处理

　　(1)注意观察生命体征,及时复查血常规。应用广谱抗生素预防感染。

　　(2)注意引流管的情况,保证引流通畅,24 小时引流物少于 10mL,可拔除腹腔或腹膜后引流管,术后 5~7 天拔除导尿管。

　　(3)肠道恢复蠕动,排气后进食。

　　(4)1 个月后拔除双J管,定期复查。

第三节　腹腔镜肾盂切开取石术

一、适应证与禁忌证

1.适应证

(1)肾外型肾盂内大而孤立的结石、铸型结石或多发结石。

(2)ESWL 和 PCNL 治疗失败的患者。

(3)肾外型肾盂内结石合并简单肾盏结石。

2.禁忌证

(1)有反复的肾脏和肾周感染的病史。

(2)有腹腔手术以及肾和上段输尿管手术病史(相对禁忌证)。

(3)完全肾内型肾盂患者(禁忌证)。

(4)有严重心、脑、肺疾病和其他内科疾病,不适合接受腹腔镜手术。

二、术前准备

行常规准备同时,行 KUB 结石定位片及泌尿系 B 超、CT 检查;抗生素控制和预防感染;备血 200~600mL。

三、手术方法

1.麻醉与体位

(1)麻醉:全身麻醉气管插管。

(2)体位:侧卧位,腰部以腰桥垫起,并折叠头部和下肢,健侧下肢屈曲,患侧下肢伸直,使腰部变平,肋缘与髂嵴间的空间充分伸展,利于 trocar 的置入和手术操作。臀部和耻骨联合区域分别用软垫固定。

2.手术步骤

(1)trocar 位置设计:A 在腋中线上,髂嵴上方 2cm,用 10mm trocar,置入腹腔镜;B 在腋前线上第 12 肋缘下 2cm;C 在腋后线上、第 12 肋缘下。B、C 为操作通道,优势手用 10~12mm trocar,非优势手用 5mm trocar。

(2)建立后腹腔:腋中线髂嵴上 2cm 处(A 点)做约 2cm 切口。钝性分离开肌层,进入后腹腔间隙内,用手指将腹膜推向前内侧,形成可置入气囊的腹膜后间隙。在后腹膜间隙内置入气囊,充气 300~500mL,留置 2~3 分钟后放气拔除气囊,分别于各点置入 trocar。

(3)游离肾盂、输尿管单纯肾盂切开取石术:不必完全游离肾脏,仅将肾下极及输尿管上段游离即可。打开肾周筋膜,找到肾下极,并沿肾下极分离,可找到扩张的肾盂,并向下游离显露输尿管;亦可沿腰大肌平面向内侧分离,可找到蠕动的输尿管,继而向上游离找到扩张的肾盂。

(4)肾盂切开、取出结石:在探明结石位置后纵向切开肾盂或延及肾窦内肾盂,扩大肾盂切口,取出结石。如果结石就在切口下方,则可在直视下用取石钳轻柔地将其取出。如果结石在部分肾内型肾盂,则可用取石钳经切口插入肾盂内探触,待触到结石后再准确钳夹取出,如果结石位于肾盏内,不可盲目地钳夹结石,可将物镜进入肾盂内观察肾盏找到结石,再将结石完整取出。对于合并肾盂输尿管交界处狭窄患者,将结石取出后,行离断性肾盂输尿管成形术。

取石时动作要轻柔,特别是钳取肾盏结石忌用暴力,更应注意勿误夹肾盏黏膜,以防结石被夹碎或肾内创伤导致肾内大出血。

(5)冲洗肾盂、放置双 J 管:确定已完全将结石取出后,用腹腔镜冲洗器插入肾盂内,用温盐水反复冲洗,注意有无肾内新鲜出血或陈旧血块。然后放置双 J 管。

(6)缝合切口:肾盂切口用 4-0 可吸收线间断全层缝合,一般可不做肾盂造口。如果肾盂黏膜炎症、水肿较重,或取石后黏膜渗血较明显,亦可做暂时性肾盂造口。

(7)放置引流管:创面彻底止血后,腹膜后放置引流管自 trocar 口引出,拔除 trocar,逐层关闭切口。

四、手术操作技巧

1.肾盂显露 手术时应尽可能充分游离肾脏并抬高肾下极或于肾下极垫入纱布以显露肾盂,分离肾盂时可选择钝性分离或锐性分离,但注意分离时动作要耐心有技巧性,不能用暴力以免撕脱肾盂或输尿管;分离的范围尽量要大,直至肾窦内肾盂以便随后的切开取石。有时肾盂背侧有肾动脉小分支横过,在分离及切开肾盂时,慎勿误伤。若动脉不粗,且又影响切开取石操作时,可先试夹观察肾脏有无缺血区及其范围,若阻断后不影响肾脏血供,可将其切断结扎。

2.肾盂切开 按照结石的大小和形状选择横行、纵行、弧形或 Y 形剪开肾盂黏膜,结石较小可简单做横切口或直切口。如为较大的圆形结石或铸型结石,可作弧形或 Y 形切口,切口的末端可达肾盏口。

肾外型肾盂切开部位的确定与切开均较容易,肾盂切口下端不能过于靠近肾盂输尿管连接部,以免缝合后引起狭窄。Harmon 等认为由于腔镜下肾盂缝合困难,所以肾盂切口不宜过长,以 2cm 左右为宜,取石后可不必缝合肾盂切口。对于合并肾盂输尿管交界处狭窄的病例,Ramakumar 等认为开始时肾盂切口不应过大,以免在随后的检查肾盏及取石时撕断输尿管;同时切开应以锐性切开,便于成形时的缝合。肾内型肾盂结石往往嵌卡较牢固,不易移位,需耐心在肾窦内游离肾盂,将分离钳紧贴肾盂外膜向肾窦内分离,渐至肾盂深部及肾盏漏斗部,切开肾盂时,可用抓钳夹住提起肾窦结缔组织以便暴露。肾盏憩室往往位于肾上极实质内,通过狭长的管腔与集合系相通,所以单纯切开肾盂取石是不行的,应切开皮质取石。准确寻找肾盏憩室及切开部位是手术成功的关键。

3.结石的处理 较小的结石可直接用取石钳直视下夹取,或者使用纤维胆道镜、输尿管软镜引导进入肾盂、肾盏内用取石钳、三爪钳或取石篮等工具取出。较大的结石往往与黏膜有粘连,此时应利用铲形或弧形分离器将结石和黏膜分离,然后顺应结石的形状,左右上下移动将其取出。结石较大或粘连比较严重时可采用边碎石边分离的方法,碎石的器械一般选择激光。

对于肾外型肾盂的单个分支鹿角形结石或完全的肾盂内铸型结石,一般行单纯的腹腔镜肾盂切开取石术就能成功。但是对于肾内型肾盂、有多个分支长入不同肾盏的鹿角形结石、继发于漏斗部狭窄或肾盏憩室的肾盏内多发性结石,则要复杂得多,单纯的腹腔镜肾盂切开取石可能无法成功,这时肾窦内肾盂切开或部分肾实质切开就成为必要。

4.支架管的放置 结石取净后应常规放置支架管。如果肾盂切口不大,估计术后尿漏可能性较小或支架管放置时间不太长时,可单纯放置输尿管导管,1 周后拔除。否则应在导丝引导下顺行放置双 J 管。

5.肾盂黏膜的缝合 原则上应妥善缝合好肾盂黏膜,但在确保支架管妥善放置好的前提下,较小的切口也可不缝,否则应用可吸收的缝线进行缝合。缝合偏向肾窦的切口时,可用弧形分离器将肾门的实质稍微牵拉开。

五、术后处理

(1)使用抗菌药物防治感染。

(2)引流管 24 小时引流量观察 2 天小于 10mL 予以拔除。

（3）若置有暂时性肾盂造口，可于术后 7~10 天，先夹闭 24 小时或做造影检查，证实该侧尿路无梗阻后拔除。

（4）1 周后复查腹平片，观察结石取净情况及双 J 管位置。

（5）1 个月后膀胱镜下拔除双 J 管。

六、并发症及其防治

腹腔镜肾盂切开取石术常见的并发症主要包括术中血管损伤、输尿管损伤，术后尿外渗、出血和结石残留等。

1.血管损伤 最容易受损伤的是肾血管、生殖血管和肠系膜血管等。寻找肾盂时一定要妥善游离肾脏，观察明确肾血管位置；寻找输尿管时注意通过观察其蠕动以区别生殖血管。剪开侧腹膜后，应把结肠充分游离并推向中线，充分暴露肾脏，避免伤及肠系膜血管。损伤了生殖血管可将其结扎，其他的重要血管则要开腹修补。

2.输尿管损伤 此并发症最容易出现在寻找输尿管和游离肾脏时。手术时应注意辨认清腰大肌，在其表面寻找输尿管，避免在脂肪堆中盲目钳夹和烧灼，找到输尿管后，方可进行肾和肾盂游离；如果有内支架管，小的损伤一般不需要处理，严重的损伤应马上修补或中转开放手术。

3.尿外渗：肾盂切口的严密缝合及双 J 管的置入，术后一般不会发生尿外渗，发生的主要原因为肾盂、肾实质切口缝合不严密。若术后早期切口发生少量尿外渗，引流管应延迟拔除，待尿外渗自然停止后再拔除引流管。术后长时间的尿外渗比较少见，术后拍片双 J 管位置正常，外引流管引流通畅，尿外渗多会自行愈合。

4.出血：肾盂切开取石术后，早期常有轻微血尿，不必特殊治疗，短期内即可自行停止。若发生严重出血，则需要紧急处理。严重的肾脏出血可形成肾周围血肿，腰或胁腹部可触及肿块，肾内出血则表现为严重血尿，血块堵塞肾盂、输尿管，尿液引流不畅，造成更为复杂的并发症。预防措施是术中轻柔操作，防止撕裂肾实质及肾盏颈口，严密缝合肾脏切口。肾盂切开取石后肾内渗血较多者，最好行暂时性肾造瘘术。对肾实质严重出血有肾周围血肿，或严重血尿无减轻者，可行选择性肾动脉造影以明确出血部位，行超选择性肾动脉栓塞。

继发性出血常发生于术后 1 周左右，多因感染、可吸收线脱落、残余结石梗阻或假性动脉瘤所致。一旦发生，很难用非手术方法治愈，且后果十分严重。患者往往因血块阻塞输尿管及膀胱发生难以忍受的腰部剧烈胀痛和排尿困难，且多有发热、寒战。除输血、加强抗感染等治疗外，多需紧急手术。若为肾周出血、血肿感染，可行肾周围引流术；若有肾内出血，则应针对原因，切开肾盂取出血块，通畅引流并置造瘘管持续冲洗；对反复快速大量的一过性出血，要考虑是否假性动脉瘤，最好行肾动脉造影，发现动脉破裂处行超选择性栓塞即可止血。若肾脏出血及感染严重，无法止血者，则不得不行肾切除手术。

5.结石残留：对于单一的肾盂结石，腹腔镜下肾盂切开取石术多能取净结石。但是若存在多发肾盏内结石则相对困难。术中应根据术前拍摄的 CT、KUB 片仔细寻找，必要时采用纤维软镜取石。若术后残留结石，可根据残留结石的大小采用药物溶石或体外冲击波碎石术。

第四节　腹腔镜肾部分切除术

一、概述

近年来,由于经皮肾镜技术的成熟与发展,绝大部分肾结石已完全可以采用经皮肾镜方法得到治疗,既往采用肾部分切除术治疗局限性肾盏多发结石或粘连严重的多发性肾结石的方法,临床上较少采用。

1991 年 McDougall 等报道了腹腔镜下肾部分切除的动物实验后,Winfield 等于 1992 年首先在临床上完成了腹腔镜下肾部分切除术。2004 年 Saggar 等应用腹腔镜肾部分切除治疗一例马蹄肾合并多发结石的患者,他们认为这种方法切实可行且效果显著。但是,该术式中需要处理的关键问题是如何控制出血及关闭肾集合系统,同时需保护肾功能。2005 年 Link 报道用此术式治疗 179 例肾肿瘤患者的经验,平均肾热缺血时间 24 分钟(4~45 分钟),得出结论是腹腔镜肾部分切除术的效果与开放肾部分切除术的效果相同,肾功能保留良好。随着腹腔镜操作技术的日渐成熟,肾血管阻断技术和创面止血技术的不断发展,腹腔镜肾部分切除术的应用日趋广泛并有代替传统开放手术的趋势。

二、适应证与禁忌证

1.适应证

(1)位于肾上极或下极肾盏内的结石,或其他肾盏内结石,同时有明显的局部复发因素,如肾盏颈部明显狭窄,肾盏明显扩张、积水,表面粗糙有炎症等。

(2)单个肾盏内有多发性结石,该处肾实质明显萎缩,则可切除有结石的该部分萎缩肾脏。

(3)肾脏先天性畸形合并结石,切除一部分并发结石的、有严重病变的肾脏,如先天性重复肾、先天性肾小盏憩室等。

(4)肾结石伴良性肿瘤。

2.禁忌证

(1)全身出血性疾病。

(2)难以耐受麻醉者或全身情况难以耐受手术者。

(3)有肾脏手术史者。

(4)肾周围感染,脓肾、肾脏与周围组织粘连较重者。

三、术前准备

(1)与常规开放性肾部分切除术术前准备相同:①血、尿常规,血生化以及凝血功能的测定。②心、肺功能的评估及纠正。③泌尿系 CT 平扫和 B 超检查。

(2)肾放射性核素扫描可判断分肾功能,若患肾 GFR 低于 10mL/min,则改行全肾切除术。

(3)选择性肾动脉造影或 CTA 可以清楚地显示肾血管分布的情况,了解术侧肾脏的血管解剖情况及主干血管与病变部位的关系。肾动脉的变异较为常见,如副肾动脉、肾动脉的提前分支等。游离肾脏时,容易损伤细小的动脉分支,导致肾单位的损失。

(4)术前备血。

(5)术前预防应用抗菌药物治疗。

(6)术前放置输尿管导管,术中可经此注射亚甲蓝以确定集合系统的封闭是否完善,且保证上尿路引流的通畅。

四、手术方法

1.麻醉和体位

(1)麻醉:采用气管插管全身麻醉。

(2)体位:经腹腔途径手术采用侧卧位,患侧斜向上使背侧与床面呈70°角。经腹膜后途径采用健侧卧位,患侧向上与床面呈90°角。

2.手术步骤

(1)经腹腔途径肾部分切除术

1)trocar位置设计:A点:平脐腹直肌旁2cm;B点:肋弓下2cm腹直肌旁;C点:腋中线髂嵴上3cm;D点:B点与C点之间。

2)建立气腹,置入trocar:A点切开皮肤、皮下肌层及腹膜,放置10mm trocar。CO_2腹腔充气,压力为12~15mmHg。经套管放入0°或30°腹腔镜,观察腹腔脏器的位置,直视下分别置入各个trocar。

3)打开侧腹膜,游离结肠:在升(降)结肠外打开侧腹膜,将结肠向中线推移,游离整个肾脏,打开Gerota筋膜,暴露并游离肾脂肪囊。

4)游离肾蒂:肾蒂血管的解剖特点是:从上往下顺序是肾动脉、肾静脉及肾盂,从腹侧至背侧顺序是肾静脉、肾动脉及肾盂。分离右侧肾蒂时,首先游离出下腔静脉,沿下腔静脉寻找到肾脏动、静脉;分离左侧时则沿腹主动脉寻找到肾脏动、静脉或沿生殖静脉寻找。钝性分离显露肾动脉,通常在肾静脉下方游离肾动脉,有时也可在肾静脉上方游离肾动脉;分离肾静脉后方,找到肾动脉主干,用超声刀小心地分离肾静脉和肾动脉之间的淋巴组织,游离肾动脉至足够长度。

5)游离病变肾上(下)极:根据结石及肾盏积水部位剪开肾周筋膜和肾脂肪囊,病变部位肾上(下)极周围脂肪需充分游离,以保证视野显露清楚。

6)阻断肾动脉:利用血管夹或心耳钳夹住肾动脉阻断肾血流,此时静脉推注肌苷1.0g,开始计时,记录肾热缺血时间。

7)切除病变肾上(下)极:将病变部位肾脏组织用超声刀或剪刀切除,标本放入自制的标本袋内,术毕取出。

8)缝合肾盂、肾实质:用2-0可吸收缝线自trocar内置入,缝针全层贯穿肾皮质与肾盂黏膜,做8字缝合,打结时需力度适宜将肾实质切口创面缝合完毕后,松开控制肾蒂血管的血管夹或心耳钳,检查创面有无渗血或出血,酌情再行缝合、止血。若创面无出血,静脉滴注25%甘露醇125mL。

9)放置引流管:吸引器吸尽肾周血液、尿液及凝血块,仔细检查确认创面有无渗血或出血,输尿管排尿蠕动是否正常。固定肾脏,肾周置引流管,取出标本。

(2)经腹膜后途径肾部分切除术

1)trocar位置设计:A点:腋中线髂嵴上方2cm;B点:腋后线第12肋缘下2cm与骶棘肌

外侧缘 1cm 交叉点处;C 点:第三穿刺点在肋缘下 2cm 与腋前线交叉点;D 点:第四穿刺点位于腋后线平脐水平。

2)建立后腹腔:在 A 点处用剪刀切开皮肤及各层,至腰背筋膜下,手指伸入腹膜后腔,将腹膜前推。做长约 10mm 纵向切口,依次切开进入腹膜后间隙,置入自制扩张气囊,建立腹膜后操作空间观察镜 trocar 从此切口置入,手指引导下依次放置各套管。连接 CO_2 进气管,压力设置在 12~15mmHg,分别于各点置入 trocar。

3)游离脂肪囊、肾蒂:沿腰大肌分离肾周脂肪组织,剪开肾脏背侧肾门处肾周筋膜,沿着搏动的腹主动脉分离,在肾门上缘完全游离出肾动脉。

4)游离肾上(下)极、切除缝合:根据病变部位肾上(下)极剪开肾周筋膜和肾脂肪囊,在肾实质表面用超声刀分离肾实质与肾周脂肪间隙,充分显露病变部位肾实质。余步骤基本同经腹腔途径肾部分切除术。

五、手术操作技巧

1.关于手术入路　经腹腔与经腹膜后这两种手术途径的选择除取决于术者对手术途径的熟悉程度外,还取决于病灶所在的位置。前者主要用于肾脏前侧、外侧、上极以及体积较大、浸润较深的肿瘤,同时也可用于肾后侧的肿瘤;后者主要用于肾脏后部及后侧部的肿瘤。经腹腔途径有可提供较大的操作空间、解剖标志清楚、更易进行肾盂肾盏的缝合重建和修补等优点,但同时存在出血多、术后胃肠功能恢复慢、住院时间长并有损伤腹腔内脏器、造成腹腔内感染的可能,远期可能出现肠粘连、肠梗阻;经腹膜后途径能够方便肾脏的暴露,减轻腹内脏器对操作视野的干扰,减少对腹腔内脏器的影响以及术后胃肠道并发症及腹腔感染的概率,而且不受腹腔炎症或腹腔手术病史的限制。但是经腹膜后途径的操作空间较小、相对缺乏准确的解剖标志、缝合较困难。

2.肾蒂血管的控制　腹腔镜下肾部分切除术关键技术之一是肾血流的控制。肾血流的控制有肾蒂全阻断、肾动脉阻断、肾血流部分阻断等,各有特点,归纳如下:

(1)肾蒂全阻断:一般根据病变部位大小、病变部位与集合系统的关系以及术者的习惯决定是否控制肾蒂。Yoshikawa 等认为当肾脏肿瘤与集合系统之间仅有少于 1cm 厚度的肾实质时,修复可能发生的集合系统损伤需要钳夹肾蒂提供良好的视野。GIU 等将开放手术的方法和原则移植到 LNSS 之中,在经腹腔路径,使用 Satins 钳控制肾蒂;在经腹膜后途径,因空间狭小而选用哈巴狗夹控制肾蒂,都取得了不错的效果。

(2)肾动脉阻断:除整体钳夹肾蒂控制肾脏血流之外,还有仅阻断肾动脉血流而开放肾静脉的做法。Rosales 等用双套环钳夹装置暂时阻断肾动脉,对 14 名肾癌患者完成 LNSS,手术效果满意,学者认为其工具可代替 Satins 钳和哈巴狗夹。

(3)肾血流部分阻断:肾血流部分阻断即用工具压迫肾实质,取得区域性血流阻断,方法包括使用领带结止血带和双环止血带。肾血流部分阻断方法比较烦琐,虽然在一定程度上能保护肾功能,防止肾脏缺血,但是术中视野出血较多,影响操作,临床实用性不高。

术中采用血管夹单纯肾动脉阻断。手术时充分暴露肾蒂,但不需要完全分离肾静脉。血管夹体积小,可完全置入不影响手术视野;同时单纯阻断肾动脉,肾静脉血液回流充分,肾脏存血少,术中切除病变部位时出血少,视野清楚,同时肾脏变小有利于缝合。对于肾门处有粘连、分离较困难、肾蒂暴露不充分情况,我们的建议是观察动脉搏动位置,游离其周围组织相对充分些,并不一定需要完全游离肾动脉,然后钳夹观察肾脏颜色变化,直至确定钳夹牢靠后再切除病变部位。

3.病变部位切除   腹腔镜肾部分切除术治疗肾盏结石手术中应注意切除范围。切除范围过小,残留肾实质泌尿功能仍存在,容易造成术后创面漏尿,无法拔除引流管。术中最好夹闭相应肾盏的供应血管,同时利用电刀、超声刀尽量破坏肾实质创面,使之失去功能。目前切除病变部位的应用工具颇多,主要包括单极电凝、双极电凝、超声刀、氩气刀、高压水刀、射频电极等。各种工具均有其优缺点,可根据术者习惯应用。

4.肾创面的切割及止血   目前 LPN 术中采用的止血手段主要有:①应用具有凝血、止血功能的切割器械,如电钩、双极电凝、超声刀、氩气刀等。对于上述各种器械的止血效果各家评价不尽相同,尚无公认的最佳选择。Barret 等对电钩、双极电凝、超声刀三者的止血效果进行了动物实验比较,认为超声刀较前两者具有明显的优越性。②肾创面涂敷止血材料,主要有 Fibrin Glue、止血纱布以及间二苯酚甲醛明胶等,通常作为肾创面止血的补充手段,与上述肾脏切割器械联合应用。③镜下直接缝扎止血,研究证实目前各种止血器械尚不足以提供确实可靠的止血效果,对于肾创面上大的肾内血管出血仍需进行腹腔镜下直接缝扎的方法止血。

5.肾实质和集合系统的重建   对大部分病例来说,体内缝合法关闭集合系统、重建肾实质缺损是最及时有效、安全可靠的止血方法。肾实质和集合系统的重建,关键在于术者需有熟练的镜下缝合技术,缝合时需伞层并连带肾包膜缝合肾切口,适当抽紧打结,避免割裂,以利止血。8 字缝合和连续缝合还能减少缝线对肾脏的切割;近来 Orvieto 等发明了"免去打结"的体内缝合法,他们用不吸收缝线缝合集合系统及肾实质,当缝线穿过后,其末端用可吸收夹夹住,从而免去打结,减少手术时间及热缺血时间。

结石引起的肾部分切除术中多存在集合系统的重建,注意缝合牢靠,从而防止术后尿漏,可术前先逆行放置输尿管导管,缝合完毕后,经输尿管导管逆行肾盂灌注亚甲蓝辅助集合系统显影将有助于判断有无肾盏创口并检测其修补效果,术后常规 D-J 置入可降低术后出血及尿漏等潜在风险的发生率。

6.保护肾功能   减少肾缺血时间是保护肾功能最有效的手段:肾缺血时间应控制在 30 分钟以内,如果不能在 30 分钟内处理完创面,可以在阻断肾血管 20~30 分钟时开放肾蒂 1~2 分钟后重新阻断肾蒂继续进行创面处理。

为了保护肾功能,近来学者提出多种办法,包括冰屑局部降温、肾动脉低温灌注、输尿管逆行灌注冷盐水等延长冷缺血时间以及静脉应用肌苷、前列腺素等药物来保护肾功能。但是,经过临床研究证实,快速切除病变部位和快速的创面缝合处理是减少肾缺血时间的有效保证,这需要术者有熟练的腹腔镜操作技术。

六、术后处理

(1)常规应用抗生素 3~5 天。

(2)禁食至肛门排气后。

(3)卧床休息 1 周后方可下床活动。

(4)注意引流管的情况,保证引流通畅,24 小时引流物少于 10mL,可拔除腹腔或腹膜后引流管,术后 7~10 天拔除导尿管。

七、并发症及其防治

1.出血 主要包括术中或术后出血,其中术中出血是术中转开放手术的主要原因。根据 Rassweiler 等的报道平均术中出血量为 725mL(20~1500mL)。术中因出血转开放手术者为 4%。术后由于出血而需再次手术者约为 1%。发生在术中的出血,常常因哈巴狗夹松掉、血管侧支没有发现等导致的肾蒂阻断不彻底引起,故阻断前务必明确肾门部血管已全部阻断,肾的充分游离有利于此项操作。术后出血也比较常见,主要与肾创面止血不彻底、创面缝线脱开、过早活动等因素有关。因此要求熟练缝合技术的同时,术后绝对卧床也很重要,待引流管无新鲜血液流出后可适度活动。

2.尿漏 据国外报道术后尿漏发生率在 3.3%~15.2%,主要与手术时打开集合系统,术后缝合不严密有关,提高腔镜下缝合技术可以减少此并发症。此外,大多数术者亦强调术后良好的集合系统引流是防止术后漏尿的关键。

3.肾功能不全 多为短暂性,由肾集合系统损伤所致继发性狭窄引起。肾单位的减少、热缺血损伤、药物不良反应等各种原因可致肾功能在一定程度上受到损害,甚至导致急性肾功能不全,特别是原有肾脏基础疾病、术前肾功能异常的患者。文献报道肾功能不全发生率在 1.5%~8.2%,而需要急诊透析的为 0.8%~4.9%。术中熟练的切除、缝合技术是防止术后肾功能不全最重要的一点,同时术后应避免使用对肾脏有损害的药物如磺胺类、氨基糖苷类抗生素。

第九章　肾移植

第一节　肾移植概述

一、基本概念与分类

尽管器官移植术诞生仅半个多世纪,但其作为人类治疗晚期疾病、挽救生命的有效办法之一,其重要意义与日俱增。器官移植术涉及临床、社会、心理、伦理等多方面的内容,正被越来越多的医生、患者、学者等所关注。器官移植的基本概念及分类如下。

1.移植的基本概念

(1)移植:是指用手术或其他方法将某一个体有活力的细胞、组织、器官等移植物移植到自体或另一个体的体表上或活体内的某一部位。

(2)器官移植:对器官的全部或部分进行移植,保留其解剖学的外形轮廓和内部解剖的结构框架。

(3)肾移植术:通过外科手术将某一个体的肾移植到自己体内或者另一个个体体内的方法。

(4)供者:移植中献出相应器官的个体。

(5)受者:移植中接受相应器官的个体。

2.器官移植的分类

(1)根据移植物植入部位分类

1)原位移植:将移植物移植到受者该器官原来的解剖位置。如绝大多数常规原位心脏移植和肝移植等,移植前需将受者原来的病变器官切除。

2)异位移植:将移植物移植到非该器官的解剖位置。如绝大多数常规肾移植和胰腺移植等。一般情况下,异位移植术不必将受者原来的病变器官切除。

(2)根据供者和受者遗传基因差异程度进行分类

1)同质移植:同遗传型间移植,又称同系移植。供者与受者虽非同一个体,但两者遗传基因型完全相同。受者接受来自相同基因供者的移植物,术后不发生免疫排斥。如单卵双生子之间的移植。

2)同种移植:属于同一种属但遗传基因不同的个体间的移植,又常称为同种异体移植。同种异体移植为临床最常见的移植类型,在临床上有重要的意义。术后应对受者采取合适的免疫抑制措施,从而避免受者对移植物发生排斥反应。

3)自体移植:所用的移植物取自受者自身,没有排斥反应。

4)异种移植:所用的移植物取自与受者不同种属的动物,如猪与狗、人与猴之间的移植。术后如不采取相应的免疫抑制措施,受者会不可避免地对移植物产生强烈的异种排斥反应。

(3)根据不同的移植技术分类

1)吻合血管的移植术:所需的移植物从供者切取下来时血管已被完全离断,移植时需将移植物的血管与受者的血管互相吻合,从而建立起有效血液循环,使移植物恢复血供。临床上大部分器官移植如心脏移植、肝移植、肾移植、胰腺移植等都属于此类。

2)带蒂的移植术:移植物并不完全与供者相分离,而是通过带有主要血管、淋巴或神经组织的蒂相连,其余部分均已完全分离,以便其移植过程中始终保持有效血供,待移植物与移植的部位建立了新的血液循环后再切断该蒂。这类移植都是自体移植,如各种皮瓣移植。

3)游离的移植术:移植物移植时不进行血管吻合,移植后移植物血供的建立依靠周缘的受者组织产生新生血管并逐渐长入。如游离皮片的皮肤移植。

4)输注移植术:将移植物制备成保存活力的细胞或组织悬液,通过各种途径输入或注射到受者体内,如输血、骨髓移植、胰岛细胞移植等。

(4)根据移植物供者来源分类

1)尸体供者:器官移植物的供者已死亡。包括心脏死亡供者(Donors after cardiac death,DCD)及脑死亡供者。①心脏死亡供者:已进入心脏死亡状态的器官移植物供者,以往也称无心搏器官捐献。②脑死亡供者:脑死亡是指包括脑干在内的全脑功能丧失的不可逆转的状态,这样的供者为脑死亡供者。

DCD分类:目前国际上通常采用荷兰马斯特里赫特(Maastricht)国际会议定义的DCD的分类方式,其中Ⅴ型近来被提议作为对其他4型的补充。Maastricht分类如下。

Ⅰ型:入院前死亡者,热缺血时间未知。属于"不可控制"类型。

Ⅱ型:心肺复苏失败者,这类患者通常在心脏停搏时给予及时的心肺复苏,热缺血时间已知。属于"不可控制"类型。

Ⅲ型:有计划地撤除支持治疗后等待心脏停搏的濒死者——热缺血时间已知且有限。属于"可控制"类型。

Ⅳ型:确认脑死亡患者发生心搏骤停。有时患者已经同意捐献,正在等待器官获取人员到达。热缺血时间已知,可能有限。属于"不可控制"类型。

Ⅴ型:危重患者发生意外的心搏骤停。热缺血时间已知,可能有限。属于"不可控制"类型。

2)活体供者:器官移植物的供者为活体。包括活体亲属和活体非亲属供者。

(5)根据移植物不同分类

1)细胞移植:是指将适量游离的具有某种功能的活细胞制备成悬液输注到受体的血管、体腔或组织器官内。其主要适应证是受体体内该种细胞数量的缺少或功能的降低。

2)组织移植:是指某一种组织如皮肤、筋膜、肌肉、软骨、骨、血管等,或整体联合几种组织如皮肌瓣等的移植术。

3)器官移植:用手术的方法将某一个体有活力的器官转移到自体或另一个体的某一部位,如肾移植、肝移植、心脏移植和肺移植等。

4)多器官联合移植(multiple organ transplantation,MOT):是指保持各器官相互间解剖关系的整个多器官移植块的移植。由于其血管重建方式为整个移植块的共有血管,有利于各移植器官生存和发挥功能,并可以在一定程度上避免单器官移植的并发症和不良反应。目前临床上开展的MOT,一般是指腹部3个或3个以上器官的整体移植,主要包括肝、小肠、胃、胰等,经典术式有肝、肠联合移植和肝、胰、胃、肠联合移植。

5)器官簇移植:移植器官有一个总的血管蒂,整块切除后连在一起,外形如一串葡萄,移植时只需吻合移植器官主要的动静脉主干,属于带蒂的移植术。

二、肾移植的历史及现状

早在公元前时代,世界上就已经有了有关器官移植的设想和记述。我国春秋战国时期成书的《列子·汤问》中记载了神医扁鹊为鲁公扈、赵齐婴两人互换心脏的神话故事。古印度的外科医生在约公元前 600 年就用从患者本人手臂上取下的皮肤来重整鼻子,这种植皮术实际上是一种自体组织移植技术。文艺复兴时期的一幅圣坛装饰油画也描绘了肢体移植的场景。

眼角膜移植是最先取得成功的异体组织移植技术。首次眼角膜移植是由一位爱尔兰内科医生比格在 1840 年前后完成的。比格在第一次撒哈拉沙漠战争中被阿拉伯人俘虏,他在被拘禁期间实施了角膜移植手术,从羚羊眼球上取下角膜移植到了人的眼球上。

自 20 世纪初以来,学者们对肾移植开始了积极的探索和尝试。1902 年,奥地利医生乌尔曼以狗为实验动物,应用镁管支架在颈总动脉和颈内动脉做血管吻合的方法,首次完成了动物的肾移植手术(犬肾移植和犬-羊肾移植)。

1905 年,法国生理学家、外科医生卡雷尔成功建立了血管吻合方法。1910 年,他发现了以下现象:"当一个动物的器官移植给自己,仍可以保持功能;而移植给另一个动物时,虽然用同样的手术方法,但功能却无法保持。"实际上,他在此处生动地描述了移植排斥的现象。他因此获得了 1912 年的诺贝尔生理学或医学奖。

1906 年,法国的 Jaboulay 将猪和羊的肾移植到两名慢性肾衰竭的患者身上,但只获得了短期功能。1909 年,Unger 将猴肾移植到肾衰竭的女孩身上,但移植肾无功能,无尿排出。1933 年,苏联的 Voronoy 医生施行了世界上第一例人类同种肾移植。他将因头部受伤而死亡者的肾移植到服用氯化汞中毒的急性肾衰竭患者身上,但仍未获得成功,患者于手术后 48 小时死亡。到 1949 年,他一共施行了 6 例同种肾移植,均没有获得成功。

1946 年,Hufnssgel、Hume 和 Lanndsteiner 施行了第一例获得短期存活的人类同种肾移植。他们将移植肾吻合于受者上臂血管,并观察到尿液排出,说明移植肾获得了短暂的功能。虽然移植肾最终被排斥,但患者度过了急性肾衰竭期,所以这是第一例获得短期存活的人类同种肾移植。1951—1953 年,部分学者在巴黎和波士顿施行了多次肾移植,但都因未采用任何免疫抑制措施而失败,肾移植受者也均未获得长期存活。直到 1954 年 12 月 23 日,美国波士顿哈佛大学默里等成功地施行了世界上首例同卵双生子间的肾移植,受者术后成功存活了 8 年之久,后因心肌梗死去世。默里因此在 1990 年获得了诺贝尔生理学或医学奖。

随着免疫学的发展,器官排斥反应渐渐被人们所认识,随之出现的免疫抑制方法使器官移植获得了质的突破。1946 年,Medawar 通过对皮肤移植的研究,首次提出了免疫排斥反应机制和免疫学原理。1955 年,美国医生 Hume 在肾移植中首次使用了类固醇激素,使同种移植的存活情况有了极大飞跃。1959 年 Murry 和 Hamburgcr 第一次为异卵双生双胞胎施行了肾移植,并将全身照射作为免疫抑制手段,使受者获得了长期生存。1961 年,Elion 首次合成了第一个有临床价值的免疫抑制剂——硫唑嘌呤,直到这时候肾移植术才真正进入了有实质意义的移植免疫抑制剂时代。1962 年,硫唑嘌呤和糖皮质激素同时应用于临床,使肾移植的成功率获得大幅度提高。

随后的半个世纪,这一领域的新进展、新发现层出不穷,推动着器官移植的理论研究与临床治疗进入新纪元。1963年,抗淋巴细胞血清的免疫抑制剂效应得到确证。1964年,Terasaki应用微量淋巴细胞毒方法,奠定了人类白细胞抗原(HLA)分类方法的基础,使供、受者间组织配型成为可能。1978年,环孢素的合成及后期的临床应用使肾移植的成功率达到了80%以上,从而使得肾移植的应用更加广泛。到了20世纪90年代,随着更多的免疫抑制剂问世以及脾切除术等疗法的使用,移植肾及移植肾受者的8年存活率大大提高。

近年来,肾移植手术技术不断成熟进步,相关监测、检测设备越来越精细准确,新型免疫抑制剂快速发展,肾移植治疗也渐渐走向常规化和专业化。器官移植涉及社会、伦理、经济、文化、心理、医疗等问题,肾移植也不例外,这些问题只有通过多学科、多专业的共同努力,借助临床实践、科学研究、伦理及法律健全、文化包容等措施,才有望在将来获得完美的解决。

三、我国器官移植的历史回顾及展望

1.我国肾移植的历史回顾　中国器官移植始于20世纪60年代,虽然起步较晚,但发展速度较快。1960年,第一例肾移植手术成功完成;1978年,第一例肝移植和第一例心脏移植均成功完成。1979年,中国第一个器官移植研究所由卫生部与武汉同济医科大学联合建立,从而开创了器官移植登记制度,培养了一大批优秀的器官移植专家。自20世纪80年代以来,中国相继开展了胰岛、脾、肾上腺、骨髓、胸腺、睾丸和双器官联合移植等器官移植手术。近年来,中国器官移植在各种临床器官、组织和细胞移植,同种和异种移植的实验研究,保存灌注液的创制与应用,现代移植免疫与检测以及新的免疫抑制药物的临床验证等诸多方面取得了许多可喜的成绩。1908年,国内开展肾移植的医院仅68家,共进行肾移植3596例。到2000年,已有108家医院开展肾移植,当年肾移植病例数达到4830例。目前,中国内地已有164家医院经卫生部审定批准有资质开展器官移植。

根据记载,我国的第一例肾移植手术是在1960年3月由吴阶平院士主刀完成的。从20世纪70年代开始,肾移植术在中国逐渐推广开来,用以治疗慢性肾衰竭和尿毒症患者。1972年12月,广州中山医学院首次开展亲属活体肾移植。自20世纪90年代以来,随着国际学术交流的增加以及国际器官移植术的发展,中国的器官移植学科也进入了快速发展期。2002年3月,解放军广州军区武汉总医院完成了我国首例自体肾移植手术。我国肾移植历经半个多世纪的发展,迄今为止已累计完成肾移植近9万例,成为仅次于美国的第二大器官移植大国,受者最长存活已超过20年。

2.我国肾移植的展望　虽然中国的器官移植技术有了很大的发展,但与国际器官移植界一样,仍然存在一些亟待完善的问题,综合反映在社会、伦理、经济、文化、心理、医疗等诸多方面。随着免疫学、分子生物学、细胞生物学、人类基因组计划等相关学科的加速发展,肾移植的基础理论更加完善,有望在不远的将来使免疫排斥、术后患者远期并发症等问题更好地得到解决,甚至可能将异种移植真正应用于临床,从而解决移植器官短缺的现状。

以下是中国肾移植等器官移植技术目前亟待发展的几个问题。

(1)加强器官移植的立法:法律是器官移植最有力的保障,只有法律、法规健全,才能使器官移植工作正常运作。虽然中国在2007年出台了《人体器官移植条例》,但与之相关的配套法规仍不健全,需从扩大立法范围、规范立法标准、填补立法空白等方面加强器官移植的

立法。例如,实现脑死亡法律化,使其与心脏死亡具有相同的地位,以增加器官来源;通过完善器官移植相关法律有效地打击犯罪行为,加强对非法倒卖器官的惩治,从而完善并维护整个器官移植捐献系统;借鉴国外的法律、法规,在法律保障之下扩大器官的来源,如新加坡的《人体移植法》中明确规定:年龄 21~60 岁的新加坡公民,如果意外死亡,且其生前未明确表示拒绝捐献器官的,被视为自愿捐献器官者。若器官移植立法能进一步完善,中国的器官移植规模将实现更大的发展。

(2)扩大器官的来源:目前来说,全世界需紧急器官移植手术的患者数量与所捐献人体器官的数量比为 20∶1。在中国,由于受传统思想观念影响,中国民众对器官捐献的热情不高,加之现今社会的补偿机制不完善,使中国的供体器官数量问题极为突出,严重制约了中国的器官移植事业的发展。要解决这一问题,可通过宣传教育来逐渐改变这一传统观念;建立良好可行的补偿机制来鼓励器官捐献,如建立基金会通过基金来补偿器官供者及其家属;通过立法来强调器官的捐献问题,以有效利用社会资源,扩大移植器官的来源。中国需从各方面参考国外器官移植捐献的经验,利用好国内的各种资源,突破移植器官稀缺的瓶颈,从而推动中国的器官移植水平走到世界前列。

(3)加强基础研究:临床医学的发展离不开基础科研的发展,对器官移植的深入研究能给予临床更大的支持。比如,加强免疫、病理、细胞生物学等方面的基础研究,可减少肾移植后排斥及近、远期并发症的发病率、病死率;积极开展对新型免疫抑制剂的开发与应用研究,可降低免疫抑制剂的毒不良反应。现今基础学科的发展如火如荼,2012 年度诺贝尔生理学或医学奖获得者、英国科学家约翰格登和日本科学家山中伸弥所做的细胞核重新编程研究就非常有希望用于移植技术。我国首家异种器官移植中心于 2012 年落户南京,并将于 2015年投入使用。我同将来还应建立起多个器官移植研究中心,并相应地提高其科研经费资助,使之有能力时刻关注、跟踪器官移植科研的最新发展,借鉴国际上的研究成果,更好地促进我国器官移植事业的发展。

(4)开展转化医学研究,推动人工器官、组织工程及生物材料的发展:人体是个复杂的有机体,各种组织细胞间相互配合。要用人工器官、生物材料代替原有的组织,并达到原先组织的所有的功能,而这在目前来说,仍然是比较困难的。虽然人工器官、组织工程及生物材料还处于初始阶段,但随着科学技术的进步,尤其是生物技术、材料技术、物理技术和化学技术的迅猛发展,人工器官、组织工程及生物材料的开发速度也相应加快。在科学更加重视微观与宏观相结合的 21 世纪,要全方位地发展人工器官、组织工程及生物材料,需以各个学科的技术为基础,集成各方面的技术优势,进行开拓创新。在不违背医学科学的基本原理及相关伦理原则及法规的前提下,围绕一些基本关键技术问题开展深入研究工作,以指导产业化的实施。通过推动人工器官、组织工程及生物材料的发展,有效缓解中国移植器官短缺的现状。

(5)伦理问题:伦理问题一直是器官移植的重要方面,只有解决好器官移植中的伦理学问题,才能够使器官移植获得质的进展。1997 年,我国第九届全国医学伦理学年会上讨论通过了我国在器官移植伦理领域的第一个伦理学文件——《器官移植伦理原则》,此伦理学文件对我国器官移植的伦理问题发挥了重要的指导作用。但是,随着器官移植手术的普遍化与常规化,有关器官移植的伦理学问题也越来越突出。因此,中国的器官移植要想健康稳定的发展,除器官移植本身的技术问题外,还应遵守自主、平等、互助三大原则,从医生、患者、器官捐献者三大相关群体入手,从器官来源、尸体供者及尸体器官分配、活体器官捐献及活体器官分配等器官移植伦理学的各方面切实加强对器官移植伦理方面的规范。同时,也可借鉴国外经验,将伦理学与法律结合起来,出台相应的法律、法规,实现伦理原则的法律化,从而更好地解决脑死亡等伦理问题,使中国将来可从伦理学角度指导器官移植的发展。

第二节 移植免疫

一、移植抗原与排斥

1.移植抗原 在肾移植中,位于可诱导排斥反应的细胞表面的遗传性蛋白质被称为移植抗原或组织相容性抗原。其中,起关键作用的是移植物中的主要组织相容性抗原(major histocompatibility complex,MHC),它可导致迅速而强烈的排斥反应;次要组织相容性抗原(minor histocompatibility antigen,MHA)诱导的排斥反应相对较弱,但是持续时间较长。除此之外,还有血型抗原和组织特异性抗原等也分别发挥一定的作用。

(1)主要组织相容性抗原:MHC 是 MHC 基因编码的产物,其主要的免疫学功能是与外来抗原片段形成复合物,进而递呈,并被 T 细胞特异性抗原受体识别。人类 MHC、基因位于 6 号染色体,其编码的细胞表面多态性分子又称为人类白细胞抗原(human leukocyte antigen,HLA)。HLA 基因通过共显性复等位遗传,至少包含 6 个独立的基因位点(A、B、C、、DP、DQ、DR)。HLA 复合体包含 200 多个基因,其中四十多种基因编码白细胞抗原。人群中两个无关个体间 HLA 完全一样的概率非常微小,HLA 的差异是造成移植排斥反应的主要原因。

根据 HLA 基因编码的细胞表面和可溶性蛋白质组织分布、结构和功能等不同,将其分为三类,即Ⅰ类、Ⅱ类和Ⅲ类。MHC-Ⅰ和 MHC-Ⅱ类基因共表达 HLA 细胞表面抗原,而 MHC-Ⅲ类基因编码补体系统的一些组件,这些均在免疫功能中起重要作用。MHC-Ⅰ类抗原(包括 A、B 和 C)表达于所有有核细胞表面,而 MHC-Ⅱ类抗原(包括 DP、D)的组织分布则有限制性,只表达于专职 APC 和血管内皮细胞表面。一般认为,MHC-Ⅰ类抗原对排斥反应的影响程度较 MHC-Ⅱ类抗原弱,Ⅰ类抗原在同种移植中主要决定 $CD8^+$ 杀伤细胞及靶细胞的特异性。而 MHC-Ⅱ类分子对于启动移植抗原的免疫反应更为关键,因此,它在排斥反应中也似乎比Ⅰ类分子更重要。大量的临床数据表明,MHC-Ⅱ类抗原的配型情况与器官存活情况密切相关。

(2)次要组织相容性抗原:在临床中发现,即使受体与供体间的 MHC 完全相同,仍难以完全避免移植排斥反应的发生。而诱发此类排斥反应的抗原即为次要组织相容性抗原 MHA。在人群中,不同的个体有编码不同 MHA 的等位基因。已有确凿的证据显示,MHA 是占据抗原-自身 MHC 分子结合位点的内源性小分子肽类,可启动相同 MHC 个体间的 T 细胞应答反应,因而也具有 MHC 限制性。相对 MHC 抗原,单一 MHA 激发排斥反应的能力较弱,但多个 mHA 作用叠加便可引起较强的急性排斥反应。目前发现的 MHA 包括两大类:①非 ABO 血型抗原。②性染色体相关抗原。

(3)血型抗原:在各类血型系统中,ABO 血型抗原在移植中作用最重要。ABO 血型主要存在于红细胞表面,也表达于血管内皮细胞和其他组织细胞表面。但 ABO 不相容也不会刺激混合培养的白细胞,表明在移植物存活中 ABO 相容性不如 HLA 相容性重要。不过,ABO 不相容仍可在肾移植中引起超急性排斥反应,这主要是由于错配的受体内预存的 ABO 天然抗体与移植肾血管内皮细胞表面的血型抗原结合,激活补体系统,从而导致细胞损伤和血管内凝血。近来,由于针对移植排斥的免疫抑制治疗手段的进展,使 ABO 血型不符的肾移植也成为可能。

(4)组织特异性抗原:组织特异性抗原是指表达于某一器官、组织或细胞表面的特异性抗原,如血管内皮细胞抗原等。

2.移植排斥的机制　肾移植排斥可以被定义为:移植物被识别后,受体对于"异己"所发生的一系列反应,这个过程有局部和全身性免疫反应参与,包括 $CD4^+T$ 细胞、$CD8^+T$ 细胞、B 细胞、NK 细胞、巨噬细胞和各种细胞因子等,并进一步诱导 MHC 表达增加及局部炎症损伤,最终导致肾功能损害和移植物坏死。

(1)同种异型抗体:在肾等有血供器官移植中能够发生超急性排斥反应,有力证明了抗体在移植物排斥中的重要作用。在呈现这些反应的受体中,能够发现高滴度的抗供者抗体。这些抗体与血管内皮细胞表面的 HLA 结合,随后激活补体,聚集中性粒细胞,释放各种酶,从而造成内皮损伤,血小板聚集后血栓形成,导致肾皮质坏死。

(2)淋巴细胞和细胞因子:同种异体移植排斥的发生机制是由异基因反应性 T 细胞和抗原递呈细胞(antigen presenting cell, APC)的协调激活所导致。虽然急性排斥主要是 T 细胞依赖的过程,但也包含多种免疫细胞参与的免疫机制所导致的移植物破坏。细胞相互作用和辅助 T 细胞分泌的多种细胞因子(IL-2、IL-4、IL-5、IL-7、IL-10、IL-15、TNF-α 和 IFN-γ 等),不仅招募具有免疫活性的供者特异性 $CD4^+$ 细胞、$CD8^+$ 细胞毒 T 细胞和 B 细胞,还能聚集浸润移植肾的非特异型炎症细胞。T 细胞受体受到抗原刺激后,仍然需要其表面分子与 APC 表面的配体相互结合才能使 $CD4^+T$ 活化,包括 T 细胞表面的 CD2:APC 表面的配体 CD52;CD11a/CD18;CD54;CD5;CD72;CD40L;CD40 和 CD28;CD80 或 CD86。如果 $CD4^+T$ 细胞与 APC 相互作用后,没有这些受体-配体结合(特别是 CD40L;CD40 和 CD28;CD80 或 CD86)或细胞因子(如 APC 分泌的 IL-1 和 IL-6)的共刺激,将会诱导 T 细胞无能或者耐受。因此,T 细胞辅助蛋白和它位于 APC 表面所对应的配体是抗排斥治疗的靶点。$CD4^+T$ 细胞在受到共刺激后活化。$CD8^+T$ 细胞识别 MHC-I 类分子抗原肽,并进一步增殖、分化为移植排斥中主要的细胞毒效应淋巴细胞群体。在 IL-2 信号等第二活化信号共刺激下,供肾 APC 表面的 MHC-I 类分子也可以直接激活 $CD8^+T$ 细胞。活化的 $CD8^+T$ 细胞增殖分化为释放颗粒酶、穿孔素和肿瘤坏死因子-α(TNF-α)等细胞毒性因子的特异性同种异型反应性细胞克隆。B 细胞活化也需要抗原与 B 细胞受体(膜免疫球蛋白)结合,以及 T 细胞分泌的细胞因子或配体受体对激活的信号的共刺激。在免疫排斥中,B 细胞的作用并不仅仅限于产生同种免疫抗体,还涉及抗原递呈和分泌促炎因子。

当 T 细胞活化后,自分泌产生 IL-2,与表面 IL-2 受体结合,激活蛋白酪氨酸激酶和磷脂酰肌醇-3-激酶,并导致下游信号分子的活化,从而引起细胞增殖。其结果是产生了移植物特异浸润性细胞毒 T 细胞。T 细胞分泌的细胞因子也可以活化巨噬细胞和其他炎症细胞,并导致移植肾细胞 HLA 分子表达上调。活化的 T 细胞还能够刺激 B 细胞产生抗移植物抗体。最后,如果以上反应没有被识别和得到控制,这些细胞和体液因素就会导致排斥的发生并损伤移植物。

3.肾移植排斥反应的类型 排斥是肾移植后3个月内最常见的问题。根据排斥反应的临床病理特征,可以分为超急性排斥反应、加速性排斥反应、急性排斥反应及慢性排斥反应四种类型。其中,除了超急性排斥反应,其余的排斥类型都可以通过免疫抑制药物的应用而部分或完全地得到控制。

(1)超急性排斥反应:超急性排斥反应一般在血管吻合后数分钟至24小时内发生,是由受者体内预存的细胞毒性、抗 HLA-I 抗体或抗 ABO 血型抗体引起的,多见于反复输血、多次妊娠、长期血液透析或再次移植的个体。典型的临床症状是发热和无尿。其机制是由于细胞毒性抗体与血管内皮结合,激活补体系统,引起中性粒细胞和血小板聚集,从而导致血栓形成。

超急性排斥反应是一个不可逆的临床过程,应用免疫抑制药物对此类排斥反应疗效不佳,迅速移除移植物常为唯一的治疗选择。目前,随着肾移植术前 ABO 血型以及交叉配型技术的广泛应用,临床中的超急性排斥反应已很少发生。

(2)加速性排斥反应:加速性排斥反应发生在移植术后24小时至4天内,常伴随发热、移植物肿胀、少尿和压痛等症状。其发生的原因多由于受者术前与移植物抗原相互作用(以往的移植或输血)而致敏,并因此对致敏产生免疫记忆反应。它的组织病理学特征是血管破裂和出血,但细胞浸润不如急性排斥反应密集。临床表现也较超急性排斥反应缓和,但比急性排斥反应要更为凶险。目前临床使用的免疫抑制剂也较难控制这种严重的排斥反应,最终导致移植肾短期内丧失功能。最有效的治疗措施是使用抗淋巴细胞药物,或者同时进行血浆置换治疗,约有60%的概率可以扭转加速排斥反应进程。

(3)急性排斥反应:急性排斥反应是移植术后最常见的排斥反应,多发生在移植后10天至数周内,临床表现为发热、寒战、肌肉疼痛及关节疼痛等,轻重程度取决于供-受者之间的组织相容性程度、移植后的免疫抑制方案以及排斥的各种诱发因素(如感染)等。一般来说,排斥发生的时间越早,临床表现越严重;移植后期发生的急性排斥反应大多进展缓慢,临床症状较轻。在急性排斥反应造成的免疫损伤中,约90%以 CD8$^+$T 细胞介导的细胞免疫应答为主,CD4$^+$T 介导的体液免疫为辅,并分别引起肾小管炎和血管炎。实验证明,CD4$^+$T 细胞在排斥的起始阶段起重要作用,而 CD8$^+$T 细胞在排斥后期起主导作用。应用高剂量冲击性类固醇和抗淋巴细胞药物治疗后,有80%~90%的概率能够抑制 T 细胞介导的免疫应答,但抗淋巴细胞抗体仅有60%的机会可以逆转血管炎病变。另外,有5%~10%急性排斥的发生是由体液免疫反应所介导,这类患者很难通过药物治疗得到逆转。

(4)慢性排斥反应:慢性排斥反应在移植术后数月至数年发生,主要临床表现是显著的蛋白尿、偶发的血尿、高血压和肾病综合征;病理学特征为肾小球硬化、肾小管萎缩、肾小球基底膜分离及间质纤维化。这些病变逐渐进展,最终导致移植肾功能丧失。慢性排斥反应的发病机制尚不清楚,目前认为存在免疫和非免疫两种机制。反复发生的急性排斥、延迟型超敏反应所致的慢性移植肾损伤、慢性缺血、抗体形成及免疫抑制剂的毒不良反应均被认为是慢性排斥反应的刺激因素,从而引起肾广泛纤维化。肾穿刺活检有助于区别药物毒性引起的慢性排斥。虽然免疫抑制药物可以减缓慢性排斥过程的进展,但是其通常对治疗不敏感,这是移植肾往往不能获得长期存活的主要原因。

二、免疫抑制治疗

过去几十年中,由于对受者免疫系统的有效控制,肾移植的短期预后有了明显改善。但目前还没有有效方法能够在保持其他免疫功能的同时,只抑制受者针对移植物抗原的免疫反应。虽然有报道表示,某些患者很少需要,甚至不需要进行免疫抑制治疗,但绝大多数患者仍需接受终身免疫抑制治疗。

目前,临床应用固有免疫(非特异性免疫)抑制剂来预防或治疗移植肾排斥。但是,所有免疫抑制药物都会降低受者的适应性(特异性)和固有(非特异性)免疫力,导致的不良反应包括诱发心血管疾病、感染和恶性肿瘤等,而这些均是导致受者死亡的主要原因。因此,许多移植中心尝试应用多种药物联合治疗,既运用药物单独或协同作用抑制患者的免疫功能,又最小化单独用药时的毒性。

另外,尚有包括生物制剂在内的许多新免疫抑制药物正在进行临床或临床前试验,其中一些很有希望将来能够应用于临床。过去 20 年间,最常用的免疫抑制剂是皮质类固醇、硫唑嘌呤和环孢素,随后又出现了多种新的免疫抑制药物用于临床,如具有与硫唑嘌呤类似但更强功能的霉酚酸酯;具有与环孢素类似作用方式和不良反应的他克莫司;能够阻滞 IL-2 诱导的 T 细胞周期的西罗莫司等。

免疫抑制剂可根据其功能分为以下几种:中断淋巴细胞分裂;耗尽淋巴细胞;干扰淋巴细胞成熟;阻断其刺激;调节缺血再灌注损伤或者促进、诱导耐受。也可分为诱导治疗、预防排斥、急性排斥治疗和免疫抑制维持治疗。

1.诱导治疗 诱导治疗是指在移植之前或移植的同时进行免疫抑制用药,其机制是在受者"识别"异己移植物之前抑制其免疫系统。这对术前有预存抗-HLA 抗体的受者(如有输血史或者二次移植),以及分选出的高危组患者最为有益。在使用诱导治疗减少急性排斥之前,需要考虑高昂的费用和过度免疫抑制的风险(包括严重感染和恶性肿瘤)。用于诱导治疗的药物能够直接作用于受者免疫细胞的抗体,通常在患者进行手术时静脉应用,有时会在移植前使用,移植后也常继续使用一段时间。治疗时间需根据诱导抗体的类型来决定。

诱导抗体主要有两种,分别为清除淋巴细胞的抗体和非清除淋巴细胞的抗体。清除淋巴细胞的抗体是通过靶向作用于受者免疫细胞使其得以清除,主要包括抗淋巴细胞球蛋白(Anti-lymphocyte globulin,ALG)、抗胸腺细胞球蛋白(Anti-thymocyte globulin,ATG)、抗 CD3 单体(OKT3)等。而非清除淋巴细胞的抗体通过阻滞免疫细胞表面的受体,从而使细胞失活。最主要的非清除抗体是抗 IL2-Rα 链单抗,它结合 T 细胞表面的 IL-2 受体 α 链,使 IL-2 活化的 T 细胞增殖信号被阻断,但并不广泛清除淋巴细胞。

2.免疫抑制维持治疗 在移植术后,受者的免疫系统应得到有效的控制,才能预防排斥反应的发生。可以通过对患者联合应用针对免疫系统的不同位点的免疫抑制剂,使这个过程得以维持。最常用的药物包括皮质类固醇激素、钙调磷酸酶抑制剂和抗增殖药。

(1)皮质类固醇激素:皮质类固醇激素对免疫系统的作用主要包括两方面。在用药 4~8 小时后,糖皮质激素改变淋巴细胞循环,使其隔离于网状内皮系统内。随后,糖皮质激素通过对招募免疫细胞信号的干扰,抑制淋巴细胞的功能。但糖皮质激素的作用并不仅局限于免疫细胞,它能够很容易弥散进入细胞内,并与存在于所有人体细胞的胞质中的受体结合。

糖皮质激素广泛的生物利用度使其具有其他药理作用,包括胰岛素抵抗、蛋白质分解、脂类分解、刺激脂肪合成等。因此,除了增加感染的风险,其他主要不良反应还有体重增加、类似库欣综合征表现、高血压、水钠潴留、骨质疏松和骨坏死、痤疮或瘀斑,以及精神障碍等,代谢不良反应包括葡萄糖不耐受和高脂血症等。目前,激素用量逐渐减少、激素早期或中期撤离等方案在各类实体器官移植中取得了良好的效果,有望在得到进一步临床验证后广泛应用。

(2)钙调神经素抑制剂:自20世纪80年代初开始,随着环孢素A(CsA)的应用,钙调神经素抑制剂(CNIs)逐渐成为器官移植免疫抑制方案的基石。CsA是由11个氨基酸组成的环状多肽,是一种真菌的活性代谢物。CNIs即他克莫司,是20世纪90年代中期开始用于临床的大环内酯类抗生素。CsA和CNIs的共同作用机制是与细胞质中的钙调神经素磷酸酶结合,进而抑制某些核转录调节因子磷酸化,阻止T细胞激活所必需的细胞因子的表达(如IL-2、IL-4、IFN-α、TNF-α等)。CsA主要通过细胞色素P450系统代谢,因此联合用药时需要调整用量。CNIs最主要的毒不良反应是肾毒性。短期应用时,CNIs引起剂量相关和可逆转的肾血管收缩,使肾血流减少。因此,应避免同时使用非甾体抗炎药(NSAID)等其他具有肾毒性的药物。CsA致血管收缩的作用比CNIs更强,因此更容易引起血钠潴留和高血压等不良反应。长期使用时,CNIs还能导致肾间质纤维化、肝毒性、神经毒性、牙龈增生、多毛症等。

(3)抗增殖药物:抗增殖药物是免疫抑制方案中不可缺少的一部分,能够使识别外来供者抗原的受者淋巴细胞的增殖受到抑制。抗增殖药物主要有三种:硫唑嘌呤(Aza)、霉酚酸酯和TOR抑制剂。Aza可抑制细胞DNA合成,对所有分裂活跃细胞均有作用,且对T细胞的作用最明显,常与CsA及激素组成三联免疫抑制方案,主要毒不良反应是骨髓抑制、肝毒性及胃肠道反应等。霉酚酸酯的作用机制也是通过抑制DNA的合成起作用,且对淋巴细胞的选择性更高,主要的毒不良反应是剂量依赖的胃肠道反应,其骨髓移植作用相对轻微且很少产生肝毒性,因此有取代Aza的趋势。霉酚酸酯除用于维持治疗外,还用于发生急性排斥反应的挽救治疗。TOR抑制剂(如西罗莫司)是最新应用于临床的抗增殖剂,虽然结构同他克莫司类似,但是其作用机制明显不同,主要是通过作用于IL-2R下游的信号传导系统而阻滞细胞周期。鉴于TOR信号通路与血管生成相关,所以与其他抗增殖药物相比,TOR抑制剂还同时具有抗肿瘤的功能。主要毒不良反应包括白细胞减少、脂代谢紊乱、伤口愈合能力下降等。

(4)维持治疗的药物联合:多种免疫抑制剂的临床应用,大大增加了预防排斥反应的药物联合治疗方案的选择。联合用药的优势在于,能够通过减少单一药物的用量,减轻其毒不良反应,并能增加药物的协同作用。因个体对药物的吸收和反应具有差异性,因此应制订个体化的治疗方案,并随着移植时间调整免疫抑制剂的剂量和种类。目前,最常用的联合治疗方案是CsA或他克莫司与霉酚酸酯两药合用,还可以再合用第三种药物,即泼尼松(强的松)。近年来,包含CsA的联合治疗方案已普遍减少,取而代之的是他克莫司。还有一些移植中心在术后数月用西罗莫司替换CNIs。当患者难以负担其他抗增殖药物的费用或不能耐受毒不良反应的时候,通常会选择应用Aza。从理论上来讲,免疫维持治疗需持续终身,但临床上有少数患者在移植术后较长时间可以完全停用免疫抑制剂,也就是说,他们获得了对移植器官的"临床耐受"或"几乎耐受"。

3.急性排斥的治疗　急性排斥在移植中心通常能得到很好的控制。当怀疑发生急性排斥时,有的首先采用经皮肾穿刺活检来协助诊断和治疗,有的则凭经验进行诊治。发生临床或组织学水平诊断的较温和的急性排斥时,一般使用大剂量皮质类固醇激素进行冲击治疗。对于冲击治疗不敏感,以及临床或组织学判断为严重排斥反应的患者,则应给予抗淋巴细胞药物治疗,如 ATG 或 OKT3。近年来,OKT3 用于治疗急性排斥的比例已经明显减少,主要是因为费用昂贵,且治疗可导致严重的首剂量毒不良反应即细胞因子风暴,表现为发热、头痛、流感样症状和罕见的急性肺衰竭。传统的抗淋巴细胞抗体常用来治疗抗体介导的排斥反应,以及同时发生的细胞性排斥。对于体液免疫介导的排斥,现在常使用血浆净化、抗 CD20 抗体和(或)静脉注射用免疫球蛋白进行主要或辅助治疗。

三、组织配型

近年来肾移植取得突飞猛进的发展,但如何提高移植肾的长期存活率仍然是困扰移植界的一大难题。由于组织配型与移植肾的长期存活紧密相关,组织配型的临床意义越来越受重视。供者-受者之间的组织相容性越好,排斥反应就越弱,移植物和受者的生存时间就越长。临床上为减少术后的排斥反应,增加移植肾的存活率,在移植术前需要进行如下检测和鉴定,其目的是:①测定供-受者之间 HLA 和 ABO 的匹配程度。②分析受者血清中抗供者特异性抗体的反应性。

1.HLA 分型鉴定　目前,国际上要求检测的 HLA 分型相关的供受体的抗原有三个:Ⅰ类抗原的 HLA-A 和 HLA-B 位点,Ⅱ类抗原的 HLA-DR 位点。其中,Ⅰ类抗原多与患者的远期预后相关,Ⅱ类抗原则对术后 1~3 年的近期情况影响较大。总体上分析,尸体肾移植中 HLA-DR 抗原最为重要。而骨髓移植中,HLA 分析的精细程度要求更高。除 HLA-A、HLA-B、HLA-DR 抗原外,HLA-C、HLA-DP 抗原的影响也不容忽视。

传统的 HLA 抗原的检测方法为血清学分型方法。由于血清学分型方法具有快速便捷、经济、有效等优点,目前仍然是医院配型的主要方法之一。然而,血清学方法只能检测出 HLA 的一小段基因,基因分型误差率高,因此逐渐被序列特异性引物聚合酶链反应分型技术、DNA 测序分型技术等新技术取代。HLA 分型技术不仅是影响首次肾移植 10 年存活率的最主要因素之一,对再次肾移植也有重要影响,甚至比对首次肾移植的影响还大。已有很多统计数据显示,在组织错配的情况下,患者 5 年生存率仅为55%。对再次肾移植患者检测 HLA 并做相应预处理,其移植肾 3~10 年存活率能够提高 20%以上。虽然目前对 HLA 配型技术用于尸体供者还有一定争议,但 HLA 配型在移植方面的重要地位已不可动摇。

HLA 分型完全相同的器官,只能从一些直系亲属身上获得,而对于家庭规模越来越小、供体肾越来越缺乏的今天,应该珍惜这些供体器官,尽量做好 HLA 的检测工作,有效避免错配。同时,应开发新的免疫抑制方法,积极研制针对 HLA 的更有效的免疫抑制药物,降低 HLA 的作用,从而扩大供体肾的来源。

2.ABO 血型系统配型　ABO 血型是临床上应用最广、最重要的血型系统,包括 A、B、AB 和 O 型四种血型。这四种血型是根据红细胞上两种表面抗原簇和两种抗体的不同划分的,其中 A 型血的人有抗 B 的抗体,B 型血的人有抗 A 的抗体,O 型血的人有抗 A 和 B 的抗体,AB 血的人则没有抗体。在 ABO 血型系统中还有几种亚型,A 型可分为 A1 和 A2 型,AB 型可分为 A1B 型和 A2B 型两型。可以应用交叉配血的方式来检测供、受体双方是否匹配。

在临床上,根据血型不同进行选择的原则是相同或相容。按照以往的观念,血型不同是肾移植手术的禁忌证,因为移植后会产生以抗体介导的排异反应即急性体液免疫反应(acute humoral immune response,AHR),导致超急性排斥反应(hyperacute rejection,HAR)。在器官短缺的现状下,经过一系列研究、尝试后发现,虽然不同血型之间进行移植的预后相对于同种血型者要差,但如果采用术前去除抗体(体液免疫调节)、预防性脾切除、术后免疫抑制剂的应用等手段,其移植 5 年存活率仍可达到90%以上。

3.预存抗体的检测　多年来,淋巴细胞毒试验一直是检测受者血清中针对供者特异性抗体反应性的最直接方法。淋巴细胞毒试验,即补体依赖性细胞毒试验,可用于检测未知数量的淋巴细胞时。即采用供体活淋巴细胞作为抗原,与等待移植者的血清共同孵育,如果血清中含有相关的抗体,则会发生抗原–抗体反应,从而导致淋巴细胞死亡。然后,根据淋巴细胞死亡数量百分比来判断配型结果。一般来说,在淋巴细胞毒交叉配合试验中,只有当 0~10%的淋巴细胞死亡,结果为阴性时,才适合进行肾移植。如果淋巴细胞毒交叉配合试验结果为阳性,则认为受体可能在此之前曾经接受过输血或有过妊娠,也可能曾经接受过同种异体移植,因此在其血清内已产生相应抗淋巴细胞的抗体,从而对人类白细胞抗原(HILA)敏感。这种情况下,如果仍实施肾移植,术后很有可能会发生超急性排斥反应。

淋巴细胞毒试验对于肾移植和心脏移植来说都具有非常重要的意义,一旦发现试验结果为阳性,则移植手术不能实施。但淋巴细胞毒试验对检测肝移植的作用不甚明显,即使出现阴性结果,手术后仍可能出现排斥反应。因此,淋巴细胞毒试验一般不用于肝移植的组织配型检测。

移植、妊娠、输血等均能使受者在术前被致敏。血清中针对同种异型抗体随机细胞群体反应的血清筛查试验,可用来测定移植候选人被致敏的程度,并用群体反应性抗体(panel reactive antibody,PRA)百分率表示。根据美国联邦器官共享网(UNOs)对 57 303 例肾移植的数据分析,检测肾移植受者的 PRA 水平及其抗体特异性为影响移植物存活的最重要的 5 个因素之一。通过标准补体依赖性细胞毒法、酶联免疫法(ELISA)、流式细胞检测法(Flow-PRA)等检测方法,可使术前检测 PRA 的水平及其抗体特异性得以实现。如 PRA 急剧升高,提示发生排斥反应,且早于临床表现的出现,医生便可选择合适的手术时机,减少术后排斥反应的发生。群体反应性抗体不仅可以在术前提示受者免疫致敏状态,也可提示术后患者的恢复情况,预测远期肾移植排斥情况。此外,还可以结合 HLA 的检测,选择 PRA 阴性、PRA 阳性患者交叉配型阴性且供者无阳性抗体对应的 HLA 抗原、HLA 错配位点少的配型情况施行手术,更能降低术后排斥的风险。

第三节　肾移植手术

一、肾移植受者的选择

肾移植手术的适应证包括各种慢性肾疾病所导致的不可逆的肾衰竭,以及因各种原因无法耐受长期腹膜或血液透析的患者。但是,由于不同患者病情和身体状况的差异,并不是所有上述情况均适合行肾移植手术。因此,术前应充分评估患者的一般状况及伴发疾病的情况等,从而合理选择肾移植受者。这不仅可以提高肾移植的成功率,还有助于保障医疗工作的安全。

1.适应证

（1）肾衰竭的类型：在我国,接受肾移植手术的患者中,大约70%的原发病为慢性肾小球肾炎（包括膜型肾炎、IgA肾病、系膜增生性肾小球肾炎、抗肾小球基底膜肾炎等）,其他肾原发性疾病,包括感染性疾病、遗传性疾病、代谢性疾病、免疫性疾病、先天畸形及肿瘤等。

如果肾存在感染性疾病,应在感染完全控制后再行手术治疗,以防止术中及术后感染播散,甚至导致移植肾功能丧失。对难以控制的感染,建议在移植术前先切除感染的无功能肾。

（2）患者年龄：对肾移植患者的年龄并无绝对限制。在文献中,8~80岁的患者均有成功接受肾移植手术的报道。但一般来讲,受者年龄越大,发生并发症的风险越高。最佳年龄应为:活体肾移植2~60岁,尸体肾移植6~45岁。统计数据显示,尸体肾移植受者5年存活率可达90%以上,超过60岁则为75%;20岁以下的肾移植受者10年存活率仅为35%,而50岁以上可达55%。该差别的原因可能是年纪大的受者排异反应不如年轻受者严重;同时,从另一方面讲,随着年龄的增加,心脑血管发病率较高,围手术期的相关风险及并发症的出现概率也随之增加。因此,对于高龄患者是否选择进行肾移植手术,需考虑患者的综合状况、预期寿命等因素。

（3）并发症情况：需要接受肾移植的肾功能不全患者由于病情迁延,多合并各种慢性疾病,高血压、心肌损害、糖尿病、水钠潴留等情况尤为显著。对于存在此类情况者,均应在术前尽量予以纠正,使之能够耐受手术;对于情况严重的患者,还应推迟手术,待一般情况改善,可以耐受手术后方可进行。

1)消化系统疾病:以胃、十二指肠溃疡较为常见,其中部分为应激性溃疡。这类患者都应在溃疡治愈后再接受肾移植手术。一般情况下,术前需接受胃镜检查确认无明显溃疡者方可行手术;如为溃疡活动期,应首先积极治疗并控制原发病后,再考虑手术。这样才能防止移植术后因使用激素,导致溃疡加重,并引起消化道大出血的发生。

2)肝功能异常:这类患者多有长期服用药物的病史,因此药物性肝功能受损较常见;另外,长期接受血液透析的患者并发乙型肝炎、丙型肝炎等传染性疾病的可能性增大,也导致这类患者肝功能受损较为常见。因此,肾移植术前应完善肝功检查,必要时行肝炎病毒DNA检测,以明确其活动性。对于单纯肝炎病毒携带者及肝功能轻度异常、一般情况良好的患者仍可行常规手术治疗,术后注意加强保肝治疗;对于活动性肝病患者,建议先行抗病毒治疗,待病情稳定后再行手术治疗。活动性肝炎及新近出现HBsAg阳性者不宜做肾移植,待HBsAg转阴、肝酶正常6个月以上,才可以考虑接受肾移植手术,必要时还可行肝活检来排除活动性肝炎。

3)水钠潴留:肾衰竭病史长的患者多合并高血压、水钠潴留以及心力衰竭。通过规律透析和规范治疗,上述问题大都可以得到控制。如有患者难以纠正,可进一步检查,并进行针对性治疗。

4)高血压:尿毒症患者合并高血压不但会引起各种心血管并发症,严重的高血压还可能导致肾移植术后血清肌酐升高、肌酐清除率下降、蛋白尿以及移植肾失功能等。高血压既可以是引起移植肾功能下降的原因,又可成为移植肾功能下降的结果。在某些情况下,可通过原肾切除来治疗肾移植术后的高血压。

5）恶性肿瘤：需要行肾移植治疗的患者，有少数因原发肾或肾盂恶性肿瘤接受切除手术后出现肾功能不全。肿瘤较小，且经密切随访后，确认无肿瘤残留或远处转移者可择期行肾移植术。

6）糖尿病：糖尿病可增加肾移植的风险、引发并发症、影响伤口愈合、延迟术后康复；高血糖可抑制白细胞与巨噬细胞的功能，使抗感染能力下降；而手术又可以加重糖尿病的病情。另外，由于术中和术后需要使用大剂量激素，可能导致高血糖高渗性脱水、昏迷、酮症酸中毒等严重并发症，还会引起电解质紊乱，严重者甚至危及生命。因此，术前应将血糖调至正常高限之内，以免严重并发症的发生。

2.禁忌证　肾移植的禁忌证包括绝对禁忌证和相对禁忌证两大类。

（1）绝对禁忌证：合并其他疾病，难以耐受麻醉或手术。包括晚期恶性肿瘤、活动性结核、活动性肝炎、肝硬化、艾滋病、活动性消化系统溃疡、凝血机制障碍，或者近期发生的心脑血管疾病、精神病、预期寿命较短、一般情况较差等。

（2）相对禁忌证：较严重的多发性动脉硬化、多发性大动脉炎、年龄偏大或偏小、严重的泌尿系感染等。

二、供肾的保存

目前，我国尚无脑死亡的相关法律规范。因此，大部分供肾来源仍以尸体肾为主。尸体肾获取过程的特点使之更容易因缺血再灌注损伤、血液凝固等损害供肾质量。因此，如何更好更快地摘取供肾并进行良好的保存是肾移植成功的关键。例如，在肾冷藏运输过程中，要充分保证容器的保温性能良好、保证有足量冰屑，以确保供肾在转运过程中的质量安全。

1.器官保存　器官保存技术是移植学的三大支柱之一，其目的是使离体缺血的器官最大限度地保存活力。有效的肾保存能够使肾移植按计划有条不紊地进行，极大地推动了肾移植的发展。目前，肾保存的方式主要有两种：单纯低温保存和低温机械灌注保存。其中，单纯低温保存是目前的主流应用方式。

1937年，Bickford和Winton首先采用低温保存方法来延长器官存活时间，并取得了成功。后来，有关学者陆续开展低温灌洗保存器官的研究。自20世纪中叶以来，低温被公认为是器官保存最重要、最有效的措施。其机制是低温能够显著降低器官组织的代谢率，防止细胞水肿和酸中毒的发生。低温加保存液的方案是目前临床应用最广泛的器官保存方式，也是国内各机构采用的标准技术。持续低温灌注法（continuous hypothermia pulsatile perfusion，CHPP）则使用灌注器持续将低温灌注液泵入保存的肾内，以便不间断地提供营养、清除废物，同时还可以对肾使用药物干预并测定其活力。由于CHPP需要特殊的灌注器，因此其发展方向为不断简化灌注器构造，以便携带和使用。

尽管低温可以明显降低器官的代谢率，保存器官活力，但器官的代谢仍在较低水平上持续进行。同时，低温本身也会对器官组织及细胞产生直接损害。因此，最理想的灌注液应既能完全终止组织的代谢，又避免对组织造成损伤。如何使用新的低温保存液或新的保存技术来达到上述目的，是目前这一领域研究和探索的热点。

2.器官保存液　目前使用的肾保存液主要分为类细胞内液、类细胞外液、非体液型保存液等，其中类细胞内液使用最为广泛。

（1）类细胞内液：类细胞内液是一种高钾、低钠、高镁的高渗溶液，是最早使用的保存液。

在 1969 年由 Collins 首先应用于临床,可安全保存肾达 20~24 小时。Collins 液能较长时间较好地保存缺血器官活力,有效防止肾组织细胞变性坏死,并能有效减少术中缺血再灌注损伤的发生。1976 年,欧洲移植协会对 Collins 液的配方进行了改良,并更名为 Euro-Collins 液(EC 液),成为当时的标准保存液。1987 年,美国威斯康星州大学又研制推出一种新型的长效器官保存液,称为 UW 液。UW 液的成分主要包括乳糖醛酸、磷酸二氢钾、硫酸镁、木棉糖等,被认为是迄今为止最成功的长效器官保存液。其特点是使用大分子量阴离子乳酸盐和棉糖取代葡萄糖作为非渗透性物质,可以防止长时间保存后葡萄糖产生的乳酸和氢离子导致的细胞内水肿和酸中毒,同时,羟乙基淀粉的渗透压用以防止细胞间隙的扩大。应用结果证实,UW 液可减少冷缺血引起的肾小管损害,促进腺嘌呤核苷酸的再生,减少细胞能量消耗;谷胱甘肽与腺苷具有保护肾小管的作用,并能促使细胞恢复正常代谢。临床研究还发现,UW 液在加快移植物功能恢复方面较 EC 液更优,肾存活率更高。1994 年,UW 液得以正式推广,成为腹腔器官移植的标准保存液。

(2)类细胞外液:类细胞外液常会引起细胞水肿和损伤,一般仅用于灌注。Ceisior 液是一种低钾高钠的保存液,最初应用于心脏及肺的保存,因其具有抗水肿及抗氧化的效用,后来才被逐渐应用于肾的保存。此外,它含有还原性谷胱甘肽,因此具有清除氧自由基的作用。研究发现,Ceisior 与 UW 液在器官保存上具有相同的效果,分别使用两者进行肾保存后,移植肾功能恢复的情况没有显著性差异。

(3)非体液型保存液:非体液型保存液是一种区别于细胞内、外液的等渗性液体,代表性产品为 HTK 液。HTK 液在 1987 年开始用于肾保存,是以低钠离子、高钾离子、组氨酸为缓冲剂的等渗溶液。近年来,甚至有中心使用 HTK 液代替 UW 液。有学者认为,与 EC 液相比,应用 HTK 液保存的肾在术后功能恢复更快、1 年存活率更高。但总体来说,UW 液在临床上使用最为广泛,其他两种液体尚无法替代 UW 液的主流地位。

3.延长肾保存时间的药物机制　在延长肾保存时间的探索中,除了寻找更好的器官保存液,目前的研究热点还包括在传统的保存液中加入可以延长保存时间的药物,从而达到提高器官保存质量的目的。

氧自由基是肾缺血再灌注损伤的主要影响因子。研究证实,谷胱甘肽、超氧化物歧化酶等氧自由基清除剂可以明显缓解肾缺血再灌注损伤的发生。别嘌呤醇是一种抗氧化剂,可以清除肾组织内氧自由基,减少微循环损害及组织水肿。另外,含有聚乙烯乙二醇的非渗透性的类细胞内液保存液可以显著降低细胞及间质水肿,并对肾小管提供更好的组织保护、改善髓质功能、有效保护线粒体的完整性。还有研究显示,加入硒、维生素 E 类物质、镁离子等都能够阻止脂质膜过氧化、清除氧自由基。在离体环境中,钙离子拮抗剂可以减少肾保存期间 Ca^{2+} 大量蓄积于线粒体内导致细胞功能结构破坏和损伤;前列腺素 E1 用于肾机器灌注保存,能增加肾血流灌注量,减少血管阻力,减少移植后肾功能延迟恢复的发生。另外,前列腺素 E1 还具有免疫抑制、细胞保护作用,能抑制血小板聚集、血栓形成、白细胞活化及溶酶体释放,降低血管通透性,扩张毛细血管,减少活性氧产生,阻止细胞钙流出等作用,从多方面保护灌洗的肾。我国有研究发现,人参提取物有助于清除氧自由基,川芎类似物则有减少肾损伤的作用,两者均具有减轻单纯低温保存时肾超微结构的改变、延长移植物保存时间的效果。

研究发现,药物作用的最佳窗口时间是发生缺血的同时,而在临床过程中添加药物往往处于缺血过程之后。因此,临床应用效果不如试验明显。同时,在低温条件下,药物通常会失去活性或者溶解度降低、难以溶于保存液,药物本身较差的渗透性也阻碍其到达真正需要的组织部位。

4.现状及展望　肾小球和肾小管的功能在18℃以下会受到明显抑制,所以应在环境温度为20℃左右移植肾功能良好的状态下对器官功能进行客观、准确的评价。但目前研究中,模拟生理环境保存离体器官的方法大多以失败告终。这主要有两个原因:无法维持脉管系统的完整性和屏障功能,导致器官循环状况迅速恶化,同时引起组织水肿;不能提供充足的氧气和营养物质,导致代谢衰竭。

不过,常温灌注技术领域的相关探索性工作显示,该技术有望使术前评估肾功能、应用药物修复肾的热缺血损伤等问题得以解决。虽然目前的常温保存技术还远远不如低温保存技术成熟,但应用前景值得期待。

理想的器官保存至少应满足以下三点:①保存时间足够长,能建立起供体器官库以满足临床日益增长的需要。②能随时了解器官的活力,及时对受损的器官进行治疗并分辨无功能的器官。③器官保存期间能进行抗原修饰,以减轻移植后的免疫排斥反应。

迄今为止,我们的知识还难以做到这一切。虽然超低温保存和常温保存技术在实验室中已取得一定的效果,但距离临床应用还有很长的距离。

三、供肾修整术

1.常规修肾技术

(1)分离左右侧肾:首先将腹主动脉后壁显露,沿正中线切开,可见四个动脉的开口,常为两支肾动脉、肠系膜上动脉、腹腔动脉开口。有时主动脉保留较短,仅可见两支肾动脉开口。如在肾动脉开口处发现有其他血管开口,则需仔细辨别是否有多支肾动脉的存在,以免误伤。再沿腔静脉前壁左肾静脉根部锐性剪断,再将腹主动脉前壁剪开,将左右肾分开,有时根据术者习惯不同,分离双侧肾的过程也会有先后。

(2)修肾顺序及技巧:一般采用先左肾、后右肾,先静脉、后动脉的原则。可以通过外瘘管插入肾动脉口内边灌注边修肾,也可以将肾放在冰水混合物中进行修肾,以保证肾的低温灌注。左肾动脉较长,一般修整起来相对较简单,右肾静脉短而变异多,应最大限度地保留肾静脉长度,处理肾静脉时应充分结扎肾静脉周围的侧支小静脉,防止吻合后出血。修整动脉时,应注意尽量保留走向肾极的小动脉,防止肾局部缺血。供肾两支动脉相距较远时,可行双肾动脉并拢侧侧吻合术,或两支动脉分别与髂外动脉主干吻合。修整血管结束后,应用灌注液体观察有无液体渗出或外漏。

2.注意事项

(1)人类肾血管的变异较多,多支肾动脉的发生率在20%~30%,临床处理过程中应注意血管的数目、管腔的大小、开口的距离以及受者髂血管的情况(有无血管硬化、有无粥样动脉硬化等),操作时要尽量做到动作轻柔,及时加冰层保持水温,注意不要长时间将肾露出水外或放置手中。

(2)提高取肾的熟练程度是预防肾损伤、提高取肾质量的关键。取肾时应将供肾轻握于自己手掌下,手指触及并明确其肾上极边缘,再用剪刀锐性分离肾周组织,这样可明显减少取肾时的误伤。在离断腹主动脉时尽量靠近膈下,以保证在肾动脉开口处能带腹主动脉片,并避免损伤肾动脉。

(3)修整肾动脉时应注意多支肾动脉的处理方式。主要有以下几点。

1)双支肾动脉口径相似时,行并腔侧侧吻合为一个开口。

2)多支动脉有共同开口的,修整于一个叫 Carrel 片的结构上,手术中与髂内或髂外动脉吻合。

3)开口相距较远的多支动脉,分别保留主动脉片,将主支动脉与髂内动脉端端吻合,细支动脉与髂外动脉端侧吻合,或均与髂外动脉端侧吻合。

4)将多支动脉所带主动脉片缝合为一个 Carrel 片,与髂内或髂外动脉吻合。

5)细支肾动脉或副肾动脉端侧植入主支肾动脉。

6)利用受者腹壁下动脉与副肾动脉端端吻合,肾动脉与髂内或髂外动脉吻合。

7)上极副肾动脉管径小于 1.5mm 或估计血供范围小于 1/5 者,可予以结扎。

3.特殊供肾的修整及处理

(1)肾动脉根部的损伤:肾动脉根部损伤多发生在供肾的切取过程中,肾动脉根部损伤应使用 5-0 或 6-0 无损伤血管缝线间断缝合破口,纵行裂口采用横缝,避免管腔的狭窄。

(2)肾实质的损伤:多为取肾时的意外切割伤,个别情况为供肾的小肿瘤或者囊肿切除后的人为刀割或划损伤,可采用 5-0 或 6-0 可吸收缝线间断缝合创面,如果创面较深,合并集合系统损伤,则应首先缝合集合系统,然后再缝合肾实质。缝合时可垫用脂肪组织,防止肾实质被缝线损伤。

(3)输尿管缺损:输尿管上段的血供主要来自肾下极,肾下极的脂肪组织在肾移植中尤为重要,俗称"金三角",修肾时应注意切勿损伤此处的组织,如有输尿管的长段缺损,可使用膀胱悬吊术或膀胱翻瓣术(Boari 瓣)行输尿管膀胱吻合术,输尿管吻合及输尿管膀胱吻合采用间断吻合术。

四、肾移植术

1.手术部位的解剖　目前临床常用的肾移植标准术式,是将髂部血管与供肾血管进行吻合,多采用供肾血管与受者髂内、髂外血管进行吻合。吻合的方式根据术者的习惯及患者的情况而定,一般采用肾动脉与髂内(髂外)动脉吻合,肾静脉与髂外静脉吻合,输尿管与膀胱吻合。常在右侧髂窝进行手术。如右侧髂窝附近有手术史或其他情况不宜手术时,也可选择左侧髂窝。了解局部的解剖情况对肾移植手术的顺利完成非常重要。

(1)髂总动脉:左右各一,于第四腰椎下缘由腹主动脉分出,沿腰大肌内侧下行,至骶髂关节处分为髂内动脉和髂外动脉。髂内动脉为一短干,多起自第五腰椎水平,左侧髂内动脉平均长度约 3.5cm,管径约 0.8cm;右侧平均长度约 3.9cm,管腔约 0.8cm。多数髂内动脉管径适中,外径与肾动脉外径相当,因此大部分术者采用髂内动脉与供肾动脉进行吻合。髂内动脉的走行变异较多,术中应该根据情况选择是否使用髂内动脉进行手术。髂内动脉自髂总动脉分出后沿盆腔侧壁下行,发出壁支和脏支。壁支包括闭孔动脉、臀上动脉和臀下动脉。脏支包括脐动脉、膀胱下动脉、直肠下动脉、子宫动脉和阴部内动脉。

(2)髂外动脉:沿腰大肌内侧缘下降,经腹股沟韧带终点深面至股前部,移行为股动脉。髂外动脉在腹股沟韧带稍上方发出腹壁下动脉,经腹股沟韧带稍上方发出腹壁下动脉,经腹股沟环内侧上行进入腹直肌鞘,分支到腹直肌并与腹壁上动脉吻合。髂外动脉的位置固定,管径较粗。临床上有不少术者习惯采用供肾动脉-髂外动脉端侧吻合术。

（3）髂外静脉：髂外静脉是股静脉的直接延续，与同名动脉伴行沿盆侧壁斜向内上，至骶髂关节前方与前内静脉汇合成髂总静脉。髂外静脉的长度平均约8cm，管径平均约1.1cm。髂外静脉常有瓣膜，静脉位置固定，管径较粗，在肾移植时适宜于做肾静脉—髂外静脉端端吻合，吻合部位应避开髂外静脉瓣膜，以免破坏瓣膜影响血流。

（4）输尿管：输尿管行程较长，动脉来源较多，每侧有输尿管动脉3~9支，上段为肾动脉的分支，中段为腹主动脉或性腺动脉的分支，下段为髂内动脉、髂总动脉或子宫动脉的分支。动脉发出后在接近输尿管壁或距管壁数毫米处分为升支及降支，在输尿管周围的疏松结缔组织包裹内上、下行，与输尿管结合疏松。升降支沿途发出许多二级分支，进入输尿管的外膜内，环绕输尿管的前后壁互相吻合成网。由网发出很多三级分支供应输尿管的肌层和黏膜。两侧输尿管动脉供应以从肾动脉发出率最高，占92%。输尿管的静脉与动脉伴行，在输尿管的上端有1~2条纵行小静脉，接受肾盂下部的静脉，并与肾窦内的肾静脉属支吻合。输尿管静脉通常注入肾静脉、性腺静脉及髂内静脉。

鉴于上述特点，在肾移植过程中应该注意：保护好肾门周围脂肪组织和包绕输尿管的结缔组织，对输尿管的血供有重要意义。另外，由于输尿管中下段血供来自腹主动脉或髂总动脉，供肾不能承担血供渠道，故输尿管截取段不宜过长。

2.受者准备

（1）移植前手术

1）肾切除：除非存在原肾肿瘤、巨大多囊肾、大量血尿、顽固性肾感染、严重的双肾结核等特殊问题，一般情况下，肾移植术前不建议行双肾切除术。

2）下尿路梗阻：前列腺肥大、尿道狭窄等情况需术前予以解决。

3）胃肠道的溃疡、肠出血等情况：需术前手术治疗，防止术后出现大出血。

4）胆囊结石伴反复感染或者胆管炎：需行手术治疗。

（2）移植前透析与输血：血液透析患者一般术前24小时内做一次充分透析。脱水量以患者体重的2%~5%为宜。透析结束后给予相应剂量的鱼精蛋白。如为腹膜透析患者，应在移植前4小时放完腹液后封管。

关于移植前输血的利弊仍有争论，有学者坚持术前或术中输血对改善术后移植肾功能有利，目前一般认为移植前输血可能会增加患者的致敏机会，淋巴毒交叉阳性率增高至50%以上，使患者等候移植的时间更长、病毒性感染的概率增加。因此，现在多主张尽量少输血，补液以晶体为主，胶体为辅，术中出血>1000mL或血红蛋白<7g/L、血细胞比容<25%时，可以考虑输血。心功能Ⅲ级的患者，血红蛋白应维持在10g/L以上。需要输血时，最好选择洗涤红细胞或浓缩红细胞。

（3）麻醉：最早针对肾移植的麻醉纪录在1954年，当时完成了世界上首例活体同卵双胞胎肾移植手术。肾移植手术的麻醉和其他常规手术不同，既要满足手术操作的需要，又要考虑肾衰竭终末期患者特有的病理生理变化，尽可能减少手术创伤刺激、麻醉方法和麻醉药物等对患者的生理扰乱，减少可能损害或影响肾功能的因素，为移植肾复苏创造良好的生理环境。同种异位肾移植可选用连续硬膜外、腰硬联合麻醉或全身麻醉。目前，国内大部分机构采用椎管内麻醉方式，少部分单位采用全身麻醉，欧美大部分医疗机构均采用全身麻醉方式。

椎管内麻醉的优点在于对呼吸、代谢等生理影响小，用药简单，术后患者恢复快，避免了全身麻醉药物对肾的损害，有利于保护肾功能，其缺点主要在于麻醉效果不佳、肌松不理想、患者术中容易躁动，因绝大多数患者凝血机制异常，加上术前透析带来的肝素化问题，加大了硬膜外血肿的可能。因此，充分了解、评估患者的一般情况，严格掌握硬膜外麻醉的适应证。

全身麻醉能给患者提供无痛的手术过程，给予术者良好的肌松效果，并可以在术中更好地监控和维护患者稳定的血流动力学及供氧。同时，还避免了硬膜外血肿及术中躁动的并发症。其缺点在于全身麻醉对全身生理影响较为复杂，插管反应易致血流动力学的波动，且肺部并发症增加。此外，全身麻醉药物大多数经肾排泄，容易引起苏醒延迟，因此在麻醉药物的选择和使用上都要慎重考虑。

麻醉药物的选择原则上应有利于移植肾的功能恢复且无肾毒性。由于这类患者的原有肾功能严重受损，丧失了对麻醉药物的排除能力，且术后早期移植肾的功能也不正常，所以应尽量避免选用对肾有损害或主要由肾排泄的药物。

3.手术步骤

（1）取下腹部斜切口，平脐水平沿腹直肌外侧缘方向切开皮肤，至髂前上棘横向内侧至于正中耻骨联合上两横指。纵向部分显露腹外斜肌腱膜，平腹直肌外侧缘打开，横向切口部分则切开腹外斜肌和腹直肌筋膜，牵开腹直肌纤维，结扎腹壁下动静脉，显露腹膜后髂血管，游离子宫圆韧带或精索，必要时予以切断。

（2）剪开髂外动脉鞘，暴露髂外动脉及髂外静脉，充分结扎髂血管分出的小分支，吻合时在髂外动脉近、远端各用哈巴狗钳阻断血管，纵行切开动脉壁，血管腔内注入肝素生理盐水，切开长度为供肾动脉口径的两倍以便吻合。然后游离髂外静脉。

（3）肾血管吻合前，从冷冻袋内取出肾，认清动静脉排列位置和理想的吻合位置后，将肾置入塑料袋内并加入碎冰，袋下端剪一小口，引出肾静脉，上下端切勿倒置。先作肾静脉与髂外静脉吻合，髂外静脉用 Satinsky 钳做血管部分阻断，纵行切开管壁，用 6-0 或 5-0 不可吸收缝线缝合口两端，然后吻合口前后壁均行连续缝合。接着用 6-0 或 5-0 吻合动脉，肾动脉和髂外血管端侧吻合时也采用和吻合静脉相同的方式，每一针要求穿透血管内膜，均匀紧密对合，闭合吻合口前用肝素生理盐水灌入腔内，排出血块和空气。

（4）血管吻合完备，用哈巴狗钳阻断吻合口远端肾动静脉，去除原先血管阻断钳，观察吻合口有无漏血，如仅有轻微渗血，用止血纱布或棉片压迫 3~5 分钟即可。开放全部阻断钳，肾供血良好，肾实质即变为粉红色，触之有波动感。若肾颜色欠佳，肾动脉或其分支搏动差可能是供肾动脉内膜分离，应马上阻断血管，切开吻合口，重新修剪后再吻合。如肾静脉回流不畅，肾肿大，应阻断动静脉，灌注肝素盐水，加大静脉吻合口，重新吻合。

（5）输尿管置入法：通常将输尿管植入膀胱。经尿道插入尿管，经尿管向膀胱内注入生理盐水约 200mL。于切口下方游离侧腹膜，显露同侧膀胱前壁。取两把组织钳钳住膀胱壁，向头内侧牵引帮助显露，用小血管钳钝性分离膀胱前壁肌层，见膀胱黏膜突起，通过血管钳向近端黏膜下潜行 2cm 后出膀胱外，形成黏膜下隧道防止反流。剪除多余输尿管段，断口纵行剪开一段呈斜行口供吻合，用尖刀刺开原先分离好突起的膀胱黏膜，支架管在膀胱前壁另开一孔引出。然后用 5-0 可吸收缝线间断做输尿管膀胱黏膜吻合，最后用 3-0 可吸收缝线间断缝合浆肌层覆盖吻合口，最后吻合前置入 7F 输尿管支架管支撑吻合口。

（6）彻底止血，切口内置入负压引流管。逐层关闭切口。

五、围手术期管理

1.术前管理

（1）血液净化：尿毒症患者体内常有大量毒素，并常合并电解质紊乱、贫血、代谢性酸中毒等情况，如果直接进行手术治疗，很容易导致手术失败。经过一段时间血液净化治疗，使患者身体情况改善后再行手术，可以最大限度地提高移植肾的存活率。但有研究认为，长期透析是移植肾存活的危险因素，因此有"无透析肾移植"的观点。尽管目前认为"无透析肾移植"可以节约透析费用，避免相关并发症，不增加术后急性/慢性肾排斥反应的发生率，但无透析肾移植要视患者的具体情况而定。当患者一般状况良好、无肾移植手术禁忌证，并且有合适的供肾能够立即进行移植时，可以不需要透析。但对于尿毒症症状明显，水、电解质和酸碱平衡严重紊乱，短时间内无移植可能的患者，仍需透析以维持生命，稳定机体内环境，在相对理想的条件下再接受肾移植手术。

（2）腹膜透析：血液透析对于小分子毒素清除效果更好，而腹膜透析则对血流动力学影响更小。血液透析和腹膜透析对肾移植也有不同的影响。与血液透析比较，腹膜透析患者更易遭受感染，住院时间更长。但也有研究表明，血液透析和腹膜透析患者在非腹膜炎相关的感染方面，包括术后伤口、尿路和呼吸系统等感染的发生率并无明显差异。腹膜透析患者肾移植后，移植肾功能延迟恢复的发生率较血液透析患者低。研究发现，与血液透析相比，腹膜透析患者术后血清肌酐水平下降较快，肾功能得到更好的恢复，并且腹膜透析可降低肾移植后移植肾功能延迟恢复的发生率和严重程度。

还有研究发现，腹膜透析患者移植肾血栓发生率明显高于血液透析患者，当由血液透析转变为腹膜透析时，移植肾血栓的发生率也随之升高。腹膜透析和再次肾移植的血液透析患者移植肾血栓发生率最高，再次肾移植和腹膜透析是移植肾血栓的危险因素，而移植肾血栓临床虽少见，却会对肾移植产生灾难性影响。

总之，腹膜透析血源感染少，较符合生理情况，技术上简单易行，更为经济，在移植术后近期肾功能恢复方面也有一定的优势，急性肾衰竭、移植肾功能延迟恢复的发生率低，能更好地保存残余肾功能。

2.术中管理

（1）容量控制：肾移植术中的容量控制关键在于维持循环系统的稳定，防止各种原因造成的血压波动，确保移植肾的有效血流灌注。其中容量管理非常重要，过度限制容量补充或过度追求足量甚至超量都是很危险的。因此，对容量的管理应把握适宜的尺度，在积极处理低血容量、低血压和补充血容量的同时，还要防止容量过度。麻醉开始前存在容量不足的患者，应及时补充血容量，否则在麻醉之后会出现巨大的血流动力学波动。通常情况下，患者术中补液应控制输液量在 $40\sim60mL/kg$，同时根据患者的中心静脉压（CVP）、血压（BP）及心功能情况进行调整，维持 CVP 在 $10\sim15mmHg$ 范围。在肾动脉吻合后开放之前，应适当快速输液，以免造成血流动力学紊乱和心力衰竭。扩容宜以晶体液和胶体液为主。补充血容量，维持足够的渗透压是启动移植肾术后恢复的关键。肾动脉开放时，适度的体液负荷可以改善移植肾的灌注，有效预防急性肾小管坏死，保护肾功能。

（2）药物的选择与应用：各个移植中心根据自己的经验会选择不同的术中预防排斥反应的免疫抑制剂。通常是在移植肾血管吻合之前给予甲泼尼松龙（甲基强的松龙）500mg 预防急性排斥反应,开放血管后可给予甘露醇及呋塞米(速尿)促进尿液的排出。

(3)术中低血压的防治:肾移植术中低血压的发生率较高,而且会严重影响肾功能,因此术中积极防止低血压尤为重要,低血压发生的原因主要有术前患者容量不足、麻醉平面过高、移植血管开放后血流再分布、术中使用利尿剂过多等。如出现低血压情况,应及时扩容,必要时给予少量血浆代用品,尽量避免使用α受体激动剂,因为移植肾血管对血管收缩药的反应发生了改变,使用α受体激动药可引起移植肾血管收缩,减少肾血流灌注,影响移植肾功能。

3.术后管理　肾移植术后的管理尤为重要,术后早期为多尿期,患者尿量增多会导致液体平衡紊乱、电解质紊乱,术后应根据患者体重及电解质情况及时给予补液等治疗,肾移植患者术前一般存在负氮平衡、营养缺失的情况,术后围手术期应予积极的营养支持治疗。

临床上,有些患者术后仍可能有肾功能不全、少尿、无尿以及血清肌酐下降缓慢等情况,称为移植肾功能延迟恢复(delayed graft function,DGF),移植肾功能延迟恢复的原因很多,主要包括急性排斥反应、急性肾小管坏死、移植肾动脉狭窄、输尿管膀胱吻合口狭窄、环孢素中毒、血管栓塞等。在移植肾功能恢复之前,选择适当的血液净化方案非常重要。在血液净化过程中,维持血流动力学的稳定、减少透析相关并发症的发生,对促进移植肾功能的恢复起着重要作用。间歇性血液透析是目前最常用的一种血液透析方式,术后48小时血清肌酐下降少于10%即可作为透析的指征。血液透析时应使用透析效率高、生物相容性好的透析器,以减少透析的不良反应。由于肾移植术后移植的器官尚缺乏自身调节功能,为了维持其良好的血供,透析过程中应严格监测血压,避免发生低血压。抗凝可以根据手术创面的大小和患者的出凝血情况,来选择使用或不使用抗凝剂。对于病情较重、心血管功能不稳定的患者,多选择血液透析滤过或连续性血液净化治疗。连续性血液净化是一种缓慢、连续清除患者体内水和溶质的血液净化方法。在治疗DGF方面有以下优点。

(1)血流动力学稳定:能够缓和、等渗地清除水分和溶质,对移植肾的血液供应影响小,即使在休克和严重体液超负荷状态下也能稳定地清除体内潴留的水分,有效避免移植肾的缺血缺氧损害。等渗性的水与溶质清除还可以避免体内渗透压的明显改变,不易发生失衡综合征,同时还纠正了酸碱和电解质紊乱。

(2)高的溶质清除率:能使血尿素氮、肌酐控制在稳定的低水平,而间歇性血液透析时患者血尿素氮和肌酐是波浪式的改变。连续性肾替代治疗在整个治疗过程中总的溶质清除量明显优于间歇性血液透析。

(3)清除炎症介质:强大的对流作用能有效清除中、大分子物质,其中包括相当数量的炎症介质。

腹膜透析本身对肾移植物的存活率没有影响。肾移植术前已经选择腹膜透析的患者,进行肾移植手术时可暂不拔除腹透管,而在移植肾功能完全恢复后再择期拔除。因为移植手术通常是腹腔外的,所以移植后几乎没有发生渗漏的危险。研究表明,术后使用腹膜透析并没有增加患者发生腹膜炎的危险性。另外腹膜透析无须使用抗凝剂,不增加患者出血的危险性。腹膜透析的主要优点还在于避免了对血流动力学的影响。

总之,肾移植患者术前一般情况较差,术中容易出现循环不稳定,术后更加容易出现容量问题和电解质紊乱,需要临床医生悉心管理,根据患者不同时期的病理生理变化,做出相应的调整与治疗。

第四节　肾移植病理学

一、肾移植病理学基本概念

器官移植中的病理诊断主要来自对移植物的活检,用于明确移植物功能是否良好以及是否存在相应并发症,其结果直接关系到临床所需要采取的治疗方案。因此,了解和掌握肾移植病理学的基本概念,对肾移植的病理诊断与研究十分重要。本节主要介绍与肾移植相关的病理学基本概念。

1.程序性活检　是指对移植肾功能良好的患者,在移植后 1 年内,按预定时间进行的移植肾活检。程序性活检可以发现临床表现不典型的所谓"亚临床急性排斥反应",并有助于预测慢性排斥反应的发生,对临床具有良好的指导作用。

2.零时活检　又称零点活检,即以移植手术这一时间点为零点所进行的活检组织学检查。通常,将修肾时对移植物进行的穿刺活检作为零点活检结果。其主要目的为观察移植肾缺血、灌注保存后的损伤情况,并了解移植肾是否存在一定程度的原有病变,从而获得移植肾的组织学背景资料,为以后的活检组织学检查提供参考。

3.边缘性供者器官　是指来自边缘性供者的器官。边缘性供者即年龄偏大、存在一定程度退行性变化或其他病变等情况的供者。在移植器官严重短缺的情况下,为挽救患者的生命不得不应用这一类供者器官进行移植。

4.缺血再灌注损伤　即移植器官时,在切取和植入过程中,因经历血供中断、血管吻合重建或恢复血液循环、血液再次灌注进入器官而形成的移植器官内实质细胞为主的缺血、缺氧损伤,以及由多种细胞因子参与的一系列反应性的病理损伤。这一过程在移植器官切取、运输和植入后循环恢复等三个环节均可发生。

5.肾小管坏死　肾移植中由缺血再灌注损伤、血栓栓塞或严重排斥反应等造成的移植术后近期出现的肾小管上皮细胞坏死,可导致移植肾功能恢复延迟甚至无功能。其组织病理学表现不一,包括肾小管上皮刷状缘消失、空泡变性、上皮细胞核消失,严重者会出现上皮细胞崩解、脱落入肾小管管腔,形成管形阻塞。

6.肾小球炎　通常由急性血管排斥反应引起。移植肾组织病理学表现为肾小球毛细血管襻腔内内皮细胞肿胀、增生以及炎性细胞聚集,需与病原微生物感染引起的肾小球炎进行鉴别。

7.内皮细胞炎　由于淋巴细胞和(或)单核细胞浸润到内皮细胞而引起的病理变化,包括内膜性血管炎、内皮细胞性血管炎。

8.动脉内膜炎　常见于急性血管性排斥反应,组织学改变表现为内膜增厚并伴有动脉炎症。轻微动脉内膜炎一般十分局限,但当炎症细胞浸润引起内皮细胞炎症及坏死时会导致典型的动脉炎,此时常伴纤维素、血小板沉积。

9.透壁性动脉炎　常见于严重的急性血管排斥反应,形态学改变主要为血管全层均发生严重损伤。

10.小管炎　常见于急性血管性排斥反应,组织学改变为淋巴细胞或中性粒细胞通过肾小管基底膜侵入小管上皮细胞的胞质内，严重时可伴有肾小管基底膜断裂。

11.管周毛细血管炎　常见于急性排斥反应，组织学改变表现为管周毛细血管红细胞聚集、大量炎症细胞浸润。当炎症细胞以中性粒细胞为主、C4d 染色阳性时，则高度提示急性抗体介导的排斥反应。

12.超急性排斥反应　发生在移植后的几分钟或几小时，其发生与受者体内存在供者特异性的 HCA 抗体以及供者与受者的 ABO 血型不符有关。移植肾会迅速转变为暗红色，体积肿大，质地柔软，并伴出血坏死；组织病理学表现为广泛的小血管炎伴血栓形成、血管壁纤维素样坏死和中性粒细胞浸润，并有 IgG、IgM 和补体沉积。

13.加速性急性排斥反应　常在移植术后 3~7 天发生，由供者特异性的低亲和力抗体诱发。

14.急性排斥反应　是最为常见的排斥反应，临床上表现为肾功能迅速衰竭，并伴有急性炎症反应的症状和体征。未经免疫抑制治疗时，可以发生在移植后数天；经过免疫抑制治疗后，可以在手术后数月或数年发生。分为血管型排斥反应和细胞型排斥反应两种。

15.慢性排斥反应　移植术后无特殊原因肾功能缓慢减退，其病理改变包括慢性移植物肾病、血管改变以及小管间质改变。

16.抗体介导的排斥反应　主要与受者体内存在供者特异性的 HCA 抗体有关，管周毛细血管会有 0.4d 沉积，可以分为急性抗体介导的排斥反应和慢性抗体介导的排斥反应两类。

17.T 细胞介导的排斥反应　由 T 细胞激发的特异性细胞免疫应答排斥反应，可引起移植肾出现以淋巴细胞和单核吞噬细胞系细胞浸润为主的渗出性炎症。

二、移植肾活检术

移植肾的结构异常可通过以下两种方法加以评估：①移植肾切除的标准组织病理检查。②移植肾穿刺活检术。一般把标准活检术作为移植肾病理诊断的"金标准"。移植肾活检术可以分为零点活检（肾移植手术时）和程序性活检（肾移植术后某个特殊时间点），用于指导临床管理和研究移植肾病理机制。

1.目的和适应证

（1）目的

1）评估供肾的质量和移植合理性。

2）评估移植肾免疫激活的情况。

3）监测移植肾是否存在亚临床型急慢性排斥反应以及慢性抗原非依赖性损伤。

4）评估移植肾是否发生失功能。

5）指导肾移植术后临床治疗选择，评价新免疫抑制药物临床试验。

（2）适应证

1）移植肾功能延迟恢复患者肾活检。

2）移植肾功能正常者常规活检。

3）慢性移植肾功能减退患者定期肾活检。

4）肾移植后蛋白尿。

5）免疫抑制药物中毒或者剂量调整。

2.活检方法

（1）穿刺设备

1）B超：床旁B超，用以确定移植肾穿刺点的位置和穿刺方向。

2）穿刺针：常用的有Menghini穿刺针、Tru-Cut针、单面内磨负压穿刺针。

（2）术前准备：向患者及其家属说明移植肾活检的意义、手术的安全性及可能出现的并发症，确保患者配合医生操作。患者术前需要练习在俯卧位时的呼吸及屏气动作。肾活检最常见的并发症是肾穿刺出血，因此要详细了解病史，特别注意有无出血性疾病。应化验血型、血小板、出凝血时间、凝血酶原时间，尤其应行试管法凝血时间及血块收缩时间测定，以便更全面和准确地了解患者出凝血状况。对伴有凝血功能异常的患者，需进一步明确病因，采取有效治疗措施，待凝血功能恢复正常后，方可行移植肾活检。若患者肾移植后早期肾功能恢复不良，或伴有肾功能不全，导致明显氮质血症时，应行多次无肝素透析，以使氮质血症得到一定控制。移植肾活检需在无肝素透析12小时后进行。对于伴有高血压的肾移植受者（尤其在肾移植术后早期），将血压控制在正常范围后，再行活检。

（3）穿刺方法

1）患者取仰卧位，应用B超定位。移植肾的穿刺点位置可通过触诊或超声引导来确定。采用触诊时，在患者腰部垫小枕头或毛巾卷有利于操作；超声则能更准确地了解移植肾的位置和深度，可减少错误取材的概率，并发现是否存在肾周积液和肾积水；如果存在积液或积水，应先行处理消除后再行活检。一般情况下，根据触诊和超声定位来选择移植肾活检部位（上极或下极）。如果活检定位困难或肾位置太深，则采用具直视引导或固定活检引导装置的超声帮助完成穿刺。

2）穿刺部位皮肤常规消毒、铺巾，用1%利多卡因进行局部浸润麻醉。

3）按说明书开启穿刺枪，装上穿刺针，上膛。

4）将穿刺针穿过皮肤，按照B超确定的方向和深度，经过皮下组织、肌层，直达肾包膜；保持稳定，扣动穿刺枪的扳机，完成穿刺动作，迅速拔出穿刺针，局部压迫止血。

5）将针芯退出，取出肾组织送检病理。

活检位点一般应取两处及以上，并立即用立体显微镜检查标本取材是否合格。拔出穿刺针后，应立即用手或沙袋压迫止血，之后2小时内，应每隔15分钟观察一次生命体征，如未出血再改为每小时一次，观察数小时。在穿刺结束后的最初6~8小时，患者应静卧制动，确认无明显出血方可活动。

3.并发症　穿刺活检是一种侵入性检查方法，并不是毫无风险。每次活检之前，应认真评估活检的作用和可能的风险。移植肾穿刺后最常见的并发症是出血，其他并发症包括感染等。总的并发症发生率为2%~5%。

（1）出血：几乎所有的活检后并发症都表现为肾周或尿路出血。短暂的肉眼血尿比较常见，但临床意义不大。约3%患者在活检后出现肉眼血尿，这可能需延长住院时间，需要输血或留置尿管引流血块；少数情况下可能导致输尿管梗阻，需行经皮肾穿刺造瘘引流术。而需外科探查、移植肾切除或血管栓塞的大量出血很少见。多普勒超声有时有助于发现活检后动静脉瘘，治疗上则视病情发展而定。

（2）感染：感染也是穿刺并发症之一，但发生率较低。

4.活检组织标本处理　两点活检标本中，一部分进行冰冻切片，通过免疫酶法标记C4d；

剩余部分进行石蜡包埋，用于 HE 染色、PSA 染色、三色法染色以及 PASM 染色等检测。免疫荧光法检测免疫球蛋白/补体。电镜检测并不是常规检测，主要用于一些出现明显蛋白尿或者高度怀疑肾小球疾病的移植受者的病理检查。

三、移植肾病理诊断分类

同种异体之间的器官移植几乎都会引发受体针对供体的免疫学反应。移植肾受者所出现的免疫学过程、组织病理学改变及预后都各具特点，通常根据反应发生的时间、过程以及机制，分为不同的类别。

1.排斥反应分类法　一般将移植排斥反应分为 3 大类，即超急性排斥反应、急性排斥反应和慢性排斥反应，其特点见表 9-1。

表 9-1　移植肾排斥反应类型

类型	时间	主要机制	病理特点
超急性排斥反应	<48 小时	受者体内预先形成抗 HLA 抗体与内皮细胞结合，激活补体和凝血系统	血管内凝血
急性排斥反应	>6 天		
急性体液性排斥反应		抗 HLA 抗体和抗 AECA 抗体，激活补体系统导致血管损伤，$CD4^+T$ 细胞参与	急性血管炎
急性细胞性排斥反应		CTL 细胞毒效应机制为主，$CD8^+T$ 细胞参与	急性间质性肾炎、肾小管炎
慢性排斥性反应	>3 个月	急性排斥性反应未能彻底控制；炎症细胞介导慢性炎症；抗 HLA、AECA 抗体或细胞介导血管内皮损伤等	间质纤维化、肾血管内膜增厚

HLA：人类白细胞抗原；AECA：抗内皮细胞抗体；CTL：细胞毒 T 淋巴细胞

2.Banff 97 分类法　事实上，按移植排斥反应发生的时间进行分类已经不能满足临床需要，因为绝大多数患者在应用免疫抑制剂治疗后，排斥反应都会相应发生变化。为统一移植肾各种不同病变的分类和分级方法，1991—2007 年在加拿大 Banff 市举办了一系列会议进行讨论，并经过反复修订最后形成了改良的 Banff 97 分类法。这一分类方法明确规定了排斥的各种异常，并予以分值量化。

该方法分两部分：诊断分类和病理改变分级积分。它根据病变程度（0~3 分）对病变部位肾小球（g）、肾间质（i）、肾小管（t）、血管（v）、管周毛细血管（pic）分别进行积分，另外也对如动脉透明变性（ah）、慢性肾小球改变（cg）、慢性肾间质改变（ci）、慢性肾小管（ct）和慢性血管改变（cv）等病变自身分别进行数字积分。表 9-2 和表 9-3 是 Banff 97 分类法的主要内容。

表 9-2　移植肾 Banff 97 病理分类方案

1.正常（无明确病变）

2.抗体介导的改变（3、4、5 和 6 可以同时存在）

（续表）

循环中存在 DSA,补体 C4d 阳性,有组织学病变

C4d 阳性,但无活动性排斥反应的形态学依据

C4d 阳性,循环中存在 DSA,无急性或慢性 T 细胞或抗体介导的排斥反应(g0、cg0、ptc0、无管周毛细血管分层)

不明确是否同时存在临界改变或急性肾小管坏死

急性抗体介导的排斥反应

C4d 阳性,循环中存在 DSA,有急性组织损伤的形态学依据(类型/分级)

Ⅰ:急性肾小管坏死样改变伴轻微炎性细胞浸润

Ⅱ:管周毛细血管或肾小球毛细血管祥炎性细胞浸润(ptc/g>0)和(或)血栓

Ⅲ:动脉病变(v3)

慢性活动性抗体介导的排斥反应

C4d 阳性,循环中存在 DSA,有急性组织损伤的形态学依据,如 GBM 双轨和(或)管周毛细血管基底膜多层和(或)间质纤维化/肾小管萎缩和(或)动脉纤维性内膜增厚

3.临界改变:"疑似"急性 T 细胞介导的排斥反应(2、5 和 6 可同时存在)

无动脉内膜炎,但可见局灶性肾小管炎(t1、t2 或 t3)伴少量间质炎性细胞浸润(i0 或 i1)或间质炎性细胞浸润(i2 或 i3)伴轻度肾小管炎(t1)

4.T 细胞介导的排斥反应(2、5 和 6 可同时存在)

急性 T 细胞介导的排斥反应(类型/分级)

Ⅰ A:肾间质明显细胞浸润(肾实质受累>25%、i2 或 i3),局灶性中度肾小管炎(t2)

Ⅰ B:肾间质明显细胞浸润(肾实质受累>25%、i2 或 i3),局灶性重度肾小管炎(t3)

Ⅱ A:轻-中度动脉内膜炎(v1)

Ⅱ B:重度动脉内膜炎,挤压管腔>25%(v2)

Ⅲ:"透壁性动脉炎"和(或)动脉纤维素样变性,中膜平滑肌细胞坏死,伴淋巴细胞浸润(v3)

慢性活动性 T 细胞介导的排斥反应

慢性移植物动脉病变(动脉内膜纤维化、纤维化区伴单核细胞浸润、新生内膜形成)

5.间质纤维化和肾小管萎缩(无任何特异性病因的证据)

可见非特异性的血管和肾小球硬化,由小管-间质改变程度进行分级

Ⅰ:轻度间质纤维化和肾小球萎缩(<25%肾皮质区)

Ⅱ:中度间质纤维化和肾小球萎缩(26%~50%肾皮质区)

Ⅲ:重度间质纤维化和肾小球萎缩/肾小管消失(>50%肾皮质区)

6.其他

与急性和(或)慢性排斥反应无关的改变

根据 Banff 97 分类法,轻度间质水肿、散在的(10%~25%)间质淋巴细胞浸润和轻度的肾小管炎(每肾小管断面 1~4 个淋巴细胞),而没有动脉内膜的炎症表现规定为临界性病变,提示可能有急性排斥。对临界性病变的意义有不同意见,有报道认为这些病变与急性排

斥的临床治疗反应有关。Ⅲ级排斥的诊断标准与更严重的临床上的排斥反应相关联，后者对单用大剂量的类固醇治疗无反应。

表9-3　移植肾病理变化与积分

病变部位	积分	病变特征
肾小球(g)	0、1、2、3	无、轻、中、重度肾小球肾炎(g3 为所有毛细血管祥均见单个核细胞，几乎所有肾小球内皮细胞均肿胀，祥腔闭锁)
肾间质(i)	0、1、2、3	无、轻、中、重度肾间质单个核细胞浸润(重度为>2/3 肾间质区域存在单个核细胞浸润)
肾小管(t)	0、1、2、3	无、轻、中、重度肾小管炎(t3 为 10 个单个核细胞/肾小管切面)
肾血管(v)	0、1、2、3	无、轻、中、重度动脉内膜炎[v3 为严重的动脉内膜炎和(或)透壁性动脉炎和(或)出血及新发梗死]
动脉透明样变性(ah)	0、1、2、3	无、轻、中、重度结节性透明样入球小动脉增厚(ah3 为许多小动脉伴严重 PAS 阳性增厚)
慢性肾小球改变(cg)	0、1、2、3	无、轻、中、重度慢性移植肾肾病的肾小球病变
慢性间质改变(ci)	0、1、2、3	无、轻、中、重度纤维化，常伴单个核细胞浸润
慢性肾小管改变(ct)	0、1、2、3	无、轻、中、重度肾小管萎缩和消失
慢性血管改变(cv)	0、1、2、3	无、轻、中、重度纤维性内膜增厚，常伴弹性纤维断裂(cv3 为血管完全闭锁)

需要强调的是，移植肾排斥反应不仅是单一的、不同程度的免疫反应，它还涉及许多不同的免疫损伤机制，如移植肾最初的排斥反应是否与 T 细胞或抗体相关，是否启动了继发的细胞介质等。然而，在实际病例中抗休介导和 T 细胞介导的排斥反应常常同时存在。

3.NIH-CCTT 分类法　目前，Banff 97 分类法已经被越来越多的医院接受并用于临床诊断及治疗，但 Banff 97 分类法在实际使用过程中较为复杂，因此美国国立卫生研究院(NIH)联合 8 家医学中心提出了针对急性排斥反应诊断更为简单的 NIH-CCTT 分类法，该法对急性排斥反应诊断的符合率为 90%。表 9-4 为 NIH-CCTT 分类法的主要内容。

表9-4　急性排斥反应 NIH-CCTT 分类法

类型	病理表现
Ⅰ型	50% 以上的肾皮质单个核细胞浸润，病变最严重的区域观察 10 个高倍镜视野时至少 3 个小管存在"小管炎"，并伴以下任意两种病变:水肿、活化的淋巴细胞、小管损害
Ⅱ型	动脉或小动脉内皮细胞炎症，有/无Ⅰ型病变
Ⅲ型	动脉纤维素样坏死或透壁性炎细胞浸润，有/无栓塞，肾实质坏死或出血

* CCTT:移植合作临床研究。

随着研究的深入和更为广泛的探讨，肾移植病理分类在不断被修订，但尽量按发病机制分类、尽量接近临床、方便指导诊断治疗始终是不同分类方法的共同特点。

四、移植肾排斥反应的病理特点

传统的三种排斥形式分别是超急性排斥、急性排斥和慢性排斥。每种排斥都有各自的病理变化。但急性排斥和慢性排斥有类似的表现，容易造成组织病理上的混淆。表9-5显示了移植肾功能损害引起的主要病理表现。

表 9-5　导致移植肾功能不全的主要病变的组织病理

类型	间质	肾小管	肾小球	动脉
急性细胞性排斥	水肿，淋巴细胞浸润	淋巴细胞浸润，细胞变性	毛细血管淋巴细胞浸润	内皮肿胀，淋巴细胞浸润，泡沫样细胞
急性体液性排斥	出血，区域性坏死（梗死）	坏死	中性粒细胞浸润，血栓形成	坏死，中性粒细胞浸润，血栓形成
急性肾小管坏死	水肿	细胞变性，坏死，有丝分裂相细胞	正常	正常
急性环孢素中毒	水肿	等大小泡	正常	正常
慢性排斥	纤维化，淋巴细胞浸润	萎缩，消失	慢性移植肾小球病	纤维化，淋巴细胞浸润，管腔狭窄
慢性环孢素中毒	"条带状"纤维化	萎缩	缺血性萎陷	小动脉病，玻璃样变

1.超急性排斥反应　如果移植前的交叉配型为阴性，那么由细胞毒抗体引起的超急性排斥并不多见。它可在血管吻合后立即出现，也可在术后 2~3 天出现。快速而大范围血栓形成是其特点，主要影响动脉、小动脉和肾小球，通常在栓子中可发现多形核白细胞。移植肾一般质软、呈青紫色和轻度水肿。尿液突然停止或从开始就无尿液。一旦发生这类排斥反应，如不立即切除移植肾，将出现大量细胞坏死；随后 24 小时，出现大范围的皮质和髓质梗死。免疫荧光检查可发现毛细血管和动脉壁有免疫球蛋白 G（IgG）或 IgM、C3 和纤连蛋白。血栓中也可有纤连蛋白。电镜显示早期病变有血管内皮的变性和坏死。

超急性排斥需与其他伴随大范围血栓形成的病变相鉴别。鉴别诊断包括：机械性灌注相关的血管内皮损伤和抗血细胞冷反应 IgM 抗体造成的损伤。这两种情况很少在移植后早期出现，并且其血栓中往往有白细胞参与。但只有在急性排斥时，多形核白细胞才经常典型地出现于血栓中。复发性溶血性尿毒症综合征和由摄入钙神经蛋白抑制剂所致的血栓性微血管病变引起的血栓特点是没有白细胞，而且通常是在较晚期才发生急性排斥。

2.急性排斥反应　急性排斥根据免疫机制可以分为两种：急性细胞性排斥反应和急性体液性排斥反应。

（1）急性细胞性排斥反应：早期排斥的最常见形式是细胞介导的急性排斥。虽然免疫荧光和电镜检查有时在鉴别诊断上也有帮助，但光镜检查是诊断的主要方法。病变集中在间质，呈弥漫性水肿和大量白细胞浸润，主要是成熟和变形的淋巴细胞（T4、T8），同时伴有少量的单核细胞和浆细胞，没有嗜酸性粒细胞或仅有少量呈集中分布。多形核白细胞并不经常出现。肾小管周毛细血管扩张并充满了淋巴细胞，可见到它们向间质迁移。当淋巴细胞侵入肾小管壁和肾小管腔时，将出现一种与肾小管上皮变性相关的典型病变，称为肾小管炎。肾小管细胞和基底膜遭破坏呈不连续改变。如果这种病变影响到远端肾小管，则偶尔会在肾小管周毛细血管和小静脉中发现有管形基质（Tamm-Horsfall 蛋白）。鉴于肾小管炎的诊断意义，当正常（非萎缩）肾小管出现这种炎症时应予以记录。但萎缩肾小管中肾小管炎的意义仍不清楚。

急性移植肾肾小球病变是一种发生于肾小球的细胞介导的排斥反应。淋巴细胞和单核细胞积聚于肾小球毛细血管腔和肾小球膜内。内皮细胞和肾小球膜细胞肿胀；毛细血管壁内皮下呈透明化；有时超微结构检查显示，肾小球血管系膜外层发生节段性移动和错位。在细胞介导的血管排斥反应中，淋巴细胞、单核细胞和泡沫细胞可破坏动脉内皮细胞，但很少侵及肌层。虽然内皮细胞肿胀，并呈空泡状，但动脉壁坏死不是这种急性排斥的表现。当细胞介导的排斥得到成功治疗后，这种间质性炎性浸润将消失，但水肿、肾小管炎症和肾小管细胞损伤可能仍持续一段时间。移植肾发生急性肾小球病变时，免疫荧光检查可在肾间质中发现纤维蛋白；在毛细血管壁上，IgM、C3 和纤维蛋白呈线段状或颗粒状分布。电镜检查一般能进一步证实光镜的发现，并提供有关肾小球病变的其他诊断信息。

（2）急性体液性排斥反应：抗体介导的急性排斥并不常见，它主要以坏死性动脉炎为特点，伴有动脉壁内纤维蛋白坏死和包括淋巴细胞、单核细胞和中性粒细胞增殖在内的各种炎症反应，内皮细胞严重损伤甚至缺失，腔内常有血栓形成。这种病变往往导致伴间质灶性出血的皮质梗死。免疫荧光发现，动脉壁上有与 C3 一起出现的 IgG，有时则为 IgM。当出血时，纤维蛋白可分别出现于动脉壁间、腔内或间质中。广泛的肾小管周毛细血管补体成分 C4d 染色阳性是体液排斥的标记之一。

有些研究者认为，曾在细胞介导的排斥中出现的广泛的淋巴细胞动脉浸润是抗体介导的排斥反应中血管病变的一部分。现在认为，这是两种不同的动脉炎症反应，相互之间没有关系。所以血管排斥不是一个很精确的概念，它只是强调了动脉的炎症反应，而细胞介导免疫或体液介导免疫都可引起这种反应。当出现动脉炎症时，应进一步明确其发病机制的类型。体液免疫的特点是动脉壁坏死，中性粒细胞浸润和腔内血栓形成，病变严重，且治疗效果差。

（3）急性细胞介导的排斥反应的鉴别诊断：其他急性间质性肾炎有着许多与急性排斥反应相类似的形态改变，如感染性间质性肾炎（病毒、细菌）和药物引起的急性超敏性间质性肾炎。与排斥反应类似，有些病毒和细菌所致的间质性肾炎除多形核细胞外，更有单核细胞浸润。由于多形核细胞在急性排斥反应中很少出现，故有其存在时，应考虑急性感染可能，尤其当伴组织梗死的体液排斥反应被排除后。药物引起的急性超敏病变主要以嗜酸性粒细胞为主，有时还可出现肉芽肿。由钙神经蛋白抑制剂中毒所致肾病的一些活检标本也可有局部的淋巴细胞间质浸润，但并不侵入肾小管。这些浸润一般都不伴有弥漫性水肿。

（4）抗体介导的排斥反应的鉴别诊断：排斥性的动脉炎性反应有时与系统坏死性动脉炎难以区分。但在移植肾中，很少见到血管炎性病变的复发。血管堵塞、梗死和肾实质出血的影响不只表现动脉炎，也可出现于其他原因引起的动脉堵塞，包括大动脉结扎和任何自发性血栓形成。

3.慢性排斥反应　慢性移植肾肾病是慢性排斥反应更准确的名称，但后者用得要广泛些。它以动脉、肾小管、肾间质和肾小球的慢性病变为特征。其病因是多方面的，可能是或明或暗的急性排斥反复发作的结果（异基因因素），并因移植肾供者和受者间非免疫因素的作用而进一步恶化(非异基因因素)。各种免疫和非免疫因素介导的移植肾慢性损伤都能造成这种慢性病变,包括慢性排斥反应、慢性钙神经素抑制剂中毒、肾硬化病、尿路不全梗阻、反流和慢性感染,因此,无论从临床上,还是从病理上看,慢性移植肾肾病这一名称比慢性排斥反应更确切。

慢性移植肾肾病的病变主要发生在肾皮质。与肾小管萎缩或消失有关,肾间质呈片状纤维化,伴淋巴细胞、浆细胞和肥大细胞浸润。近端小管基底膜可能有Ⅳ型胶原 α3 链和层粘连蛋白 B2 新的表达。动脉壁由于严重的纤维化而增厚,有时也有中度纤维化,由各种单核淋巴细胞所致炎性反应(包括泡沫细胞)和内弹性层的破坏增殖引起,这些都造成动脉管腔的狭窄。免疫荧光显示,动脉壁上存在 IgG、IgM、C3 和纤维素。此外,肾小球旁器的增生也提示有大动脉受累。

肾小球往往是异常的,呈现各种不同病变,其中许多病变构成慢性移植肾肾小球病变,其一般在移植 4 个月后出现。这些异常大部分是从急性移植肾肾小球病变发展而来的,它们的出现提示可能有慢性肾小球排斥反应的存在。毛细血管壁增厚呈双影状。血管系膜基质和血管系膜细胞分别或同时增多。肾小球可呈分叶状和节段性硬化。偶尔发生血管系膜溶解或血管系膜基质分解,导致微毛细血管瘤形成。免疫荧光可发现血管系膜和毛细血管壁 IgM、C1q 和 C3 颗粒样沉积,以及纤维素沿毛细血管壁呈线形分布。当同时出现节段性硬化时,上述免疫分子则以颗粒状或无定形状的形式呈节段性分布。电镜显示的异常包括:血管系膜的外周移位,内皮细胞下新基底膜的形成,少数情况下还有内皮细胞下和血管系膜的电子密度增加。肾小管周毛细血管基底膜常增厚,并呈多层。该病变与慢性移植肾肾小球病变相一致。

与其他慢性肾实质病变一样,在慢性排斥性移植肾中也能发现获得性肾囊性病变。为获得慢性移植肾肾衰竭病理变化的预后信息和诊断标准,人们提出了慢性移植肾病变指数。这也许有助于慢性移植肾肾衰竭的预后及治疗效果的评估,但其可靠性尚未得到充分证实。

如前所述,慢性排斥的肾实质病变需与高血压和慢性钙神经蛋白抑制剂中毒所致病变相鉴别。移植肾肾小球病变和伴或不伴炎症的动脉硬化提示慢性移植肾肾病。如没有这些发现,它们之间的鉴别诊断将很困难。

五、移植肾失功能的病理

移植肾失功能主要是由免疫学和(或)非免疫学等多种因素引起移植肾肾小球硬化及肾纤维化,从而出现进行性的移植肾功能减退甚至功能丧失。慢性移植肾失功能的发生率以平均每年 4%~6%的速度递增,约占肾移植术后远期移植肾丢失原因的 50%。

1.移植肾失功能的病因　导致移植肾失功能的病因多种多样,表 9-6、表 9-7 列举了常见的病因及危险因素。其中最为常见的是移植肾自身疾病,包括慢性移植肾肾病、钙调磷酸酶抑制剂的肾毒性、复发或新发肾小球疾病以及结核杆菌多瘤病毒肾病等。因此,对肾移植后发生失功能的患者需要通过移植肾活检明确病因。

表 9-6 导致移植肾失功能的疾病

肾自身疾病

    慢性移植肾肾病

    钙调磷酸酶抑制剂的肾毒性

    后期急性排斥反应

    间质性肾炎

    复发或新发肾小球疾病

    BK 多瘤病毒肾病

血管性疾病

    肾动脉狭窄

    血栓性微血管病变/溶血性尿毒症综合征

泌尿系统疾病

    泌尿系梗阻

    输尿管狭窄

    肾结石

    BK 多瘤病毒相关的输尿管狭窄

移植肾失功能的病因总体可以分为免疫学和非免疫学因素两大类,这些因素可以来自供者,也可以来自受者;可以发生于移植早期,也可以出现于移植后期。

表 9-7 移植肾失功能发生的危险因素

免疫学因素

    HLA 配型

    致敏(PRA 增加,再次移植)

    急性/慢性排斥反应

    缺血再灌注损伤

    顺应性

    医源性免疫抑制不足

非免疫学因素

    尸体、老年、边缘供肾

    供者年龄、种族

    肾单位剂量效应

    移植肾功能恢复延迟

    原发肾疾病

    移植前透析

    CNI 肾毒性

    糖尿病

（续表）

高血压

高脂血症

CMV 感染

BK 多瘤病毒感染

2.移植肾失功能的诊断　肾移植患者中,有 30% ~ 60% 会发生移植肾失功能,其诊断的"金标准"仍然是移植肾活检术。病理活检有助于区别排斥反应和非排斥反应引起的移植肾失功能。根据统计,活检术结果能纠正约 36% 患者的临床诊断以及 60% 患者的治疗措施,同时避免约 20% 患者进行非必需免疫抑制治疗。肾移植活检术的敏感性取决于活检大小、活检位点数量以及样本中皮质/髓质比。两点活检的敏感性接近于 99%。常规活检标本应该包括 7 个非硬化性肾小球和 2 个血管横截面,然而根据具体的病变活检标本可以有适当的改变,例如,一个动脉横截面伴动脉内膜炎足以诊断急性血管性排斥反应。

移植肾是细胞介导和抗体介导的免疫损伤的靶器官,可以出现急性或慢性排斥反应。除排斥反应外,一些非排斥反应相关的病因会在不同的时间点引起移植肾损伤。免疫抑制药物如磷酸酶抑制剂,也可以引起移植肾发生急性或慢性病理改变。病毒如 BK 病毒、巨细胞病毒、腺病毒、EB 病毒可能在适当的条件下感染移植肾。另外,移植肾还可能存在与原发性肾小球疾病(局灶性和节段性肾小球内膜炎、IgA 肾病、膜性肾小球肾炎)或者其他原发疾病(狼疮肾、糖尿病)等相关的病理改变,而这些病变并不伴随既往病史。最近已有报道称,白细胞可在与排斥反应无关的情况下浸润移植肾,这些独特的病例被归类于一个新的分类:移植肾耐受病理。接下来将分别说明移植肾失功能相关的各种病变病理特点。

(1)超急性排斥反应:超急性排斥反应通常在移植后数分钟到数小时内发生,这是由于受者血液中存在 HLA、ABO 等其他同种异体抗体,能够与供者内皮细胞表面的抗原进行不可逆的结合。在完成移植肾血管吻合术后,移植肾色泽会迅速变暗、发绀。如果在数小时或者数天后将移植肾取出,可发现肾实质存在完全出血性阻塞。在光镜下最先发生的病理改变是血管内皮细胞肿胀,伴中性粒细胞浸润肾小球和肾间质毛细血管,随后发生肾小球毛细血管纤维血栓和细动脉的出血性缺血坏死以及肾实质梗死。此时,肾小管周围毛细血管会出现弥漫性 C4d 阳性荧光信号。然而在该过程早期,C4d 荧光信号可能表现为阴性,可能是由于缺少 C4 在该部位富集或者没有足够时间产生大量的 C4d。

(2)急性体液性排斥反应(AHR):出现急性排斥反应的患者表现为急性的移植肾失功能,血清肌酐水平升高,有时也会出现排尿减少和移植肾软化。急性排斥反应通常在移植术后 2~3 周发生,但也可以在其他时间段出现,特别是当免疫抑制治疗减少时。急性抗体介导的排斥反应在诊断时需要满足以下几个标准。

1)急性组织损伤的形态学证据主要为急性肾小管损伤、中性粒细胞浸润、血栓性微血管病变和(或)动脉纤维性坏死。

2)C4d 沉积位于肾小管周围的毛细血管。

3)血清学证据表明,循环系统中存在供者特异性的 HLA 抗体或其他抗供者内皮细胞的抗体。

满足上述两条时一般即可高度怀疑抗体介导的急性排斥反应。在光镜下,最早的病理改变是中性粒细胞或淋巴细胞迁移到肿胀的肾小管周围毛细血管内。严重时会出现肾小管毛细血管内皮损伤、肾小球血栓形成以及肾间质毛细血管血栓形成。10%~20%的病例会存在伴有淋巴细胞浸润的透壁性纤维血管炎。肾间质呈典型的不同程度的水肿或间质出血。如果不伴随急性细胞性排斥反应，一般不会出现肾间质单核细胞炎和肾小管炎。

Banff 分类法中 AHRI 型是指活检组织中出现急性肾小管损伤，但没有明显炎症反应。AHR Ⅱ 型主要为毛细血管肾小球炎和(或)毛细血管栓塞。AHR Ⅲ 型主要特征是小动脉透壁性纤维蛋白样坏死。AHR 发生时，巨噬细胞是最为常见的毛细血管内浸润细胞。由于免疫球蛋白和补体的半衰期较短，免疫荧光检查通常不会显示特殊抗体或补体沉积。然而，C4d可以共价结合的方式结合组织蛋白并存留 7~10 天，因此可以作为急性抗体介导的排斥损伤的重要标志。

C4d 荧光信号通常以强的光滑线性方式弥漫性分布在肾小管周围毛细血管。在冰冻条件下进行 C4d 免疫标记检查会有较高的敏感性。然而，在 ABO 不相容引起的急性抗体介导的排斥反应中，C4d 可能不是最可靠的标志物，因为超过 80% 的此类患者的标准活检结果显示没有出现组织学损伤。相对的，C3d 可能在此类患者中有更好的准确度。

(3)慢性体液性排斥反应：由于 Banff 分类法已统一慢性移植肾肾病病理术语，病理报告出现慢性移植肾损伤时，病理医生会努力确定其病因。慢性肾损伤可能是排斥相关的(抗体性或细胞性)，也可能是非排斥反应相关的(慢性高血压、慢性钙调磷酸酶抑制剂毒性、慢性泌尿系梗阻、细菌性肾盂肾炎、病毒感染等)。当病因无法确定时，则归类为特殊类型的肾间质纤维化和肾小管萎缩。

既往多项研究称，循环中抗 HLAI 类抗体或抗 HLA Ⅱ 类抗体会在多数后期发生移植肾丢失的受者中出现。与慢性同种免疫损伤相关的病理结果主要是移植肾动脉病变和肾小球病变。前者的主要特征是致密内膜纤维增生引起的中、大动脉进展性狭窄和阻塞；后者的主要特征是肾小球基底膜双轨征，伴系膜扩张和毛细血管单核细胞聚集，形成膜增生性肾小球损伤。移植肾肾小球病变与肾小管周围毛细血管的 C4d 荧光信号分布、循环中供者特异的 HLA 抗体以及 AHR 既往病史明显相关。CHR 的诊断标准需要符合以下三个标准。

1)慢性组织损伤的形态学证据主要为动脉内膜纤维化，不伴弹性纤维组织病变、肾小球基底膜双轨征、肾小管周围毛细血管基底膜分层、间质纤维化伴肾小管萎缩。

2)抗体反应或抗体沉积证据(C4d 沉积位于肾小管周围的毛细血管)。

3)血清学证据表明，循环系统中存在供者特异性的 HLA 抗体或其他抗供者内皮细胞抗体。

(4)免疫调节：标准活检发现，在 ABO 不相容的肾移植病例中，25%~80%会出现 C4d 沉积；而在 AHR 病例中仅为 4%~12%。在这些情况中，无论是整个补体途径没有被激活，还是内皮系统产生补体损伤抗性，都可形成一种免疫调节。在 2%~26% ABO 相容的正常移植肾组织中，也可以出现 C4d 沉积。因此，在这些类型中，活检发现 C4d 沉积并不能证明就是急性抗体介导的排斥反应，而可能只是免疫调节的一种形式。有报道称，在活检发现 C4d 阳性组织学正常时，约 32% 的患者由于未治疗而发生移植肾丢失；相反，经过免疫移植治疗的该类型患者则未发生移植肾丢失。免疫调节可以根据效果和稳定性分为不同的级别，从没有(超急性排斥反应)到微小(急性排斥反应)，从主要(慢性排斥反应)到完全(免疫调节)。

1)T 细胞介导的排斥反应：急性 T 细胞介导的排斥反应表现为数天内移植肾功能迅速

衰退,可以发生在移植术后的任何时间。T 细胞识别供者组织相容性抗原,从而影响几乎所有肾结构发生病理改变。肾小球主要表现为毛细血管单个核细胞增加,伴或不伴内皮细胞肿胀。肾小管间质排斥反应主要表现为淋巴细胞和单核细胞为主的单个核细胞浸润肾间质,并伴间质水肿、急性肾小管损伤和肾小管炎。肾小管炎主要表现为单个核细胞穿过肾小管基底膜浸润肾小管内,CD3 染色有助于鉴别肾小管炎。Ⅰ型细胞性排斥反应表现为大于25%的间质发生炎症反应,并伴中度以上的肾小管炎;小于 25%的间质发生炎症反应时则"怀疑"急性 T 细胞介导的排斥反应。Ⅱ型细胞性排斥反应主要表现为血管内皮细胞下出现单个核细胞浸润,而淋巴细胞黏附在血管内皮细胞上或血管外膜上时,一般不诊断血管性细胞性排斥反应。同样地,静脉炎也不包括在血管性排斥反应内。根据 Banff 分类法和 NIH-CCTT 分类法,内皮细胞下出现一个单个核细胞即可诊断动脉内膜炎。在一些严重的病例中,血管内膜由于水肿、纤维沉积、内皮细胞肿胀增生退化而增厚。Ⅲ型血管性排斥反应可以出现透壁性单个核细胞浸润引起的局灶性肌细胞坏死。

2)慢性 T 细胞介导的排斥反应:慢性 T 细胞介导的排斥反应是由于 T 细胞与供者抗原不断发生免疫反应而形成的一种慢性移植物损伤。该过程可以缓慢但持续活跃数月到数年不等。慢性 T 细胞介导的排斥反应需要满足以下标准:①移植肾出现慢性病理结构改变[动脉内膜纤维化、肾小球和(或)肾小管周围毛细血管基底膜分层、间质纤维化和肾小管萎缩]。②损伤部位出现 T 细胞(动脉内膜、肾小球、肾小管、间质)。Banff 分类法中把动脉内膜纤维化伴活动性单个核细胞浸润的病例也归于慢性 T 细胞介导的排斥反应。

(5)钙调磷酸酶抑制剂(CNI)肾毒性:CNI 肾毒性通过急性或慢性方式发生,并可以影响所有肾结构。急性发作时,CNI 可以引起移植肾功能性减退,而不伴有组织结构损伤,表现为肾血流减少和滤过率降低。急性 CNI 肾毒性可能会引起肾小管均匀空泡化,出现异形核细胞和微小钙化;或者出现微小血管纤维血栓引起的栓塞性病变,而不伴随血管肌细胞坏死。慢性 CNI 肾毒性主要表现为结节样血管玻璃样变、线性间质纤维化和小管萎缩,但也并非所有的慢性 CNI 肾毒性患者都具有上述表现。有学者提出新的 CNI 动脉病理分类,即根据动脉受累的数量对动脉血管玻璃样变的严重程度进行量化,以便更好地评估移植肾病理改变程度。

(6)BK 病毒性肾炎:由于 BK 病毒在免疫抑制的个体中容易被激活,因此它也成为相对常见的造成移植肾小管间质炎症的病毒之一。BK 病毒性肾炎表现为明显的间质单个核细胞浸润以及局灶性肾小管炎。考虑到这和急性细胞性排斥反应极其相似,BK 病毒性肾炎的准确诊断需要结合其免疫抑制治疗加强和减弱时的活检病理变化来判断。多瘤病毒感染肾小管上皮细胞,最为主要的特征是增大的不典型细胞核,伴毛玻璃样的嗜碱性包涵体,完全替代染色质。细胞内 BK 病毒可以通过 SV40 抗体免疫标记进行检测。

(7)急性肾小管坏死:急性肾小管坏死通常在移植术后即时发生,一般认为是由于热缺血或冷缺血时间延长造成的。移植肾肾小管坏死主要表现为肾小管上皮细胞扁平化、刷状缘消失、局灶性上皮细胞凝固性坏死和凋亡、细胞质嗜碱性改变以及上皮重建,有时还伴有间质水肿,但间质炎症反应少见。移植肾肾小管坏死时不发生肾小管炎和小管周围毛细血管中性粒细胞浸润以及 C4d 沉积。

如果在移植术后第一周进行短暂的透析,则可能发生移植肾功能恢复延迟。有 20%~25%的患者会出现功能恢复延迟,平均持续时间是 10~15 天,此时会出现许多可能的病理过程改变,其中包括急性肾小管坏死,这与热缺血和冷缺血时间有关。

(8)反复性肾小球疾病:反复性肾小球疾病会出现在 1%~8% 的移植肾中,多发生在移植术后 6 个月内。反复性肾小球疾病的诊断要求原发肾疾病恰当确定以及移植肾活检结果经过多种方法确定。

最容易复发的肾小球疾病是 Ⅱ 型膜增生性肾小球肾炎(复发率 95%~100%),其后依次是 Ⅰ 型膜增生性肾小球肾炎(复发率 40%~70%)、IgA 肾病(30%~50%)、局灶性节段性肾小球硬化(30%~40%)、溶血性尿毒综合征(30%)、膜性肾小球肾炎(10%)、抗 GBM 肾病(5%~10%)以及狼疮肾(<5%)。糖尿病肾病、淀粉样变性、草酸沉积症以及 Fabry 病也常在移植肾复发。

移植肾复发性肾小球病理变化与自体肾肾小球病变十分相似,但有时也存在急性或慢性排斥反应引起的改变。复发性肾小球病变可能影响移植肾的存活结局。有研究称,复发局灶性节段性肾小球硬化患者的 5 年生存率为 34%,而对照组为 67%;10%~50% 的 Ⅰ 型膜增生性肾小球肾炎复发患者发生移植肾丢失;但 IgA 肾病则不影响移植患者的存活时间,同时移植肾也较少发生功能衰竭。

(9)新发肾小球疾病:新发肾小球疾病定义为移植肾出现不同于自体肾原发性病变类型的肾小球疾病,需要排除其他任何的复发性疾病,通常在病理活检时偶然发现。

膜性肾小球肾炎是最为常见的新发肾小球疾病,发生率 2%~5%,其诊断主要表现为光镜下颗粒状毛细血管壁 IgG 和 C3 沉积,但其不改变患者的长期生存结局。

新发抗 GBM 疾病会在 15% 的肾移植患者中出现,主要是终末期遗传性肾炎,比如其容易在 Alport 综合征患者中发生,严重时可导致移植肾丢失。

第十章　肾移植术后并发症

第一节　移植肾功能延迟恢复的诊断与处理

一、概述

移植肾功能延迟恢复(DGF)是肾移植术后的一种常见并发症,是由一个或多个相关因素通过非免疫机制或免疫机制引起的急性移植肾功能不全。DGF 会增加肾移植术后排斥反应的发生率及感染机会,影响移植肾和受者早期和远期存活率,增加住院费用和时间。

二、定义和发病率

目前国内外对 DGF 尚无统一定义,不同的判断指标包括:尿量、血肌酐和术后是否需要透析等。DGF 一般是指肾移植术后 1 周内血肌酐水平未能恢复,持续升高且水平超过 $450\mu mol/L$,或出现氮质血症和容量负荷过度,应行血液净化治疗。尸体供肾 DGF 发生率为 $2\% \sim 50\%$;活体供肾 DGF 发生率为 $4\% \sim 10\%$。

三、病因

尸体供肾术后发生的 DGF,大多属于急性肾小管坏死(Acute tubular necrosis,ATN)。除 ATN 外,临床上仍存在多种导致 DGF 的原因,主要分为:肾前性、肾源性和肾后性三类。

1.肾前性因素　肾移植术后的低血容量、低血压、肾动脉吻合口狭窄和血管内血栓形成等。

2.肾源性因素　ATN,超急性、加速性排斥,CNI 中毒等。DGF 的病因以肾源性因素为主。

3.肾后性因素　主要是尿路梗阻,如淋巴囊肿、输尿管阻塞、神经源性膀胱和良性前列腺增生等。

四、高危因素

1.供者和受者移植前因素　供者和受者移植前因素包括:供者和受者年龄、种族、体重、疾病史和供者的死亡原因等。高龄供者的 DGF 发生率较高,约为 33%,与供者心血管病史、高血压病史和动脉硬化病史等相关。此外,小儿尤其是婴幼儿肾移植预后较差,主要因素包括:低体重、动脉狭窄和血栓形成等。

对种族而言,黑色人种受者为 DGF 的高危人群。供者和(或)受者肥胖或高体质指数(如 $BMI>30kg/m^2$)易引起 DGF。高体质指数受者 DGF 的发生率较高,而低体质指数受者不易发生 DGF。供者和受者的体质指数与 DGF 的发生率具有统计学相关性。若供者患糖尿病、高血压病,移植术后受者移植肾无功能(PNF)、DGF、急性排斥(AR)发生率明显升高。

脑死亡可引起急性免疫反应,增加 DGF 的风险,导致移植物存活时间缩短和免疫原性增加。Danobeitia 等研究发现,补体激活在脑死亡诱导的肾损伤中起着关键作用,运用 rhC1INH 阻断补体途径有希望减少尸体供肾移植中 DGF 的发生率。

此外,受者的基础代谢率及年透析时间均为重要因素。DGF 是导致移植物衰竭的一项重要风险因子,而受者的基础代谢率及年透析时间是 DGF 的独立预测因素,对它们进行监测对减少 DGF 的发生率、提高移植物的存活时间有重要的积极作用。

2.移植因素　活体肾移植较尸体肾移植 DGF 的发生率较低、移植物生存率(Graft survival rate,GSR)较高。热缺血时间延长,DGF 发生率增加;冷缺血时间(Cold ischemia time,CIT)延长也是尸肾移植 DGF 发生率增加的最主要原因之一。即使 HLA 匹配,随着 CIT 延长,早期肾功能异常加重,DGF 的发生率增加。

免疫学因素主要有 HLA 配型和致敏两个主要因素。HLA 匹配肾移植的 GSR 较高,尤其是 1 年以上 GSR,这在活体肾移植中更加明显。致敏与受者术前输血、多次怀孕、移植史等相关。首次移植 DGF 发生率约为 22%,多次移植导致的致敏使 DGF 发生率上升至约36%。

3.围手术期因素　药物相关的肾毒性作用易引起移植肾功能延迟恢复。自 20 世纪 80年代以来,CNI 成为肾移植术后免疫抑制标准治疗药物之一。但是其降低术后急性排斥反应、提高存活率的同时,也带来严重肾毒性风险。此外,抗人成熟 T 细胞共同分化抗原 CD3的单克隆抗体(OKT3)治疗,致不可逆的肾血管血栓形成的病例也偶有报道,这主要与 OKT3引发的凝血系列反应相关。

五、病理机制

缺血再灌注损伤(ischemia reperfusion injury,IRI)是肾移植术后发生 ATN 最主要的因素,免疫因素和药物的肾毒性因素对 ATN 的发生、发展也起到重要的作用。

1.非免疫学机制　取肾操作不可避免地导致肾的缺血损伤;受者温暖的血液进入移植肾而引发再灌注级联反应,会导致取肾前激发的炎症反应、保存期发生的缺血损伤进一步恶化。

(1)缺血损伤病理生理机制(内皮细胞肿胀、酸中毒)

1)离子运动和水内流:细胞内 ATP 减少,干扰关键离子的转运过程(维持跨膜梯度、防止细胞内水潴留、保持细胞的选择通透性)。细胞间结合蛋白(紧密连接分子和血管内皮粘连蛋白)受到影响:阻挡水渗入细胞内的屏障受损,干扰细胞骨架肌动蛋白和细胞膜结构的联系,影响细胞功能和结构。

2)氧自由基的产生:缺氧迫使缺血组织将底物转化成水来获得能量,维持代谢水平。这种无氧代谢产生大量氧自由基(超氧化离子、氮氧根、羟基及其副产物过氧化氢等);正常时,氧自由基在线粒体中被清除,并消耗 ATP 和烟酰胺腺嘌呤二核苷酸(NAD+)中间体。缺血时,氧自由基超出线粒体的清除能力(导致 DNA 损伤),它们被释放入巨噬细胞、白细胞和内皮细胞的胞质中。

3)凋亡:是缺血对内皮细胞、上皮细胞和肾小管细胞造成的损伤。

(2)再灌注损伤病理生理机制

1)血管收缩:水的重新分布(细胞内流、细胞间隙转移)导致血液浓缩和血液黏度增加;内皮细胞肿胀,导致血管腔缩窄;酸中毒导致红细胞膜弹性降低。这个过程中涉及的已知因子包括:血管收缩因子 TXA2(内皮细胞释放),内素 ET(内皮细胞和巨噬细胞产生)。

2)受体-配体的相互作用:滚动、黏附和渗出。

3）趋化因子和促炎症细胞因子。

2.免疫学机制　ATN 的起始因素是缺血再灌注损伤,然后可因免疫因素和药物肾毒性的影响而加剧。免疫学因素发挥着重要的作用,高免疫风险的受者 DGF 发生率也较高。已知高免疫风险如下。

（1）细胞毒 PRA≥20%或峰值≥50%。

（2）T 细胞或 B 细胞与供体特异抗体的流式交叉配型阳性。

（3）细胞毒或供体特异抗体交叉配型阳性史。

（4）因急性排斥反应导致移植物丢失病史。

当发生 ATN 时,组织相容性Ⅰ和Ⅱ类抗原产物发生变化,增加移植肾免疫反应,提高对急性和慢性排斥反应的敏感性。此外,细胞损伤诱发一氧化氮合成酶(NOS)反应,产生一氧化氮(NO),是缺血再灌注损伤和移植物排斥的关键。

六、诊断和鉴别诊断

DGF 的诊断根据主要包括患者术后出现少尿、无尿,血肌酐下降缓慢,以及需要透析治疗等。及时、正确地进行病因学诊断并确定排斥反应是否存在,对 DGF 的预后意义重大(表 10-1)。临床上,通常采用排除法来确认或排除 ATN 以外的病因。

表 10-1　DGF 的鉴别诊断

肾前性
肾中毒
血管内容量减少
血管并发症
动脉闭锁
静脉栓塞
肾源性
急性肾小管坏死
超急性排斥反应
溶血尿毒症综合征(hemolytic uremic syndrome,HUS)
肾后性
输尿管梗阻
尿道梗阻
尿瘘
神经源性膀胱

七、治疗

1.透析　术后透析是发生 DGF 时进行过渡性治疗最常用的方法。伴少尿或无尿的 DGF 肾移植患者术后需要接受透析,以纠正高血容量状态、高钾血症,清除毒素和免疫反应物质。一般采用血液透析,某些情况下腹膜透析也可使用。

2.免疫抑制剂　免疫抑制剂的合理调整是 DGF 治疗的关键。由于 CNI 类药物(尤其是环孢素)存在肾毒性作用,会影响移植肾的肾小管坏死恢复过程,因此通常需要减量、停止或延迟应用 CNI 类药物。预防或治疗术后 DGF 时,多克隆抗体 ATG、ALG 和单克隆抗体 OKT3 都是最常用的蛋白质制剂。

3.病因治疗　除透析及调整免疫抑制方案外,还应及时判断是否存在排斥反应,必要时行移植肾穿刺活检,并积极寻找是否存在其他发病原因并给予合理治疗。

第二节　肾移植外科并发症

肾移植外科并发症与非肾移植外科并发症的临床表现相似。因此,对移植后各类并发症的原因首先需进行广泛和全面的鉴别诊断,包括外科技术、免疫原性及其他原因等。处理移植后移植肾功能障碍的基本程序是:首先需考虑影响移植肾功能障碍的血管及泌尿系疾病的因素;然后再考虑是否源于内科因素,如排斥或 CsA 毒性等。多普勒超声在鉴别内科或外科术后并发症方面有一定价值。

肾移植外科并发症主要分为伤口(伤口感染、淋巴囊肿)、血管(出血、血栓形成和动脉狭窄)、尿路(尿瘘、输尿管狭窄)和消化道并发症(恶心、呕吐,严重的肠梗阻、胆囊炎、感染性胃炎、胰腺炎、胃溃疡及结肠穿孔)。

一、伤口并发症

1.分类　伤口并发症根据深度、内容物及是否感染分类如下。

(1)浅表伤口裂开:表皮、真皮或皮下组织裂开,无伤口感染证据。

(2)深部伤口裂开或筋膜裂开:深层肌肉筋膜裂开,需要外科手术修补。

(3)移植肾周围积液或皮下积液:需根据影像学(超声、CT 或 MRI)诊断。以筋膜为分界,区分为移植肾周围积液和皮下积液。

(4)表浅皮肤感染:术后 30 天内,局限于皮肤及皮下组织感染,并至少符合以下条件之一:①表浅伤口可见脓性分泌物。②伤口感染迹象:伤口周围红、肿、热、痛。

(5)深部皮肤感染:术后 30 天内,感染深达筋膜或肌肉层,并至少符合以下条件之一:①深部伤口可见脓性分泌物。②伤口自发裂开,伴发热(>38℃),局部疼痛或压痛阳性。③查体、二次手术或影像学诊断的脓肿形成,内容物为脓液,而且微生物学检测阳性。

(6)蜂窝织炎:伤口周围红斑、肿、热、痛。

(7)淋巴囊肿。

(8)持续伤口渗液:定义为持续性伤口渗液,或引流管引流液>50mL/d,移植术后 7 天以上。

2.危险因素　肾移植术后伤口感染的危险因素主要包括两个方面:一般因素和移植相关特异性因素。一般因素包括:肥胖、高龄、手术相关因素(切口选择、急诊手术、二次手术、血肿、伤口愈合障碍)、伴随疾病等因素(糖尿病、吸烟、嗜酒、营养不良、慢性多器官疾病)。移植相关特异性因素包括:慢性透析、尿毒症、移植肾功能延迟恢复和免疫抑制药物。其中,最重要的是免疫抑制药物、肥胖和手术相关因素。

(1)免疫抑制药物:研究表明,接受免疫抑制治疗的患者伤口感染发生率约为7%。众所周知,服用免疫抑制药物会阻碍伤口愈合的过程,目前常用的抗排斥联合方案还会进一步增加肾移植术后发生各类伤口并发症的风险。研究表明,MMF联合CNI、皮质醇激素的方案比硫唑嘌呤联合方案更易发生伤口并发症。同时,皮质醇激素本身就通过多途径影响伤口愈合过程,包括:炎症反应、伤口强化、伤口收缩和上皮形成过程等。在目前常用的新型抗免疫药物中,西罗莫司具有独特的抗增殖能力,可以抑制内皮细胞、纤维细胞和平滑肌细胞等多种细胞增生,从而抑制血管形成过程,导致伤口愈合不良。哺乳动物的西罗莫司靶蛋白(mTOR)也是一种对细胞生长和增殖至关重要的蛋白激酶,并在缺氧诱导血管形成过程中发挥重要作用。

(2)身体质量指数(BMI):肥胖被认为是导致肾移植术后发生伤口并发症最重要的因素之一。此外,手术时间延长和组织缺血会进一步增加肥胖患者术后发生伤口并发症的风险。同时,由于肥胖患者需要更大的手术切口以显露视野,较多的脂肪组织导致感染风险增加,腹壁缝合时张力过大等,这些因素都会增加手术的创伤,影响伤口愈合过程。因此,在情况允许时,建议肥胖的患者术前减肥,以达到降低围手术期并发症的目的。美国明尼苏达大学Humar等对2 013名肾移植患者开展的一项研究中,伤口感染发病率约为4.8%,其中主要为浅表伤口感染。对感染和非感染伤口并发症(如早期筋膜裂开和晚期切口疝等)进行的分析表明,伤口并发症与BMI密切相关,当BMI>30kg/m²时,这些风险显著增加。Bennett等的研究同样支持这一结论,BMI>30kg/m²的肾移植患者伤口并发症风险显著升高。但是,他们的研究也发现,BMI>30kg/m²组和BMI≤30kg/m²组间比较,术后淋巴囊肿的发生率无显著差异。这提示,肥胖并不增加术后淋巴囊肿形成的可能性。

(3)外科因素:手术和技术等外科相关因素是影响伤口愈合的重要原因之一。包括缝合材料、缝合技术、术者经验等,并与免疫抑制药物、肥胖、并发症等因素共同影响伤口愈合过程。

(4)其他因素:影响伤口愈合的因素还包括:年龄、性别、二次移植、DGF、供体来源、糖尿病、冷缺血时间、术前白蛋白水平、排斥反应时间等,但是,很多研究也表明,以上因素与伤口愈合并无明显相关性。Valente等研究表明,低蛋白血症能够影响所有移植术后伤口并发症;另有研究表明,尿毒症的时间越长,越容易发生伤口并发症,原因是毒素物质无法排出体外而造成筋膜破坏,增加术后切口疝发生率。另外,尸体来源供肾、糖尿病、伤口血肿等也易诱发伤口感染。

长期留置伤口引流管、DGF、年龄、术前持续腹膜透析、群体反应性抗体等是伤口裂开的预测因素。长期透析可能通过损伤腹膜巨噬细胞,影响腹膜功能,使透析产物堆积,导致术后伤口愈合障碍。长期留置伤口引流管也会引起术后伤口感染和淋巴囊肿发生率增加,可能机制为引流管长期压迫,影响伤口愈合过程,诱发感染。

3.预防和处理　预防肾移植术后的伤口并发症,应针对病因避免影响伤口愈合过程;伤口并发症的治疗原则是利用最有效的、成本效益最大的治疗方法,改善伤口愈合过程。伤口愈合过程需在相对缺氧的条件下,依赖特异性生长因子促进细胞增殖和血管生成来实现。同时,伤口愈合状况还取决于患者术前疾病状况和术后并发症,包括肥胖、糖尿病、高龄、二次手术和免疫缺陷等,此外,临床试验结果表明,免疫抑制剂尤其是西罗莫司、激素和MMF,会影响伤口愈合过程。因此,当发生术后伤口并发症时,减量或延期应用部分免疫抑制药物是必要的手段之一。

(1)伤口裂开或切口疝:腹部大手术后切口疝的发生率波动在2%~13%,但是,移植后患者由于并发症和应用免疫抑制剂等因素,切口疝的发生率明显升高。精细的手术和合适的填充材料可以部分减少移植术后切口疝的发生率。与伤口愈合相关的外科手术因素包括:切口选择、急诊手术、伤口引流、伤口异物、缝合技术和缝合材料等。肌层的皮内缝合是降低术后伤口并发症的手段之一。同时,肌层的牢固缝合也能够对移植物起到良好的保护作用。

浅表的伤口裂开和其他浅表的伤口并发症可以采用伤口清创、纱布填充和纱布条引流等进行处理,待新鲜的肉芽组织形成时再予以伤口缝合。对于深部伤口或筋膜的裂开,或是有症状的切口疝,则需要二次手术修补。必要时,可应用填充材料预防切口疝复发。

(2)伤口感染:移植术前应用抗生素可以降低伤口感染的发生率,但大量使用抗生素也带来耐药细菌繁殖、医疗费用升高和抗生素系统毒性效应等问题。同时,外科手术因素也对预防伤口感染有重要影响,因此应提倡精细的外科手术技巧,确保合理的皮肤消毒、止血彻底、局部伤口灌洗和清除无效腔。高剂量的免疫抑制药物也会增加伤口感染的风险,而伤口感染则增加切口疝的发生率。所以,术前预防性地应用抗生素可以降低术后切口疝的风险。

移植术后伤口感染是由多因素引起的,所有可能的不利因素均应得到认真处置或控制。在外科手术方面,应预防的因素包括止血不彻底、伤口边缘坏死组织未清除、手术时间久、手术时伤口污染和二次移植等。伤口引流至少应保留到术后第 2 天,以利于伤口局部减压,预防手术区域积液和伤口感染,促进伤口愈合。

对伤口感染的处理应严格遵守外科无菌原则,包括伤口引流、灌洗、留取伤口组织或渗液做需氧和厌氧菌培养、药敏试验等。在细胞培养和药敏试验结果报告之前,先经验性地应用广谱抗生素。坚持每日更换敷料,观察伤口愈合情况,清除坏死组织。严重的伤口感染需拆除皮肤及皮下伤口缝线,进行纱布填充、伤口灌洗,并长期应用抗生素治疗。伤口蜂窝织炎感染发生后,需及时口服或静脉用抗生素。若伤口脓肿形成,应拆除伤口缝线,检查伤口;若深部脓肿形成,应在超声或 CT 的引导下行经皮脓肿穿刺引流术,并配合局部抗生素灌洗。

(3)淋巴囊肿或移植肾周围积液:移植术后淋巴囊肿的形成与手术因素密切相关。大多数情况下,是由术中未充分结扎淋巴管,或术中损伤髂部淋巴管导致的。过早下地活动和过度下肢运动均可影响淋巴循环通道,致淋巴回流和积液增多。术中仔细结扎淋巴管,可以有效降低术后淋巴囊肿的风险。

严重的淋巴囊肿需要密切随诊,较轻的淋巴囊肿多可自限性愈合。有症状的淋巴囊肿表现为血肌酐水平持续升高和尿量减少,出现可触及的肿物、腹痛、下肢水肿和疼痛等。淋巴囊肿的手术指征为淋巴囊肿导致局部症状和(或)移植物失功。严重的淋巴囊肿应行经皮淋巴囊肿引流术,还可配合注射硬化剂治疗。经皮引流术可以有效治疗淋巴囊肿,但同时应注意长期留置引流管所导致的高感染风险。当保守治疗失败时,可采用开放或腹腔镜方法,行淋巴囊肿开窗引流术。

总之,对于无症状的淋巴囊肿,需密切观察、随诊;对于有症状的淋巴囊肿,首先采用穿刺引流配合硬化剂治疗的方法;如保守治疗失败,可行开放或腹腔镜下淋巴囊肿开窗引流术。

根据积液的深度和范围的不同,对移植物周围积液可采用不同的治疗手段。大多情况下,浅表的积液(如血肿),范围较小,可以密切观察、随诊,必要时采用穿刺引流术;当移植物失功,或移植物周围积液超过 50~100mL 时,需要采取有创方法处理。位于深部移植物周围的积液,则考虑行开窗引流术。

二、血管相关并发症

1.出血 出血主要来源于伤口、血管吻合处,可由于分支血管结扎线脱落或动脉血栓形成等。肥胖、术前应用抗血小板或抗凝药物治疗的患者,出血风险较高,故术中应彻底止血。移植肾修肾时,应仔细结扎小分支,避免漏扎的小血管术后出血。术后出血表现为血红蛋白进行性下降、血压下降、引流液血性、切口疼痛、少尿等,B超可发现肾周血肿等。

术后出血可致休克,表现为烦躁、血压进行性下降等,扩容补液治疗仍无法控制血压,引流液进行性增多,呈血性,切口区域触及包块,B超证实血肿。此时,应快速补充血容量,及早送入手术室探查。探查时,首先注意血管吻合口处是否存在出血。当表现为广泛的渗血,无明确出血点时,可用聚维酮碘纱布填塞。如果缺血时间过长,或肾实质损伤无法修补时,可考虑切除移植肾。

2.肾动脉血栓形成 肾动脉血栓形成的发生率约为1%,多发生于术后1个月内。通常继发于技术性原因,如动脉内膜剥脱、血管迂曲、扭转等。除此之外,低血压、高敏受者、脱水状态、肾血管痉挛或动脉硬化肾灌注不良、肾动脉狭窄、血液高凝状态和超急性排斥反应等也都可诱发肾动脉血栓形成。肾动脉血栓形成主要表现为尿量突然减少或无尿。彩色多普勒超声多可做出诊断,发现肾缺血、肾缩小等征象。如肾动脉血栓能及时得到诊断,可行动脉血栓切除术。但是,由于移植肾无侧支血供,热缺血耐受性差,挽救、保留肾的可能性非常小,往往最终只能行移植肾切除术。有时候由于肾动脉分支的血栓形成,导致移植肾分段梗死,这时因无明显症状而难以被发现,偶尔可表现为移植肾无功能、肾血管阻抗增加或输尿管缺血症状等。

此外,肾动脉血栓形成也可以发生在移植术后远期,主要是由肾动脉狭窄导致的。

3.肾静脉血栓形成 肾静脉血栓形成的发生率约为4%。而在小儿肾移植中,肾动脉、肾静脉血栓形成占移植肾丧失功能的比例高达11%。诱发因素包括:肾静脉迂曲、成角,血肿或淋巴囊肿压迫,吻合口狭窄,深静脉血栓延续至肾静脉,呈高凝状态等。多数情况下,肾静脉血栓形成于术后10天内。主要表现为移植肾肿胀、切口及肾区疼痛、少尿或无尿、血尿等。彩色多普勒超声多可做出明确诊断。如早期发现,应及时行血栓摘除术。如在肾静脉血栓形成1小时之内行血栓摘除术,移植肾功能有可能恢复。但大多数情况下,最后只能行移植肾切除术。即使不能挽救肾功能,及时手术探查也是必要的,因为肿胀的肾还存在破裂大出血的风险。

4.肾动脉狭窄 肾动脉狭窄的发生率为1%~10%,属于肾移植术后远期并发症,常见于术后3个月~2年。好发部位是动脉吻合口附近。诱发因素包括:受体血管硬化性疾病、不恰当的吻合技术和供体动脉损伤等。主要表现为药物难以控制的高血压、移植肾失功和外周性水肿。体格检查时,如果在移植肾区可闻及响亮的血管杂音,对诊断有意义。超声多普勒诊断肾动脉狭窄的敏感性为87.5%,特异性为100%,MRI和CT都可帮助明确诊断。

肾动脉狭窄的治疗可依赖介入性放射学技术,通常采用血管成形术或留置内支架等,成功率为60%~80%。但是,位于吻合口处的狭窄或长段的狭窄都不适合行介入血管成形术,血管破裂或血栓形成等术后并发症风险也较高,易最终导致移植肾失功。放射性介入治疗效果不佳的病例,可考虑通过外科手术行血管再植术、血管补片修补术或血管搭桥手术等,成功率为 66%~75%。

三、尿路相关并发症

1.尿瘘　尿瘘的发生率为 2%~10%,主要发生在肾移植术后早期,通常发生在移植后的数天内或因移植肾的功能延迟而多尿的起始阶段。好发于输尿管膀胱吻合处。发病原因包括:部分吻合口缝合严密性不够、供应输尿管血供的血管损伤导致缺血、取肾或修肾时损伤输尿管、输尿管过短导致吻合时张力过大、输尿管支架扭曲或堵塞等。

尿瘘主要表现为:发热、移植肾部位肿胀、疼痛、肌酐升高、尿量减少等。如果肾移植术后留置引流管,则表现为大量的引流液。可将引流液送检测定肌酐水平,当肌酐浓度明显高于血浆肌酐浓度时,表明引流液主要为尿液。超声检查,多显示局部积液,可在无菌的条件下穿刺引流送检测定肌酐水平。肾核素扫描可确诊尿瘘,而膀胱造影显示造影剂外漏。

尿瘘的治疗可采用顺行经皮移植肾造瘘术,留置输尿管内支架管,以减轻瘘口处的压力,促进尿瘘的愈合。但是,尿瘘时由于肾积水量较少,肾造瘘难度较大,操作困难,成功率低。如果尿瘘主要是由输尿管缺血坏死引起的,肾造瘘的作用很有限。所以,选择手术探查并修复是必要的。当保守治疗效果不佳、尿瘘较重,或考虑因输尿管缺血坏死引起的尿瘘时,应及时行手术探查和输尿管再植术。

2.输尿管膀胱吻合口狭窄梗阻　输尿管膀胱吻合口狭窄梗阻可发生在术后早期,也可发生于后期。早期原因包括:输尿管迂曲、支架扭曲、输尿管膀胱吻合不良等;后期狭窄的原因主要为慢性缺血致输尿管纤维化所致。

术后早期主要表现为少尿或无尿,移植肾区肿胀、疼痛、血肌酐升高。B 超提示移植肾肾盂积水,静脉肾盂造影显示肾盂积水、造影剂排出受阻,膀胱镜逆行插管失败。

首先可考虑行顺行经皮移植肾造瘘术,然后经肾造瘘通道置入输尿管软镜进行微创治疗,包括内支架管置入术、球囊扩张术或吻合口狭窄内切开术等,成功率为 50%~70%。如果微创治疗失败,对于输尿管外部因素造成的狭窄或长于 2cm 的狭窄需要外科手术解决。手术方式可选择输尿管再植术;如狭窄处较高,可采用自体输尿管或膀胱与肾盂吻合术。

四、消化道并发症

肾移植术后消化道并发症的发生率为 5%~25%,肾移植术后常见的胃肠道并发症包括:消化道溃疡、结肠出血或穿孔、胰腺炎、胆囊炎和肠梗阻等。

1.消化道溃疡　消化道溃疡是移植术后最常见的消化道并发症之一。既往消化道溃疡是肾移植术后患者死亡的常见原因之一,近年来由于这一问题得到关注,预后已明显改善。其主要发病原因包括:既往有消化道溃疡病史、胃酸分泌增高、幽门螺杆菌感染、大剂量糖皮质激素的使用、精神因素和吸烟、饮酒等。

近年来消化道溃疡发生率大幅下降主要归功于 H_2 受体拮抗剂治疗(雷尼替丁、法莫替丁)、质子泵抑制剂(奥美拉唑)、针对幽门螺杆菌的抗生素应用以及术后激素剂量减少。大多数消化道溃疡合并出血的患者经保守治疗后可获得良好的效果,仅个别患者需要手术干预。

2.结肠穿孔或出血　下消化道并发症中,最常见、最严重的并发症是结肠穿孔或出血。其原因包括:结肠憩室、缺血性结肠炎、溃疡性结肠炎或其他不常见的结肠炎。临床表现为发热、腹痛、局部压痛和白细胞升高。腹部 X 线片、CT 和结肠镜等辅助检查对明确诊断有一定帮助。一旦诊断后,应早期应用广谱抗生素,将免疫抑制剂减量,并及时手术治疗。

3.急性胰腺炎 肾移植术后急性胰腺炎的发生率约为1%,且病死率较高。其主要原因包括:皮质醇激素的使用、继发性甲状旁腺功能亢进、高钙血症、胆石症、免疫抑制剂使用、CMV等病毒感染和高脂血症等。

急性胰腺炎发病急骤,主要表现为发热、腹部疼痛、恶心、呕吐、腹胀和血尿淀粉酶升高。CT对急性胰腺炎的诊断有重要作用,急性胰腺炎的典型影像特征是胰腺局部或弥漫性肿大,密度稍减低,胰腺周围常有炎性渗出,导致胰腺边缘不清,邻近肾前膜增厚。坏死性出血性胰腺炎患者胰腺明显肿大,上述改变更显著,胰腺密度不均,坏死呈低密度,而出血呈高密度,增强扫描后坏死区不增强。

急性胰腺炎首先采取保守治疗的方法,包括:严密监测生命体征、禁食、胃肠减压、吸氧、维持水电解质和酸碱平衡、营养支持,以及积极应用抗生素和胰酶抑制剂。胆源性胰腺炎在一般状况稳定的情况下,可行内镜逆行胰胆管造影(ERCP)和括约肌切开术。急性坏死性胰腺炎可考虑手术治疗,尽量清除胰腺及其周围坏死组织并充分引流。

第三节 肾移植相关感染并发症

肾移植术后患者一种或多种病原体感染的发生率为53%~70%,病死率为3%~10%,感染是肾移植术后的首要死亡原因。肾移植术后,患者发生感染的风险主要取决于两个重要因素:患者接触病原微生物情况和患者免疫系统状况。移植术后感染包括内源性和外源性两种途径。其中内源性感染的菌群包括:黏膜寄居菌(肠道细菌、假丝酵母菌)和潜伏的组织感染(疱疹病毒、肺囊虫、弓形虫和结核分枝杆菌等)。外源性感染的菌群较为复杂,来源于外界环境(曲霉菌、诺卡菌、军团菌)、周围人群(呼吸道和肠道病原体)、器官供者(肝炎病毒)和血液、血制品等。

移植术后感染通常为医源性、机会性或社区性感染。研究表明,移植术后1个月内,大多数为医源性感染,病原体多为甲氧西林耐药金黄色葡萄球菌(MRSA)、假丝酵母菌(念珠菌)和曲霉菌等;术后2~6个月,多为机会性感染,病原体多为CMV、EBV、疱疹病毒、李斯特菌、隐球菌和假丝酵母菌(念珠菌)等。移植术后6个月后感染多为社区感染,如社区性肺炎、泌尿系感染等,预后较好。

一、细菌感染

肾移植术后,肺部感染是最主要的感染性并发症,发生率近40%,是病死率最高的感染并发症。

细菌性肺炎多发生在移植术后1个月内或6个月后。术后1个月内,多为院内感染,主要病原体为革兰阴性(G^-)杆菌,以铜绿假单胞菌、肺炎克雷白菌、不动杆菌属居多;其次为革兰阳性(G^+)球菌,以金黄色葡萄球菌、凝固酶阴性葡萄球菌等多见。术后6个月后,主要是社区获得性肺炎,以肺炎链球菌、卡他莫拉菌、军团菌等多见。院内肺炎最常见的病原体是铜绿假单胞菌,约占26%;社区获得性肺炎最常见的病原体是肺炎链球菌,约占11%。细菌性肺炎常为G^-菌及G^+菌的混合感染,G^+球菌感染(以葡萄球菌为主)呈逐年增多的趋势。

1.病原学诊断　病原学诊断时,留取下呼吸道的标本为最佳。常规检查诊断不明者,尽早行环甲膜穿刺、纤维支气管镜检查、肺泡灌洗取标本送检,或通过纤维支气管镜、经皮肺穿刺、胸腔镜或开胸手术等方式进行肺活检。其他有意义的肺外标本,如分泌物、体液、淋巴结、体表肿块、骨髓及其活检标本等也应尽量收集培养。

2.治疗　肾移植术后患者肺部感染若未得到及时、有效的控制,病情会迅速进展,短时间内致急性呼吸衰竭,进展为急性肺损伤或急性呼吸窘迫综合征,病死率可达93.3%以上。及时、有效、合理的综合治疗是改善肾移植术后感染患者预后,降低病死率的关键。

(1)抗感染治疗:明确病原体是肾移植术后肺部感染治疗的关键,在病原体明确前需进行经验性治疗。目前常规采用抗细菌、病毒、真菌的"三联"或同时抗卡氏肺孢子虫、衣原体、支原体或结核分枝杆菌的"四联"疗法,遵循降阶梯治疗方案。待病原体明确后,根据药敏试验结果进行针对性治疗。

(2)免疫抑制剂的调整:免疫抑制剂应根据病情轻重酌情减量或停用。感染初期,其剂量可维持不变;随着病情进展,及时停用吗替麦考酚酯、硫唑嘌呤等细胞增殖抑制药物,同时环孢素 A 和他克莫司等 CNI 减少至最小维持量。抗感染治疗无效,且病情进展快,则需完全停用除糖皮质激素外的所有免疫抑制剂。

(3)其他治疗:包括早期使用较大剂量糖皮质激素,及时纠正缺氧及应用机械通气(首选无创通气),连续肾替代,营养支持及增强免疫(如早期静脉滴注丙种球蛋白)等。

二、病毒感染

病毒感染是肾移植术后的一个主要难题,其中 CMV 感染较常见。血清阴性的受者接受血清阳性供者的移植物,发生 CMV 感染的危险性最大,尤其在使用了抗淋巴细胞药物后,潜伏的病毒被激活。肾移植受者发生 CMV 感染的易感因素包括:供者或受者血清 CMV 阳性、使用 CMV 阳性供者的血制品、急性排斥反应的发作、免疫功能被抑制、再次移植和使用抗淋巴细胞抗体等。

1.临床表现　肾移植术后原发 CMV 感染占60%,大多数在术后 4~12 周发病,表现为不明原因高热,可持续数周到数月,厌食、乏力、白细胞减少、转氨酶异常、关节酸痛、腹痛和脾肿大等。

最严重的是间质性肺炎,病理特征为广泛存在的肺间质水肿、肺泡肿胀和局灶性坏死。表现为弛张热、干咳、呼吸困难、发绀和动脉血氧分压降低等。重者约占2%,需气管插管、呼吸机辅助呼吸,维持呼吸功能,病死率达90%。胸部 X 线下以散在点状、片状阴影为主,亦可表现为弥漫性、边缘不清的结节,甚至扩散至全肺呈间质性肺炎改变,严重者可呈"棉花团"样改变,其影像学表现常缺乏特异性,以间质性肺炎为主,多累及双下肺。因此,当表现为间质性肺炎时,应高度怀疑 CMV 肺炎。

CMV 亦可引起上、下消化道疾病,如食管炎、胆囊炎、十二指肠炎、肝炎和结肠炎。表现为恶心、吞咽困难、排空障碍、胃肠道浅表性溃疡、腹痛、腹泻、血便。此外,少数可出现胰腺炎、硬化性胆管炎和肠道穿孔等。

CMV 感染可出现全身性疾病,表现为子宫内膜炎、脑炎、横断性脊髓炎、皮肤血管炎、视网膜炎等。眼底镜检查可以帮助诊断 CMV 视网膜炎。中枢神经系统的 CMV 疾病(如脑膜炎、脑炎和脊髓炎)诊断较为困难。

2.诊断　术后不明原因发热超过38.3℃且持续2天以上,白细胞计数<4.0×10⁹/L或血小板<150×10⁹/L,应高度怀疑CMV感染。术前常规行HLA配型、合理使用免疫抑制剂、抗病毒治疗,可以有效降低CMV感染。

诊断方法包括:CMV抗体测定、HCMV抗原测定pp65、CMV-DNA测定等。酶联免疫吸附法(ELISA)测定IgM和IgG抗体滴度,检测标本为血浆或体液。IgM阳性或IgG滴度比原值增高4倍以上,表示HCMV活性感染。HCMV抗原测定pp65(LSAB免疫组化法)采用特异性的病毒蛋白单克隆抗体,免疫组化法染色感染细胞核,直接反映外周血中是否存在活动性HCMV感染。HCMV抗原测定pp65法可以定量检测,对HCMV感染的诊断和治疗具有重要指导意义。CMV-PP65抗原是目前唯一能够早期提示CMV活动性复制的标志,获得结果需3~6天。血标本行CMV-DNA检测具有重要临床意义,可采用定量CMV-DNA检测进行随访,评价CMV复制的状况,作为评价疾病预后的重要指标。

3.治疗　术后CMV感染的患者,若临床症状明显且无确切急性排斥反应,可适当减少免疫抑制药物的剂量,同时进行抗病毒治疗。严重的CMV感染患者,需予以呼吸机辅助呼吸。临床上治疗CMV感染的药物包括:阿昔洛韦、更昔洛韦、膦甲酸钠、缬更昔洛韦和高效CMV-IgG等,更昔洛韦是目前公认的首选药物,缬更昔洛韦也被作为一线防治药物。

三、真菌感染

肾移植术后并发真菌感染的发生率和病死率均较高。常见的致病菌为假丝酵母菌属(以白假丝酵母菌为主)、曲菌属、隐球菌属、组织胞质菌属、毛霉菌属等。真菌感染往往缺乏特异性,常与其他感染性疾病相交叉,明确诊断困难,且抗真菌药物不良反应大,因此,目前缺乏迅速、有效的治疗真菌感染手段。

假丝酵母菌(念珠菌)是引起真菌感染的常见致病菌。免疫抑制导致细胞免疫功能低下,致隐性感染是主要致病机制。

1.临床表现　其临床表现及体征均无特异性,常同时累及多个器官,如肾、脑、心、肺、眼等。肺假丝酵母菌病表现为:发热、刺激性咳嗽、咳白色黏液样痰或胶质样块状物,严重者可出现呼吸急促、咯血、双肺湿啰音及外周血常规白细胞增高。

2.诊断　胸部X线片示肺间质性病变,特征为病灶呈游走性和多变性,即病灶可时大时小、时发时消、位置变化快且无一定的规律性,病灶密度较均匀。与CMV肺炎比较,病变相对局限,病灶密度也相对较高。CT表现为:①渗出性改变。肺内单发或多发斑片影,肺叶或肺段实变影。②出血性肺梗死改变。楔形影,其尖端指向肺门,底部位于胸膜。③单发或多发结节或肿块影,周围晕征。④薄壁空洞,可伴真菌球或新月形空气征。

持续发热而对抗生素治疗无效时需怀疑真菌感染。真菌感染的主要依据:①标本镜检发现假丝酵母菌。②血液、组织或其他体液标本培养发现假丝酵母菌。③组织学发现假丝酵母菌。

3.治疗　临床上治疗真菌性感染的药物主要为三唑类、多烯类及棘白菌素类。伏立康唑是新型第二代三唑类抗真菌药物,是治疗肺部侵袭性真菌感染的一线药物。进行抗真菌药物治疗时,应同时注意预防抗真菌药物治疗后的不良反应。

第十一章 泌尿外科手术常见并发症的预防和处理

第一节 肾脏手术并发症的预防和处理

一、根治性肾切除术

(一)出血

1.出血的来源

(1)动脉性出血:肾根治性切除术淋巴结清扫范围上达肠系膜上动脉,下达肠系膜下动脉,手术解剖腹主动脉时损伤腹主动脉及其分支肾动脉、肠系膜上动脉、肠系膜下动脉、生殖动脉。

(2)静脉性出血:右肾根治性切除术相关的静脉性出血的血管主要包括下腔静脉、右肾静脉、右性腺静脉、腰静脉、右肾上腺静脉以及肝短静脉。左侧肾静脉结构较右侧复杂,变异相对多,静脉出血相对多见。包括左肾静脉、左肾上腺中央静脉、腰静脉、左生殖静脉。极少数情况可能损伤脾静脉。

(3)肾脏 Gerota 筋膜内网状静脉丛出血:巨大肾癌压迫肾静脉,以及肾静脉和下腔静脉癌栓致肾静脉回流受阻,肾周脂肪组织的网状静脉丛成为主要的侧支循环。该静脉丛血管增粗、怒张,管壁薄,渗血严重。

(4)肿瘤组织坏死出血:巨大肾脏肿瘤,特别是错构瘤,手术游离肾脏时损伤肿瘤.肿瘤创面出血。

(5)凝血功能不全渗血:肾脏手术创面大,术中和术后渗血多,如果患者的凝血功能不全,会造成严重的创面渗血。术前检测患者出凝血功能和血小板计数,凝血功能不全、血小板低,围手术期要输注凝血因子、血小板以防术中术后渗血。但是目前长期服用抗凝药物患者增多,术前凝血功能多数正常。手术消耗体内的凝血因子后,其凝血功能储备不够,手术末或术后创面的渗血明显增加。手术创面渗血要与术后出血相鉴别,前者引流管引出不凝固的血性液体,长期服用抗凝药物患者术前停用药物两周以上,检测出凝血功能正常后,方可手术。

2.出血的防范与处理

(1)出血防范与处理的基本原则

1)出血是行肾脏外科手术难以回避的并发症,预防的作用远高于对出血的处理。手术者应该对肾脏周围的解剖结构有清晰概念,掌握不同肾脏病理状况的解剖结构变化,具有精细操作技巧及遇到出血镇定处理的临床经验,就能完美地预防和处理各种类型的出血。术前充分准备与处理,如术前 CTA 检查可以了解肾肿瘤与血管的关系,了解肾动脉的解剖分布与变异。对于难度大的肾切除手术,术前 DSA 肾动脉栓塞可以明显减少术中出血量。

2)临床行根治性肾脏切除手术应该配备下列处理血管的器械:①阻断血管的无损伤性血管钳。②能夹住缝针头部的精细无损伤镊子。③精细的持针器。④无损伤的血管吊带和

192

硅胶管。⑤血管缝线。腹主动脉损伤用 2-0 或 3-0 缝线,下腔静脉损伤用 4-0 缝线,其他血管损伤可以选择 5-0 或 6-0 缝线。血管缝线多用两头针的 Polypropylene 不吸收线。

3)大血管解剖游离:①始终按正确解剖操作平面手术,沿该平面可以减少出血量,保证清晰的手术视野,防止损伤血管。②血管都由疏松组织组成的血管鞘包绕,剪开血管鞘,紧贴血管操作,可以减少血管损伤。害怕损伤血管而远离血管反而容易造成出血并发症。充分显露血管,看清其分支,不论切断、结扎或处理出血相对简单安全。动脉分离一般先剪开动脉鞘的前壁,用镊子钳夹血管的鞘,然后游离两侧和后壁,不要直接钳夹血管壁,特别禁忌用损伤性钳夹,以免血管内膜断裂造成内壁血栓形成,或原血管内壁的斑块脱落引起血管终末支梗死。③术中损伤血管引起严重出血,点对点压迫是控制出血的最好方法,如手指压迫、吸引器压迫。点对点的压迫止血能保证手术操作空间,便于出血部位周围组织游离,最后处理出血点。纱布压迫止血将手术空间占满,拿开纱布时还有一次大出血,而且纱布压迫止血不完全。但是在不知出血点位置时,纱布压迫止血还是一个主要的临时控制出血的方法。切忌盲目地用血管钳钳夹,特别是静脉出血,血管钳钳夹只会加大血管壁损伤的程度。静脉壁使用无损伤镊子或 Satinsky 钳(无损伤血管钳)钳夹暂时止血。在准备不充分前不要松开压迫,观察出血点,避免再次大量出血。作者的经验:术中 3 次严重的大出血会导致患者的生命体征恶化,第一次发生在重要血管损伤时,由于每次止血前要解除压迫,又会引起一过性出血,故仅有两次机会可用于止血。④止血前准备:准备 2~3 根输液通道保证输液量,建立有创中心静脉压和动脉压检测;准备足够的血液;准备各类手术器械和手术缝线;调整手术团队,最好请一位有经验的医生来帮助止血,甚至代替主刀医生实施止血。临床经验、操作能力以及镇静心理对止血非常重要。⑤根据手术的术式、手术的进程、出血的量,判断可能的出血原因,对不同血管、不同的出血部位采取具体止血措施。

(2)术中动脉出血

1)腹主动脉出血:①肿瘤较大易与腹主动脉粘连,手术分离时易损伤腹主动脉血管壁。术前做 CT 和(或)MRI 检查,判别肿块与腹主动脉的关系。如果可能损伤腹主动脉,在近心端分离腹主动脉,以防血管损伤,可以做腹主动脉临时阻断。如果腹主动脉小裂口,用 3-0 Polypropylene 线左右"8"字全层缝合。②临床在结扎离断肾动脉时太靠近腹主动脉,结扎线脱离致腹主动脉出血。肾动脉上方的腹主动脉表面覆盖厚的网状组织,包括神经组织、淋巴组织以及膈肌脚纤维组织。腹主动脉在肾动脉上方 2cm 的前壁还分出肠系膜上动脉和腹腔干。因此,要在肾动脉以上水平分离腹主动脉是非常困难的操作。最可行的控制出血的方法是在食管的膈肌裂孔处压迫腹主动脉,将胃向下牵拉,肝左叶向右翻,剪开小网膜就可见腹主动脉。控制出血后,按上述方法缝合破口。③生殖动脉细小,容易在腹主动脉分支处撕脱,如果处理不当可造成破口扩大。作者的经验是在生殖动脉损伤时,局部压迫,多数出血可以自己止住。如果仍有出血,可以用 5-0 无损伤缝线在生殖动脉根部腹主动脉外膜做"8"字缝扎。

2)肾动脉损伤出血:①肾动脉损伤出血可以发生在手术解剖肾动脉时,特别是术者对肾动脉的走行不熟悉,盲目分离损伤肾动脉时。正确了解经腰途径和经腹途径肾动脉寻找的部位以及如何寻找肾动脉是肾根治性切除的基本要求。②高龄、高血压、高血脂、高血糖以及心脑血管疾病患者,肾动脉本身的病理改变,特别是动脉粥样硬化使动脉管壁脆,易切割。因此,结扎、切断肾动脉时,最好不要上血管钳,近心端第一道丝线结扎松紧适度,不要打结过紧,以免切割动脉壁引起大出血。肾动脉近心端原则上结扎两道,缝扎一道。如果肾动脉内膜粥样硬化严重,可无损伤阻断肾动脉近端后用5-0的无损伤线做肾动脉断端连续缝合。③副肾动脉或变异的肾动脉漏扎:肾动脉存在一定的变异,人群中大约23%的单侧肾脏由多支肾动脉供血。可起自腹主动脉、肾动脉主干、肾上腺下及中动脉、左右髂总动脉分叉处。入肾部位以肾上极最多,其他入肾下极、前面、后面等处。术前做CTA以便术者了解肾动脉的解剖变异,术中处理游离肾脏上、下极时遇条索组织应钳夹,结扎后切断,不宜暴力牵拉撕断在处理肾蒂时,肾动脉和肾静脉结扎切断后,肾脏肿胀、表面渗血,说明还有另一支肾动脉存在,仔细检查并结扎切断。切勿盲目把肾脏搬出创面,拉断该动脉,引起严重出血。④手术操作失误:多发生在肾蒂血管集束结扎时肾蒂钳突然弹开,或大把结扎的结扎线滑脱。处理肾蒂时,原则上肾动脉和肾静脉分别结扎,可以防止上述情况发生。⑤肾动脉的解剖是肾切除手术控制出血的关键,也是防止肾动脉损伤的关键。⑥快速控制肾蒂法:经腹途径肾切除手术者应该掌握左右两侧控制肾蒂的无血管区,在肾创面和肾静脉出血严重时,迅速控制肾蒂,减少出血。在下腔静脉或腹主动脉外后方、肾蒂的下方,脊柱与肾周脂肪组织之间是无血管区。术者用示指紧贴脊柱从肾静脉的下方向上分离,肾静脉的上缘勾出,将肾蒂控制在手中。上肾带钳控制肾动、静脉。作者习惯将肾静脉穿一根7号线,肾动脉与周围组织穿一根7号线,分别结扎,切断肾静脉后,再在其后方分离出肾动脉,单独结扎、切断。

3)肠系膜上动脉损伤出血:腹主动脉前面分出腹腔动脉、肠系膜上动脉、肠系膜下动脉。①肠系膜上动脉从腹主动脉前面分出,肾动脉从左侧面分出,游离动脉时要分清腹主动脉的前方与侧方,作者的经验是在肾脏的下极水平解剖腹主动脉的前面与外侧面,可以避免损伤内脏动脉。切记:腹主动脉侧面分支可以结扎离断,而腹主动脉前面分支不能损伤。②左肾静脉是重要的解剖标志,左肾静脉横跨腹主动脉,左肾动脉位于其后平行走行(除了左肾静脉位于腹主动脉后的畸形)。左肾静脉前面的动脉不能结扎。找肾动脉须在肾静脉的后面。③如果肾静脉解剖畸形,肾动脉解剖困难,可以先游离肾的下极和后面,将肾向上向内翻,在肾蒂后方结扎、切断肾动脉。操作安全,不会损伤肠系膜上动脉。④在结扎直径>2mm的动脉时反复推敲血管的走行,腹主动脉的侧面和肾静脉的支配方向是肾脏和肾上腺。⑤一旦损伤或切断肠系膜上动脉,立即做肠系膜上动脉端端吻合,或用脾动脉搭桥。

(3)术中静脉出血

1)右肾根治性切除术静脉性出血:围绕下腔静脉与右肾根治性切除术相关的静脉性出血的血管主要包括右肾静脉、右性腺静脉、腰静脉、右肾上腺静脉以及肝短静脉。①右肾静脉与下腔静脉出血:a.右肾静脉与下腔静脉距离较短,经腰途径肾切除术为了清晰暴露右肾静脉,通常将肾脏向后向下牵拉,该手法同时使肾静脉与下腔静脉呈锐角相交,直角钳分离肾静脉下缘时容易损伤肾静脉与下腔静脉的交角处静脉管壁。因此,术中游离肾静脉显露肾静脉下缘后才能用直角钳穿过带线结扎、切断肾静脉。右肾静脉的出血除来自肾脏外,下腔静脉倒流的出血量也很大,遇到该情况时可使用卵圆钳夹持的纱布球压迫肾静脉与腔静脉交界处,防止腔静脉血回流,从而保证术野清晰,便于止血。b.右肾静脉较短、肾脏体积较大时,肾静脉与下腔静脉之间没有足够的距离结扎、离断。如果这种情况下结扎、切断肾静脉容易引起肾静脉的近心端结扎线脱离,导致腔静脉出血。肾静脉的肾门处分支丰富,向肾静脉远心端游离肾静脉极易损伤分支静脉,故不可取。最安全的方法是游离下腔静脉,在下腔静脉用血管阻断钳切断肾静脉后,用无损伤线连续缝合断端。c.有时右性腺静脉垂直汇入右肾静脉,肾上腺静脉汇入肾静脉与下腔静脉的交角处,影响游离肾静脉。先结扎、离断这些变异的静脉分支。②右性腺静脉出血:右性腺静脉行走在下腔静脉外侧、右输尿管的内侧,在右肾静脉的下方汇入下腔静脉的前方。右性腺静脉的内侧没有侧支,而外侧与肾周脂肪组织之间有侧支相通。当巨大肾癌压迫肾静脉,以及肾静脉和下腔静脉癌栓致肾静脉回流受阻,肾周脂肪组织的血管网作为主要的侧支循环,右性腺静脉成为重要的静脉回流通路。因此,在行经腹右肾根治性切除时游离肾下极平面在该静脉的内侧,减少右性腺静脉出血。③腰静脉与下腔静脉出血:在下腔静脉后外方有腰静脉汇入。腰静脉共有 4 对,与腰动脉伴行,收集腰部组织的静脉血,直接汇入下腔静脉。其中左侧腰静脉走行于腹主动脉的后方。腰静脉与椎外静脉丛吻合,进而与椎内静脉丛相通,可间接收纳椎内和脊髓的一部分静脉回流。在右侧,由于肾静脉较短,常遇 1 支腰静脉直接汇入肾静脉与下腔静脉交角处的情况。使用直角钳游离肾静脉后壁不当亦容易将其撕脱,断端回缩后止血困难。此外,游离下腔静脉过程中过度牵拉下腔静脉可能将腰静脉撕脱,引起严重的下腔静脉出血。腰静脉撕脱后止血困难,故术中应注意轻柔操作,重在预防。④肾上腺静脉与下腔静脉出血:右肾上极肿瘤行肾癌根治术时需切除右侧肾上腺组织。右肾上腺中央静脉较短,平均长度为12mm。冠状位右肾上腺中央静脉汇入下腔静脉侧面、侧后面和后面的比例分别为 58%、38%和 4%。矢状位从足侧、横向和头侧汇入者的比例分别为 60%、32%和 8%。因右侧肾上腺中央静脉位置较高、较深,手术时牵拉肾上腺组织或下腔静脉时不慎撕脱引起下腔静脉出血,处理较为困难。将肾脏连同肾上腺向下向外侧牵拉,助手将腔静脉向内侧推移形成张力,在肾上腺内侧面和下腔静脉之间钝性分离,显露肾上腺中央静脉。再用直角钳完全游离肾上腺中央静脉,丝线套扎,切除肾上腺。腔静脉端保留两道。由于位置很深,丝线结扎有时会撕断中央静脉,引起严重出血。我们借鉴腹腔镜的操作经验,使用的 Hem-o-lok 结扎可以提高手术的安全性。⑤肝短静脉与下腔静脉出血:肾脏上极的巨大肿瘤处理不当可能撕脱肝短静脉,引起下腔静脉出血。肝短静脉的位置高,一旦损伤,出血难以控制。作者曾经因为右肾上极巨大肿瘤手术时撕脱肝短静脉,多科台上会诊无法控制出血,最后创面填塞 12 块大纱布结束手术。处理肝短静脉比较可靠的方法是运用肝外科翻肝技术,可更清晰地暴露该处血管,从而避免盲目操作导致难以控制的出血。游离肝脏时首先切开肝镰状韧带,向右侧直至右上肝冠状韧带。此时将肝脏适当下压,保持一定的张力,可简化镰状韧带的游离和切断。而后向右下游离并切断肝右下冠状韧带并游离切断肝肾韧带。继而转向左侧,依次切开肝左冠状韧带和肝左三角韧带。仔细游离显露肝门及肝下下腔静脉。此时肝脏右叶已基本被游离,而后将肝脏向左侧逐渐推开,仔细结扎肝裸区小静脉,逐步轻柔翻转肝脏并直视下处理肝短静脉。在完全游离肝脏韧带后可继续游离肝门右侧的腹膜,打开小网膜囊后可尝试使用 Pringle 技术,即以 Rummel 控制肝门血管,使肝脏体积暂时性缩小,以降低手术难度,减少术中失血,便于游离结扎并切断肝尾状叶小血管和肝短静脉。⑥下腔静脉出血的处理:a.点对点压迫下腔静脉的出血点,小的出血点可以用无损伤血管镊子或 Allis 钳钳夹(作者习惯用无损伤血管镊子),无损伤缝线做简单的"8"字缝合。对大的破口,让助手用一个或两个手指或用卵圆钳夹持的纱布球将破损的下腔静脉向脊柱压迫,控制出血。吸净创面出血,显露手术视野。b.显露下腔静脉破口前后壁:下腔静脉出血多在其侧壁与侧后壁,主要是在肾静脉、腰静脉、右肾上腺中央静脉汇入腔静脉处。经腹肾根治性切除术只能看到下腔静脉破口的前壁,游离一段下腔静脉,将下腔静脉向内翻转才能暴露其后壁。或不游离下腔静脉,将腔静脉壁与周围组织间断缝合压迫止血,也是一种方法,但是作者认为该方法没有将下腔静脉完全缝合,不可取。c.缝合下腔静脉破口:下腔静脉充分游离后,用 Satinsky 钳钳夹部分下腔静脉壁,用 5-0 无损伤缝线连续缝合破口。d.对于大的下腔静脉破口或下腔静脉多处破损,前述的方法无法控制出血,需游离破口近端和远端的下腔静脉与对侧的肾静脉,阻断静脉血的回流,直视下以 5-0 无损伤缝线连续缝合破口。注意在缝最后一针时下腔静脉腔注入生理盐水,逼出游离段腔静脉内气体。

2)左肾根治性切除术静脉性出血。①左肾静脉出血(左肾上腺中央静脉、腰静脉、左生殖静脉):左侧肾静脉结构较右侧复杂,变异相对多,左肾静脉出血相对多见。②脾静脉损伤:脾静脉由脾门处的 2~6 条属支组成,其管径为脾动脉的 2 倍。脾静脉的行程较恒定,多行进于脾动脉的后下方,胰后上方横沟中。脾静脉沿途收纳胃短静脉、胃网膜左静脉、胃后静脉、肠系膜下静脉及来自胰腺的一些小静脉,向右达胰颈处与肠系膜上静脉汇合成肝门静脉。脾静脉损伤通常由术中未能遵循正确的 Gerota 筋膜与胰包膜间的正确操作平面,且手术路径走行于胰上缘所致。③肾脏的 Gerota 筋膜内网状静脉丛出血:巨大肾癌压迫肾静脉,以及肾静脉和下腔静脉癌栓致肾静脉回流受阻,肾周脂肪组织的网状静脉丛成为主要的侧支循环。该静脉丛血管增粗怒张,管壁易碎,渗血严重。术前准备不充分、没有手术经验,往往因为在游离肾脏时严重的渗血而被迫中止手术。

处理巨大肾癌、肾静脉和下腔静脉癌栓患者的经验:①术前一天做 DSA 肾动脉栓塞,术中静脉和肾周网状静脉丛出血明显减少。②如果无条件做 DSA 肾动脉栓塞,采取经腹途经,先处理肾血管后再游离肾脏。③如果是经腰手术,应该在 Gerota 筋膜外操作游离肾脏,可以减少出血量。作者多先在腰大肌筋膜和 Gerota 筋膜背侧面之间无血管平面向背侧深面分离,先找到肾动脉,结扎后再游离肾脏。

(4)巨大肾脏肿瘤坏死出血:理论上来讲,根治性肾切除术前 DSA 下肾动脉栓塞可导致肾梗死,减少术中出血,且可使术中早期结扎肾静脉,在预计肿瘤血供十分丰富、肾周侧支循环密集、肾动脉分离困难的患者中是有益的.另外,肾梗死后引起的肾周组织水肿,为手术创造了更易分离的操作平面。特别是对于合并肾静脉癌栓的患者,术前 DSA 下肾动脉栓塞可使癌栓回缩。

然而,术前 DSA 下肾动脉栓塞术本身亦可能导致肿瘤组织坏死引起栓塞后综合征、肿瘤坏死出血等不利因素。故推荐术前 48 小时内行动脉栓塞以减少此类情况发生。

(5)巨大肾肿瘤肾切除后肾窝出血:巨大肾肿瘤肾切除后肾窝出血多来源于肾上腺、肝、脾、胰尾等脏器周围及腰大肌肌膜切除后的腰大肌深部渗血,常表现为创面广泛发汗样出血。在创面严重渗血难以控制又无法找到明显渗血点的情况下,采用纱布填塞压迫法止血是挽救患者生命的有效方法,填塞时间一般不超过 48 小时。纱布填塞止血已有 1 个世纪的历史,多应用于肝脏外科、产科出血。有报道称纱布填塞止血的成功率为 77% 左右,并发症包括纱布拆除后再出血、腹腔内感染、压迫邻近器官等。

(6)凝血功能不全,术中出血:术前检测患者出凝血功能和血小板计数。如患者长期服用抗凝药物,术前应停用药物两周以上,检测出凝血功能正常后方可手术。血小板计数低下的患者,可以在术前或术中输注血小板,防止术中、术后出血不止。

(7)术后出血:根治性肾切除术的术后出血多发生在手术当天,腹膜后或腹腔内的原发性出血,最早出现的临床表现为心率加快,患者短期内可出现面色苍白、大汗淋漓、血压下降、尿量减少等休克征象,虽经快速输血、补液处理,休克不见好转,甚至加重则表示出血量较大。引流管常因出血凝固被阻塞,主要观察生命体征、血红蛋白和血细胞比容。主要出血原因:①肾蒂结扎脱落。②迷走血管开放。③切口组织缝合不好,出血流入肾窝创面。④凝血功能差,创面渗血。术后出血重在预防,术前应仔细询问患者是否合并出凝血障碍等血液系统病史,或服用抗血小板、抗凝药物,完善术前出凝血系列检查。术中确切结扎肾蒂血管及主要侧支血管,关腹前仔细检查创面,并注意避免将术中血压维持在过低水平,以掩盖静脉性渗血。

根治性肾切除术的术后当晚严重出血多是迷走动脉出血所致。该迷走动脉因牵拉离断,术中因为血管痉挛或血栓暂时阻塞或低血压未发现出血点,术后小动脉开放而出血,开始为血容量不足表现,如心率加快、血压下降。如果经快速输血补液处理,患者生命体征仍不稳定,应该立刻手术探查,寻找和处理出血血管。静脉性出血一般随着出血增加,血凝块形成,因局部压力作用,出血会自止。该类出血通常保守治疗,不需要手术探查。腰部切口的出血常在肾窝形成大血肿后,因压力作用出血会停止。凝血功能差者,创面渗血的鉴别诊断非常重要,主要观察引流液,这类患者常引流出大量的非凝固性血性液体,临床输血浆、凝血因子等治疗可以纠正。肾脏手术患者术后还有一种常见情况,心率快,腹胀、麻痹性肠梗阻,引流管见少量暗红色液体,这是出血渗入后腹膜所致。经过胃肠减压等对症处理后病情会逐渐缓解。

(二)胸膜损伤

腰切口易损伤胸膜,引起气胸,如术中未能及时发现,可能会引起受损侧肺受压萎缩及纵隔摆动导致患者呼吸、循环功能障碍等严重不良后果发生。因此行经腰切口根治性肾切除术要充分认识和鉴别胸膜损伤,及时做出处理。据统计,经腰入路肾脏手术有 2%~29% 患者发生胸膜损伤,气胸是该术式的常见并发症之一。

1.胸膜损伤的预防

(1)术前常规行 KUB 检查,判断肋骨走行,及时发现解剖变异。

(2)第 12 肋切口及第 11 肋间切口手术入路时宜紧贴第 12 肋骨膜进行,采用钝性、锐性相交替的方式在第 12 肋骨膜下分离。

(3)术中及时发现胸膜损伤并进行处理。手术结束前在术野中灌注生理盐水和指导麻醉师鼓肺,如有气泡自伤口处冒出提示有胸膜损伤的发生。

2.胸膜损伤的处理　术中发现的胸膜损伤通常能够被较好地修补。因为胸膜损伤处张力较大,直接修补无法缝合胸膜,而且可能使胸膜破损增大。同时胸膜薄,缝合困难,需要利用膈肌脚的膈肌作为缝合衬垫。因此充分游离破损的胸膜周围组织,使破损口无张力常是胸膜修补的关键。修补时先将一根 8~12Fr 的橡胶管置于胸膜破损处,置入胸膜腔,同时使用可吸收或不可吸收无损伤缝合线进行连续缝合关闭破口,导管置于水封液面以下(使用弯盘或其他容器)或利用针筒进行负压抽吸。接着指导麻醉师重复鼓肺,将胸腔中的气体及液体排出胸腔。当鼓肺时,水封液面以下没有气泡冒出时,拔掉导管,并在肺处于膨胀状态时完全封闭破损,将缝线打结。大的胸膜破损应当在缝合破损胸膜后,留置胸腔闭式引流管。对于术后发现的气胸,小量气胸(特别是<15%)可以给予氧疗并复查胸片;大量气胸、张力性气胸或气胸产生呼吸系统症状时,需行胸腔闭式引流处理。

(三)周围脏器损伤

1.十二指肠损伤　右肾根治性切除术的十二指肠损伤是一个严重的并发症,处理不当会造成严重的后果,应当引起手术者的高度重视。十二指肠是腹膜后间位器官,于第一腰椎右侧始于胃幽门,呈 C 形包绕胰头部,于第二腰椎左侧十二指肠空肠曲处与空肠相接,长25~30cm。分上部、降部、水平部与升部 4 部分。其解剖位置较深且较固定,除始末两处外,均在腹膜后,与胰胆管关系密切。与肾癌根治术关系最密切的为十二指肠降部,其始于十二指肠上曲,沿腰椎右侧垂直下降至第三腰椎转向右形成十二指肠下曲,接第三段水平部,长7~8cm,位于腹膜外,横结肠及系膜于其前跨越,贴近右肾腹侧及肾门部。十二指肠降部的内侧为胰头,胆总管、胰管开口于此。十二指肠与右肾肾周脂肪组织之间没有明确的筋膜组织相隔,十二指肠降部的浆膜层与肾周脂肪组织直接黏附在一起,一旦有炎症粘连或肿瘤浸润,分离时容易损伤十二指肠。同时术中拉钩过度牵拉可造成较大范围的十二指肠出血或浆膜层损伤,甚至造成十二指肠部分破裂或完全断裂。手术中发现胆汁样液体要考虑十二指肠的损伤。处理经验如下:

(1)经腰部或经腹部右肾根治性切除时在处理肾门血管前要在十二指肠降部的浆膜层与肾周脂肪组织之间仔细分离,将十二指肠与肾周脂肪组织分开,手术时动作轻柔。

(2)手术时腹侧肾门处分离困难时,可经脂肪囊内或肾包膜下分离。经腰切口手术不能确认十二指肠位置时,可打开腹膜经腹腔内确定位置,避免损伤。

(3)如果肾周脂肪组织与十二指肠粘连严重,分离困难,果断终止手术。此外,十二指肠出血时切勿盲目钳夹,因十二指肠管壁较薄,且含有丰富的消化酶,血运不丰富,任何钳夹都有可能造成十二指肠瘘。拉钩暴露时需用纱布垫保护,以免拉伤。如为小裂口,细丝线二层缝合;严重损伤需仔细修补,修补处网膜覆盖,周围放置引流管;术后胃肠减压,辅助应用胰酶抑制剂抑制胰液分泌。如裂口较大,需请专科医生协助处理。术后 48 小时内发现可手术修补,超过 48 小时则以禁食、静脉高营养、持续负压引流、控制感染、维持水电解质平衡等保守治疗为主,多可愈合。

2.结肠损伤　结肠可分为升结肠、横结肠、降结肠及乙状结肠 4 部分,其中升结肠与降结肠和泌尿外科手术操作关系密切。升结肠始于盲肠,沿腹腔右外侧区上行,至肝右叶下方转向左,形成结肠肝曲,移行于横结肠,行程 12~20cm。升结肠属腹膜间位器官,其后方借结缔组织连于腹后壁,活动性小。结肠肝曲后方贴邻右肾,内侧与十二指肠相邻,前上方有肝右叶与胆囊。降结肠自结肠脾曲起始,经左肾外侧缘和腰方肌前方下降,至髂嵴处移行于乙状结肠,长约 20cm,亦属于腹膜间位器官。肾肿瘤可与结肠后壁粘连,甚至侵破结肠后壁。故肾癌根治术中结肠损伤多位于腹膜外结肠后壁,若破口较小术中不易发现,导致术后粪瘘、腹膜后感染等严重并发症发生。

(1)肾脏手术结肠损伤主要原因:①升结肠或降结肠与肾脂肪组织没有游离开,拉钩用力不当,使升结肠或降结肠腹膜外肠壁裂伤,特别在结肠有炎症粘连时.这类损伤术中可能未发现,术后创面有粪汁样液体引出才发现结肠损伤。②经腰部路径行肾切除时,游离下极肾周脂肪囊时有可能将结肠误认为是肾脂肪囊而剪切开。③肾周炎症粘连或肿瘤局部浸润,肾错构瘤肾周粘连特别严重,手术游离时损伤结肠。

与十二指肠一样,升结肠或降结肠是腹膜间位器官,腹膜外的结肠应该充分游离,这样拉钩就不容易损伤结肠。手术分离肾周脂肪组织困难时,可经脂肪囊内或肾包膜下分离,经腰切口手术不能确认结肠位置时,可打开腹膜经腹腔内确认结肠,避免其损伤。术前仔细研究影像资料,对可能存在肠管损伤者,术前做充分的肠道准备。

(2)结肠内容物含有大量的致病力强的细菌,容易发生严重的感染,如发生结肠损伤,宜在手术结束时处理。处理措施根据结肠破损的严重程度与破损的部位不同,一般有以下几种处理方式:①一期缝合修补术:手术操作简单,不影响患者术后生活质量,但未经肠道准备的结肠修补术,有发生肠瘘的可能。该术式仅适用于结肠破口小、粪便流出少、术野无严重污染,且术前经严格肠道准备的患者。尤其适用于肠系膜对侧裂口<2cm者,术中首先做全层间断缝合,而后再间断缝合浆肌层,包埋创口。②一期切除吻合术:此术式的适应证与一期缝合修补术基本相同,只是结肠创口较大,缝合修补有困难。行缝合修补术后有导致缝合口瘘或肠道狭窄可能时,应行一期肠段切除吻合术。该术式尤其适合于右半结肠损伤患者。③损伤肠管缝合修补外置术。损伤的结肠一期缝合修补后将该段肠襻置于腹壁外,术后6~14d,待缝合修补处完全愈合后再次手术将其还纳入腹腔。该术式适用于顾虑缝合修补不可靠的病例,文献报道可使50%的患者避免结肠造口。本法虽仍需2次手术,但若获得成功则可避免肠造瘘。若吻合口愈合失败则随时可在床边切开改为外置造瘘,与一期造瘘无差别。缺点是外置修补处容易裂开,术后外置肠段处理比较复杂,要保持外置肠襻的湿润和清洁,住院时间延长。④肠段切除、两端造瘘或近端造瘘、远端封闭。在肠段缺损较大、术野污染明显、术前未行肠道准备的情况下,本法是最好的处理方式。术中将损伤肠段切除后,两侧断端做结肠造瘘术。若远端不能提出腹壁做造瘘,可将残端暂时封闭。本方式尤适用于术前未完善肠道准备的左半结肠损伤患者。

3.脾脏损伤　脾脏位于左侧季肋区的肋弓深处,左肾腹侧的外上方,后腹膜将脾脏与肾脏的Gerota筋膜分隔。脾有胃脾韧带、脾肾韧带、脾结肠韧带和膈脾韧带与周围脏器相连。脾肾韧带是自脾门至左肾前方的双层腹膜结构,内含有胰尾及脾血管、淋巴结及神经等。脾结肠韧带位于脾前端与结肠左曲之间,此韧带较短,可固定结肠左曲并从下方承托脾。脾结肠韧带在经腹左肾癌根治术中切断,将降结肠、结肠脾曲及部分横结肠向内牵拉显露手术野。

(1)术中损伤脾脏引起出血的主要原因:①暴露时拉钩使用不当使脾脏撕裂。②脾结肠韧带没有切断或完全切断时向内牵拉降结肠,在脾结肠韧带脾脏的附着点将该韧带撕脱。③手术操作失误,锐性器械损伤脾脏,常见的是缝针钩伤。

(2)行左肾癌根治术避免损伤脾脏注意点:①后腹膜有屏障作用,分离左肾上极时要在腹膜的外侧与Gerota筋膜之间平面进行,进入腹腔内容易损伤脾脏。②行经腹左肾癌根治术时脾结肠韧带完全离断,避免撕脱损伤脾脏。③显露肾脏上极时,脾脏处需垫纱布,拉钩动作要适当,不可用力过大。如出现小的撕裂可采用保守方法如电刀80W喷凝、氩气刀止血。可试用无损伤线缝合添加止血纱布压迫止血,严重出血需行脾脏切除术。

4.胰腺损伤　胰腺为腹膜后脏器,胰腺头部位于十二指肠降部,经腹右肾癌根治术将十二指肠向内游离过度时会损伤胰腺头部、胰腺尾部及毗邻左肾内侧上部,经腹左肾癌根治术有时可能损伤胰腺。

(1)主要原因:①大肿瘤与胰腺尾部明显压迫或粘连。②肾脏周围炎症引起肾周脂肪组织与胰腺分界不清。③手术时出血视野不清,操作时误伤胰腺。

(2)预防与处理:防止术中损伤胰腺的关键是要认识胰腺与肾脏的解剖关系以及手术操

作平面,经腹左肾癌根治术游离肾脏内上方是在肾 Gerota 筋膜与胰腺体、尾下缘的疏松无血管区往胰腺腹侧面向上游离,直到胰腺与肾周脂肪组织完全分开。拉钩将胰腺往上牵拉时需用纱布垫保护。如果肿瘤与胰腺粘连严重,则考虑做胰腺体、尾部同时切除,对于未伤及胰导管的损伤,可用丝线缝合胰腺裂口及包膜,术后需放置引流管;如损伤胰导管者,需请专科医生协助处理。

5.肝脏损伤　经腹右肾根治性切除术可能引起不同程度的肝脏损伤。其主要原因为右肾上极肿瘤局部浸润。有时手术暴露肾上极时拉钩用力不当将肝脏拉伤,与脾脏相同,肾周脂肪组织与肝脏之间隔有后腹膜,游离肾脏上极的解剖平面是腹膜与 Gerota 筋膜之间的无血管区。特别是肾脏上极大肿瘤,肾脏上极与肝脏没有间隙,腹膜是解剖标志,操作应该在腹膜外。在腹膜内操作既容易损伤肝脏,也无法游离开肾脏上极。肾脏上极拉钩暴露时需用纱布垫保护肝脏,多数肝脏的损伤是浅表性损伤,保守处理即可。如果系肝裂伤可用无损伤线缝合止血。

(四)腹腔镜手术并发症的预防与处理

1.血管损伤的预防与处理

(1)动脉性出血:肾切除术的关键是肾蒂血管的结扎与切断,尤其是肾动脉的确切结扎是预防术中大出血的关键,肾动脉 Hem-o-lok 的滑脱是术中大出血的主要原因。在游离肾动脉时,需打开肾动脉鞘,尽量清除肾动脉表面结缔组织,保证 Hem-o-lok 结扎确切,不易滑脱;同时需游离足够长度的肾动脉,保证有足够的空间上 3 个 Hem-o-lok,且相邻 Hem-o-lok 的结扎方向保持一致,避免存在牵拉力。术中腹主动脉、肾动脉、脾动脉等的意外损伤,也是术中大出血的原因之一。由于腹腔镜下视野有限,操作空间小,发生大出血时应镇定,并努力寻找出血点,重新止血,必要时当机立断,纱布压迫后立即转为开放手术。

(2)静脉性出血:静脉管壁薄,术中牵拉过度或误损伤易导致静脉撕裂。右肾静脉较短,术中分离时易出现肾静脉与腔静脉交角处撕裂。左肾静脉相对较长,但头侧有肾上腺中央静脉汇入,尾侧有性腺静脉汇入,并时有腰静脉汇入,解剖关系复杂,分离过程中也容易出现损伤。静脉损伤通常表现为大量血液涌出,与呼吸节律有一定联系。作者习惯在腹腔镜下寻找出血点时升高气腹压力,快速吸尽积血后尽快确认出血点,并使用无损伤抓钳暂时夹闭出血点,根据情况采用 Hem-o-lok 夹闭或 6-0 血管缝线缝合。在未控制出血前,使用吸引器需谨慎,必要时采用点吸法,将视野内的积血快速吸尽。持续吸引会降低腹膜后腔内压力,反而会加重出血。由于气腹压力的存在,静脉损伤有时容易遗漏,待腔镜操作结束后应关闭气腹打开排气阀后进一步观察有无出血点。如术中出血汹涌,腔镜下缝合夹闭存在困难,需果断中转开放。

(3)毛细血管出血:腹腔镜手术中,应沿各相对无血管的解剖层面分离,避免大块组织的撕拉,可使用超声刀离断小血管,相较于观察镜的放大效果,作者认为比开放手术止血更确切。在分离过程中,尤其在处理肾蒂周围组织时,部分小血管如破裂出血,可在吸引器吸尽出血、明确出血点后使用抓钳提起小血管后用超声刀电凝止血。如不能明确出血点,切忌盲目钳夹及电凝止血,可使用 1/4 小纱布压迫,先处理其余部位后再处理该出血点。

2.周围脏器损伤的预防与处理　腹腔镜手术中存在胃肠道等腹腔内或间位脏器损伤的可能。术中预防损伤的关键还在于清晰的解剖层次和直视下的轻柔操作。后腹腔镜手术时,如损伤腹膜,需注意观察有无胃肠道、肝脏、脾脏等腹腔内脏器损伤。脏器损伤的处理关键在于术中及时发现。如果术前有完善的肠道准备,可以一期修补或造瘘。如肝脏或脾脏表面轻微的撕脱伤,可以喷涂生物蛋白胶止血。即使未损伤腹膜,在分离肾脏腹侧及下极时,也需注意有无损伤十二指肠、胰尾、结肠等腹膜间位脏器。但是,许多肠道损伤术中不易发现,术后3~5天出现腹痛、发热等,负压引流管内引流出黄绿色的肠液时才能发现,此时需二次手术修补及造瘘,增加患者的痛苦。

3.气腹相关并发症的预防与处理　腹腔镜手术气腹并发症发生率为2%~3.5%,大多数危险性不大。主要原因与气腹压力过大或手术时间过长有关。皮下气肿、高碳酸血症等相对常见。由于二氧化碳较高的溶解度,只要保持患者呼吸道通畅,及早结束手术,都能自行缓解。

4.穿刺相关并发症的预防与处理　盲视下气腹针和穿刺鞘的插入过程是腹腔镜手术的危险步骤之一。文献报道,在一组274例穿刺损伤中,109例是气腹针穿刺引起的,104例是由穿刺植入第一个腹腔镜套管引起的。为减少穿刺相关的并发症,作者习惯做一小切口(Hasson技术),在手指引导下置入穿刺鞘,而且该小切口也可用于标本取出,并不额外增加患者的创伤。

二、肾癌肾部分切除术

1.出血　出血是PN术最重要的并发症。根据出血的时期可以将出血分为术中出血、术后即刻出血以及迟发性出血。术中出血的主要原因是手术创面的动脉没有缝扎,加压缝合创面的压力无法控制动脉性出血,创面严重渗血。术后出血经手术创面引起肾周血肿,出血经集合系统形成肉眼血尿。术后即刻出血多发生在术后12小时,常因为术中肾小动脉痉挛或结扎的肾动脉重新开放出血。术后迟发性出血发生于术后2~5天,主要由于加压缝合的缝线溶解或较剧烈活动,如咳嗽、快速起身致缝线崩裂,手术创面出血,或创面感染、积液形成假性动脉瘤和动静脉瘘。术后远期出血较少见,主要与剧烈活动有关。

(1)术中出血:肾脏PN术中出血包括切开肾实质后严重出血和手术创面加压缝扎后创面出血。肾动脉或肾动、静脉完全阻断是手术的关键,能保证手术视野的清晰,减少出血量,完整切除肿瘤,防止其他并发症的发生。肾脏PN术中出血多因肾动脉阻断不完全所致.手术游离肾动脉时剪开肾动脉鞘,血管游离1~2cm,有足够的空间上动脉阻断夹。选用能夹紧肾动脉的动脉阻断夹,钳夹时尽量不要夹到血管周围组织。其次是肾静脉性出血,如前所述,近肾门的静脉出血有时非常严重,术者应该将肾动脉和肾静脉一起阻断。少数情况是肾动脉的变异,术前没有做肾动脉的影像学检查,变异的肾动脉造成术中出血。有的患者肾动脉分支较早,术中游离的不是肾动脉主干而是肾动脉的二级分支,术中同样严重出血。如果手术者遇到肾动脉阻断不完全或有严重的静脉性出血,创面渗血影响手术开展,可以重新检查肾蒂血管并完全阻断,也可以用边切边缝扎血管的方法,控制创面出血,保持手术视野清晰。

肾PN术松开血管阻断夹后,观察手术加压缝扎创面渗血情况以及导尿管尿液的颜色,观察5~10分钟。低血压时小动脉闭合,随着血压升高,血管腔开放引起出血。因此,手术结束后等血压恢复至正常范围才能缝合腹壁或腰部切口。同时麻醉师给患者正压呼吸,增加腔静脉的压力,观察有无肾静脉出血。对于手术创面的出血,首先要区别是肾动脉性出血还是肾实质的渗血,后者出血一般加压或用止血凝胶或止血粉可以止血+创面渗血压迫后渗血不止,可以用 2-0 号无损伤线切缘间断贯穿缝合;如果仍不能止血,则需要重新阻断肾动脉,打开缝合创面处理出血的血管。肾 PN 累及集合系统可以有肉眼血尿,如果血尿严重或伴血凝块,打开创面,缝合集合系统和出血的血管。

(2)术后即刻出血:术后即刻出血多发生在手术结束后的 12 小时内,常见的原因是闭合的肾小动脉重新开放,引起肾周血肿,如果与集合系统相通,会引起严重的血尿。术后即刻出血表现为手术侧腰部疼痛,查体同侧上腹部膨胀。多数出血都在肾周形成血凝块,负压球引流量不多,但是引流液呈暗红色。患者心率快,血压低,血常规血红蛋白和血细胞比容下降。超声波检查肾周明显积液和积血。如果输血补液后生命体征不稳定,血红蛋白和血细胞比容继续下降,需要立刻进行外科处理。临床首选 DSA 选择性肾动脉分支栓塞,多数出血可以通过介入治疗控制。如果没有介入治疗条件或介入治疗不能止血,则需要手术探查,打开肾脏的创面止血。

术后即刻引流血性液体多时,还要鉴别其他原因:①肾脏创面和肾脏游离创面渗血,术后 12 小时明显,可以有 200~300mL 不凝固性血性液体。这类渗血生命体征稳定,不需要处理。②肾创面的集合系统没有缝合,术后漏尿。对于较多血性液体引出,生命体征和血红蛋白、血细胞比容无波动,引流液测定肌酐来鉴别漏尿还是渗出液。③凝血功能下降性出血,肾脏创面渗血,引流管引流出大量的不凝固血性液体,生命体征不稳定,血常规、血红蛋白和血细胞比容下降,超声波检查肾周没有积液和积血,这是内科性出血,补新鲜血或血浆和凝血因子,控制出血。

(3)迟发性出血:术后近期出血多发生在术后 2~5 天。主要有两类症状:患肾区剧烈的疼痛和肉眼血尿伴血块。临床最常见的是加压缝合的缝线溶解或较剧烈活动,如咳嗽、快速起身等导致缝线崩裂,手术创面出血。因为肾周渗出粘连,出血量受到限制,形成局限性血肿。患者的主要症状是剧烈的疼痛,CT 平扫或超声波检查可以确定血肿范围以及观察血肿变化。这类患者原则上止痛及对症处理,平卧观察,肾周血肿消失要 2~3 个月。如果患者以肉眼血尿伴血块为主,出血量大,膀胱血块填塞,常肾周局限性血肿为创面感染、积液形成假性动脉瘤和动静脉瘘,出血经集合系统引出。这类患者迅速做 DSA,行出血的动脉栓塞,如果介入无法控制出血,则需做患肾切除,挽救患者的生命。少数患者集合系统引流障碍,尿液积聚将手术创面崩开,肾脏创面的动静脉开放出血。漏尿伴出血,出血部位无法自限,除引流尿液外,出血需用介入方法控制。如果出血无法控制,果断做患肾切除。总之,PN 术后出血处理的基本原则:自限性出血,保守治疗;活动性出血迅速行 DSA 选择性肾动脉栓塞;介入治疗无法控制出血,果断行患肾切除术。任何迟疑都会给患者带来大的伤害,甚至失去生命。

PN 术后远期出血很少发生,患者术后 2~3 周平卧休息为主,术后 2~3 个月不要做重体力劳动或剧烈运动,炎性脆弱的肾创面容易损伤出血。

2.漏尿　漏尿是 PN 术最常见的并发症。肾部分切除术后常见引流管有尿液流出,往往在肾集合系统愈合后消失。如出现持续性引流时,多提示漏尿。通过检测引流液中肌酐水平或血管内注射靛胭脂后观察引流液中是否出现染色,可进一步明确诊断。

(1)位于肾中部或者背侧肾门的肿瘤术前须获得集合系统的影像学资料。肾窦背侧肿瘤应该在肾盂与肾窦脂肪组织之间无血管区平面分离肿瘤底部,可以避免肿瘤切除时损伤肾盂。肾中部肿瘤楔形切除时应该注意集合系统,因为约2/3患者没有肾盂中盏,肾中部集合系统引流到上盏或下盏。特别是肾内性肾盂,手术楔形切除至肾肿瘤底部时切开或切除部分肾盂,术中纵形间断缝合肾盂,以免肾盂梗阻造成远端集合系统积水,尿液从创面渗出。

(2)预防漏尿的最主要措施是精确、仔细缝合集合系统。肾肿瘤瘤体较大而切除较多肾实质或肾极切除,可能损伤肾小盏或肾盏的漏斗部而未在术中发现。作者经验:术中手术创面的髓质和肾外脂肪组织部位所有白色的结缔组织均用3-0可吸收线间断缝合。如果手术创面大,术前行输尿管插管,术中经输尿管导管注水或注亚甲蓝溶液,观察集合系统是否密闭。在修补处喷洒组织凝胶也可减少漏尿。

(3)PN游离肾脏和肾下极肿瘤切除时避免损伤输尿管,防止输尿管梗阻产生的漏尿。在肾部分切除后可将肾周脂肪置入肾脏下极和上段输尿管之间,以免输尿管与肾脏下极粘连、瘢痕形成伴发输尿管狭窄梗阻。

(4)肾肿瘤伴同侧输尿管结石,原则上先处理结石,然后做PN术。避免同时处理泌尿系结石和肾脏部分切除。

(5)PN术后漏尿处理主要为持续性引流,引流的时间因产生漏尿的原因不同而不同,手术者和患者都要有耐心,尽量不要手术探查,漏尿的创面修补成功率很低。年龄是影响尿瘘的因素,老年患者容易发生尿瘘而且愈合时间显著长于年轻患者。

(6)PN引起漏尿主要原因是集合系统手术时没有缝闭,尿液从创面漏出。当尿路引流无梗阻时,大多数尿瘘可以自愈。当集合系统有梗阻时,静脉肾盂造影或逆行肾盂造影可明确肾集合系统是否出现梗阻以及梗阻的部位。如果输尿管引流不畅,可以放置输尿管支架内引流管。如果肾盂部位梗阻,远端肾盏引流不畅,则需行经皮肾造瘘术,等创面愈合后再行经腔内狭窄部位整形术。

(7)PN手术的漏尿并不都是集合系统的问题,有时是肾部分切除后创面残留的肾实质较多,肾小球分泌的尿液没有从集合系统回流的通道流出,而是从创面漏出。这类患者的漏尿量不多,一般100~200mL,等残留的肾实质完全萎缩后,漏尿才能愈合。

(8)当漏尿肾周引流不畅时,则可能发展为肾周假性尿囊肿,继发感染,形成肾周脓肿。患者反复低热,引流液浑浊。临床需手术探查,积脓处放置引流管。

3.急性肾功能不全　先天性孤立肾、对侧肾功能不全或无功能者以及双侧肾癌患者行肾部分切除术后容易出现不同程度的肾功能不全,严重者出现无尿、急性肾功能衰竭。术后急性肾功能衰竭的主要原因可能是手术过程缝扎止血时缝住了肾主要血管或肾集合系统;或肾热缺血时间长,肾小管缺血坏死;或残留的肾实质太少,不能维持正常的肾功能。这种肾功能不全一般比较轻微,通过维持适当的水和电解质平衡可自愈。并且在大多数病例中,残余肾可通过代偿性增生来改善肾功能。严重的肾功能不全需行临时性或长期血液透析,应在术前告知患者这种可能性的存在。保留肾单位手术后出现少尿或者无尿,立即做血液透析,多数患者经过短期血液透析,肾功能可以恢复。

4.输尿管梗阻　肾下极PN缝合手术创面时,缝到附近的输尿管,或缝到输尿管邻近组织,引起输尿管成角畸形;或肾创面出血,在集合系统形成血凝块阻塞输尿管;或术中放置双"J"管,远端未放到膀胱,输尿管不通畅。少数由于创面外渗感染,炎症瘢痕引起输尿管梗阻。PN术后输尿管梗阻,行经皮肾穿刺造瘘,二期手术解除输尿管梗阻。

5.感染　肾脏肿瘤PN术创面感染发生率很低,肾PN创面渗出积液继发感染,如果炎症局限则形成肾周脓肿,如果炎症扩散则可形成肾周围炎、肾盂肾炎、肾实质炎,严重者引起败血症。术前有上尿路感染者控制感染后再手术。手术过程中尽量不做输尿管插管,或输尿管放置双"J"管引流,以免引起逆行感染。如果术后尿瘘继发感染,形成创面附近积液、积脓,需手术或穿刺放置引流管。如果炎症扩散形成肾周围炎、肾盂肾炎、肾实质炎,甚至引起败血症者,在抗感染的基础上考虑做患肾切除。

三、肾重复畸形半肾切除术

1.重复肾有独立的两套动静脉血供系统,手术关键是找到要切除的半肾血管,避免损伤需保留半肾的血供。腹腔镜的放大作用可以清晰地显示肾蒂血管,特别在小儿经腹途径打开结肠系膜暴露肾门即可区分两套血供。开放性手术寻找变异血管相对比较困难,有时要充分游离肾脏才能区别。正常情况下肾蒂的肾动脉、肾静脉、肾盂排列顺序从上到下依次为肾动脉、肾静脉、肾盂;从前到后依次为肾静脉、肾动脉、肾盂。而肾重复畸形该排列混乱,容易损伤下半肾的肾动脉分支。将上半肾的输尿管切断、提起,向肾盂分离,可以分清两套血管的走行。在准确判断需切除半肾的血供后尽量靠近肾脏端离断血管,以最大限度地保护留存半肾的血供。

2.出血是半肾切除最常见和最严重的并发症 肾重复畸形的重复的肾脏分别有两套独立的血液供应系统,血管的分布变异较多,位置比较靠近,分离困难,常常容易损伤血管,导致比较严重的出血,甚至会导致患侧肾脏的切除。另外,两个半肾之间虽有相对的边界,但没有包膜形成的间隙,其间多有丰富的血管连接,离断后容易引起断面的出血。

3.漏尿是肾重复畸形半肾切除术最常见的并发症 ①当楔形切除上半肾组织过多时,容易损伤下半肾的集合系统,损伤没有被及时发现和修补则会发生严重的漏尿。②当上半肾切除不彻底,保留较多的肾单位,分泌的尿液经创面渗出,该漏尿的程度会相对较轻,漏尿量比较小。③肾重复畸形常合并输尿管畸形,输尿管梗阻时创面的漏尿加重,不易愈合。

手术者一定要有肾重复畸形半肾切除术后漏尿严重性的观念,与肾肿瘤 PN 术的漏尿不同,肾重复畸形常伴患肾炎症,尿液的积聚合并感染,形成肾周脓肿。手术创面不易愈合,最后需要切开引流,甚至需行下半肾切除才能最后控制感染。上述三个原因的后两者是防范重点。如果有输尿管梗阻,应该术中同时处理,放置双"J"管内引流。如果不能一期处理,下半肾需做肾造瘘。上半肾残留肾单位分泌尿液是较难处理的问题,虽然漏尿的量不多,合并感染后同样会引起严重后果。对于腹腔镜半肾切除,上半肾的残余肾盂黏膜处理的方法,即在黏膜下分离,将黏膜完全剥离,只适合上半肾重度积水肾实质薄的患者。肾实质厚的患者要在上下半肾交界部位切除上半肾,减少创面尿液渗出。

4.肾盂肾炎、肾周脓肿是临床处理较困难的并发症,其防范重于处理。术前做尿细菌培养与药敏试验,术后引流液细菌培养,选择有效的抗生素正规治疗。

5.如果双肾盂、双输尿管畸形,需要行上半肾与输尿管全切时要知道两根输尿管的下端是共鞘。上半肾输尿管多迂曲存在于下半肾输尿管的共同输尿管鞘之中,下半肾输尿管又呈正常粗细,直径仅为增粗输尿管的1/3 以下,因此剥离时非常容易损伤健康输尿管的血液供应,导致术后输尿管蠕动功能的部分或节段性丧失。临床可以保留上半肾下段输尿管,保留下段输尿管的血运。如果上半肾输尿管要切除,下半肾输尿管的下段与膀胱做再植。

第二节　肾上腺手术并发症的预防与处理

一、开放性肾上腺肿瘤切除术

1.肾上腺手术相关并发症

（1）出血

1）静脉性出血。①下腔静脉出血：右侧肾上腺静脉相对细短,起自肾上腺尖部,汇入下腔静脉后侧,暴露比较困难,所以在游离肿瘤时容易撕裂。②肝短静脉出血：较大肿瘤向上将肝脏尾状叶抬高,数对肝短静脉紧贴肿瘤的后上方,游离肿瘤上极时撕裂肝短静脉,回缩的肝短静脉出血时止血非常困难。③肾静脉出血：少数患者右侧肾上腺小静脉直接汇入右肾静脉或右肾静脉与下腔静脉交角,手术操作粗暴,撕断肾上腺小静脉,引起右肾静脉出血；左侧肾上腺静脉直接汇入左肾静脉,处理左肾上腺静脉是左肾上腺肿瘤手术的关键步骤,损伤该静脉可引起左肾静脉出血。此外,肾上腺肿瘤体积大,向下可以压迫肾静脉,游离肿瘤下极时容易损伤肾静脉,右侧容易在肾静脉与腔静脉的夹角处撕裂肾静脉。左侧肾静脉与肿瘤可以有较长段粘连,极易损伤左肾静脉。

2）动脉性出血：①肾上腺动脉出血,特别是膈下动脉位置高,容易拉断,该动脉离断后回缩出血。②左肾动脉损伤出血,左肾上腺肿瘤紧贴左肾肾门,肾动脉常位于肿瘤的后下方,游离肿块时容易损伤肾动脉。③肠系膜上动脉和腹主动脉的损伤出血、左肾上腺巨大肿块压迫腹主动脉,使局部血管走行改变,在游离肿瘤内侧时,损伤肠系膜上动脉,甚至腹主动脉,引起严重的出血和小肠缺血坏死。

3）肾上腺实质损伤出血：肾上腺组织脆,易损伤,残留肾上腺的创面渗血是常见情况,一般出血量不大,易处理。

4）脾脏和肝脏损伤出血：右侧肾上腺手术损伤肝脏,左侧损伤脾脏,脾脏撕裂出血可能需要手术切除脾脏。

（2）肠道损伤：肠道损伤大多发生在经腹腔途径的肾上腺切除手术。腹腔镜肾上腺切除手术时肠道损伤的延迟发现是危及生命的严重并发症。腹腔镜手术操作中,仅有 1/3 的小肠损伤是在手术期间发现并诊断的。延迟诊断肠道损伤的患者中有 1/4 可能最终死亡。小肠是最容易被损伤的肠道,在腹腔镜手术中导致肠道损伤的最常见原因是分离器的导电或腹腔镜视野外电烙器与肠道的触碰。这些损伤在手术期间常不被发现。右侧巨大肾上腺肿瘤手术容易引起十二指肠损伤,也将导致最严重的结果。肾上腺皮质癌患者或者术前有放疗史者,瘤体常与十二指肠有紧密粘连,术中容易损伤肠壁、结肠和胃损伤发生率相对较低,大多发生在经腹左侧肾上腺手术,除任何形式的锐器伤或钝伤均可损伤肠道外,还有可能为巨大肿瘤累及结肠系膜血管,从而产生结肠缺血性损伤。左侧肾上腺肿瘤累及肠系膜上动脉,引起小肠缺血、坏死等严重并发症。

（3）周围实质脏器与组织损伤

1）肾脏损伤：肾上腺肿瘤的下极紧贴肾静脉,左侧靠近左肾动脉,手术损伤肾血管会造成不同程度的肾损伤,甚至术中需切除肾脏。右肾静脉侧支循环差,肾静脉阻断,肾血流回流受阻,肾功能完全损坏。左肾静脉有生殖静脉等侧支,肾静脉阻断后,由于侧支循环建立,左肾功能可以部分保留。肾动脉阻断,可致肾萎缩,肾功能丧失。

2)肝脏损伤:当肿瘤组织与肝脏粘连较紧时可发生肝脏表面撕裂,特别是较大肿瘤或嗜铬细胞瘤时,用手指钝性分离粘连紧密的肾上腺上极容易发生肝脏实质的撕裂。右肾上腺上极肿瘤暴露时,损伤肝门的门静脉可以造成严重的肝缺血、坏死。

3)脾脏损伤:脾脏损伤的主要原因包括:①脾结肠韧带没有切断或没有完全切断时用力牵拉降结肠和结肠脾曲,在脾结肠韧带脾脏附着点撕裂脾脏实质。②开放手术中手术拉钩或腹腔镜牵引器用力过大损伤脾脏,或手术缝针或尖锐的腹腔镜器械直接损伤脾脏。③肿瘤组织与脾脏粘连较紧时,分离肿块层次不清直接损伤脾脏。④左肾上腺肿瘤体积大,游离其上极时,损伤脾血管,导致脾切除。

4)胰腺损伤:胰腺损伤常是由于术者在解剖分离左侧肾上腺邻近结构和正常组织时没有辨认清晰,导致误伤。由于胰腺组织与肾上腺在表面观上有一定相似性,切除粘连紧密的瘤体容易进入胰腺,以致引起胰漏。

5)膈肌损伤:在肾上腺手术时也偶有发生,对于上极粘连的大肿瘤,手指或血管钳盲目钝性分离容易伤及膈肌,这种损伤在术中比较容易发现而及时在术中修补。部分尚在学习阶段的腹腔镜医生,由于缺乏经验,容易在寻找肾上腺时误伤膈肌,这种损伤方式容易在术中被忽略,也可能产生严重后果,会导致手术同侧的气胸和纵隔气肿。

2.手术并发症的预防与处理

(1)肾上腺肿瘤的定位:肾上腺肿瘤多数体积不大,肿块最大径 3~4cm,手术定位准确可以减少盲目分离带来的对周围血管和脏器的损伤,特别是肥胖患者。Gerota 筋膜包绕肾上腺和肾脏,沿着该筋膜外侧分离,在其顶部融合部比较容易找到肾上腺和肾上腺肿瘤。无目标地进入 Gerota 筋膜内,手术操作会失去解剖平面,而且 Gerota 筋膜内含有丰富的毛细血管,渗血影响手术视野。对于开放性肾上腺手术,作者的经验是:经腰途径肾脏腹侧紧贴腹膜分离,直到下腔静脉,拉开后腹膜,在肾脏的上极很容易找到肾上腺和肾上腺肿瘤。经腹途径切开后腹膜后,右侧游离开升结肠和十二指肠,在下腔静脉后外方,肝下面可见右肾上腺和肾上腺肿瘤;左侧游离开降结肠和部分横结肠后,在肾脏上极和胰腺下面可见左肾上腺和肾上腺肿瘤。

(2)肾上腺静脉出血:肾上腺手术的出血主要是静脉性出血,手术者不但要了解肾上腺静脉的正常解剖,而且要注意一些特殊变异。肾上腺静脉的正常解剖为右肾上腺静脉汇入下腔静脉,左肾上腺静脉汇入左肾静脉。但是,大约10%的肾上腺存在解剖变异,最常见的解剖变异为右肾上腺静脉汇入右肾静脉或右肝静脉。除此以外,大的肾上腺肿瘤的滋养血管丰富,原来细小的膈下血管可能代偿性增粗,血流丰富,手术中要高度重视。肾上腺肿瘤周围静脉的血管壁比较薄,容易损伤出血,切勿盲目钝性游离,特别是游离较大右侧肾上腺肿瘤上极时,静脉的出血大多由手术者操作粗暴或助手暴露过程中不当心产生的血管撕裂伤所致。

(3)右肾上腺巨大肿瘤切除:右肾上腺肿瘤上极的静脉出血是肾上腺手术比较严重的出血,因为位置深,且前内侧是下腔静脉,一旦主要的静脉血管损伤,止血非常困难。肿瘤切除前手术视野的暴露是防止和处理出血的关键。右肾上腺肿瘤上极的静脉出血主要有汇入下腔静脉的肾上腺静脉与侧支、代偿性增粗的膈下血管以及肿瘤上极的肝短静脉出血。作者的经验是打开下腔静脉血管鞘,先游离下腔静脉外后壁,沿着下腔静脉血管壁与右肾上腺之间的间隙分离,找到肾上腺静脉,结扎、切断。然后从外向内切断肾上腺肿瘤与膈肌间致密连接组织,一般该组织内无重要血管,游离内外侧后,最后处理肾上腺肿瘤顶部的膈下动、静脉。如果肾上腺肿瘤大,手术操作空间小,可以切断肝镰状韧带、肝冠状韧带以及肝三角韧带,游离肝脏右叶,而后将肝脏向左侧逐渐推开,使手术视野增大,可安全处理肾上腺上极的血管,包括肝尾状叶小血管和肝短静脉(详细手术操作见肾脏根治性切除章节)。根据作者的临床操作经验,经胸腹联合切口是右侧巨大肾上腺肿瘤切除的较好选择,如前所述,右肾上腺难处理的部位是肾上腺的内侧和上方,经胸腹联合切口可以很好显露这些部位,特别是右肾上腺肿块的上极,可方便处理膈下血管。

(4)左肾上腺巨大肿瘤切除:左肾上腺巨大肿瘤切除术最重要的静脉出血是左肾静脉以及汇入肾静脉的肾上腺中央静脉损伤。巨大肿瘤下极压扁左肾静脉,与血管紧密相连,加之肾上腺中央静脉与其他静脉分支使手术分离肾静脉非常困难,极易损伤左肾静脉,引起严重的出血。一旦遇到该并发症,最有效控制出血方法是做左肾和左肾上腺整块切除。左肾上腺的巨大肿瘤行左肾和左肾上腺整块切除,阻断肾动脉,可以减少静脉性出血,同时增加手术操作的空间。因此,左肾上腺的巨大肿瘤切除术术前要了解右肾功能,征求患者及其家属关于术中可能切除左肾的意见。经腹推开降结肠和结肠脾曲,在胰腺的腹侧面将胰腺与肿块分离开后不要急于游离肿块,先在腹主动脉的前方游离左肾静脉,沿着左肾静脉找到左肾上腺中央静脉。然后在腹主动脉的外侧、肾静脉的后方找到左肾动脉。左肾动脉和左肾静脉分别吊一根 7 号丝线以防肾静脉损伤,控制严重出血。在完成肾动、静脉的准备后才开始左肾上腺巨大肿瘤切除,先将肾上腺中央静脉结扎、切断,只有切断该静脉后才能将肾静脉与肿瘤分开,阻断该静脉还可以减少嗜铬细胞瘤血管活性物质释放。游离肿块时先游离肿瘤的内侧,如果肿瘤内侧没有超过腹主动脉,可以沿着腹主动脉的外侧、肾血管的上方逐步向上分离,结扎、阻断左肾上腺肿瘤的动脉血供,减少肿瘤表面的渗血。如果肿瘤内侧覆盖在腹主动脉前面,要紧贴肿瘤分离内侧,防止损伤肠系膜上动脉。分离肿瘤的内侧后,在腹膜外分离肿瘤的上极与外侧,最后处理肿块的下极。仔细将肾静脉与肿瘤分开,同时不要损伤肾静脉后上方的肾动脉。

(5)粘连性肾上腺肿瘤切除:部分大肾上腺肿瘤,如肾上腺癌、肾上腺嗜铬细胞瘤,与周围组织器官粘连紧密,特别与下腔静脉、腹主动脉等重要血管粘连时,评估手术损伤带来的风险,切忌为了切除肿瘤而粗暴钝性游离,以免引起不可挽回的后果。此时要放弃标准的包膜外肿瘤切除,改行肿瘤包膜内切除,良性肿瘤待移去肿瘤后再做残留的包膜处理,如果是肾上腺癌只做减瘤手术,不处理肿瘤包膜手术须避免损伤大血管和器官。

(6)神经节来源的肾上腺部位的肿瘤:神经节来源的肾上腺部位的肿瘤,其根部在腹主动脉和下腔静脉的内侧脊柱,沿着腹主动脉和下腔静脉背后长到肾上腺部位。有的肿瘤包绕腹主动脉和下腔静脉生长。手术切除的方法与肾上腺来源的肿瘤有区别:如右侧的神经节来源的肾上腺部位的肿瘤,必须游离整段下腔静脉,在下腔静脉的内侧分离切断与脊柱紧密粘连的肿瘤根部,从腔静脉的后面将肿瘤拖出。有部分神经节细胞瘤与腔静脉粘连紧密,分离时常造成下腔静脉后的腰静脉撕裂,或者下腔静脉破裂,有时需要在肾静脉上方阻断肿瘤粘连的腔静脉两端,将瘤体切除后,再做腔静脉修补。甚至将该段下腔静脉一并切除才能彻底止血。对于包绕腹主动脉和下腔静脉生长的肿瘤,可以将肿瘤切断后从腹主动脉或下腔静脉后分离、切除。

（7）异位肾上腺肿瘤切除：异位肾上腺肿瘤较为少见，主要指异位嗜铬细胞瘤，其中42%在肾上腺附近或肾门，28%在主动脉旁嗜铬体（Zukerkandle 器），10%在膀胱，12%位于胸腔内，2%在颈部，其余位于不同部位的嗜铬组织。异位嗜铬细胞瘤，特别是位于肾门旁的肿瘤，由于与肾动脉、肾静脉关系密切，且较大的肿瘤常常与周围组织有明显粘连，故在分离时可能损伤肾血管，导致较为严重的出血，有时甚至需切除同侧肾脏。故在行此部位异位嗜铬细胞瘤手术前需明确对侧肾功能，并告知患者可能出现的相应风险。术中采用经腹途径，完全显露腹主动脉前方区域，暴露主动脉和下腔静脉间隙，牵开肾动脉、肾静脉后将肿瘤拖出，逐步游离。

二、腹腔镜肾上腺肿瘤切除术

1.手术并发症　手术并发症主要分为两大类，一类是腹腔镜手术所共有的并发症，如血管损伤、腹腔脏器损伤、切口疝、皮下气肿、气胸、气体栓塞、高碳酸血症、下肢静脉血栓等，其发生原因、临床表现及预防、处理在此不一一赘述。另一类是肾上腺手术可能出现的并发症。下面对肾上腺手术相关并发症进行介绍。

（1）出血

1）静脉性出血：①肾上腺中央静脉出血。由于右肾上腺中央静脉很短，并直接汇合入下腔静脉侧后壁，可能在使用电凝剥离肾上腺时损伤。术中游离肾上腺、分离中央静脉及牵引下腔静脉时，均可能撕破或撕断本不粗大的肾上腺中央静脉。②下腔静脉出血。右肾上腺手术中最严重的并发症是下腔静脉损伤大出血。分离中央静脉及牵引下腔静脉时，均可能撕裂下腔静脉。当发生中央静脉出血时，切忌匆忙止血，在血泊中盲目使用电凝和钛夹止血，常是造成下腔静脉损伤大出血的真正原因。③肝短静脉出血。较大肿瘤向上将肝脏尾状叶抬高，数对肝短静脉紧贴肿瘤的后上方，游离肿瘤上极时撕裂肝短静脉，回缩的肝短静脉出血时止血非常困难。④肾静脉出血。右侧少数患者肾上腺小静脉直接汇入右肾静脉或右肾静脉与下腔静脉交角，手术操作粗暴，撕断肾上腺小静脉，引起右肾静脉出血；左侧肾上腺静脉直接汇入左肾静脉，处理左肾上腺静脉是左肾上腺肿瘤手术的关键步骤，损伤该静脉引起左肾静脉出血。此外，肾上腺肿瘤体积大，向下可以压迫肾静脉，游离肿瘤下极时容易损伤肾静脉，右侧容易在肾静脉与腔静脉的夹角处撕裂肾静脉。

2）动脉性出血：①肾上腺动脉出血。特别是膈下动脉位置高，容易拉断，该动脉离断后回缩出血。②左肾动脉损伤出血。左肾上腺肿瘤紧贴左肾肾门时，肾动脉常位于肿瘤的后下方，游离肿块时容易损伤肾动脉。③肠系膜上动脉和腹主动脉的损伤出血。左肾上腺巨大肿块，压迫腹主动脉，使局部血管走行改变，在游离肿瘤内侧时，损伤肠系膜上动脉，甚至腹主动脉，引起严重的出血和小肠缺血、坏死。

3）肾上腺实质损伤出血：肾上腺组织脆，易损伤，残留肾上腺的创面渗血是常见情况，一般出血量不大，易处理。

4）脾脏和肝脏损伤出血：右侧肾上腺手术损伤肝脏，左侧损伤脾脏，脾脏撕裂出血可能需要手术切除脾脏。

（2）周围脏器、肠道损伤：术中可能发生包括肾脏、肝脏、胰腺、脾脏和肠管等在内的脏器损伤，以经腹膜途径手术多见，后腹腔镜手术相对少见。

2.并发症的防范与处理

（1）下腔静脉损伤：下腔静脉出血时往往比较凶险,试图用腹腔镜手段进行止血并继续完成手术是很危险的,此时应果断地迅速中转开腹手术止血,这也是手术前常规交叉配血备用的必要所在,术中可靠处理右肾上腺中央静脉的技巧在于首先显露下腔静脉右侧壁,沿其外缘向后上方探查寻找,充分游离暴露右肾上腺中央静脉,并尽可能增加肾上腺与腔静脉之间的显露,其近腔静脉端至少使用两支钛夹钳夹后再剪断,不宜单纯使用电凝切割此血管,避免电凝扩散损伤下腔静脉或血管断端回缩出血的被动局面。但如果腔静脉裂口不是很大,操作医生腔镜缝合技术较好的情况下,可以暂不开腹,此时加大二氧化碳气腹压力,快速切除肿瘤,再增加一个穿刺点,以帮助暴露视野,然后在腔镜下进行腔静脉缝合。

（2）肾上腺中央静脉出血：单纯的肾上腺中央静脉损伤,出血量不大时,可在腔镜下钛夹或 hem-o-lok 处理。但是肾上腺中央静脉出血有潜在的危险,因可能累及下腔静脉或左肾静脉,因此术中处理肾上腺中央静脉时要仔细游离。如出血严重难以腔镜下控制,应当机立断中转开放处理。

（3）其他肾上腺静脉出血：右肾上腺肿瘤上极的静脉出血是肾上腺手术比较严重的出血,因为位置深,前内侧是下腔静脉,一旦主要的静脉血管损伤,止血非常困难,肿瘤切除前手术视野的暴露是防止和处理出血的关键。右肾上腺肿瘤上极的静脉出血主要有汇入下腔静脉的肾上腺静脉与侧支、代偿性增粗的膈下血管以及肿瘤上极的肝短静脉。笔者的经验是打开下腔静脉血管鞘,先游离下腔静脉外后壁,沿着下腔静脉血管壁与右肾上腺之间的间隙分离,找到肾上腺静脉,结扎切断,然后从外向内切断肾上腺肿瘤与膈肌间致密连接组织,一般该组织内无重要血管。游离内外侧后最后处理肾上腺肿瘤顶部的膈下动、静脉。

（4）肾静脉出血：肾静脉出血是较大或巨大左肾上腺肿瘤切除术重要的静脉出血。手术者要有控制出血的最佳方法是左肾和左肾上腺整块切除的概念。术前要了解右肾功能,患者及其家属须同意术中可能切除左肾。笔者的经验是首先立即中转开放手术,经腹推开降结肠和结肠脾曲后不急于游离肿块,先游离左肾静脉,然后沿腹主动脉的外侧、肾静脉的后方找到左肾动脉,肾动、静脉分别吊一根 7 号丝线以防肾静脉损伤严重出血,并在必要时可以快速结扎动、静脉切除肾脏。然后找到肾静脉裂口,用 5-0 血管缝合线缝合裂口,控制出血。

（5）胸膜、膈肌损伤：在肾上腺手术时也偶有发生胸膜损伤,多数发生在制备后腹膜腔或缝合切口时手指或血管钳盲目钝性分离时,膈肌损伤发生在分离上极粘连的大肿瘤时。部分初学腹腔镜者,由于缺乏经验容易在寻找肾上腺时误伤膈肌,术中发现胸膜及膈肌损伤比较容易进行修补,若术后发现出现同侧的气胸和纵隔气肿,需立即行胸腔闭式引流术并请相应科室协助治疗。

（6）周围脏器损伤：熟悉解剖、术中小心仔细分离是最好的预防周围脏器损伤的办法。如若发生损伤,应按照相关原则进行处理。

第三节　输尿管手术并发症的预防和处理

一、肾盂-输尿管连接部成形术

1.持续漏尿与肾周尿液囊肿　UPJ 术后持续漏尿常见原因是：输尿管与肾盂吻合疏漏,

或吻合线脱落;双"J"管没有插入膀胱,输尿管远端梗阻;少数患者膀胱持续痉挛,膀胱尿液反流。吻合口漏尿以及负压吸引不佳,尿液积聚于肾周引起尿液囊肿。若尿液囊肿继发感染,可形成肾周脓肿。

UPJ 成形术后漏尿多为吻合口缝合的问题,采取有效吸引,多数患者漏尿会自行停止。如果双"J"管引流不佳,或伴上尿路感染,可以行 PCN 肾造瘘引流.,尿液囊肿多数自行吸收,如果囊肿大,合并感染,行穿刺引流或切开引流术。

2.UPJ 成形术后再狭窄

(1)UPJ 成形术吻合口狭窄:UPJ 吻合口因为缺血、纤维化、受压或扭曲导致狭窄或完全闭塞,肾积水加重,肾功能下降或丧失。

(2)UPJ 成形术吻合口再狭窄预防:UPJ 成形术主要解除 UPJ 的梗阻,术后最大的问题是梗阻没有解除反而加重。防止吻合口梗阻是该手术的难点和重点。具体预防措施如下。

1)游离上段输尿管时要保留其周围的组织以保证血供。

2)仔细斟酌肾盂输尿管连接处狭窄切除的范围。如果切除长度不够,尤其是功能性梗阻,插输尿管导管虽无狭窄,但术后效果不佳;切除太长,由于肾盂输尿管吻合口张力大,术后易发生再狭窄。

3)术中输尿管远端要插输尿管导管,避免输尿管狭窄或扭曲。

4)吻合部位的肾盂和输尿管尽量减少钳夹,减少机械性损伤。

5)建成漏斗状肾盂输尿管连接,漏斗是肾盂的最低点。吻合口要呈斜形,吻合应无张力。

6)吻合时肾盂与输尿管的肌层应对合准确,尽量避免内翻或外翻,恢复肌源性传导。

7)由于肾盂输尿管肌细胞 4 周后恢复其连续性,肾盂的蠕动波才能传至输尿管,因此,双"J"管内支架引流管要放置 4 周以上。

8)肾盂输尿管连接部狭窄合并感染是手术失败的原因,应在控制感染后再实施手术。如果抗生素不能控制感染,可先行经皮肾穿刺造瘘或逆行留置双"J"管内引流,择期行 UPJ 成形术。

9)严密吻合肾盂输尿管,尿液外渗、局部炎症纤维化,会导致吻合口狭窄。

3.UPJ 成形术吻合口再狭窄的处理

(1)UPJ 成形术后许多患者仍然存在肾积水,肾功能没有改善,梅骅称其为"无梗阻的肾积水"。原因为吻合口通而不畅或肾盂失去张力,术后仍有肾积水。作者的经验:成年人 UPJ 成形术后,只要肾积水不加重,肾功能维持在术前水平,就不要贸然外科介入。临床随访、影像学观察肾积水变化,GFR 监控肾功能变化。

(2)如果 UPJ 成形术拔除双"J"管后,肾区疼痛,和(或)伴有发热,影像学检查肾积水加重,临床重新放置双"J"管,或行 PCN 肾造瘘,有时是拔管后吻合口水肿,暂时性梗阻。观察 3 个月,如果 UPJ 吻合部位仍未恢复通畅,考虑再次手术介入。肾严重萎缩,对侧肾功能正常,做肾切除。肾必须保留者,视具体情况采取措施,如再行 UPJ 重新吻合、肠代输尿管、自体肾移植术等。UPJ 重新吻合手术难度较大,应该请有经验的医生实行。临床少数患者属"瘢痕"体质,吻合后局部炎症反应重,纤维组织增生,手术效果差。

4.急性肾盂肾炎　UPJ 成形术后尿液引流不畅,肾盂积液继发感染引起急性肾盂肾炎,严重者出现感染性休克。UPJ 成形术后继发肾盂肾炎是比较棘手的问题:①要保持双"J"管的引流管引流通畅,特别是双"J"管的远端要插入膀胱。临床偶尔遇到双"J"管在输尿管的膀胱壁间段受阻扭曲,而手术医生误以为插入膀胱。术后肾盂尿引流不畅,如果继发感染可引起肾盂肾炎。术中插双"J"管有弹回感,表示管子没有插到膀胱腔。如果反复插管失败,术中做肾造瘘,保证引流通畅。②要防止或减少膀胱尿液经双"J"管反流肾盂,引起逆行感染。下尿路梗阻的患者要留置导尿管,膀胱痉挛的患者要服用 M 受体阻滞剂降低膀胱压,防止膀胱尿液反流。③对于术前有尿路感染的患者,一定要控制感染后才能手术。感染的情况下手术既不利于吻合口愈合,也有继发肾盂肾炎的风险。④UPJ 成形术一般不做肾造瘘,对于术前已经继发肾盂感染的患者,肾造瘘加双"J"管内引流可以减少感染的发生。

二、输尿管膀胱再植术

1.常见的并发症

(1)吻合口瘘:输尿管膀胱吻合口瘘是手术后的早期并发症,主要原因是输尿管的血供破坏、张力过大、吻合技术问题使输尿管或膀胱壁没有完全对合、巨输尿管正下段输尿管裁剪缝合处瘘,或者膀胱引流不畅、尿潴留,尿液从吻合口渗出。

(2)输尿管膀胱反流:拔除输尿管支架管后,输尿管膀胱的抗逆流机制丧失,排尿时尿液从输尿管膀胱吻合口反流到输尿管、肾盂。患者排尿时,同侧肾区胀痛,继发感染,可以伴有发热、肾区叩击痛等肾盂肾炎表现。排泄性膀胱造影可见膀胱造影剂反流。这种反流部分可能由膀胱炎症或膀胱排尿功能障碍所致,随着膀胱功能恢复,在 1 年内恢复正常。部分患者反流会长期存在。

(3)吻合口梗阻:输尿管膀胱吻合口梗阻可以分为急性梗阻与慢性梗阻,前者主要因为拔除输尿管支架管后,吻合口黏膜炎性水肿、黏膜出血或小血块堵塞等导致吻合口梗阻,患者可以有类似肾绞痛的感觉。慢性梗阻主要与输尿管血供、输尿管的张力与扭曲、吻合技术等有关,患者输尿管、肾脏扩张积水,肾功能下降。

2.并发症的预防与处理

(1)游离输尿管时保留其血液供应:输尿管的上 1/3 段血供由肾动脉分支供应;中 1/3 段由腹主动脉、髂总动脉、精索内动脉或卵巢动脉、子宫动脉的分支供应;下 1/3 段由膀胱下动脉分支供应。这些动脉的分支在输尿管外膜下行走,形成相互有广泛交通的毛细血管网,然后分布在输尿管的肌层和内膜下层。在游离输尿管时尽可能保留输尿管的外膜,在保证无张力的情况下尽可能少游离输尿管。

(2)输尿管狭窄部位与范围确定:术前确定输尿管梗阻的最高部位,设计输尿管膀胱再植术的方案。仅根据术前影像学检查确定狭窄部位是不够的,因为影像学只反映输尿管腔内情况,而对输尿管壁和输尿管周围情况准确度不高。在手术中有时发现整个输尿管增粗,正常的输尿管与管腔狭窄的输尿管被增厚的外膜包绕,无法确定狭窄的部位。体表的解剖性标记,只能给予大概方向。在狭窄或狭窄的远端切断输尿管,沿着狭窄的管腔向上解剖,找到正常管腔的输尿管。最大限度地保留正常输尿管,减少输尿管膀胱吻合的张力。

(3)无张力或低张力输尿管膀胱吻合:①输尿管膀胱吻合后,输尿管外膜与膀胱壁做间断减张缝合,减少吻合口张力。②如果整个盆腔段输尿管狭窄,需要做输尿管膀胱角吻合,膀胱角固定在腰大肌上;或做膀胱瓣输尿管膀胱吻合。

(4)膀胱结构与功能的评估:膀胱的结构与功能对输尿管膀胱再植的结果影响较大。临床医生往往关注输尿管的情况,而忽视膀胱问题以及膀胱出口是否通畅。在挛缩性小膀胱、间质性膀胱炎、糖尿病性膀胱、神经性膀胱、严重的出口梗阻性膀胱等,膀胱的肌层变薄或肌层结缔组织增生,膀胱肌层失去正常收缩功能。输尿管膀胱吻合后膀胱没有抗逆流作用。膀胱出口梗阻,如 BPH、膀胱颈挛缩等,膀胱的残余尿增加,膀胱收缩期膀胱内压力、输尿管反流增加。此外,这类患者膀胱的血供差,肌层营养不佳,输尿管膀胱吻合口狭窄发生率增加。根据作者的临床经验,这类患者原则上不要做输尿管膀胱再植术。

(5)其他应该注意的问题

1)医源性输尿管下段损伤、输尿管漏:手术时机是影响手术成功的重要因素,直接损伤的尿瘘应尽可能在损伤后 72 小时内修复,此时组织柔软,外观正常,易于解剖及无张力缝合。如果超过该时间段,原则上先行 PCN 肾造瘘,尿流改道,2~3 个月后做输尿管膀胱再植术。在输尿管漏的炎症水肿期间,做输尿管膀胱再植术术后并发症高发,手术失败会大大增加再次手术的难度。

2)输尿管下段狭窄合并输尿管结石处理也是棘手的问题,在行输尿管膀胱再植术时,输尿管狭窄上段扩张,输尿管结石常漂回肾盂,术后会造成吻合口梗阻,肾绞痛发作。输尿管下段狭窄合并输尿管结石有些为泥沙样结石,常见输尿管先天性畸形,如巨输尿管症、双输尿管畸形,泥沙样结石沉积在输尿管狭窄处。这类患者术前不需要处理结石,直接行输尿管膀胱再植术。对于以后不能通过吻合口的结石,术前应该处理。作者常术前行 PCN,用输尿管软镜进入输尿管下段,激光将结石击碎后,再行输尿管膀胱再植术。

3)双输尿管畸形的输尿管下段两根输尿管是共鞘,在做扩张的输尿管切除或扩张的输尿管膀胱再植术时,另一根在正常位置的输尿管也应该做输尿管膀胱再植术。否则该输尿管会因为两根输尿管下段的共鞘被破坏,引起血供障碍而出现狭窄。

4)输尿管下段的先天性畸形常伴输尿管其他部位的畸形,如输尿管节段发育不良,只行输尿管膀胱吻合起不到改善肾功能的目的。

三、肠代输尿管术

1.常见的并发症

(1)上尿路感染:同术期以及术后均可能发生,产生原因可能是术前存在的肾积水和下尿路感染、术中肠腔消毒不彻底、术后早期膀胱回肠反流和肠黏液的分泌、吻合口引流不畅等因素,严重者可产生急性肾盂肾炎,甚至发生全身感染致感染性休克,危及生命。

(2)吻合口瘘:吻合口瘘多发生于肠-输尿管吻合口,主要原因有:术中未行肾造瘘、术后引流不畅、吻合口处压力过高,易引起吻合口瘘;术中吻合口水肿明显,术后水肿消退后出现吻合不严密;术前原先存在的肾积水和下尿路感染、术中肠腔消毒不彻底、术后早期膀胱回肠反流和肠黏液的分泌等因素导致发生尿路感染致使吻合口瘘;回肠襻或系膜过短,吻合口张力过大、肠系膜根部扭曲导致肠襻血供障碍,易引起吻合口瘘;吻合口愈合慢,过早拔除支架管,容易出现吻合口瘘。

(3)吻合口狭窄:亦多见于肠上皮与尿路上皮吻合口处,常发生于拔除双"J"管后,常见原因有:回肠襻或系膜过短、吻合口张力过大、肠系膜根部扭曲导致肠襻血供障碍,易引起吻合口狭窄;术前原来存在的肾积水和下尿路感染、术中肠腔消毒不彻底、术后早期膀胱回肠反流和肠黏液的分泌等因素导致发生尿路感染,容易使吻合口狭窄;术后由于尿液在回肠内吸收及本身肾功能不全,易出现高氯性酸中毒,同时,感染也可加重酸中毒和肠粘连,造成吻合口狭窄或梗阻;术中吻合时缝线过密,致使管腔狭小,术后易出现吻合口狭窄。

(4)肠襻坏死:早期即可发生,回肠襻过长、尿液滞流、重吸收会引起电解质紊乱,导致肠襻扭转坏死;回肠襻或系膜过短,吻合口张力过大、肠系膜根部扭曲导致肠襻血供障碍,最终使肠襻坏死。

(5)电解质紊乱、酸碱平衡紊乱:常发生于围手术期,回肠襻过长、尿液滞流、重吸收及本身肾功能不全,会引起电解质紊乱、高氯性酸中毒;回肠襻过长导致肠道吸收功能障碍,引起电解质紊乱;术后尿路感染可加重电解质紊乱和酸碱平衡紊乱。

(6)内疝:肠襻穿过腹膜处未妥善固定,术后可能由于腹膜内压力增高导致内疝形成。

(7)膀胱肠段反流:肠襻膀胱吻合处未行抗反流处理可能导致膀胱肠段反流,严重者出现反复上尿路感染并影响肾功能。

2.并发症的预防与处理

(1)上尿路感染

1)术前认真进行肠道准备,积极控制感染。

2)术中行肾脏造瘘,并保持造瘘管引流通畅。

3)双"J"管位置一定要跨过两个吻合口,让肾盂和肠道的液体引入膀胱。

4)术后保持导尿管通畅,如果膀胱内肠黏液多,要用碳酸氢钠溶液冲洗膀胱,防止导尿管堵塞及膀胱尿液经肠道反流。

5)拔除导尿管后叮嘱患者多饮水并及时排尿,不要让膀胱过度膨胀。

6)口服抗生素以减少尿路感染的发生。

7)一旦出现急性上尿路感染症状,迅速处理,首先检查各引流管引流是否通畅,采取相应的引流措施。必要时抗生素升级,并加用抗厌氧菌类抗生素,控制感染。如果引流和高级抗生素无法控制炎症,要果断行患肾切除术。

(2)吻合口瘘及吻合口狭窄

1)首先取足够的肠段,保证近端与远端吻合口无张力。

2)保护肠段系膜的血供,肠段与输尿管或肾盂及膀胱吻合部位没有缺血征象。

3)近端与远端两个吻合口通畅,并放置内支架。

4)行肾造瘘,该造瘘是手术的保险步骤。

5)术后保持导尿管通畅,如果膀胱内肠黏液多,要用碳酸氢钠溶液冲洗膀胱,防止导尿管堵塞及膀胱尿液经肠道反流。

6)两个吻合口处放置负压吸引,防止尿液流入腹腔或渗入后腹膜。

7)积极的营养支持,纠正低蛋白血症或贫血,便于吻合口愈合。

(3)肠襻坏死:取肠段时,保证肠段两根动脉供血,肠血管弓存在。保留血管弓的回肠襻截取长度,单侧大约长25cm,保证了回肠襻的正常蠕动和神经支配。肠段过长,肠腔积液,系膜扭转,肠段坏死;肠段过短,吻合时张力大,系膜牵拉过度,肠血管痉挛,缺血坏死,如果肠襻坏死,立即手术,切除坏死肠段。

(4)电解质紊乱、酸碱平衡紊乱

1)术前积极抗感染治疗,纠正水、电解质失衡和酸碱平衡紊乱。所取肠襻长度适中,减少肠襻重吸收尿液引起的电解质及酸碱平衡紊乱。

2)术后注意内环境的监测，及时进行调整。

（5）膀胱肠段反流：除反复上尿路感染、肾功能严重受损以外，膀胱肠段反流一般不需要处理。

四、输尿管镜下碎石术

（一）并发症

1.输尿管穿孔

（1）输尿管穿孔是输尿管镜碎石术常见的并发症。从解剖学角度来看，输尿管为长25～30cm的肌性管道，其绝大部分行径与腹膜紧贴。输尿管自内向外分为黏膜层、肌层及外膜层。不同节段输尿管壁厚度不一，易于发生的并发症亦不尽相同。由于远端输尿管黏膜层及肌层均较厚，故黏膜下假道多发于此；与此相反，由于近端输尿管肌层较薄，故输尿管全层穿孔及黏膜撕脱多发生于近端输尿管。

（2）输尿管膀胱壁间段穿孔伴假道形成在临床工作中较为常见。通常由于输尿管开口狭窄、前列腺增生等原因使输尿管镜进入开口困难，此时盲目不跟随导丝及输尿管走行方向进镜往往会导致输尿管壁间段穿孔或假道形成。

（3）术中钬激光光纤操作失误也是引起输尿管穿孔的重要原因。光纤精细操作是输尿管镜激光碎石术的基本要求，由于输尿管管腔狭小，且输尿管镜镜体较长，轻微的镜体摆动即可造成光纤对黏膜的灼伤乃至穿孔，特别是输尿管镜视野不清的情况下，对结石的一味盲目击打极易损伤输尿管黏膜并造成穿孔。

（4）若输尿管结石过大或停留过久，常常导致严重的肾积水而继发输尿管扩张迂曲成角。进镜时可见镜体前方输尿管腔道狭小或偏离视野中央，局部黏膜苍白、僵硬，输尿管镜难以接近结石或狭窄处。此时若盲目进镜可能导致因输尿管镜前进轴向与输尿管走行成角而引起的输尿管穿孔。对于此类长期嵌顿的结石，在激光碎石过程中，若碎石方向与输尿管走行方向成角，易将结石碎片打入输尿管黏膜下，继而造成输尿管穿孔。

2.输尿管黏膜撕脱或脱套

（1）输尿管黏膜撕脱或输尿管脱套也是输尿管镜碎石术中极其棘手的并发症，约占输尿管镜碎石术并发症的0.5%，在输尿管下段狭窄的患者中极易发生。从输尿管镜的镜体结构来看，通常呈头端较细、末端较粗的锥形结构。该设计的目的在于使输尿管镜头端通过狭窄部分后，随着镜体的上行，对狭窄部位进行被动扩张。但在进镜过程中，常常出现前端腔道通畅而镜体无法顺利上行、视野固定不变的现象。该现象往往由于较粗的中下段镜体无法通过输尿管下段狭窄所造成，此时若强行进镜，由于输尿管镜被输尿管下段紧密包裹，极易造成输尿管黏膜撕脱、输尿管脱套甚至输尿管离断（图11-1）。

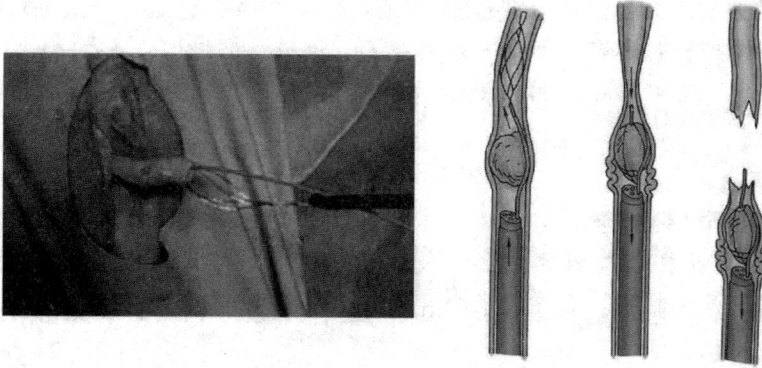

图 11-1　输尿管黏膜撕脱、脱套、离断

（2）部分患者术中出现输尿管痉挛、输尿管扭曲或输尿管黏膜游离度大而导致无法顺利进镜的情况。特别是对于输尿管黏膜相对肌层较为游离的患者，进镜时会产生进镜顺利的假象，导致术者不能及时发现可能产生的输尿管黏膜脱套。

（3）在退镜过程中，若退镜过快，亦可能造成输尿管黏膜撕脱或脱套。特别是合并输尿管狭窄的患者，镜体与输尿管黏膜附着紧密，过快的退镜将十分危险。

（4）套石篮故障及套石篮嵌顿后暴力拖拽常常会导致灾难性的后果。套石篮与黏膜嵌顿后，向远端的拉力将使结石近端输尿管黏膜撕裂甚至全层脱套，严重情况下可将结石近端输尿管完全拖出体外。

3.输尿管镜碎石术术后感染

（1）输尿管镜碎石术术后感染发生率约为 1.3%。输尿管结石患者的术前评估极为重要。术前未仔细评估发现合并的泌尿系感染并进行治疗，使术后发热、感染的机会大大增加。此外，在一部分患者中，术前虽检查了尿常规并进行了中段尿培养，但仍未给予有效抗生素治疗，草率地进行输尿管镜碎石术，造成了术后严重感染。

（2）术前尿常规阴性并不能完全排除合并感染的可能：在完全梗阻的患者中，患侧上尿路的尿液无法排入膀胱，尿常规白细胞可在正常范围。故术前排除合并感染时需综合评估，包括患者的发热史、肾区叩痛情况、血白细胞水平、C 反应蛋白（CRP）等。

（3）手术时间过长、术中冲洗压力过高是术后并发高热、菌血症，甚至感染性休克的重要原因。特别是术前已出现发热或尿培养阳性的患者，术后感染的发生率大大增高。术中感染性结石核心暴露后，在高压冲洗的条件下，导致病原体自肾小管、淋巴管、肾窦部反流入血，导致菌血症或脓毒血症的发生。对于合并自身免疫性疾病、长期服用糖皮质激素或免疫抑制药物的患者，由于细胞免疫功能的抑制，感染风险巨大。

4.术中结石漂移

（1）输尿管镜碎石术中结石的漂移与碎石的媒介有关，气压弹道、高能量的钬激光均可能造成结石漂移。

（2）对于输尿管中上段结石，在碎石过程中可能由于碎石媒介的轴向冲击作用而漂移至肾盂腔，特别是对结石中央部分的连续击打极易造成结石整体漂移。

（3）结石的硬度和结石的嵌顿程度也与术中结石漂移有关。较硬的结石更易漂移，而嵌顿时间较长的结石由于息肉的包裹漂移概率相对较小。

（4）过高的冲洗压力也是造成结石漂移的高危因素。结石漂移入肾盂后，由于解剖学原因，肾下盏结石的排尽率会明显小于中上盏结石。此外，一项研究显示，当下盏漏斗部与肾盂之间的夹角<90°、肾下盏漏斗部长度>3cm、肾下盏漏斗部直径<4mm 及下盏扭曲时结石难以排出。

5.输尿管狭窄

（1）输尿管狭窄几乎是输尿管镜碎石术术后唯一的远期并发症。在影像学检查证实存在输尿管狭窄的患者中，增生性瘢痕形成及后期瘢痕挛缩可能是导致机械性梗阻形成的重要因素，特别对于首次输尿管镜碎石术中并发输尿管穿孔、黏膜撕脱的患者，术后狭窄的发生率大大增加。

（2）部分患者在输尿管镜碎石术前已存在输尿管狭窄，且输尿管狭窄可能是继发该处输尿管结石的重要原因：输尿管镜碎石术虽然处理了该处的结石，且对输尿管有被动扩张效果，但拔除 D-J 管后狭窄往往早期复发。

（3）尿外渗是医源性输尿管损伤的特点之一。在合并医源性输尿管损伤的患者中，若术中冲洗压力过高、手术时间长造成明显尿外渗，长期的尿液刺激将造成输尿管纤维瘢痕组织增生，狭窄形成。

（二）并发症的预防与处理

1.并发症的预防

（1）输尿管穿孔的防范

1）处理术中、术后并发症的最佳方式是懂得如何避免并发症。轻柔的动作与精细的操作是避免输尿管穿孔等并发症的前提。在激光碎石过程中，应时刻保持光纤与输尿管行进方向一致，避免碎石过程中误操作及光纤的大幅摆动造成输尿管穿孔。

2）术中应尽量采用全身麻醉，避免患者因术中不适或突发咳嗽等情况引起输尿管穿孔或撕脱，且全身麻醉有更好的镇痛效果，使输尿管镜进镜更为简单。

3）低压持续冲洗，保证输尿管镜进镜及碎石过程中视野清晰。正确安置导丝能有效提高输尿管镜碎石术的安全性，减少术中穿孔率。

4）对于输尿管膀胱壁间段狭窄的患者，可首先尝试留置导丝，并将导丝上行至患侧肾盂，而后通过旋转输尿管镜，将导丝向上挑起输尿管上唇进镜，进镜时时刻观察导丝位置及方向，避免盲目上行，造成更严重的输尿管撕脱或假道形成。

5）遇输尿管迂曲成角、进镜困难时，应避免烦躁情绪与盲目进镜，尝试首先使用超滑血管导丝通过扭曲或狭窄处，由于超滑血管导丝为钢质，有一定的韧性，可部分拉直扭曲的输尿管，而后再将输尿管镜或输尿管软镜沿导丝顺输尿管扭曲方向通过狭窄或成角处，若安置导丝后仍觉进镜困难，可首先考虑行逆行输尿管-肾盂造影，明确近端输尿管走行情况及狭窄、扭曲部位，并换用直径较细的输尿管镜，若仍无法顺利进镜，则首先沿导丝留置 D-J 管两周，两周后再尝试用输尿管镜，避免了输尿管穿孔的风险。根据作者的经验，这类患者经过 D-J 管支撑后，多数患者输尿管镜能通过扭曲处。

（2）输尿管黏膜撕脱或脱套的防范措施

1）输尿管痉挛导致的进镜困难常可通过生理盐水灌洗或向输尿管腔内注射利多卡因凝胶解决。在导丝无法通过痉挛或扭曲段输尿管时，应避免暴力推送导丝，可尝试将导丝送至梗阻段下方,而后在直视下边进镜边推送导丝。

2)对于输尿管下段狭窄或输尿管黏膜游离度过大,输尿管镜无法顺利通过的患者应避免盲目暴力进镜,首先改用旋转进镜法进镜,即轻微旋转镜体,缓慢进镜。若镜体仍无法顺利上行,则考虑改用更细的输尿管镜尝试进镜。

3)若换用细镜后仍无法进镜,建议放弃手术改留置D-J管,两周后再行二期输尿管镜下碎石。①D-J管留置过程中可以主动扩张输尿管缩窄环,而且Ryan等报道在留置D-J期间,输尿管也能得到被动的扩张。②由于一期手术困难,导致手术时间延长、反复腔内尝试引起输尿管黏膜明显水肿,Nathan等证实D-J管的留置可以显著降低输尿管黏膜炎症反应,从而减轻输尿管黏膜水肿,为二期输尿管镜成功进镜提供有利条件。与此同时,一期手术的高压冲洗无可避免地会造成输尿管黏膜下、肌层以及输尿管周围组织的尿外渗,两周的等待时间以及留置D-J管后的通畅引流可使尿外渗得到充分吸收,在输尿管黏膜组织急性炎症反应消退的同时,尿外渗后期黏膜下层和输尿管周围的胶原纤维生成及纤维瘢痕组织形成又使原来相对游离度较大的输尿管黏膜和黏膜下层及肌层相对固定,减少了输尿管黏膜的游离度,从而大大减少了二次进镜时输尿管黏膜撕脱的风险。另外,D-J管的留置也能显著减轻因术后输尿管水肿引起的术后患者的腰痛。

4)对于退镜困难的患者,可考虑采用旋转退镜,或左右摆动输尿管镜间断缓慢退镜。

(3)输尿管镜碎石术术后感染的防范措施

1)为避免输尿管镜碎石术术后高热、菌血症、感染性休克,需尽可能缩短手术时间、降低术中冲洗压力,在输尿管镜通过梗阻后首先排空肾盂,并在碎石过程间歇排空集合系统,降低逆行冲洗压力。在输尿管软镜碎石术中,若碎石手术时间较长,患者合并感染风险,应放置输尿管软镜镜鞘以降低集合系统压力,同时保证视野清晰。

2)对于术前已出现发热或尿培养阳性的患者,需积极抗感染治疗,待中段尿培养阴性后再考虑行输尿管镜碎石术。若患者高热、感染持续存在,需首先行患侧经皮肾造瘘术,充分引流,控制感染。对于合并自身免疫性疾病、长期服用糖皮质激素或免疫抑制药物的患者,术前需加强抗生素保护,尽量选择使用广谱抗生素。

3)对于高危患者,引流的通畅极其重要,术中若无法保证D-J管位置良好,应进行术中X线摄片,确认内引流位置后方能结束手术。

(4)术中结石漂移的防范措施

1)术中强调精细操作,碎石从结石的一侧开始,尽可能将光纤自结石上方紧压结石,既能提高碎石效率,也大大降低了结石漂移的可能。

2)钬激光碎石时,尽量使用高频低能,在保证碎石效率的同时又可大大减少结石的后冲力。钬激光通常选择1.2~1.8J,10Hz,为保证碎石效果,可适当增加钬激光频率。

3)行输尿管上段钬激光碎石时可采取头低脚高位,并控制冲洗压力。采取头低脚高位的原因在于即使有部分结石漂移入肾内,结石将进入肾上盏,便于输尿管硬镜和半硬镜进入肾集合系统内完全碎石。术中间歇性放水减压亦能在保证视野清晰的条件下,使上移的结石随水流向镜体靠近。

4)近年来逐步推向市场的各类输尿管封堵器,如nTrap、Accordion等,进一步减少了结石的漂移及残留,对输尿管上段结石的处理很有帮助。

(5) 输尿管狭窄的防范措施

1) 若碎石术中发现结石周围炎性息肉包裹，术中应尽量将结石推离息肉表面，并减少钬激光对息肉的烧灼。术后留置 D-J 管，保证上尿路通畅引流。

2) 术中避免长时间局部操作，避免高压冲洗引起大量尿外渗增加术后输尿管外膜纤维瘢痕反应。

3) 对于原本合并输尿管狭窄的输尿管结石患者，在处理结石时应同时考虑输尿管狭窄的处理方案。在这些患者中，单纯去除结石并不能解除上尿路梗阻。

4) 行输尿管镜碎石术中尽量做到精细操作，避免造成输尿管穿孔、输尿管黏膜撕脱等严重并发症，减少输尿管瘢痕形成。

5) 输尿管镜碎石术中若并发输尿管损伤，应延长 D-J 管留置时间 (4~6 周)，保证引流通畅，过早拔除 D-J 管将导致输尿管瘢痕早期形成。

6) 对于输尿管镜碎石术后尿外渗严重的患者，考虑一期行经皮肾造瘘术充分引流尿液，以减缓尿外渗进展，促进尿外渗吸收，达到减少输尿管瘢痕纤维化的作用。

2. 并发症的处理

(1) 输尿管穿孔

1) 不同的临床报道提示，术中发生肾盂或输尿管穿孔的概率为 0~10.2%，在输尿管结石患者中更为多见。若输尿管穿孔后，能寻及正道并安置导丝通过穿孔段输尿管，可考虑迅速处理结石，尽快终止手术并降低术中冲洗压力，减少尿外渗的产生，术后安置 D-J 管 4~6 周。

2) 若输尿管穿孔后，无法寻及输尿管正道并安置导丝，应首先考虑行患侧经皮肾造瘘引流。在此类情况下，由于无法短时间内对输尿管损伤部位及长度做出准确评估，盲目地开放手术往往十分困难，特别是对于输尿管上段大范围缺损的患者，因术前未行系统性肠道准备，故不宜急诊行肠代输尿管术。

3) 对于输尿管穿孔后结石碎片被击入输尿管旁脂肪组织的患者，若结石残片距离穿孔距离不远，应换用直径较细输尿管镜通过穿孔处，尽量取尽结石；若结石残片距穿孔较远且穿孔范围较大，不应强求取尽结石，以免造成更大的创伤。

4) 术后积极抗感染，同时留置导尿管，尽量避免膀胱输尿管反流加重尿外渗，可适当使用呋塞米利尿，以通过利尿冲洗集合系统及上尿路，减少术后感染风险。

(2) 输尿管黏膜撕脱或脱套：出现此类并发症后需立即停止手术，将输尿管镜稍稍退后，仔细观察输尿管管腔内情况。多数情况下需行患侧经皮肾造瘘引流术，充分引流尿液；相反，开放手术虽可重建输尿管连续性，但由于术前准备不足，且很难短时间内判断输尿管脱套部位及长度，故即刻中转开放往往疗效不佳 (图 11-2)。

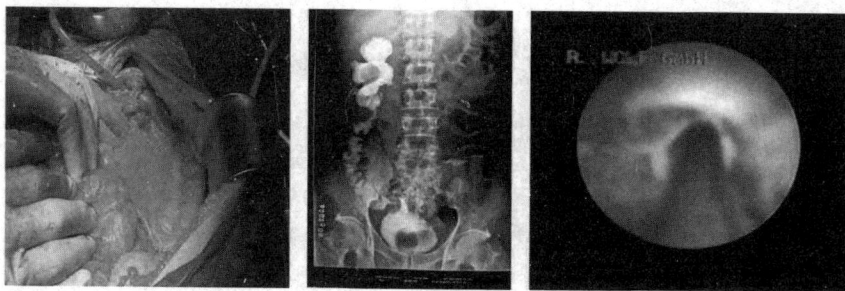

图 11-2 输尿管脱套后行肠代输尿管术

（3）输尿管镜碎石术术后感染

1）患者术中可表现出高热、寒战、面色苍白、大汗淋漓等临床症状，一旦发生上述情况应降低灌注压力并尽快结束手术，留置 D-J 管、输尿管导管或行患侧经皮肾造瘘术引流上尿路。

2）积极给予广谱抗生素保护，并密切监护患者生命体征变化，防止感染性休克发生。经验性使用抗生素前，首先留取尿液及血液样本送细菌学培养，为后续治疗创造条件。

3）积极控制感染的同时，需加强生命体征监护，维持水电解质平衡与内环境稳定，避免进展为感染性休克。同时需确认输尿管内支架管位置良好、引流通畅，若内支架位置不佳，需考虑重新安置或行患侧经皮肾造瘘引流。

（4）术中结石漂移

1）较小的结石漂移术后可不予处理，嘱患者术后多饮水，尝试自行排出结石。

2）若残余结石体积较大，有条件的医疗机构可尝试输尿管软镜下取石或碎石术，目前，随着腔内技术的不断提高和工业技术的不断发展，输尿管软镜技术已产生了巨大的变革，已成为处理复杂性上尿路结石的重要手段。Dasgupta 等曾提出，输尿管软镜更适于处理<20mm 的结石，对于这些结石，输尿管软镜碎石术有较高的成功率、较短的手术时间，而且对输尿管软镜的损耗也较小。

3）若残留结石较大或无条件开展输尿管软镜手术，可尝试在 D-J 管保护下行体外震波碎石术。但碎石后的排石率仍与肾集合系统解剖因素有关。

（5）输尿管狭窄

1）在排除肿瘤导致的输尿管狭窄后，通常可以首先通过腔内泌尿外科手段处理该类输尿管狭窄。输尿管镜下钬激光输尿管狭窄段内切开术或高压气囊扩张术适用于狭窄长度小于 2cm 且受累段血供良好的患者，手术成功率可达 89.2%。手术可通过逆行输尿管镜或顺行经皮肾造瘘途径进行。为保证手术安全，尽可能避免内切开过程中假道形成，手术应在 C 臂机监视下进行，术后留置 D-J 管 4~6 周。需要注意的是，这类患者因可能同时合并输尿管瘢痕所致的动力性梗阻，故内切开术后可能出现近期复发。

2）对于输尿管管壁显著增厚且狭窄段长度大于 2cm 的患者，腔内干预往往疗效有限，即使受累段血供较好，近期成功率仍仅为 37.5%，而对于血供不佳的长段狭窄，其成功率仅为 16.7%。在这些患者中，开放手术切除狭窄段，重建输尿管连续性应是更为理想的选择。

第四节　膀胱手术并发症的预防和处理

一、根治性全膀胱切除术

（一）常见的并发症

1.膀胱切除相关的并发症

（1）出血：根治性全膀胱切除术术中出血是该手术主要的并发症。膀胱、前列腺、子宫、阴道都是血供丰富的器官，盆底的静脉性血管丛包绕上述器官。如果对盆腔解剖结构不清晰，手术操作平面不正确，手术就可能在血泊中进行，术中输血不可避免。有时出血量大，会危及生命。同时，出血量大，手术的其他并发症增加，术后恢复时间延长。

（2）直肠损伤：根治性全膀胱切除术直肠损伤的发生率为 0.3%～9.7%，造成术中直肠损伤的主要因素包括：既往有盆腔手术史、炎性结肠病变、膀胱后壁大肿瘤行 TURBT 史、膀胱后壁肿瘤侵及 Denonvilliers 筋膜，特别容易引起直肠损伤的是有盆腔放疗史的患者。如前所述，Denonvilliers 筋膜与直肠间隙是根治性全膀胱切除膀胱后壁的重要操作平面，正常情况下该平面是疏松的无血管区，手术中钝性与锐性分离结合，容易将直肠与膀胱游离开。若手术者解剖概念不清晰，操作粗糙，或者上述的原因使 Denonvilliers 筋膜与直肠间隙结构不清，手术解剖时损伤直肠。

（3）肠梗阻：根治性全膀胱切除术后肠梗阻是常见的并发症，发生率在 7%～23%。肠梗阻包括麻痹性肠梗阻和机械性肠梗阻，其中最多见的是术后麻痹性肠梗阻。麻痹性肠梗阻是指胃肠蠕动功能恢复延迟。正常术后胃肠蠕动 3～4 天恢复，超过 4 天应考虑麻痹性肠梗阻。麻痹性肠梗阻发病机制主要是腹腔交感神经与副交感神经以及小肠与结肠内神经调节失调。肠道的炎性调节因子在此也起作用。当然，后腹膜血肿、渗出液多以及尿瘘等因素也可以引起麻痹性肠梗阻。肠蠕动功能不良使肠内容物不能正常传递运送。麻痹性肠梗阻早期大多不发生呕吐，晚期可吐出粪汁样物，腹胀明显。一般没有绞痛，只有高度腹胀时可有持续性胀痛，也见不到肠型，听不到肠鸣音，肛门不排便、排气，但不全肠梗阻仍有少量肛门排气，不要误认为没有梗阻，延误治疗。

机械性肠梗阻是由于肠道内或肠道外器质性病变而引起肠管堵塞。此类肠梗阻在根治性全膀胱切除术后并不多见，但一旦发生，病情进展快，十分凶险，保守治疗往往无效，需早期再次手术治疗。

临床症状：如果梗阻部位高，呕吐出现早而频繁，吐出胃液和黄色胆汁，仅上腹胀或无腹胀。如梗阻部位低，则呕吐出现晚，吐出粪汁样液，且腹胀明显。阵发性绞痛剧烈，常常突然发生。腹壁薄时，腹痛发作时腹部常可见到鼓起的肠型和蠕动波。若进展到绞窄性肠梗阻，可有反跳痛及肌紧张。部分患者腹部可触及包块。可出现腹腔积液，叩诊可听到移动性浊音。听诊为机械性肠梗阻，可出现肠鸣音亢进和气过水音。绞窄性肠梗阻肠鸣音减弱或消失，还可伴有全身中毒症状，如嗜睡、苍白、脱水等症状，一般肠绞窄 6～8 小时就可发生肠坏死，常伴中毒性休克，病情十分凶险。

（4）淋巴瘘及淋巴囊肿形成：盆腔淋巴囊肿最常见的原因为盆腔淋巴结清扫。在淋巴清扫过程中，肉眼可见的大型淋巴管会被钛夹夹闭或结扎，而无数肉眼不可见的毛细淋巴管若在离断脂肪淋巴组织时未予仔细结扎,术后将处于开放状态,由于淋巴管缺乏平滑肌层,故一旦损伤很难通过管腔收缩来关闭管腔,从而形成淋巴瘘。除淋巴管未夹闭外,合并淋巴结转移、长期使用类固醇或利尿剂、术前放疗、低剂量肝素应用及扩大淋巴清扫均为导致淋巴瘘的原因。研究显示,扩大淋巴清扫可将淋巴瘘发生率由4.6%上升至10.3%。由淋巴管损伤导致淋巴瘘在盆腔局部聚积将形成淋巴囊肿。

(5)盆腔神经损伤:髂外血管上部及外侧淋巴结清扫时要注意不能损伤走行于髂外血管外上方的股生殖神经。相对于股生殖神经而言,盆腔淋巴结清扫过程中闭孔神经的损伤更为多见。闭孔神经沿侧盆壁进入盆腔,走行于闭孔动静脉之上,在闭孔水平与闭孔血管伴行离开盆腔,同时具有感觉纤维和运动纤维,不支配任何盆腔内器官,其感觉支主要分布于大腿根部至膝关节区域,运动支主要支配股内收肌。感觉障碍主要表现为大腿根部至膝关节区域疼痛或感觉缺失,疼痛主要由牵拉或内旋大腿引发,运动障碍表现为患侧内收肌肌力下降。术中过度牵拉、钳夹、电灼神经及肿瘤侵犯包裹均可能造成闭孔神经意外损伤或离断。手术中辨认股生殖神经是防止神经损伤的关键,而避免闭孔神经损伤的最安全的方法是完全将其暴露,将淋巴结从闭孔神经表面剥离。如果闭孔淋巴结融合,为了减少肿瘤的残留,可以将闭孔神经剪断,连肿大的淋巴结一并切除。

(6)深静脉血栓形成(DVT):膀胱肿瘤患者术后处于高凝状态,加之术后早期引流管较多,患者常常不愿早期下床,成为术后下肢深静脉血栓的高危患者。在合并尿瘘、淋巴瘘而导致尿液囊肿和淋巴囊肿形成的患者中,尿液囊肿和淋巴囊肿若对髂静脉造成压迫,可能导致下肢水肿,增加下肢深静脉血栓形成的风险。

2.尿流改道相关的并发症

(1)尿瘘:尿流改道术后漏尿多发生于术后7~10天,发病率为3%~9%。按发生部位可分为输尿管肠段吻合口漏尿、储尿囊漏尿及原位新膀胱-尿道吻合口瘘,其中最常见的是输尿管肠段吻合口漏尿,左侧又多于右侧。尿瘘可继发感染、肠梗阻、输尿管周围纤维化及瘢痕增生,继而引起输尿管-肠段吻合口狭窄、上尿路积水、肾功能损害。

1)输尿管-肠段吻合口瘘:输尿管-肠段吻合口瘘的发生与手术技巧及术中细节的把握密切相关。①在建立吻合口方面,无论采用何种吻合方式,输尿管黏膜与肠道黏膜对合不佳,往往易导致尿瘘发生。②吻合部位的输尿管血供是决定吻合口愈合的重要因素,输尿管分离时外膜的过分游离及输尿管末端结缔组织的过多剥除均可能影响输尿管血供,继而造成输尿管-肠段吻合愈合不良,最终导致尿瘘发生。③输尿管-肠段吻合口张力过大或输尿管扭曲亦可导致吻合口愈合不良,引起尿瘘。④在部分术前行盆腔外放疗或新辅助化疗的患者中,局部组织的愈合能力下降,吻合口瘘发生率增加。⑤术后早期造口水肿或造口狭窄、造口周围组织水肿,腹膜外-盆腔浆液性囊肿或脓肿会造成储尿囊梗阻或外源性压迫,导致储尿囊内压力增高,影响输尿管-肠段吻合口愈合,增加尿瘘风险。

2)储尿囊漏尿发生的原因如下:①通常因肠系膜损伤或血供不足引起局部肠段坏死,导致尿瘘。②储尿肠段封闭欠严密,尤其原位膀胱术缝合的间距过大,亦可能导致储尿囊漏尿。③储尿囊吻合局部血肿或缝合过致密,导致局部血运不佳,影响组织愈合。④需要特别关注的原因是储尿囊的出口梗阻,特别是肠黏膜分泌物阻塞引流管,储尿囊内压力增大导致肠吻合口瘘。⑤回肠膀胱术放置的引流皮管位置太深,压迫肠段的近端吻合口,导致吻合口瘘。

　　3)原位新膀胱-尿道吻合口瘘:原位新膀胱-尿道吻合口瘘往往由于吻合时两侧黏膜对合不严密,打结时未完全将新膀胱送至盆腔底部与尿道近端紧贴有关。

　　(2)尿流改道后输尿管狭窄:输尿管狭窄分良性狭窄与恶性狭窄(肿瘤性狭窄),而在良性狭窄中又分为梗阻性狭窄和动力性狭窄。前者的狭窄与手术操作和手术并发症相关,如输尿管肠道吻合时对合不良、吻合缝线的间距过大、吻合口直径小、吻合口瘘和感染引起吻合口狭窄等。对曾出现过吻合口瘘的患者来说,由于长期尿外渗的刺激,输尿管下段和肠壁出现纤维瘢痕增生,继而造成局部狭窄。临床上最常见的是动力性输尿管下段的狭窄,其发生发展与手术过程中输尿管游离过于广泛、输尿管下段血运障碍有关。输尿管狭窄的发生率为 1.5%~18.4%,来自不同泌尿外科中心的数据各不相同,Bricker 等曾报道了 3.5%的狭窄率,而 Cass 等报道了 6.5%~7.0%的狭窄率。

　　在 85%的尿流改道患者中,输尿管肠段吻合口梗阻位于左侧。这可能与左侧的输尿管游离范围过大、吻合时易于产生张力和易于成角有关。术前局部放疗和化疗患者术后输尿管狭窄的发生率增加,主要与吻合口的愈合能力下降有关。进行性缓慢发展的输尿管狭窄临床症状可能十分轻微,患者往往比较忽视,未能按约定期随访。长期的上尿路梗阻可能导致患肾积水、失功,甚至最终导致患肾切除。对于独肾患者可能导致肾功能不全、尿毒症,需终身血液透析治疗。

　　3.Bricker 肠段的相关并发症

　　(1)肠段坏死:肠段坏死是严重的临床并发症,包括急性肠段坏死与慢性肠段坏死。前者主要由于肠段系膜损伤,或系膜扭转,或在取肠段系膜时血管判断失误。肠段急性缺血,表现为肠乳头灰暗,表面渗出,没有光泽与弹性,伴代谢性酸中毒,高磷血症,甚至休克。但是临床应与下述相鉴别:①在手术中常见肠乳头由鲜红色变成暗红色,主要是系膜受压迫,静脉回流障碍,数天后肠颜色会逐渐好转。②有些肠段坏死,患者全身情况好,没有代谢性酸中毒等全身性症状,只表现为肠段坏死,观察数日没有血供。肠段的急性坏死可以是节段性,或腹壁段坏死,或腹壁以下肠段坏死。当腹壁肠乳头正常,而有严重的代谢性酸中毒,可能是腹壁以下的肠段坏死。③慢性肠段坏死表现为僵硬、无张力的肠段或肠乳头坏死,输尿管与肠段吻合口狭窄,上尿路扩张积水。

　　(2)造口旁疝:造口旁疝的发生率为 4.5%~6.5%。其危险因素包括肥胖、伤口感染、慢性咳嗽、营养不良、腹胀,或使用类固醇药物等。造口旁疝多没有症状,少数患者可感觉局部胀痛;肠造口旁隆起影响安置造口袋,也容易发生绞窄性肠疝。

　　(3)乳头脱垂、乳头回缩、造口旁皮肤炎、乳头狭窄:乳头相关的并发症是回肠膀胱术后最常见的并发症,也是再次手术最常见的原因。Briker 分析 534 例回肠膀胱术,乳头并发症的再手术率为 26%。Cass 等报道回肠膀胱术后再手术的病例,肠乳头相关的并发症占 57%。Cleveland 的 Klein 报道肠乳头的返修率为 5%。正常肠乳头高出腹壁皮肤 1.5cm,由于手术操作不当使肠乳头脱垂,造口肠段张力大或腹胀、肠乳头回缩,乳头脱垂或回缩均影响造口袋放置和尿液的引流。尿液长期刺激,引起造口周围皮肤炎,皮肤苔藓样改变,局部摩擦易出血。肠乳头回缩和造口周围皮肤炎造成造口乳头狭窄。乳头狭窄也与肠段张力大,或系膜受压、乳头慢性缺血有关。

　　4.代谢性酸中毒　尿流改道主要的代谢紊乱是高氯性酸中毒。尿流改道的肠段中尿液与肠黏膜接触可以造成氯离子与碳酸氢根离子的交换增加,尿液中能分解尿素的细菌在分解过程中释放氨,氨离子能促进尿中的氯与碳酸氢根交换,特别是肾功能不全的患者、临床表现疲乏、厌食、体重减轻、多饮、昏睡。

5.肾盂肾炎　尿流改道术后的急性肾盂肾炎主要发生在双侧输尿管导管拔除以后,输尿管肠道吻合口水肿引流不畅,有时腹壁肠段造口引流不畅,上尿路尿液引流不畅或有反流造成上尿路感染,患者表现为高热,一侧或双侧肾区胀痛,严重者出现感染性休克。

6.结石形成　尿流改道,特别是原位膀胱术和可控性腹壁尿流改道术,尿液在肠段的滞留,与肠黏膜接触时间增加,氯离子与碳酸氢根离子交换增加,继发代谢性酸中毒。骨质释放钙来缓冲酸中毒,形成高钙尿症。高钙在碱性尿的环境中易沉积,形成结石、此外,感染也是结石形成的原因。能分解尿素的细菌在分解过程中释放氨,氨离子能促进尿的氯与碳酸氢根交换,以利结石形成。长段的回肠切断做尿流改道,草酸的吸收增加,也增加尿钙盐沉积的危险,手术过程中肠段成形使用钛钉或不可吸收线的异物作用,也容易形成结石。尿流改道术后上尿路结石发生率也增加,主要原因是慢性尿潴留。临床上左输尿管游离多,穿过乙状结肠系膜,成角发生率高,所以左侧的上尿路结石多见。新膀胱或可控性膀胱肠腔的结石可以通过腔内方法激光碎石。

(二)并发症的预防与处理

1.出血　膀胱的动脉主要来自髂内动脉,其脐动脉未闭合部分分出膀胱上动脉,供给膀胱上外侧。髂内动脉还分出膀胱下动脉,分布于膀胱下部与底部。直肠中动脉的膀胱支分布于膀胱后面和精囊腺的一部分。在女性,子宫动脉发出分支到膀胱底。这些动脉在膀胱周围形成网,其分支深及膀胱黏膜。膀胱静脉在膀胱壁上构成静脉网,主要位于膀胱底部,汇入膀胱下静脉,入髂内静脉。在男性与前列腺和精囊腺的静脉相连,构成膀胱前列腺丛。

膀胱动脉与静脉行走相关的韧带包括:①膀胱侧韧带:在膀胱或前列腺外侧的结缔组织中,含有膀胱的血管和神经、部分输尿管和输精管,这些结缔组织、血管和神经形成膀胱的血管神经蒂,常称为膀胱侧韧带。该韧带起于膀胱和前列腺外侧,向外上方连至肛提肌表面的筋膜。②膀胱后韧带:位于膀胱两侧,由前向后的膀胱静脉、膀胱下动脉、膀胱神经等被其周围的结缔组织所包裹而成,它有承托膀胱的作用。③耻骨前列腺韧带和耻骨膀胱韧带:在耻骨后面和盆筋膜腱弓前部和膀胱颈与前列腺前外侧之间,连有两条结缔组织韧带,男性为耻骨前列腺韧带,女性为耻骨膀胱韧带。它们是成对的,其间仅有一空隙分隔,空隙中有阴茎(蒂)背深静脉通过。该韧带对膀胱或前列腺起固定作用。全膀胱切除术如何处理这3条韧带是控制出血的关键。

在临床操作中如何准确处理这3条韧带观点不一致,美国加州大学泌尿外科处理膀胱侧韧带采取的是解剖分离髂内动脉前支,包括膀胱上动脉、直肠中动脉、膀胱下动脉、子宫动脉、阴部内动脉、闭孔动脉以及臀下动脉,分别用血管夹结扎、切断。处理膀胱后韧带是切开Douglas窝的后腹膜,在Denonvilliers筋膜与直肠间隙分离,解剖两侧的膀胱后韧带,分别用血管夹结扎该韧带血管。处理耻骨前列腺韧带采取与前列腺癌根治术相同的方法。上海交通大学医学院附属仁济医院主要采取腹膜外途径切除膀胱。

随着医疗器械的现代化,根治性前列腺癌切除带来的对盆腔解剖的理解,以及操作技巧的完善,全膀胱切除术出血量已经达到可以控制的时代。术中和术后不输血,生命体征稳定,已经成为手术者行全膀胱切除术的重要标准之一。

2.直肠损伤　根治性全膀胱切除术防止直肠损伤关键是认识 Denonvilliers 筋膜以及直肠可能损伤的部位,男性直肠损伤的部位在前列腺尖部与精囊部位。从解剖结构上 Denonvilliers 筋膜是一道屏障,它把泌尿生殖器官与直肠隔开,同时致密的筋膜可以防止肿瘤浸润直肠,所以连 Denonvilliers 筋膜一并切除可以达到根治目的。但是,由于手术粘连、炎症粘连或肿瘤浸润,使 Denonvilliers 筋膜与直肠间隙结构不清,该筋膜成为手术者解剖的标记。这类患者可以采取紧贴膀胱、精囊和前列腺镜性分离,甚至可以在 Denonvilliers 筋膜的前面分离,避免损伤直肠。原则上不要钝性分离 Denonvilliers 筋膜与直肠间隙,钝性分离容易进入直肠。男性患者直肠损伤常因在前列腺尖部切断尿道后没有将前列腺后面与直肠分离开,提起前列腺时,把直肠前壁也带起,处理侧韧带时损伤直肠;或者前列腺后面的 Denonvilliers 筋膜与直肠间隙不清,用手指分离,在前列腺尖部损伤直肠。

有些情况下精囊外膜与周围粘连,分离时损伤直肠。作者的经验:当精囊外膜与周围没有解剖界面,可以采取精囊外膜内途径,甚至保留部分精囊,避免损伤紧贴其后的直肠。

女性有阴道相隔,根治性全膀胱切除术损伤直肠发生率较小,但是在切开阴道前后壁时阴道的后壁没有游离开一定距离,阴道前后壁连续缝合时,缝线穿过直肠,缝线的切割造成术后直肠瘘。

根治性全膀胱切除术直肠损伤处理的基本原则:术中及时发现直肠损伤、完整修补直肠破口、有效直肠减压、盆腔引流、积极营养支持和抗感染措施。通过上述处理可以明显减少直肠损伤带来的后遗症。处理直肠损伤的关键是术中发现其破口,特别是手术创面渗血、视野不清时能够识别直肠的黏膜。对于有损伤直肠危险因素的患者,术前放置肛管,通过肛管注入气体或液体可以看到直肠破损口。有时直肠损伤可以多处,术中须仔细检查。出现直肠损伤后要视损伤程度和局部污染程度决定,小的损伤可以修剪破口边缘,用 3-0 号肠线两层交错缝合,抗生素液冲洗创面,放置粗的引流管负压引流;扩肛,放置肛管,直肠减压;禁食,肠外营养支持,抗感染治疗。对于复杂性直肠损伤,除修补直肠外,结肠襻式腹壁造瘘。有直肠损伤的患者原则上不能行原位膀胱术。

3.肠梗阻　根治性全膀胱切除术后肠梗阻临床处理:禁食禁水,胃肠减压以减轻腹胀。无菌液状石蜡 30mL,每日 2 次,口服或由胃管内注入。体位选半卧位,以减轻对膈肌的压迫,严密观察病情变化,积极维持水、电解质、酸碱平衡,积极抗感染。大多数患者经过 1~2 周后,肠梗阻均可自行缓解。若患者病情加重或胃肠减压时间大于两周,患者症状仍未缓解,应及时重新对患者进行评估,检查是否存在影响肠蠕动恢复的原因,如尿瘘尿液积聚、局部感染积脓。必要时行探查术,局部引流。

根治性全膀胱切除术后可能发生粘连性肠梗阻、内疝、回肠端端吻合口狭窄或粘连成角、小肠或结肠突破腹膜进入盆腔造成粘连成角,一旦诊断明确,及早手术探查,解除梗阻。

4.尿瘘

(1)输尿管-肠段吻合口瘘的预防

1)输尿管血供的保护:输尿管的上 1/3 段由肾动脉分支供应;中 1/3 段由腹主动脉、髂总动脉、精索内动脉或卵巢动脉、子宫动脉的分支供应;下 1/3 段由膀胱下动脉分支供应。这些动脉的分支在输尿管外膜下行走,形成相互有广泛交通的毛细血管网,然后分布在输尿管的肌层和内膜下层。根据输尿管的血供,全膀胱切除术游离输尿管时尽可能保留输尿管的外膜,在保证与肠道吻合无张力的情况下,尽可能少游离输尿管。

2)输尿管与肠道吻合口血供保障:在上述保留输尿管血管网的基础上,输尿管与肠道吻合的输尿管远端仅需剥离 2~3mm 输尿管周围结缔组织,尽量保证输尿管的血供,而且输尿管与肠道吻合口的肠道端的位置近肠道的系膜,该部位肠壁的血供丰富。输尿管肠道吻合口针脚间距以 3mm 为佳,过疏的缝合易导致漏尿,而过密的针距则可能导致吻合口缺血坏死。防止输尿管-肠段吻合口周围的局部血肿形成,因局部血肿会影响吻合口愈合。

3)输尿管与肠道应该在无张力的情况下吻合,构建吻合口时,应注意将肠管靠近输尿管而不是相反的情况。吻合完成后需将肠管固定于腹壁,固定处尽可能接近输尿管-肠段吻合口,以进一步减小吻合口张力并尽可能将吻合口放置于腹膜外。

4)输尿管与肠道吻合时输尿管不能旋转扭曲,吻合前应插输尿管导管确定输尿管与肠道吻合的位置。

5)为保证输尿管-肠段吻合口严密对合并一期愈合,无论采用何种吻合方式,均需保证输尿管黏膜与肠段黏膜严密对合。输尿管-肠段端侧或端端吻合时输尿管和肠管全层缝合,只缝肠黏膜,没有带上肠段肌层会影响吻合口愈合。输尿管-肠段吻合口转角处为最易出现漏尿区域,需严密缝合。

6)缝合时需注意保护远端输尿管黏膜,避免过多钳夹引起的机械性损伤,影响吻合口生长。此外,输尿管远端需严密止血,局部血肿形成亦是并发输尿管肠段吻合口瘘的重要因素。

7)输尿管肠道吻合线常用 5-0 PDS 缝线。PDS 线成分为聚二氧六环酰胺,有效伤口支撑时间为 60 天,90 天张力消失,182 天完全吸收。该缝线直径适中,一方面保证了输尿管黏膜与肠管黏膜的完全对合,另一方面无损伤缝针亦减少了对输尿管下段损伤。由于 PDS 缝线吸收时间长,保持张力时间长,是尿流重建中的理想缝线。

8)吻合完成后,应在输尿管内留置软质硅胶单"J"管,通过吻合口。软质硅胶内支架管可显著减少尿瘘发生率。

(2)储尿囊相关性尿瘘预防:Bricker 术肠段中血管弓的选取尤为重要,需选取血管弓相对丰富的肠段作为储尿囊。游离肠系膜时应注意保护血管弓,避免肠系膜损伤导致的血供不足,近端回肠部分可考虑尽量减少肠系膜离断,为储尿肠段提供更好的血供。此外,安置 Bricker 后需仔细检查系膜,避免系膜扭转和牵拉。有条件的单位可使用肠管闭合器关闭 Bricker 近端肠襻,进一步减少尿瘘风险。

原位新膀胱术的储尿囊漏尿的发生率较高。在储尿囊形成时肠道全层连续缝合间距 5mm,过疏可致漏尿,过密则影响血运。吻合口避免血肿形成,血肿会影响伤口愈合。但是,储尿囊漏尿主要是尿液引流堵塞所致。作者术中输尿管肠道吻合时将硅胶单"J"管从储尿囊的肠壁戳创腹壁外引流,减少进入储尿囊的尿液。经尿道储尿囊放置 F22 或 F24 的双腔导尿管引流尿液。每天导尿管 5%SB 溶液冲洗,防止肠道黏液聚集,堵塞导尿管。

(3)原位新膀胱-尿道吻合口瘘的预防:切除膀胱时尿道断端预留 6~8 根储尿囊与尿道缝合线,储尿囊最低点戳创建立吻合口。储尿囊与尿道吻合时提紧吻合线,打结时将储尿囊推向尿道近端,确切打结合拢两侧。导尿管轻度牵拉,让储尿囊紧贴尿道,便于吻合口愈合。术后每天导尿管 5%SB 溶液冲洗,防止肠道黏液聚集、尿液潴留、储尿囊与尿道吻合口漏尿。

(4)尿流改道术后漏尿处理:多数尿流改道后的漏尿经过 1~3 个月的引流、保守处理都可以自愈,过度积极处理弊大于利。储尿囊漏尿和新膀胱-尿道吻合口漏尿,主要是采取各种引流手段处理。严重的输尿管-肠段吻合口漏尿临床少见,但处理比较困难。早期患者可出现术区胀痛、发热,随着尿液渗漏不断增加,可渗至腹膜后间隙并沿切口或引流管外渗。若引流不畅可引起腹膜后及肾周感染,进一步发展可形成脓肿、切口裂开或经久不愈的窦道。由于尿液的刺激,可能导致输尿管-肠段吻合口瘘、输尿管周围纤维化及瘢痕增生,继而引起输尿管-肠段吻合口狭窄、上尿路积水、肾功能损害,甚至最终导致患肾切除。

该类尿瘘发生后,应首先积极寻找病因,做出定位诊断。由于尿瘘的存在,上尿路可无扩张,B超常难发现尿瘘点,但是能发现漏尿积液的程度。在患者肾功能正常的前提下,静脉尿路造影可发现大多数输尿管-肠段吻合口瘘。而对于肾功能不佳的患者,可考虑行磁共振水成像(MRU)或经皮肾穿刺造瘘顺行尿路造影,明确尿瘘部位。对于仍无法判断哪一侧输尿管存在尿瘘的患者,可考虑静注亚甲蓝试验。静注亚甲蓝后观察双侧负压引流液颜色变化,以判断尿瘘部位。对于可能存在储尿肠段尿瘘的患者,可采用造瘘襻造影,通常可清晰显示储尿囊瘘。

明确尿瘘部位后,保持上尿路尿液引流通畅是消除尿瘘的关键。首先开始保守治疗,保守治疗包括:通畅的腹膜外引流、造瘘肠段低负压吸引保证肠段内低压、PCN上尿路引流。对于尿瘘量较大的患者,需采用低负压持续吸引下的腹膜外引流,以免尿液囊肿形成并继发感染。为保证储尿囊肠段低压,可在储尿囊内置入PASMA橡胶管或双套管。

对于顽固性尿瘘的患者,推荐采用经皮肾造瘘术。经皮肾造瘘术的优点为:①尿液改道可减轻瘘口炎性刺激和尿液外渗而利于控制感染。②局部麻醉下完成,患者易于接受。③部分患者尿瘘有可能自愈而免于再次手术在建立经皮肾通道后,可采用顺行输尿管造影,进一步明确尿瘘部位。有条件的单位还可进行顺行输尿管软镜探查,寻找到瘘口后尽量将导丝通过瘘口,并放置单"J"管内引流,进一步促进瘘口愈合。

70%的患者可通过上述保守治疗自愈,约30%的患者仍需要手术修补尿瘘。是否进一步手术治疗取决于患者的全身情况、尿瘘严重程度、是否合并顽固性感染及对保守治疗的反应。手术治疗常常需要重建吻合口,而对原吻合口的修补很少奏效。重建吻合口局部须无明显炎症反应,输尿管无张力吻合,术后需重新留置内支架引流管。对于储尿肠段瘘患者,常常需旷置尿瘘部位,重新封闭肠段。若患者全身情况差且合并顽固性感染及糖尿病等内科合并症,且对侧肾功能正常,可考虑患肾切除术。

营养支持对尿瘘的愈合至关重要,血浆白蛋白及前白蛋白水平正常的患者尿瘘愈合时间明显缩短。另外,抗生素预防感染在合并尿瘘的患者中是必需的,若外渗尿液继发感染并导致脓肿形成,该处尿瘘将无法自愈。

术后需仔细观察患者体温、心率、血压等基本生命体征及腹部体征。观察腹膜外引流、经皮肾引流及造瘘引流量变化,计算患者每日液体总出入量。观察患者血氨、血尿素氮及血肌酐水平,定期复查上尿路B超,早期发现上尿路积水。出现尿瘘的患者常常由于引流较多,下床不便,卧床时间较长,需同时注意观察下肢血运及水肿情况,以早期发现下肢深静脉血栓形成。

尿流改道术后漏尿虽为少见的术后并发症,但是其愈合时间较长,部分患者可能因尿瘘长期不愈合而需要反复多次就诊,甚至进一步行外科手术干预。若尿瘘量较小,患者全身情况较好,不伴有糖尿病等其他内科合并症,大多数患者可通过保守治疗获得痊愈一若尿瘘量较大,患者全身情况较差,且合并有糖尿病等内科合并症,保守治疗通常很难奏效,长期的尿瘘可能导致瘘口周围输尿管瘢痕增生,即使尿瘘自行愈合亦可能进一步继发局部输尿管狭窄伴瘢痕形成,临床处理较为棘手。患者及其家属与泌尿外科医生的互相配合对尿瘘的治疗极为重要,要帮助患者建立起战胜疾病的信心。若保守治疗无效,应考虑进行尿流改道,促进尿瘘愈合,患者及家属应对此有充分的思想准备。

5.尿流改道后输尿管狭窄

(1)输尿管狭窄的预防:输尿管肠段吻合口的构建存在多种方式。输尿管肠段吻合方法很多,有抗反流和非抗反流两大类。常用抗反流方法有 Le Duc 技术和该技术的各种改良法、Leadberter 法、Goodwin 法及 Split-Nipple 法;非抗反流法有直接吻合法如 Nesbit 法、Wallace 法等。不同的吻合方式、输尿管的游离技术、肠段的使用、输尿管的扩张程度,以及泌尿外科医生的个人缝合习惯均与吻合口狭窄形成密切相关。不同的吻合方式又有其自身特点,如 Bricker 的输尿管肠段吻合法以输尿管与肠段的端侧吻合为基础,有一定的抗逆流效果,术后出现吻合口狭窄的概率相对较高。而 Wallace 技术首先将双侧输尿管相对吻合,形成共同腔道,而后将其与肠襻近端末端行端端吻合,术后出现狭窄的概率则较低。

避免吻合口狭窄的要点是保证输尿管血供良好,在游离输尿管时,确保留有足够的输尿管外膜和输尿管血管网。双侧输尿管都要留有足够的长度以保证吻合时没有张力,并避免吻合口的扭曲。黏膜对黏膜的严密缝合,间距 3 mm。过密的缝合间距常常会导致吻合口的缺血坏死,过宽的间距会缩小吻合口直径。术中软质硅胶管的留置对预防吻合口狭窄同样具有重要意义,研究显示术后留置软质硅胶管的患者术后输尿管-肠段吻合口狭窄率显著下降。

输尿管-肠段吻合口缝合不够严密,术后早期尿瘘也是引起继发性吻合口狭窄的重要因素。尿瘘发生后,持续的尿液刺激将使吻合口纤维瘢痕挛缩,输尿管平滑肌纤维增生,继发输尿管下段狭窄。故在行输尿管肠段吻合时应尽可能保证缝合的严密,最大限度地减少尿瘘的发生。

(2)输尿管狭窄的处理:①输尿管狭窄临床处理非常困难,腔内方法总体效果不佳,开放性手术难度很大。②输尿管肿瘤引起的输尿管狭窄,只要全身情况容许要行该侧肾、输尿管及部分肠道切除。③输尿管狭窄的处理与肾功能以及对侧肾功能相关联。如果对侧肾功能不全,临床应该尽力解除梗阻或尿流改道,保护患侧的肾功能,如果对侧肾功能正常,患侧肾功能严重受损,可以考虑放弃挽救病侧肾功能。④如果患者已经做 PCN 术,除患肾切除外,只能手术解除输尿管梗阻。⑤动力性输尿管下段狭窄,多因输尿管血供不足所致,手术的价值不大。⑥尿流改道术后输尿管狭窄需要外科处理,先行患侧 PCN 造瘘。该造瘘对术前诊断以及采取腔内或开放性手术非常重要。⑦若患者因输尿管狭窄导致上尿路梗阻,继发感染、败血症,需首先行尿流改道,控制感染,待感染完全控制,全身情况好转后,二期处理上尿路梗阻原因。

在行外科手术干预之前,狭窄段的定位及狭窄范围的确定至关重要。输尿管肠段吻合口狭窄可由 B 超、静脉尿路造影、MRU、CT 薄层扫描或 CTU 来证实。如果输尿管肠道吻合口肿瘤,储尿囊造影可以发现储尿囊内充盈缺损影。如果已行 PCN,经肾造瘘管滴注造影剂,顺行肾盂输尿管造影也可以发现梗阻部位。

对于吻合口狭窄的处理可分为腔内处理和开放手术处理。输尿管-肠段吻合口狭窄的治疗可从腔内治疗开始着手,首先需行造瘘襻或贮尿囊的内镜检查,以排除局部肿瘤复发。

在已经行 PCN 上尿路引流的患者,应考虑行顺行输尿管软镜探查,进一步明确梗阻的范围、部位和长度。随着腔内泌尿外科技术的不断发展和内镜系统的不断升级,顺行结合逆行输尿管镜下治疗处理输尿管狭窄应用增加,但大量的临床研究显示,由于腔内治疗的短期复发率和失败率均较高,故目前仅推荐用于较短的输尿管狭窄。对于长度小于 1cm 的输尿管狭窄,首先可尝试使用输尿管镜治疗。推荐使用顺行输尿管镜途径,因为患者术后还能携带保护性肾造瘘管。有条件的中心可使用腔内超声在术前先行评估狭窄的范围。在 C 臂 X 线机指引下或相向光源指引下将导丝通过微小的狭窄,而后随导丝逐步扩张狭窄段,或使用高压气囊扩张狭窄段。

由于狭窄部位可能与肠襻系膜结构十分靠近,故应尽量避免盲目内切开,以免损伤肠襻血供,造成造瘘襻坏死。若狭窄长度大于 1cm,腔内治疗效果不佳,开放手术可能是更好的解决方法。

开放性手术处理输尿管下段狭窄主要依据手术医生的经验和操作技能完成作者的经验:①经肾造瘘输尿管放置导引钢丝。②腹部正中切口,剑突到脐下或耻骨。③经腹高位结肠旁沟打开后腹膜,在正常的部位找到输尿管,沿着正常的输尿管向下分离至造瘘襻或贮尿囊。④解剖输尿管狭窄处的造瘘襻或贮尿囊,一般情况肠段与周围组织有界面。Bricker 术可以经腹壁。置入尿道探子帮助寻找腹壁内的肠段。⑤如果张力不大,尽可能做正常输尿管与造瘘襻或贮尿囊的"短路"的端侧吻合,输尿管放置内支架管。⑥输尿管狭窄部位取组织送快速病理检查,若发现肿瘤复发,应增加切除范围,保证重建的吻合口无肿瘤累及。⑦狭窄段输尿管周围都是瘢痕组织,分离和切除狭窄段输尿管非常困难,而且容易损伤肠襻系膜的血管,造成肠段的坏死。除了输尿管肿瘤,旷置输尿管狭窄是明智的选择。

在处理输尿管狭窄后,大于 4 周的输尿管内支架管留置可以有效减少输尿管再狭窄率。在输尿管肠段吻合后,软质的输尿管内支架管更少引起输尿管再狭窄。作者的经验是术后应至少留置内支架管 6 周,避免再狭窄形成。

如果输尿管-肠段吻合口狭窄发现较晚,造成该侧肾已失功,应选择做患肾输尿管切除。因为严重的肾积水和输尿管梗阻很难排除潜在的肿瘤复发。

6.淋巴瘘及淋巴囊肿　术中需缝扎或钛夹夹闭主要淋巴管,小型淋巴管需电灼封闭。在行淋巴清扫时尽量避免脂肪淋巴组织的锐性分离,以减少毛细淋巴管的开放。大多数淋巴囊肿可无临床症状,最常见的临床症状是术后早期盆腔坠胀感。随着淋巴囊肿的增大,对周围脏器产生的压迫症状逐渐显现,如尿频、便秘、下肢水肿、外生殖器水肿、深静脉血栓、淋巴囊肿感染等。在外科处理淋巴囊肿前需要影像学检查明确诊断,其中以超声检查最为常用,可见无回声囊性结构伴局部分隔。CT 检查可见盆腔典型低密度病灶,囊壁菲薄;若囊壁增厚伴局部增强需考虑继发感染的可能。目前,对盆腔淋巴囊肿的处理尚未达成共识,约一半的盆腔淋巴囊肿需手术引流,这些淋巴囊肿一般体积较大且造成疼痛等不适症状,小型不伴感染的淋巴囊肿仅需严密观察即可。留置持续引流管是目前最常用的干预方法,经皮穿刺引流抽吸处理淋巴囊肿复发率高,可达 80% ~ 90%,并可能招致感染,目前仅用作明确诊断。对于复发性淋巴囊肿,硬化剂注射治疗是不错的选择。硬化剂可封闭开放的淋巴管,起到治疗作用。顽固性的淋巴囊肿若不合并感染可采用腹腔开窗引流术。

7.深静脉血栓形成　鼓励患者早期下床活动是预防下肢深静脉血栓(DVT)形成的有效方法,对于暂时不便起床的患者,亦应鼓励其卧床时增加腓肠肌的收缩运动,防止下肢静脉血流瘀滞,降低深静脉血栓风险。对于合并严重高凝状态且出血风险较小的患者,应考虑使用低分子肝素。在合并尿液囊肿和淋巴囊肿压迫盆腔静脉的患者中,应积极引流积液,去除血栓形成的危险因素。

DVT 治疗方法主要包括内科抗凝、溶栓治疗、外科手术取栓及介入治疗等。抗凝治疗目的在于防止血栓进一步发展和新的血栓形成,目前临床多用抗凝药物有肝素、低分子肝素、华法林。适应于 DVT 患者无出血倾向、无恶性高血压、溃疡病等,溶栓治疗可使 45% 的血栓明显或完全溶解,而抗凝治疗仅达到 4%。溶栓可最大限度地维护瓣膜的正常功能,但目前对急性 DVT 的溶栓治疗尚存争议。美国药品食品管理局批准的方案为链激酶 25 万 U 负荷量,继以 10 万 U 持续静脉滴注,维持 24~48 小时。国内尚缺乏标准的治疗方案。介入治疗包括下腔静脉滤器置入术及经溶栓导管直接灌注溶栓,近年来在静脉腔内介入技术的基础上,探索出一些手术时间短、安全有效的机械血栓消融术并初步应用于临床,如超声消融术、Amplatz 血栓消融术、Oasis 血栓消融术。此外,传统的外科手术也是 DVT 的重要治疗方案。外科手术治疗 DVT 的方式很多,但由于创伤大、取栓不彻底、术后易复发等特点,应该慎重应用。

8.Bricker 肠段的相关并发症

(1)并发症的预防

1)肠段的选取:末端回肠、距离回盲部 10~15cm。经腹取 10~12cm 肠段,经腹膜外取 15~18cm 肠段,如患者肥胖、腹壁厚,可以适当增加肠段的长度,肠段的长度原则是只要满足腹壁造口的长度、系膜张力小等条件,取的肠段尽量短,尿液经过肠段时肠腔碳酸氢根丢失,氢离子或氨的重吸收,引起高氯性代谢性酸中毒。肠段短可以减少尿液与肠段接触,也可以减少机体的代谢紊乱。

2)肠段血运保留:①肠段须有两支以上的动脉供血,以及完好的血管弓,这是取肠段做造口的最基本原则。②肠段的系膜宽度应该在 4cm 以上,防止系膜扭转,造成肠段缺血坏死。③减低肠段腹壁拖出后的张力也是保证肠段血运的重要环节。要让肠段远端有足够的游离度,在切开肠系膜时,肠段的远端系膜剪开尽量长,肠段腹壁拖出造口张力减小,肠段近端系膜剪开尽量短,保证肠段的血供。有人在肠段远端牺牲一段肠段,保证远端肠段的系膜敞开,造口时肠段牵拉张力减小(图 11-3)。要注意肠段拖出时腹直肌后鞘对肠系膜的压迫作用,切开鞘膜,松解压迫,减轻张力。④在取肠段后吻合、关闭,切开系膜时要非常小心,以免损伤系膜的血管,影响肠段的血运。

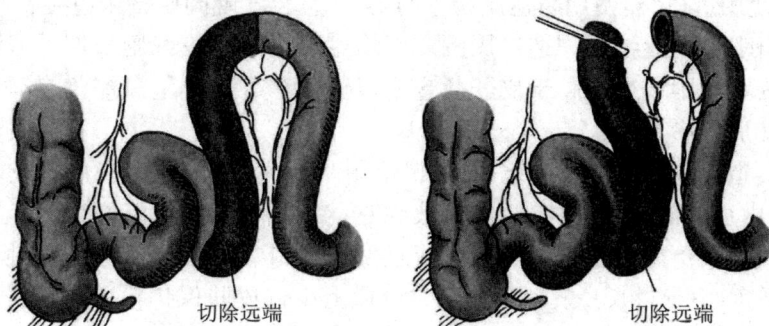

切除远端　　　　　　切除远端

图 11-3　所取肠段远端去除部分肠段以松解系膜

3)腹壁造口的位置:随着造口袋质量的提高,回肠膀胱术后患者的生活质量得到很大提高。但是腹壁造口的位置对造口护理非常重要,手术前手术医生、造口护理师(如果有专职护士)、患者必须在一起讨论造口的位置,患者取平卧位、坐位以及立位三种体位,造口均位于平坦的位置,并且用记号笔描记造口的位置。作为医生造口位置,原则上位于右侧下腹脐旁略偏下、腹直肌鞘外缘。为便于造口袋的猪油膏底板能无缝贴在腹壁皮肤上,猪油膏底板部位没有皮带沟、腹壁皮肤的折缝、皮肤畸形(手术瘢痕、烫伤瘢痕等)以及本次手术的正中切口。肥胖者造口应该位于脐旁腹壁脂肪堆积顶部。此外,为了便于患者自我护理,造口位于自我可见的部位。

4)腹壁造口:按上述确定的位置,做直径3~4cm的造口,腹壁的皮肤、腹直肌前鞘、腹直肌以及腹直肌后鞘四层组织的造口上下应该尽量是同心圆,特别是腹直肌前鞘固定肠管,它与皮肤不在一个平面,造口的肠管腹壁段就会成角,影响尿液的引流。腹直肌只要切断即可,但内外切断范围正好与皮肤、腹直肌前鞘平行。腹直肌后鞘如果不与肠管固定,只要切开即可。腹壁造口的直径不能大,特别是腹直肌前鞘、腹直肌以及腹直肌后鞘,以免造口旁疝形成;腹直肌前鞘与后鞘对肠管的系膜不能有压迫作用。

5)肠乳头形成:为防止乳头回缩,在肠管的非系膜侧,肠管浆肌层腹直肌前鞘缝3针固定,肠管与腹直肌后鞘也可以固定3针,既可以防止乳头回缩,也可以防止造口旁疝。在固定线打结前,确定肠管没有成角畸形,保证尿流流出通畅,肠乳头高出皮肤1.5cm,便于术后造口的护理,以及减少尿液与乳头周围的皮肤接触,避免引起尿液性皮炎。

6)造口周围皮肤刺激性皮炎:多因为患者未完全掌握造口袋粘贴技巧,致造口袋漏尿,尿液长时间浸渍,刺激皮肤引起炎症。指导患者正确粘贴和裁剪造口袋,皮损处可先用温水清洗后涂上护肤粉,之后再喷上保护膜,护肤粉不可过多,否则影响底板的黏性;皮肤不平者可在底板内环涂上防漏膏,以填补皮肤空隙,夜间可将造口袋改变方向为侧引流,接上引流袋,睡前少喝水,既可保证患者的睡眠,又可防止底板长时间浸泡在尿液中,预防尿液渗漏引起的刺激性皮炎,还可延长造口袋使用寿命。

7)造口狭窄:可见于术后早期或晚期,小指不能通过造口。指导患者观察尿液排出情况,并用小指戴指套扩张造口,或定时插入导尿管排放尿液或留置导尿管。

8)造口周围皮肤尿酸结晶:尿酸结晶是尿液被碱化后变成白色粉末结晶体黏附于造口或造口周围皮肤,可用白醋(醋与水按容积比为1:3)清洗后再用清水清洗,每天一次;酸化尿液:服用大剂量维生素C,每天4g,使尿液呈酸性;补充足够的水分:每天饮水2000~3000mL;正确使用造口袋:使用防逆流装置的泌尿造口袋,晚间要接床边袋。

9)造口周围皮肤增生:泌尿造口周围皮肤增生是由于表皮细胞长期受尿液刺激致使皮层增厚,表现为不规则或可能高于皮肤几毫米以上,色素沉着,呈深棕色、灰黑色或灰白色,有时很痛,损伤后易渗血。

处理方法:造口周围有凹陷和皱褶,建议使用凸面底板造口袋(一件式或两件式),也可以在平面底板内加垫圈,可以妥善收集尿液,减少渗漏刺激,还可将增生部分压平使用凸面底盘佩戴腰带,效果更好。特别指导患者一旦发现造口袋有渗漏,需立即更换,建议造口袋使用5~7天更换,不宜过长。皮肤损伤部位可撒上少许皮肤保护粉,用于吸收渗液,在皮肤上形成凝胶状物质,保护皮肤。若增生严重,影响粘贴造口袋,并且患者持续疼痛,可能需要请外科医生手术治疗。

10）造口出血：造口出血发生在术后 72 小时内，多数是由于造口黏膜与皮肤连接处的毛细血管及小静脉出血，用纱布稍加压迫即可止血。若出血过多可用藻酸钙置于出血处，必要时寻找出血点加以结扎，彻底止血。

11）造口肉芽肿：肉芽肿为良性组织，通常发生在黏膜和皮肤连接处，大部分由缝线引起，也可由坚硬造口物品刺激造口边缘引起，首先检查是否有缝线未脱落，指导患者正确修剪造口底板，避免底板和造口摩擦，引起肉芽增生。小的肉芽肿可以用刀剪或镊子去除，注意出血，可按压止血，也可用藻酸钙止血，大的肉芽肿可用电灼。

（2）并发症处理

1）肠段坏死：Bricker 肠段坏死是该手术的严重并发症，按发生的时段分为急性肠段坏死与慢性肠段坏死，前者可以伴全身症状，后者主要表现为双侧上尿路的梗阻，临床处理只有切除坏死的肠段，另取肠段做尿流改道，或输尿管皮肤造口。但是，术前可以做肠段膀胱镜检查，确定是全肠段坏死，还是肠乳头坏死。因为后者可以采取保守治疗，以后做肠乳头成形术。

2）肠乳头萎缩：肠乳头萎缩，尿流引流不畅，双侧输尿管扩张，上尿路积水，肾功能下降。如果继发感染，将加重、加快肾功能的损伤。临床常采取狭窄定期扩张，放置硬的橡皮管引流。如果肠乳头萎缩加重，引流孔缩小，需要做乳头的整形手术。

9.急性肾盂肾炎

（1）如果用单"J"管或输尿管导管，拔导管前做双侧肾盂尿培养，以便发生肾盂肾炎时能应用敏感的抗生素。

（2）检查尿流改道的肠管有无梗阻积尿，特别注意原位膀胱术的肠黏液阻塞导尿管，引起肠管尿潴留，尿液反流。

（3）影像学检查上尿路有无扩张积水，并监控扩张积水的变化。尿流改道术后上尿路多有轻度的上尿路扩张，如果是吻合口水肿引起的暂时性梗阻，肾积水不会加重，如果有器质性梗阻，肾积水可逐渐加重，感染不容易控制。

（4）如果尿流改道的肠管梗阻，可插管引流，或用 5% 碳酸氢钠溶液冲洗肠道，减少肠黏液的形成。

（5）选用敏感的抗生素正规抗感染治疗，或根据院内感染主要细菌给予敏感的抗生素。

（6）如果有明显的输尿管梗阻，抗感染治疗效果不佳，尽快做患侧肾 PCN 引流。二期处理输尿管梗阻。

（7）对于重症感染、肾功能不佳，可以考虑做患肾切除。

总之，尿流改道术后上尿路感染是院内感染，治疗难度较大，抗生素使用的级别较高，时间更长。但是解除梗阻或尿流改道时应当果断，否则治疗效果不好，甚至威胁生命。

二、经尿道膀胱肿瘤切除术

（一）常见的并发症

1.膀胱出血　根据出血的来源不同，可将 TURBT 术后出血分为静脉性出血和动脉性出血两类。静脉性出血多为手术创面小静脉渗血引起。TURBT 过程中，由于进行持续膀胱冲洗且膀胱保持一定的内压，往往会掩盖或抑制一部分的静脉性出血，当术后膀胱内留置导尿管，膀胱内压降低后，可能会出现继发的静脉性出血。另一类静脉性出血是由于术后导尿管引流不畅,多因电切的部分肿瘤组织残留在膀胱腔内或术后形成的血块未经导尿管及时排出,导致导尿管堵塞,引起膀胱过度充盈,致使手术创面扩张撕裂,造成严重的静脉性出血。这一类出血往往速度快、出血量多,容易形成大量血块,造成更严重的导尿管堵塞,形成"堵塞-充盈-撕裂-出血"的恶性循环。

　　动脉性出血原因可能是术中电切过深,动脉回缩,无法进行有效的创面止血;或术后创面电凝焦痂脱落,动脉开放。这一类出血同样具有速度快、出血量多的特点,几乎无法自限。导尿管内引流液呈鲜红色,同样会有大量鲜红的血块,有时会因间歇性的动脉痉挛出现引流液时清时红的状况,流入集尿袋的引流液也会迅速凝集成块,此时患者的表现与严重的静脉性出血类似,甚至会因快速的失血,造成血压、心率的波动。更严重的是膀胱侧壁肿瘤电切,由于电流刺激引起闭孔神经反射,同侧的大腿内收肌群收缩,通电的电切襻切穿膀胱壁、切破或切断髂内动脉引起大出血。

　　2.膀胱穿孔　膀胱是肌性器官,膀胱壁分黏膜层、黏膜下层、肌层、外膜层。除膀胱颈、膀胱三角区固定外,膀胱壁随着膀胱容量大小变化很大。膀胱充盈大、膀胱壁薄,易切穿;膀胱收缩状态,难控制切的深度,膀胱充盈后往往大块壁切除,造成穿孔。在实际操作时,有些穿孔是术者对电切的深度判断失误,有些是被动性切穿膀胱壁致膀胱肌肉收缩,特别是闭孔神经反射,同侧的大腿内收肌群收缩,膀胱侧壁迅速靠近电切襻,引起膀胱穿孔。膀胱是腹膜间位性器官,腹膜覆盖其顶部。膀胱的穿孔分为腹膜内穿孔与腹膜外穿孔(图11-4)。

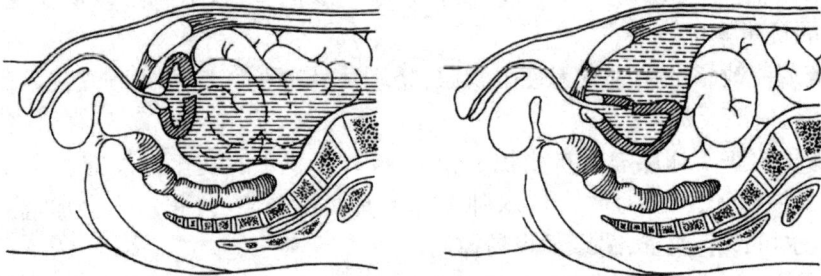

图11-4　腹膜内与腹膜外膀胱穿孔示意图

　　3.输尿管膀胱壁间段狭窄　输尿管膀胱开口附近肿瘤的电切,局部组织的凝固可以造成膀胱输尿管壁间段狭窄或闭锁;膀胱肿瘤将输尿管开口掩盖,电切过程中,输尿管开口被一并切除并予以电凝止血,也会引起输尿管开口狭窄或闭锁。

(二)并发症防范与处理

　　1.膀胱出血的防范与处理

　　(1)膀胱出血的防范

　　1)术前检测患者出凝血功能,特别要注意长期服用抗凝药物的患者出凝血功能可以正常,但是术后创面渗血严重,持续时间长,一般需停抗凝药两周再做手术。

　　2)小的单发性膀胱肿瘤手术简单,但是大的多发性膀胱肿瘤手术较困难。首先,经尿道的电切镜电切的手术视野清晰,要求手术器械质量好,手术时膀胱灌注液量与灌注压力适当。膀胱肿瘤的供血动脉在肿瘤的蒂部,宜一个一个肿瘤切除,基底部止血。先做简单的,再做复杂的,保证手术视野清晰。如果切下的肿瘤组织多,影响视野,需用膀胱冲洗器冲洗部分组织。冲洗过程中避免压力过高而导致原有创面扩大或穿孔。术中避免局部电切过深，尤其是切穿肌层，导致膀胱肌层的动脉回缩，或切到膀胱外膜的血管，会导致止血困难。

3）电切完成后完全冲净切除的肿瘤组织及血凝块，避免其残留，导致导尿管堵塞；膀胱冲洗器高压冲出组织或血块后，重新置入电切镜检查创面出血情况，最好部分排空膀胱，并将电切镜的进出水均关闭，使膀胱处于低压、静息的状态，如有出血，则作必要的补救。如果膀胱肿瘤体积大、多发，术后放置三腔导尿管，持续膀胱冲洗，防止血块形成。术后最重要的是要保证冲洗的持续性和导尿管引流的通畅性，并加强患者的监护与观察。观察膀胱引流液的颜色，有无血块；膀胱冲洗液的进与出是否平衡；下腹部是否饱胀。如果出现前文中提及的严重出血征象，则需抓紧时间快速处理。

4）膀胱三角区组织固定，由于肌组织回缩差，该部位电切后出血的发生率高，严格止血。临床上发现腺性膀胱炎多发于膀胱三角区，故行 TURBT 时电切应控制在黏膜层根据作者的临床经验，该类患者术后容易出血，而且保守治疗难控制出血。因此更要严格按照上述防范措施进行操作，并加强术后观察。

（2）膀胱出血处理

1）如果 TURBT 术后出血，处理前首先需对出血的类型和程度做出判断。除观察导尿管内引流液的颜色、血块的多少、进出水的平衡和患者的腹部体征外，试验性的膀胱加压冲洗也非常重要。用膀胱冲洗针管加压冲洗，可以冲出堵塞导尿管的少量组织块或血块，保证导尿管通畅，减少膀胱压力，为保守治疗创造条件。如果冲洗时进水与出水不平衡，进多出少说明血块或组织碎片堵塞导尿管，需换导尿管。多先用金属导尿管或内径较粗的普通导尿管冲洗净血块后再换三腔导尿管。此外，一些 TURBT 患者术后会有剧烈的膀胱痉挛，其表现形式容易与膀胱血块填塞混淆，通过冲洗试验可以鉴别。膀胱痉挛需止痛解痉治疗，而膀胱出血患者止痛解痉会掩盖病情。一些快速的辅助检查手段，如床边超声，可以为膀胱充盈程度、血块的大小提供更客观的参考，为医生的临床判断提供帮助。

2）少量的静脉渗血，可通过加快持续膀胱冲洗的速度，或在冲洗液中加用麻黄碱等缩血管药物，抑或用冰盐水冲洗，即可减轻出血。一旦发现术后出现严重的静脉性或动脉性出血，甚至膀胱血块填塞的情况，保守治疗不可取，需尽快再次手术。否则极易进入"堵塞-充盈-撕裂-出血"的恶性循环。

3）麻醉下通过电切镜冲净血块，并对出血点行严密的止血。高压冲洗前，临床医生在做该手术时注意下腹部膨隆状况和整个腹部的膨隆状况，如果后者出现膀胱已经穿孔的现象，应行开放手术，腔内手术会加重病情。如果出现下腹部膨隆状况，务必通过电切镜鞘先将膀胱内的尿液和部分血块引出，从而降低膀胱内压，避免在冲洗过程中因为压力过高导致膀胱破裂。而在冲洗的同时，也要经常触摸患者下腹部，避免膀胱过度充盈。将膀胱内的血块冲洗干净，然后仔细检查创面，彻底止血。同时观察膀胱有无穿孔，特别是膀胱顶部。如膀胱内血块巨大或已机化，无法通过电切镜冲出，或已造成膀胱穿孔，则需立即行耻骨上膀胱切开，取净血块，修补膀胱，并留置膀胱造瘘。

4）出血时间最多发生在术后 24 小时，迟发性的出血也有可能。出血处理后，最主要是避免再出血，同时加强抗感染治疗。定时观察患者的引流状况、腹部体征及生命体征，及时做出处理。

2.膀胱穿孔的防范与处理

(1)膀胱穿孔防范

1)TURBT手术过程中观察或触诊下腹部在膀胱轻度充盈状况下手术。膀胱区膨隆表示膀胱充盈过度,该状况下进行手术,容易引起膀胱穿孔。下腹部膨隆表示膀胱腹膜外穿孔,冲洗液外渗膀胱周围间隙。整个腹部膨隆要考虑膀胱腹膜内穿孔,冲洗液灌入腹腔。

2)膀胱侧壁的肿瘤电切减少闭孔神经反射:减少或控制闭孔神经反射方法已于前文中提及。有经验的医生可以直接切除膀胱侧壁肿瘤,作者的经验是:①助手将同侧的大腿向外向下按压固定,减少反弹力量和速度。②从肿瘤表面切起,最后处理基底部,包括先处理其他部位肿瘤。③采用点触式切割方法,关键是脚踏电切板与电切襻配合。出现闭孔神经反射时迅速松开脚踏电切板,只切开肌肉层,否则会切开膀胱全层,甚至损伤髂内血管。

3)膀胱充盈度与电切技巧:①膀胱过度充盈,膀胱壁薄,电切时容易切穿;膀胱充盈不够,处于收缩状态容易引起肿瘤外正常膀胱壁损伤穿孔。一般情况下膀胱充盈150mL比较合适。②膀胱穿孔多发生在膀胱后壁,为了防止手术过程中切穿膀胱壁,除适度膀胱充盈情况外,膀胱肿瘤的后方术野因肿瘤的遮挡成为盲区,电切襻放在盲区切肿瘤时,切记先回缩电切襻,轻微钩住肿块,然后再踩脚踏电切板,这样能保证切除肿块的同时,而不损伤肿块后面的正常膀胱壁。③切膀胱顶部和前壁肿瘤需要下按腹壁,最好是术者一只手操作电切镜,另一只手压腹壁,把肿瘤送到电切视野。助手按压配合不好,容易切穿膀胱壁。④手术结束膀胱冲洗器冲洗引起的继发性穿孔。临床实际操作中许多T1期的膀胱癌都切到膀胱的外膜,膀胱肌层很容易切开。膀胱冲洗压力大就会产生不同程度的冲洗液外渗,严重者膀胱穿孔。因此,膀胱肿瘤电切后能在直视下通过电切襻取净电切碎片,就不需要冲洗。如果要用膀胱冲洗器冲洗电切碎片,膀胱不要高度充盈,冲洗力量要轻。

(2)膀胱穿孔处理

1)术中一旦切除组织的底部见到脂肪组织,有腹部膨隆,冲洗液进水量远大于出水量,要高度怀疑膀胱穿孔,立即止血,冲洗净电切碎片,终止手术。

2)如膀胱穿孔发生在肿瘤已经切除干净后,可放置一根口径较大的导尿管,充分引流排空膀胱。如果在手术开始便将膀胱切破,则改行开放手术切除。

3)腹膜内穿孔原则上行开放手术修补,吸净腹腔内的冲洗液,放置负压引流。腹膜外穿孔可放置一根口径较大的导尿管,充分引流排空膀胱,数天之后破裂口可以愈合。膀胱外间隙的渗出液多可被吸收。如果渗出液多,下腹膨隆,可以于下腹行细针穿刺抽吸渗出液,或切开放置引流管。只有大的不规则的穿孔、冲洗液大量外渗,或穿孔合并出血才需要开放性修补。

4)怀疑膀胱穿孔禁忌术后即刻膀胱灌注化疗,避免产生严重的化学性膀胱周围炎。

3.输尿管膀胱壁间段狭窄的防范与处理

(1)输尿管膀胱壁间段狭窄的防范

1)术前应做相关的影像学检查,主要解决三个问题:①确定分肾功能,如果一侧肾功能不好,另侧输尿管膀胱开口旁肿瘤,电切肿瘤时应谨慎,必要时该侧输尿管术中放置输尿管导管,保护输尿管开口及壁间段。②如果肿瘤浸润输尿管壁间段,应该放弃TURBT。③检查上尿路是否合并肿瘤,因为尿路上皮癌有多发性、多器官性的特点。

2)掌握输尿管膀胱壁间段解剖特点。该段输尿管在2cm左右,由外向内、由后向前开口于膀胱的输尿管嵴。输尿管开口原则上可以电切,不能电凝,特别是不能用高功率的电凝。作者在行浅表性膀胱癌电切实践中没有遇到因为手术造成输尿管膀胱壁间段狭窄的病例。但在行腺性膀胱炎 TURBT 时有两例术后输尿管膀胱壁间段狭窄。

(2)输尿管膀胱壁间段狭窄处理

1)术中输尿管膀胱壁间段损伤后判断输尿管通畅方法:可以试插输尿管导管,甚至留置输尿管导管 1~2 天;也可以术中静脉给利尿剂观察损伤的输尿管开口喷尿情况。如果有条件,静脉注射靛胭脂,输尿管开口喷蓝色尿液。

2)TURBT 输尿管膀胱壁间段损伤患者术后观察损伤侧腰部有无胀痛;双侧损伤或一侧损伤,对侧肾功能不全要记 24 小时尿量;B 超观察损伤侧肾盂、输尿管扩张积水情况;必要时静脉尿路造影、核素肾图等评估分肾功能。

3)TURBT 术后输尿管膀胱壁间段狭窄的处理:①再作 TURBT 切除狭窄段输尿管。②输尿管壁间狭窄段球囊扩张,置双"J"管内支架 1~2 周。作者在拔除双"J"管后,输尿管膀胱壁间段周围注射泼尼松龙,防止瘢痕形成,减少再狭窄。③上述方法处理仍未解决输尿管膀胱壁间段梗阻,则需行开放性输尿管膀胱再植术。

三、耻骨上膀胱造瘘术

1.误入腹腔或损伤腹腔内脏器

(1)穿刺部位的选择是非常重要的,若穿刺部位过高则容易进入腹腔,损伤腹腔内容物,引起腹膜炎。有时穿刺部位正确而穿刺方向不是垂直而是偏向上下一侧进入膀胱,也会引起同样的并发症。

(2)如果下腹部膀胱膨隆明显,穿刺造瘘位置确定比较简单。如果膀胱内尿量小于300mL,膀胱张力不够大,或者腹直肌与膀胱之间始终有腹膜和腹腔内容物存在,将会给穿刺带来困难。已经有下腹部正中切口的患者,因为术后下腹部的结构已经改变,穿刺容易进入腹腔,损伤腹腔脏器。直肠癌术后患者膀胱后方空虚,穿刺时膀胱向后移动,造成穿刺针难以进入膀胱。切记若手术医生触诊未发现明显的隆起膀胱,要先作 B 超检查,了解膀胱的位置和膀胱内尿量。在 B 超引导下穿刺会较盲穿更为安全可靠。

(3)膀胱切开造瘘时若误入腹腔应立即缝合腹膜,以免尿液污染腹腔,若术后出现急性腹膜炎症状,则需急诊行开放性手术探查,予以修补腹膜、肠道,甚至切除部分肠段。

2.出血及血肿

(1)正确选择穿刺部位尤为重要,若穿刺部位过低或穿刺方向不正确,穿刺针可以刺入前列腺前方的静脉丛和前列腺组织,引起局部出血特别是突进膀胱的增生前列腺使膀胱前壁与后壁的间距缩小,穿刺针容易穿透膀胱前后壁穿入前列腺,引起出血。术前超声波定位非常重要,特别是进针距离。手术医生在正常的穿刺点穿刺时,穿刺较深时仍未抽到尿液,要警惕是否穿入前列腺。

(2)膀胱切开造瘘,膀胱黏膜肌层一定要密闭缝合,防止膀胱切口的渗血。特别是造瘘管从膀胱切口引出,造瘘管周围的膀胱壁出血。作者常规在膀胱顶部另戳孔引出造瘘管,切开的膀胱壁密闭缝合。

(3)造瘘后出血:若出血量不多,则可予以持续膀胱冲洗,止血药物治疗,严重者致使膀胱填塞,堵塞引流管,则需立即急诊行开放性手术止血。

3.置管相关的并发症　膀胱造瘘管的放置是保证膀胱引流通畅、防止膀胱刺激症状和以后换管困难的关键,是一个泌尿外科医生容易忽视,而给患者带来生活质量下降的问题。放置造瘘管的几个基本原则:①膀胱造瘘管从膀胱前壁与膀胱顶部交界部位引出。②造瘘管距头部10cm打结做作标志,造瘘管放入膀胱4~5cm,可以看到管内有液平面。③膀胱造瘘口两侧各穿两针固定在腹直肌前鞘,防止膀胱回缩、膀胱造瘘口与腹壁造瘘口错位。④腹壁造瘘口与膀胱造瘘口位于直起直落位置,即腹壁造瘘口是距离膀胱造瘘口最短的位置。⑤腹壁至膀胱的窦道一般在造瘘后10天左右形成,牢靠固定膀胱造瘘管,防止造瘘管脱落。⑥对永久性造口首次换管时造瘘口须形成窦道,一般不应早于手术后两周。造瘘管的护理如下。

（1）正确固定引流管,防止导管滑脱、受压、阻塞,保持引流管的通畅。

（2）引流袋的位置应低于出口处,防止尿液反流。

（3）观察引流液的色泽、量。

（4）每日在无菌操作下更换引流袋。

（5）鼓励患者多饮水,使每日尿量保持在2000mL左右,以防尿路感染。

（6）注意防止水电解质紊乱,进食维生素、含电解质的食物,如水果和蔬菜。

（7）如果发生导管阻塞,应在无菌操作下用生理盐水低压冲洗,保持引流通畅。

（8）对于永久性膀胱造口,每4~6周在无菌条件下更换导管。

第十二章 泌尿系统疾病研究新进展

第一节 肾肿瘤研究进展

一、肾肿瘤基础研究进展

2017 年肾癌的基础研究领域有了长足的发展,分子信号通路对肾癌细胞的生物学行为的影响依然是研究的热点之一。Tao 等通过使用基因表达谱分析和功能聚类,发现 PDZ 结构域 1(PDZ donain - containing 1,PDZK1)在人肾透明细胞癌(clear renal cell carcinoma,ccRCC)标本中被下调,这在几个独立的公共 ccRCC 数据库中也得到了验证。利用 PDZK1 过表达和敲除模型在 ccRCC 细胞系中,证明 PDZK1 抑制细胞增殖、细胞周期 $G_{1/S}$ 期转化及细胞迁移和侵袭,表明肿瘤抑制因子 PDZK1 在 ccRCC 的发生和发展中起重要作用。进一步研究表明,PDZK1 通过抑制 SHP-1 上的磷酸化位点 Tyr536 来阻止其和 PLCB3 结合,进而阻止 Akt 磷酸化,促进肿瘤细胞中 STAT5 磷酸化。接下来通过异种肿瘤移植研究体内实验验证了 PDZK1 对 SHP-1 磷酸化和肿瘤生长的抑制作用。因此,本研究得出以下结论:PDZK1 的表达与 ccRCC 患者的 SHP-1 磷酸化活性、晚期病理分期、肿瘤重量和大小呈负相关。这些结果为 ccRCC 的临床结局较差提供了一线支持证据。PDZK1 通过抑制 SHP-1 活性而被认为是 ccRCC 的一种新的肿瘤抑制因子。

Zhou 等研究了腺苷 A1 受体(adenosine A1 receptor,A1R)在肾细胞癌(renal cell carcinoma,RCC)中的作用。采用实时荧光定量 PCR 和 Westernblot 技术检测 A1R 在 RCC 细胞中的表达。用 MTT 法和集落形成法检测细胞增殖。在裸鼠中对肿瘤生长进行了评价。使用伤口愈合试验和 Transwell 法评估细胞侵袭和迁移。流式细胞术分析细胞周期分布和凋亡率。结果表明:A1R 是 ARs 的主要亚型,在 786-O 和 ACHN 细胞中表达上调。A1R 拮抗药 1,3-二丙基-8-环戊基黄嘌呤(1,3-dipropyl-8-cyclopentylxanthine,DPCPX)在体外能够抑制 RCC 细胞增殖和体内肿瘤生长。此外,DPCPX 抑制 RCC 细胞迁移,而选择性 A1 激动药——N6-环戊基腺苷(N6 cyclopentyladenosine,CPA),能够恢复由 DPCPX 引起的 RCC 细胞迁移。此外,DPCPX 促进 786-O 和 ACHN 细胞凋亡,并诱导 S 期细胞周期阻滞,一部分是通过 ERK/JNK 途径实现的。以上这些结果提示 DPCPX 通过调控 ERK/JNK 信号通路在 RCC 细胞增殖和迁移中起着潜在的重要作用。

阿尔松异黄酮(AIF)是一种天然存在的黄酮化合物,是从传统中药毛果鱼藤中分离出来的有效成分,部分研究证明其有抗肿瘤的作用。Wang 等研究了 AIF 在 ccRCC 中的作用及其机制。通过过表达和敲除 miR-101 及细胞增殖、迁移、凋亡相关功能试验,证明了 miR-101 在 ccRCC 细胞中是一种肿瘤抑制 microRNA,进一步通过 qRT-PCR、Western blot 和双荧光素酶报告基因实验表明它通过直接靶向 RLIP76 对 ccRCC 发挥抗肿瘤作用。AIF 能够通过抑制 AKT 信号来增加 miR-101 的表达。故本研究的结果提供了实验证据,证明 AIF 在体外和体内至少部分通过调节 miR-101/RLIP76 信号来抑制 ccRCC 的抗肿瘤作用,有可能被用作治疗 ccRCC 的药物。

Guan 等将生物信息学分析与传统实验结合起来应用到了肾癌的基础研究当中。从 Gene Expression Omnibus 数据库下载 GSE24952 的表达谱，分析 ccRCC 组织和匹配的正常邻近组织中的差异表达基因（DEGs）和 miRNA，预测差异表达 miRNA 的靶基因。共发现 168 个上调和 288 个下调的 DEGs，以及 26 个上调和 54 个下调的差异表达的 miRNA。miRNA 调控网络揭示 CCNDI 是 miRNA-429、miRNA-206 和 miRNA-184 的共同靶基因，ATP1B1 是 miRNA-140-3p 和 miRNA-142-5p 的共同靶基因。qRT-PCR 结果显示，与人肾小管上皮细胞相比，786-O 细胞中 miRNA-140-3p 和 CCND1 的表达水平显著升高，ATP1B1 表达水平显著降低，这与生物信息学预测分析结果一致。最后得出结论，miRNA-429、miRNA-206 和 miRNA-184 及其靶基因 CCND1，以及 miRNA-140-3p 和 miRNA-142-5p 及其靶基因 ATPI-BI 可能在 ccRCC 进展中起关键作用并可能成为 ccRCC 发展过程中有用的生物标志物。

张志刚等探讨了 CXC 趋化因子受体 4（CXC chemokine receptor4，CXCR4）在 ccRCC 中的表达及其与 ccRCC 临床病理参数的关系及意义。应用免疫组织化学染色法检测了 63 个肾癌组织、20 个癌旁组织、20 个正常肾组织中 CXCR4 的表达情况，分析 CXCR4 的表达与 ccRCC 临床病理参数的关系。结果显示 CXCR4 在 ccRCC 中表达阳性率[49.2%（31/63）]明显高于癌旁组织[15.0%（3/20）]和正常肾组织[10.0%（2/20）]。CXCR4 阳性率在不同临床分期、病理分级及淋巴结是否转移中差异有统计学意义，且临床分期及病理分级越高，CX-CR4 阳性率越高；有淋巴结转移者的 CXCR4 阳性率（73.3%）高于无淋巴结转移者（41.3%）。随访 6~65 个月，中位随访 34 个月。CXCR4 阴性者总体生存率[55.2%（16/29）]和平均生存时间（46 个月）明显优于阳性者[38.5%（10/26），32 个月]。ccRCC 组织中 CXCR4 的表达水平与患者的临床病理参数及预后相关，CXCR4 有望成为 ccRCC 诊断及预后评估的重要标志物。

刘颖等探讨了高迁移率族蛋白 A2（high mobility group protein A2，HMGA2）在肾癌组织中的表达情况及其与临床病理特征和预后的关系。采用免疫组织化学法在 50 个肾癌组织及癌旁组织、40 个肾良性肿瘤组织中检测 HMGA2 蛋白的表达情况，采用反转录聚合酶链反应和 Western blot 检测 HMGA2 miRNA 和蛋白表达水平，分析 HMGA2 表达与肾癌患者临床病理特征及预后的关系。结果显示，HMGA2 在肾癌组织中的 mRNA 和蛋白表达量均明显高于癌旁组织和肾良性肿瘤组织（$P<0.01$）。免疫组织化学显示，肾癌组织中 HMGA2 蛋白的阳性率明显高于癌旁组织和肾良性肿瘤组织（$P=0.004$）。HMGA2 蛋白表达与肾癌患者的 TNM 分期和淋巴结转移状态有关，而与患者年龄、性别、肿瘤大小、肿瘤病理类型无关。HM-GA2 蛋白阳性表达在肾癌患者的中位疾病进展时间为（22.36±1.48）个月，HMGA2 蛋白阴性表达肾癌患者的中位疾病进展时间为（34.55±1.87）个月，差异有统计学意义（$P<0.05$）。由此推断 HMGA2 有可能成为肾癌诊断和预后的指标，在肾癌的发生发展中有一定作用。

陈壮飞等采用荧光差异双向凝胶电泳技术筛选 15 种在 ccRCC 及癌旁肾组织中差异表达的蛋白质，并利用基质辅助激光解吸电离飞行时间质谱或串联质谱技术进行差异蛋白质鉴定。发现 11 种蛋白质在肾癌组织中上调，包括加帽蛋白 G（CAPG）、膜联蛋白 A4（ANXA4）、纤维蛋白原-β（FIBB）、微纤维相关糖蛋白 4（MFAP4）、核苷二磷酸激酶 A（ND-PK-A）、β-防御素 107（D107A）、烟酰胺-N-甲基转移酶（NNMT）、磷酸甘油酸激酶 1（PGK1）、α-烯醇化酶（ENOA）、血清白蛋白（ALBU）、磷酸甘油酸变位酶 1（PGAM1）。15 种蛋白质下调,主要包括:线粒体琥珀酰辅酶 A 连接酶-β(SUCB1)、钙结合蛋白(CALB1)、线粒体短/支链特异性酰基辅酶 A 脱氢酶(ACDSB)、线粒体烯酰辅酶 A 水合酶(ECHM)等。根据蛋白质特点及功能的不同,这些差异表达蛋白质主要包括:细胞外基质相关蛋白类、肌动蛋白细胞骨架相关蛋白类.钙依赖性磷脂结合蛋白超家族类、抗氧化酶蛋白类、脂质代谢相关蛋白类、内源性抗菌肽家族、代谢酶类等。

董建国等也发现了细胞骨架蛋白与波形蛋白在肾癌组织中的特异性表达升高的情况。文中采用免疫组织化学 PV-6000 法检测了 152 个手术切除的 RCC 组织和 12 个癌旁肾组织中波形蛋白的表达,分析波形蛋白表达与 RCC 临床病理特征的相关性。结果发现波形蛋白在正常肾组织的阳性表达率为 8.3%,在 RCC 组织的阳性表达率为 76.3%,其中在 ccRCC、乳头状肾细胞癌和肾嫌色细胞癌组织中阳性表达率分别为 88.6%(101/114)、72.3%(13/18)和 11.8%(2/17)。波形蛋白的表达与肾癌病理类型关系密切,提示波形蛋白可辅助 RCC 的病理分型鉴别诊断。但波形蛋白阳性表达与 ccRCC 的组织学分级和临床分期无明显相关性,尚不足以评估 ccRCC 的恶性程度。

黄泽海等用不同浓度的 FGFR 抑制药 BGJ398 处理体外培养的人源肾癌细胞 OSRC 后,通过 CCK8 法检测细胞增殖变化;激光共聚焦显微镜观察细胞的活力和骨架的改变;Transwell 小室法检测药物对肾癌细胞侵袭能力的影响。结果显示 BGJ398 能明显抑制 OSRC 细胞增殖,且抑制程度具有剂量依赖性。同时,肾癌细胞的增殖能力及活力同样受到了抑制,癌细胞骨架的重塑及侵袭能力降低。这些发现提示,与上皮间质转化及肿瘤侵袭转移相关的成纤维细胞生长因子有望成为肾癌治疗的新靶点。

曹淑等同样探讨了纤维蛋白原样蛋白 2(FGL2)在 ccRCC 中的表达及临床意义。通过免疫组织化学法检测 103 个 ccRCC 肿瘤组织及 40 个癌旁组织中的表达,发现 FGL2 在肾癌组织中呈阳性表达,高表达率(62.1%)明显高于癌旁组织(0.0%),FGL2 的表达与肿瘤大小($P=0.039$)、T 分期($P=0.049$)、TNM 临床分期($P=0.043$)显著相关;高表达 FGL2 患者的总体生存期及无病生存期短于低表达患者;在早期患者(Ⅰ～Ⅱ期)中同样可见上述规律。单因素及多因素 COX 回归分析显示 FGL2 是患者预后的独立危险因素。这些结果提示 FGL2 与肾癌的发生发展密切相关,癌组织中 FGL2 高水平表达提示不良预后,有可能作为肾癌患者判断预后的一种生物标志物,并对肾癌提供新的治疗靶点。

Tan 等研究了 Kerain8(KRT8)在 ccRCC 中的表达水平、临床意义并探讨 KRT8 的功能。采用定量 PCR 和组织微芯片免疫组织化学法测定 KRT8 的 miRNA 和蛋白表达水平,证实其在 ccRCC 肿瘤组织和静脉癌栓中的表达均上调。ccRCC 过表达与肿瘤的侵袭性相关,并且是 ccRCC 患者预后不良的预测因子。在肾癌细胞系研究中,证实 KRT8 过表达与肿瘤的迁徙和浸润相关,而体外和体内研究表明敲除 KRT8 能够抑制肿瘤转移。研究还证实 KRT8 促进转移的作用是通过增加 IL-11 表达、诱导 IL-11 自分泌、触发 STAT3 信号通路实现的。该研究明确了 KRT8-IL-11 轴活化对 ccRCC 侵袭力的作用,确定了人 ccRCC 侵袭和转移的一个新的作用机制。microRNA 总体下调是 ccRCC 的一个普遍特征,但是也有报道肾癌组织中存在 microRNA 上调。

Fan 等探讨了 miR-122 在肾癌转移中的功能、作用及其机制。该研究证实 ccRCC 组织中的 miR-122 表达增加,且转移性肾癌中的 miR-122 表达强于非转移性肾癌。miR-122 表达增加与局限性 ccRCC 患者的无转移生存较差有关。已经证实 Dicer 酶是 miR-122 的直接作用靶点。体外研究证实过表达 miR-122 促进 ccRCC 细胞的迁徙和浸润,体内研究则证实促进 ccRCC 的转移行为。体外研究还证实抑制 miR-122 能够减弱癌细胞的转移能力。miR-122 通过下调 Dicer 酶及其下游效应因子 miR-200 家族诱发上皮-系膜化生,从而促进 ccRCC 转移。该研究结果表明 miR-122/Dicer/EMT 途径在 ccRCC 转移中起到重要作用。

二、肾肿瘤临床研究

1.肾癌的诊断研究 肾癌的影像学鉴别是临床上的一个难点,包括肾癌各病理亚型之间的鉴别及肾癌与良性病变之间的鉴别等。于海龙等回顾性分析 149 例肾细胞癌(肾透明细胞癌 131 例、乳头状肾细胞癌 12 例和肾嫌色细胞癌 6 例)患者的平扫期、皮质期、实质期及排泄期的 CT 扫描图像,结合术后病理进行对比分析,发现肾透明细胞癌 CT 值峰值出现于皮质期,且 CT 值明显高于同期的乳头状肾细胞癌和肾嫌色细胞癌;乳头状肾细胞癌及肾嫌色细胞癌的 CT 峰值出现于实质期。皮质期肾透明细胞癌的 CT 绝对增强值、病灶强化百分比均明显高于乳头状肾细胞癌及肾嫌色细胞癌,而排泄期肾嫌色细胞癌绝对增强值高于乳头状肾细胞癌。因此,CT 绝对增强值、病灶强化百分比等增强 CT 参数与传统 CT 诊断方法相结合,可以提高肾细胞癌术前病理分型的诊断准确度。

陈寒冰等收集了具有完整影像学资料的肾癌和肾血管平滑肌脂肪瘤(angiomyolipoma,AML)患者 84 例,发现肾癌组和 AML 组中超声造影(contrast enhanced ultrasound,CEUS)与增强 CT(contrast-enhanced CT,CECT)癌灶增强程度、增强均匀度及假包膜征比较差异均无统计学意义,CEUS、CECT 和 2 项联合 3 种方法做出的 ROC 曲线下面积(AUC)大于 0.8,其中 CEUS 和 CECT 2 项联合的 AUC 值最大,与两者单独检测比较差异有统计学意义,因此,CEUS 和 CECT 2 种影像学图像所表现出的病灶特征侧重不同,2 项检测联合运用较单一检测能有效提高肾肿瘤的诊断效能,更准确地检测肾肿瘤的扩散程度。

张亚琴等回顾性分析 CT 误诊为肾癌的肾血管平滑肌脂肪瘤 16 例及肾透明细胞癌 30 例患者的 CT 平扫及动态增强扫描资料,评价肿瘤形态特征,如有无钙化、假包膜、劈裂征、喙征;测量乏脂肪 AML 和肾透明细胞癌 CT 平扫及增强扫描各期的 CT 值、计算强化指数,发现 AML 平扫 CT 值(44±9)Hu 明显高于肾细胞癌(31±4)Hu,AML 在增强描皮质期、实质期和排泄期强化指数[(肿瘤感兴趣区 CT 值-肾皮质 CT 值)/肾皮质 CT 值×100%]均低于肾细胞癌,实质期 AML 强化较为均匀一致,肾细胞癌强化不均匀。

MRI 是诊断肾癌的主要影像学方法,随着技术的进步,基于 MRI 的新的影像学技术为肾癌的诊断和鉴别诊断提供了新的武器。陈杰等回顾性分析经手术病理证实的 13 例乳头状肾细胞癌和 9 例肾嫌色细胞癌的患者资料。患者均行肾磁敏感加权成像(susceptibility weight imaging,SWI)、MRI 平扫及增强扫描,测量直方图磁敏感信号强度参数,包括最大值、最小值、均值、中位值、偏度和峰度,发现乳头状肾细胞癌患者的 SWI 显示肿瘤内大片磁敏感低信号,肾嫌色细胞癌的 SWI 显示肿瘤呈均匀低信号,出血与微血管的信号不明显,乳头状肾细胞癌和肾嫌色细胞癌患者的磁敏感信号强度最小值、均值、中位值、偏度差异有统计学意义,其中均值鉴别的 ROC 下面积最大(0.80);最小值鉴别诊断的灵敏性最高(84.62%);偏度的特异度最高(10.00%),最大值、峰度差异无统计学意义。因此,直方图分析磁敏感信号强度有助于鉴别乳头状肾细胞癌和肾嫌色细胞癌。

丁玉芹等回顾分析 2013 年 5 月至 2015 年 3 月经病理证实的 52 例(57 个病灶)肾癌患

者资料,所有患者术前均经常规 MRI 和体素内不相干运动扩散加权成像(intravoxel incoherent motion diffusion weighted imaging,IVIM-DWI)检查,IVIM-DWI 采用自由呼吸单次激发平面回波成像 8 个 b 值(b=0s/mm²、25s/mm²、50s/mm²、80s/mm²、150s/mm²、300s/mm²、500s/mm²、800s/mm²)采集原始图像。利用西门子工作站进行图像后处理,根据双指数模型公式计算得出 ADC 图、D 图、D*图和 f 图。发现肾透明细胞癌的表观扩散系数(apparent diffusion coefficient,ADC)值和 D 值高于乳头状肾细胞癌和肾嫌色细胞癌,乳头状肾细胞癌和肾嫌色细胞癌的 ADC 值和 D 值差异无统计学意义;肾透明细胞癌和肾嫌色细胞癌的 D*值差异无统计学意义;3 种肾细胞癌亚型间 f 值差异均有统计学意义。ADC、D、D*和 f 值鉴别肾透明细胞癌和肾非透明细胞癌的 ROC 曲线下面积(AUC)分别为 0.84、0.85、0.65 和 0.80。D*值和 f 值与皮髓质期和肾实质期病灶强化百分率呈正相关;D*值和 f 值均与肾癌的微血管密度值正相关。因此,IVIM-DWI 有助于肾癌亚型的鉴别诊断。

耿莉等将 75 例肾脏实性占位患者及 30 例健康志愿者纳入研究,将 75 例肿瘤分为 AML、肾透明细胞癌、肾非透明细胞肾癌 3 类,测量观察指标各向异性分数(fractional anisotropy,FA)ADC,发现 AML ADC 值低于正常肾皮质和髓质,FA 值低于正常肾髓质。肾透明细胞癌和肾非透明细胞癌 FA 值、ADC 值均低于正常肾皮质和髓质。AML 与肾透明细胞癌和肾非透明细胞癌的 FA 值差异存在统计学意义,AML 与肾透明细胞癌 ADC 值差异存在统计学意义。肾透明细胞癌和肾非透明细胞癌 ADC 值差异具有统计学意义。ADC 值对诊断肾透明细胞癌准确性较高,ADC 的临界值取 1.380×10^{-3} mm/s 时的灵敏性为 974%、特异性为 66.7%。因此,扩散张量成像对鉴别肾实性肿瘤的良恶性及推断恶性肿瘤病理类型具有一定价值。

Li 等收集了经过病例证实的 27 例乏脂肪肾血管平滑肌脂肪瘤(minimal fat angiomyolipoma,MFAML)及 104 例肾细胞癌患者的资料,患者均应用 3.0T MRI 行多 b 值扩散加权成像,研究发现 MFAML 组的 ADC、真 ADC(D_t)和水分子扩散异质性指数(α)明显低于肾细胞癌组;假 ADC(D_p)、灌注分数(f_p)和分布式扩散系数(distributed diffusion coefficient,DDC)值轻度高于肾细胞癌组,但两者无统计学意义;鉴别 MFAML 和肾细胞癌时,α 和 D_t 的 AUC 值明显高于 ADC、D_p、f_p 和 DDC;因此,α 和 D_t 可以提供更多的信息,能够帮助鉴别 MFAML 及肾细胞癌。

Xp11.2 易位/TFE3 基因融合相关性肾癌(Xp11.2 易位性肾癌)是 2016 年 WHO 更新的肾癌分类中新提出的,目前对其临床诊断经验较少。高凯波等回顾性分析经病理证实的 18 例 Xp11.2 易位性肾癌患者。观察 Xp11.2 易位性肾癌瘤体的部位、大小、形态、密度/信号特征及血供强化方式。CT 平扫发现位于皮髓质稍高/高密度结节或肿块,MRI 表现为信号多样伴有不同范围稍短/短 T_1、稍短/短 T_2 信号特征,并以髓质期持续强化为特点时,结合临床可提示诊断 Xp11.2 易位性肾癌。PRCC-TFE3 肾细胞癌是 Xp11.2 易位/TFE3 基因融合相关性肾癌最常见的类型,其诊断主要依赖于 RT-PCR 或新鲜冷冻标本的染色体分析。

Xiong 等采用一种新的双融合 FISH 探针能够从石蜡包埋标本中简便地确定 PRCC-TFE3 肾细胞癌。对 23 例经 TFE3 FISH 探针确诊 Xp11.2 易位肾细胞癌标本采用免疫组织化学法分析 TFE3 和组织蛋白酶 K 的表达。并进行双融合 FISH 方法进行检测。肾透明细胞癌和乳头状肾细胞癌各 20 例作为对照组。结果显示最终 7 例通过 FISH 检测证实为 PRCC-TFE3 肾细胞癌,呈现出双融合信号,其中 2 例之前通过 RT-PCR 证实为 PRCC-TFE3

肾细胞癌。其他病例的 FISH 检测均为阴性。23 例患者中 22 例的 TFE3 免疫组织化学为阳性,16 例组织蛋白酶 K 为阳性。7 例 PRCC-TFE3 肾细胞癌的组织蛋白酶 K 免疫活性均为阳性。证实 PRCC-TFE3 双融合 FISH 探针是利用石蜡标本诊断 PRCC-TFE3 肾细胞癌的一种有效而简便的技术。

2.肾肿瘤的手术进展　手术治疗是局限性肾细胞癌的主要治疗方法。肾部分切除术已经成为 T1a 期肾癌的标准治疗方法,很多研究已经探讨扩大适应证,认为凡是技术上允许,能够达到肿瘤控制(切缘阴性)、热缺血时间≤25 分钟,减少围手术期并发症的"三连胜"目标,就应该实施肾部分切除术。2017 年,有关肾部分切除术的研究主要专注于肿瘤控制、特殊类型肿瘤的治疗效果、手术技术、热缺血时间及扩大手术适应证等。

(1)肾部分切除术与根治性切除术的比较研究:徐虎等探讨肾细胞癌患者行后腹腔镜下肾部分切除术后影响肿瘤学预后的相关因素。对 593 例肾细胞癌患者的临床资料进行回顾性分析,采用 Kaplan-Meier 法进行生存分析,应用 Cox 比例风险模型进行单因素和多因素分析。单因素分析结果显示,T 分期、Fuhrman 分级、肿瘤坏死、肿瘤假包膜、淋巴微血管浸润、集合系统侵犯、贫血、血小板增多与无复发生存显著相关。多因素分析结果显示 T 分期、Fuhrman 分级、肿瘤坏死是影响肾细胞癌患者无复发生存的独立危险因素。

Luo 等通过 SEER 数据库研究证实保留肾单位手术(nephron sparing surgery,NSS)对 T1a 期肾癌的肿瘤控制效果优于根治性肾切除术。通过检索,共确定 55 947 例人组病例。与根治性肾切除术相比,NSS 能够显著降低患者的总病死风险和肿瘤特异性病死风险。亚组分析表明,对于 T1a 期患者,NSS 能够显著降低总病死风险和肿瘤特异性病死风险,对于 T1b 期患者则未能降低上述风险。倾向评分分析结果与此类似。

晁流等则从术后肾功能保存的角度,比较了 NSS 和根治性肾切除手术治疗早期局限性肾癌术后肾功能的变化,同时探讨不同的肾功能指标在临床中的作用。回顾性分析 35 例接受 NSS(保肾组)和 28 例患者行根治性肾切除术(根治组)的临床资料,结果显示 63 例患者术后肾功能均有不同程度的变化,术后早期肾功能的损伤表现更为明显。随着随访时间的延长,大部分患者肾功能可逐渐恢复。保肾组和根治组术后急性肾功能不全的发生率具有显著差异,分别为 34% 和 79%。术后总体随访结果显示估测肾小球滤过率、胱抑素 C 及 β2 微球蛋白变化差异具有统计学意义,而血肌酐、尿酸及尿微量白蛋白差异无统计学意义。当各指标互相联合后,肾功能异常的检测阳性率明显提高,保肾组及根治组的联合检测阳性率分别达 37.1% 和 71.4%。在早期局限性肾肿瘤的治疗中,NSS 较根治性手术对患者肾功能的损伤更小。胱抑素 C、尿微量白蛋白、尿 β2 微球蛋白对于发现术后肾功能的早期异常更敏感,可与肌酐、尿酸、估测肾小球滤过率起协同作用。

(2)肾部分切除术的技术进步:内生性、肾门部肿瘤的处理对于腹腔镜肾部分切除术具有挑战性。蔡启亮等探讨了后腹腔镜下 NSS 治疗完全内生性肾肿瘤的安全性和疗效。该研究纳入 26 例完全内生性肾肿瘤患者。术前通过 CT 血管造影和三维立体成像分为亚型,其中肾蒂前型 13 例、肾蒂后型 5 例和肾窦中央型 8 例。根据肾蒂前型、肾蒂后型和肾窦中央型分型不同,采取不同的手术路径和肾实质缝合方法。结果,本组 26 例手术均完整切除内生性肾肿瘤。手术时间为 55~310 分钟,肾动脉阻断时间为 13~39 分钟,术中出血量为 20~370mL,肾周引流管拔除时间为 3~12 天,术后住院时间为 3~26 天。所有患者均获得随访,未复发。术后 3 个月血肌酐为 55.8~129.0μmol/L,较术前无显著改变。后腹腔镜下 NSS 治疗完全内生性肾肿瘤在技术上安全、可行。

　　T1 期腹侧肾门部肿瘤是一种比较特殊的类型,经腹膜外途径肾部分切除术治疗该类型肿瘤难度较高。Liu 等介绍了采用肾翻转技术经腹膜外途径肾部分切除术对中度复杂的肾门部肿瘤的技术和"三连胜"结果。12 例患者的平均肿瘤直径为 3.4cm,中位 RENAL 评分为 8 分。平均热缺血时间为 23.1 分钟,缝合时间为 28.1 分钟,估计出血量为 139.2mL,手术时间为 122.8 分钟,中位住院时间为 4 天。3 例患者出现 Clavien Ⅰ～Ⅱ并发症,58.3%的患者达到"三连胜"结果。术后病理均为肾透明细胞癌,切缘均为阴性。中位随访 7 个月未见复发。采用肾翻转技术实施经腹膜外途径肾部分切除术治疗中度复杂的肾门部肿瘤是安全、有效的。

　　秦超等报道了后腹腔镜下分支肾动脉序贯阻断肾部分切除术在多发肾肿瘤患者中的应用。序贯阻断肾动脉分支是指肾动脉主干一般不常规分离,根据 CT 血管造影引导直接在肾门附近游离出供应肿瘤的数支分支动脉,阻断分支肾动脉,对其供血部位的肾肿瘤进行切除,开放分支动脉后检查如无活动性出血,再序贯阻断其他分支动脉。将多个肿瘤均切除后,恢复肾血流,再次确认创面、肾门血管部位及各穿刺孔无明显活动性出血。7 例患者共切除 15 枚肿瘤,均顺利完成手术。手术时间为 100～180 分钟,分支肾动脉阻断时间为 10～30 分钟,术中出血量为 120～330mL,术后住院时间为 3～6 天,围手术期无并发症发生。术后随访 3～60 个月,所有患者均未见肿瘤复发、转移,术后 3 个月复查肌酐 102～187μmol/L。对于孤立肾或对侧肾功能不全的多发肾肿瘤患者,后腹腔镜下分支肾动脉序贯阻断肾部分切除术安全可行,可最大限度地减少对肾的热缺血损伤,并有效保护肾功能。

　　Zhong 等报道了内悬吊技术在腹腔镜肾部分切除术中处理腹侧肾肿瘤的价值。内悬吊技术是指分离肾其他部位表面的脂肪,但是保留肿瘤表面的脂肪,使之与肾周筋膜相连,保持对肿瘤的牵拉。经过倾向评分匹配,悬吊组和未悬吊组各纳入 32 例患者,基线特征基本一致。结果发现悬吊组的热缺血时间(15 分钟 vs. 19 分钟)和肿瘤切除时间(4 分钟 vs. 7 分钟)更短,热缺血时间>25 分钟的比率显著下降(6.3% vs. 25%),而"三连胜"预后显著改善(87.5% vs. 62.5%)。证实内悬吊技术对于后腹腔镜下肾部分切除术处理腹侧肾肿瘤是安全易行的。

　　叶雄俊等探讨后腹腔镜联合经腰小切口"杂交"手术在复杂肾肿瘤 NSS 中的临床疗效和安全性。后腹腔镜联合经腰小切口的"杂交"手术,即在后腹腔镜下完全游离肾和肾蒂血管,预置肾动脉,然后取 12 肋下长 10～12cm 的切口进行开放手术,阻断肾动脉,直视下切除肿瘤,缝合创面。16 例患者全部成功完成手术。手术时间为(164.9±23.6)分钟,肾缺血时间为(32.4±6.2)分钟,术中出血量为(204.0±125.1)mL,术后平均住院时间为(6.9±1.5)天。术后发生 Clavien Ⅲ级以上并发症 2 例。术后第 1 天平均血肌酐水平与术前比较,差异有统计学意义。术后 1 个月、3 个月平均血肌酐水平与术前比较差异无统计学意义。随访 3～20 个月,未见肿瘤复发和转移。后腹腔镜联合经腰小切口"杂交"保留肾单位手术能够降低手术难度,提高手术安全性,适用于部分经过选择的复杂肾肿瘤患者,有一定的临床推广价值。

　　肾部分切除术时,如何减少热缺血损伤是每个临床医生必须考虑的问题。目前主要的技术包括冷缺血、选择性阻断肾分支血管及无肾蒂阻断技术。王辉等回顾性分析 32 例和 56 例 T1a 期肾癌分别施行无肾蒂阻断及肾蒂阻断腹腔镜下肾部分切除术的临床资料。两组均采用后腹腔途径手术。其中无肾蒂阻断组手术时间为 32～64 分钟,术中出血量为 30～

210mL,术后放置肾周引流管 23 例,引流量为 18~56mL,术后住院时间为 3~5 天,术后 1 周复查术侧放射性核素断层扫描 30~65mL/min,肌酐 59~110μmol/L。肾蒂阻断组手术时间为 36~77 分钟,热缺血时间为 18~35 分钟,术中出血量为 18~87mL,术后放置肾周引流管 48 例,引流量为 20~49mL,术后住院时间为 3~7 天,术后 1 周复查术侧放射素断层扫描 31~54mL/min;肌酐 58~123μmol/L。两组术后病理报告均为肾透明细胞癌,切缘病理均阴性。术后随访 3~40 个月,肿瘤无复发转移。该研究认为,无肾蒂阻断腹腔镜下 NSS 治疗小肾癌安全可行,需要选择适宜病例及熟练的腹腔镜技术。

Chen 等介绍了一种新的遥控 Bulldog 夹应用于肾部分切除术减少热缺血时间的初步经验。该装置可以于体外按需阻断肾动脉,阻断压力可调并可监控。更重要的是该装置无须术者操作,无须变化体位,无须中断手术,节约手术时间。该研究为动物实验,结果表明平均手术时间和失血量与标准肾部分切除术并无差异,在按需阻断时,平均热缺血时间为(19.00±3.42)分钟,显著低于对照组(31.54±5.23)分钟。该装置的临床实用性还需要进一步验证。

Lu 等对改良腹腔镜下单纯肿瘤核除术联合单层缝合技术(modified laparoscopic simple enucleation,MLSE)与标准腹腔镜肾部分切除术(standard laparoscopic partial nephrectomy,SLPN)治疗局限性肾癌的效果进行了比较。共纳入 385 例患者,其中 MLSE 280 例,SLPN 105 例。MLSE 组的手术时间显著短于 SLPN 组(23.2 分钟 *vs.* 25.4 分钟),瘤床缝合比例更低(9.3% *vs.* 82.9%),更多患者无须肾蒂阻断(10.49% *vs.* 3.8%),Ⅲ级以上并发症更少(1.8% *vs.* 6.6%),两者切缘阳性率相当。经过中位随访 18 个月,两组之间复发率也没有显著性差异。因此,MLSE 对局限性肾癌而言是一种安全的、可以接受的手术方法。

双侧同时性肾肿瘤临床比较少见,Hu 等探讨了双侧同时性肾肿瘤的最佳治疗策略。该研究包括 32 例双侧同时性肾肿瘤,男性 28 例,女性 4 例,依据超声、CT、MRI 明确临床诊断。8 例患者行双侧同时性手术,24 例分阶段手术。17 例患者一侧行 NSS,另一侧行根治性切除术,15 例患者行双侧 NSS。5 例术后肌酐升高,但未透析治疗。研究认为,在选择合适的术式和手术方案时,应该考虑肿瘤的位置和大小及患者的身体状态。对于双侧同时性肾癌,保存肾功能和肿瘤根治都是核心目标,尤其是肿瘤根治更为重要。对于此类患者,应该接受长期随访。

(3)扩大肾部分切除术手术指征的研究:传统认为肾部分切除术适用于小肾肿物(≤4cm,T1a 期肾癌)的手术治疗。随着技术的进步,很多研究探讨对 T1b 期,甚至 T2 期,乃至减瘤术时采用 NSS 的可能性。Zhang 等探讨了病理 T1b 期肾细胞癌的手术切缘问题。该回顾性研究纳入 60 例 T1bN0M0 患者,其中 40 例接受根治性肾切除术,20 例接受肾部分切除术。在肿瘤周边取 6 处标本,对于肾部分切除术者在怀疑的部位加取标本,进行病理学检查,明确组织学亚型、病理分级、切缘、假包膜完整性、卫星灶及假包膜外病灶与原发肿瘤的最大距离等。肾部分切除术患者的切缘阳性率为 10%,卫星灶的发生率与肿瘤直径、Fuhrman 分级或组织学亚型无关。但是男性、切缘阳性及假包膜不完整与卫星灶的发生相关。所有的卫星灶与原发肿瘤的距离均<1mm。对于 T1b 肾细胞癌,保持 1mm 的切缘厚度能够达到肿瘤和假包膜外癌变完整切除的目的。由于卫星灶的存在,肾部分切除术不能完全排除切缘阳性的可能。

Li 等则通过对 T1b 期肾肿瘤实施 NSS 的组织病理学特征进行分析,提出切缘保留 3mm 可保证切缘阴性。该研究共纳入根治性切除术患者 475 例,NSS 患者 273 例,对标本的切缘肿瘤假包膜进行病理学检查。8.7%的病灶为多发性,所有748个标本中91.7%具有假包膜。8.3%的患者肿瘤浸润超过假包膜,而假包膜浸润与切缘阳性显著相关。肿瘤浸润超过假包膜者浸润深度均在3mm以内,浸润深度≤1mm、1~2mm及2~3mm者分别为21.1%、59.6%和19.3%。因此,对于T1b期肾癌患者,实施保留肾单位手术时应切除肿瘤周围3mm的正常肾组织。

Lu等也对T1b期肾细胞癌的瘤床和假包膜进行了组织病理学研究。该研究纳入176例根治性切除肾癌患者,标本切除后立即进行体外肿瘤核除术,对假包膜、距假包膜15mm的肾实质进行病理学检查以确定有无肿瘤浸润或卫星灶。结果发现假包膜浸润与肿瘤大小和病理分级相关。经过中位随访23个月,复发率为6.3%,肿瘤特异性病死率为2.8%。瘤床肿瘤浸润或卫星灶相对少见,肿瘤核除术对于T1b期肿瘤是安全的,可以避免组织病理学不良反应的发生。

Peng等对T3aN0M0的肾癌患者采用肾部分切除术治疗的效果进行了评价。该研究为回顾性研究,分析经过严格临床和病理配对的18例T3a肾癌患者,分别接受肾部分切除术和根治性肾切除术。经过中位时间35.5个月的随访,肾部分切除术组患者的术后eGFR显著高于根治性肾切除术组($P=0.034$),两组间的肿瘤特异性生存和无复发生存则无显著差异。多因素分析显示切缘阳性和贫血与肿瘤特异生存率下降相关,而病理分级、切缘阳性和贫血则与无复发生存率下降相关。对于非转移性pT3a的肾细胞癌患者,肾部分切除术可能是一种与根治性肾切除术的肿瘤控制效果类似但肾功能更好的治疗选择。

(4)机器人辅助腹腔镜肾部分切除术:目前肾部分切除术的微创手术方式主要包括腹腔镜和机器人辅助腹腔镜2种,有关两者优劣的研究较少。李智斌等通过比较机器人辅助腹腔镜肾部分切除术(robot assisted laparoscopic partial nephrectomy,RAPN)与腹腔镜肾部分切除术(laparoscopic partial nephrectomy,LPN),探讨了RAPN的优势。通过回顾性分析RAPN($n=61$)和LPN($n=32$)患者的临床资料,发现总体两组间年龄、体重指数、肿瘤直径、温缺血时间差异均无统计学意义,RAPN组RENAL评分大于LPN组,手术时间、出血量、住院时间RAPN组明显优于LPN组;对于肿瘤直径<4cm组,RAPN组与LPN组年龄、体重指数、肿瘤直径、温缺血时间差异均无统计学意义,RENAL评分RAPN组大于LPN组,RAPN组的手术时间、出血量、住院时间明显优于LPN组;RAPN组根据肿瘤直径分为≤4cm组和>4cm组,两组间体重指数、出血量、住院时间差异均无统计学意义,两组间年龄、RENAL评分、手术时间、温缺血时间有显著性差异。RAPN组术后并发肠梗阻2例,急性脑梗死1例,LPN组急性脑梗死1例;RAPN组术后2例复发、转移,其中1例病死,余均无病死及疾病进展发生。RAPN是治疗局限性肾癌有效、可行的术式,较LPN有一定优势。

机器人辅助腹腔镜手术的优势之一是能够处理复杂性肾肿瘤。Wan等对RAPN与开放性肾部分切除术(open partial nephrectomy,OPN)治疗高度复杂性肾肿瘤(RENAL评分≥7分)的手术、肾功能和肿瘤方面的预后进行了比较。该研究回顾性分析了配对的190例RAPN与190例OPN的临床资料。结果显示,RAPN与更少的术中估计出血量、更短的住院时间和更低的术后并发症显著相关。但RAPN组的直接医疗费用高于OPN组。多因素模型分析表明手术途径是术后轻微并发症和切口疼痛的预测因子。经过中位随访49个月和52个月后,RAPN和OPN的术后eGFR分别下降8.7%和10%,无显著性差异。5年无复发生存率分别为95.1%和92.7%,差异亦无显著性。该项研究表明对于高度复杂性的肾肿瘤,

RAPN 对于肾功能、围手术期并发症和肿瘤控制方面与 OPN 相当,其优势在于更短的住院时间、更少的术中估计出血量及更低的术后并发。

杨悦等评价了 IQQA 三维立体成像导航技术支持下最大限度地保留肾门结构的肾门肿瘤腹腔镜下肾部分切除术的可行性与有效性。该研究回顾性分析 11 例肾门肿瘤患者的临床资料,肿瘤最大径 1.7~4.3cm,平均 3.1cm。肿瘤分期:T1a 期 9 例,T1b 期 2 例,RENAL 评分 7~10 分,平均 8.7 分。术前患肾 GFR 32~45mL/min,平均 40.6mL/min。患者术前均行肾动脉 CT 血管造影检查,将获得的原始二维 Dicom 图像按顺序导入 IQQA-3D 术前评估和治疗计划辅助分析系统进行全定量三维重建,明确肾门解剖结构、肿瘤血供等情况。在行机器人手术时,将重建影像导入机器人手术系统,与手术图像同屏显示,指导肾部分切除术中肿瘤的精准定位和切除。11 例手术均顺利完成,无中转开放手术。根据术前 IQQA 三维立体成像结果,11 例术中均一次性准确找到肿瘤。手术时间为 90~230 分钟,平均 142 分钟。热缺血时间为 17~33 分钟,平均 24 分钟。术中出血量为 50~400mL,平均 156mL。术后病理检查均确诊为肾透明细胞癌,均未发现血管损伤、切缘阳性等并发症。术后随访 3 个月,患肾 GFR 13~34mL/min,平均 22.5mL/min。11 例均无肿瘤复发或转移。因此,在肾门肿瘤精准保肾手术中采用 IQQA 三维立体成像导航技术,具有肿瘤定位准确、切除完整、围手术期并发症发生率低等优势,是一种安全可行的治疗方法。

王昕凝等也报道了单中心单一术者 RAPN 的初步经验。对 99 例 RAPN 患者临床资料进行了回顾性分析。肿瘤直径 1.5~8.0cm,中位数 3.0cm。99 例手术均成功完成,无中转开放手术。手术时间为 55~150 分钟,手术出血量为 10~200mL,肾动脉阻断时间为 8~28 分钟,术后引流管拔除时间为 2~11 天,平均 3.1 天。术后病理提示切缘均为阴性,其中肾透明细胞癌 80 例,肾嫌色细胞癌 2 例,乳头状肾细胞癌 4 例,颗粒细胞癌 1 例,多房囊性肾细胞癌 1 例,后肾腺瘤 1 例,肾囊肿 3 例,AML4 例,嗜酸细胞瘤 3 例。平均随访 11 个月,1 例 T 期肾癌术后 1 年脑转移病死,余均无局部复发、远处转移。因此认为 RAPN 是一种安全可靠的手术方式。

(5)肾部分切除术的术前评分系统研究:目前已经有多个基于解剖学的分级系统用于评估肾部分切除术的肿瘤复杂性,包括 RENAL 评分、PAUDA 评分、向心性指数(centrality index,CI)、肿瘤接触面积等。田焕书等评价了 RENAL 评分系统在肾部分切除术中的应用价值,并分析影响肾部分切除术危险因素。采用 RENAL 评分系统将 83 例行肾部分切除术患者分为低难度组 29 例(34.94%)、中难度组 43 例(51.81%)、高难度组 11 例(13.25%)。RENAL 评分低的患者在手术时间、术中出血量、热缺血时间、术后并发症方面低于 RENAL 评分高的患者;随着 RENAL 评分升高,肾部分切除术患者术后并发症的 Clavien 分级发生率呈上升趋势,但无显著性差异;RENAL 评分系统是一种肾肿瘤手术难度评价的有效方法,有助于术者选择合适的手术方式。

王苏贵等探讨 CI 评分系统在肾癌后腹腔镜下肾部分切除术(retroperitoneal laparoscopic partial nephrectomy,RLPN)中的临床应用价值。回顾性分析行 RLPN 的 116 例肾癌患者的临床资料,应用 CI 评分系统对肿瘤进行评分,依据评分分为低度复杂组(CI>2.5)38 例、中度复杂组(1.6<CI<2.5)57 例、高度复杂组(CI<1.6)21 例。116 例患者成功完成 RLPN。随着 CI 评分复杂度的增加,不同 CI 评分组间手术时间、术中热缺血时间、术中出血量、术后血肌酐及术后并发症发生率逐渐增加,而术后住院时间无明显变化。不同 CI 评分组间并发症 Clavien 分级无显著性差异。CI 评分系统可较全面地评价肾肿瘤解剖特点,对 RLPN 的风险及手术难度有一定预测作用。

除对经典的评分系统进行评价的研究,2017 年我国学者还进行了其他评分系统的应用探讨。Gu 等报道了以动脉为基础的复杂性评分系统在微创肾部分切除术治疗肾肿瘤中的应用,用于评价临床相关预后。研究共纳入 350 例肾癌患者,均行微创肾部分切除术。根据评分系统将肾癌患者划分为 1s、2s、3s 和 3h 级别。多因素相关性分析证实该分类与热缺血时间、估计出血量及手术时间具有相关性。

多因素分析表明只有肿瘤大小与总体和轻微并发症相关,而该评分系统则无法预测并发症的发生。同样,也未能预测术后 1 天和 6 个月时的 eGFR。因此,对微创肾部分切除术而言,该评分系统能够预测热缺血时间和手术时间延长,以及出血量增加。但该评分系统并非并发症和术后肾功能的预测模型。

Li 等报道了利用零缺血指数(zero ischemia index,ZII)预测无阻断肾部分切除术的肿瘤复杂性和预后的研究结果。ZII 是基于肿瘤直径和位于肾实质内的深度提出的。研究共纳入 149 例实施无阻断肾部分切除术的患者,结果显示 ZII 与估计出血量>500mL、手术时间超过 2 小时、手术并发症、总并发症及 eGFR 下降超过 10% 显著相关。与 ZII<6 相比,ZII>6 者具有更高的出血、围手术期并发症发生率及手术时间延长的风险。因此,ZII 是一个新的、容易测量的评分系统,有助于预测肾肿瘤的复杂并评估无阻断肾部分切除术的围手术期预后风险。

(6)肾癌的其他微创治疗:除手术以外,临床上还采用其他的微创治疗方法治疗肾癌,包括射频消融、冷冻消融及微波消融等,适用于身体条件较差、无法耐受较大手术者,但是有关其安全性、有效性、适应证等方面还需要大量研究确定。Wu 等对射频消融(radiofrequency ablation,RFA)和肾部分切除术(partial nephrectomy,PN)治疗孤立肾肿瘤的疗效进行了比较分析。19 例孤立肾肿瘤患者接受 RFA 治疗,另有 21 例患者行 PN 治疗。结果显示两组患者的平均年龄、肿瘤大小及术中、术后并发症方面均无显著性差异。相比较于 PN 组,RFA 组的平均住院时间($P=0.019$)和平均手术时间($P=0.036$)显著缩短。PN 组的平均估计出血量显著多于 RFA 组($P=0.001$)。PN 组术后 24 小时的血清肌酐水平显著高于术前,RFA 组则未达到统计学差异。PN 组术后复发者仅 1 例,而 RFA 组为 3 例($P=0.4$)。RFA 组术后出现肺转移 1 例,肿瘤持续存在 1 例,而 PN 组无上述情况发生。因此认为,RFA 和 PN 对于孤立肾肾癌的治疗都是安全有效的,各具优势。应该根据患者的具体病情和医生的经验等做出治疗选择。

Liu 等则比较了经皮射频消融(percutaneous RFA,PRFA)和 PN 对肾透明细胞癌和非透明细胞癌患者的远期肿瘤控制效果。264 例患者入选该研究,肿瘤大小为 0.9~7.0cm,中位随访 78 个月。对于<4cm 的肾透明细胞癌和乳头状肾细胞癌、肾嫌色细胞癌,PRFA 的 10 年生存率和 10 年无疾病生存率与 PN 相当,而对>4cm 的肾透明细胞癌患者而言,PRFA 的 10 年无疾病生存率低于 PN。大于 4cm 肾癌患者,2 种手术方式和 2 种组织学亚型间的无疾病生存曲线均有显著差异。对于 T1b 期的肾透明细胞癌患者,PRFA 的治疗效果较 PN 差,而对于非透明细胞癌患者,两者的治疗效果相当,因此,对于 T1b 期肾癌患者,在选择手术方式时,应当考虑肾癌组织学亚型的影响。

Zhu 等比较了腹腔镜射频消融辅助肿瘤核除术与标准腹腔镜肾部分切除术在肾功能保存方面的效果。该研究按照 1:1 倾向评分匹配原则各纳入 100 例患者,射频消融辅助肿瘤核除术在术后 1 天、3 个月、6 个月、12 个月和末次随访时的 eGFR 下降程度均小于肾部分切除术组,有功能的肾实质体积更多。该研究表明腹腔镜射频消融辅助肿瘤核除术在肾功能保存方面具有独特的优势,可避免缺血损伤,预后更好,值得在 T1a 期肾癌患者中推荐。

(7)肾癌根治术与癌栓取出术研究:对于根治性肾切除术,术后会因病理学证实的脂肪浸润而导致分期升级,与预后不良相关。Ni 等评估了与肾癌肾窦浸润和肾周脂肪浸润相关的因素,探讨了其对手术方案制订的影响。该研究分析了 267 例接受根治性肾切除术(radical nephrectomy,RN)治疗的肾癌患者的临床资料,所有患者均行 MRI 及多层螺旋 CT 检查。结果发现肾窦浸润比脂肪浸润更为常见。生存曲线分析证实出现肾窦浸润、脂肪浸润或肾窦及脂肪浸润者,其无疾病生存较无浸润者显著下降。肿瘤侵及肾窦,肿瘤与肾窦界限不清及 CT1MRI 影像提示肿瘤外形不规则是肾窦浸润的独立危险因素。而肿瘤>5cm,肿瘤与肾周脂肪界限不清及肿瘤坏死则是脂肪浸润的独立危险因素。因此,通过术前的 CT/MRI 等影像学检查能够评价导致肾窦浸润和脂肪浸润的危险因素,而术前风险分组有利于患者治疗方案的选择。

肾癌合并癌栓的治疗仍然是泌尿外科手术的一大难点,目前普遍认为 RN+癌栓取出术能够改善患者的生存质量。2017 年,国内对肾癌合并癌栓的研究主要聚焦于高分级癌栓的手术治疗及其影响因素。刘苗等报道了 RN+下腔静脉癌栓取出术治疗 Mayo 0~Ⅳ级下腔静脉癌栓的临床经验,评价其安全性和可行性。研究共纳入 52 例肾癌合并 Mayo 0~Ⅳ级下腔静脉癌栓患者。男性 42 例,女性 10 例。肾肿瘤位于右侧 36 例,左侧 16 例。癌栓 Mayo 分级:0 级 12 例,Ⅰ级 11 例,Ⅱ级 15 例,Ⅲ级 9 例,Ⅳ级 5 例。美国麻醉医生协会分级Ⅰ级 2 例,Ⅱ级 40 例,Ⅲ级 10 例。52 例均全身麻醉下行 RN+下腔静脉癌栓取出术。22 例行开放手术;30 例行腹腔镜手术,其中 2 例中转开放手术。手术时间为(333.7±80.1)分钟,术中出血量为(1339.0±508.1)mL。术后住院时间为[(9.4±2.2)天]。18 例发生术后早期并发症,Clavien 分级Ⅰ级 1 例,Ⅱ级 12 例,Ⅲa 级 1 例,Ⅳa 级 2 例,Ⅴ级 2 例。44 例获得随访,中位随访时间 8 个月。3 例肿瘤复发,9 例发生远处转移。9 例发生肿瘤特异性病死。研究认为 RN+下腔静脉癌栓取出术治疗 Mayo 0~Ⅳ级癌栓较为有效、安全,但手术技术难度较大。

在另一项研究中,刘苗等探讨肾癌根治性切除+下腔静脉癌栓取出术治疗 Mayo Ⅲ级下腔静脉癌栓的有效性和安全性,总结了手术技术及临床经验。按照美国 Mayo 医学中心分级法,该研究纳入 8 例肾癌合并 Mayo Ⅲ级下腔静脉癌栓患者。肿瘤均位于右侧。行开放和腹腔镜下肾癌根治性切除+下腔静脉癌栓取出术者分别为 5 例和 3 例。手术均顺利完成,无围手术期病死。平均手术时间为(370.3±101.6)分钟,平均术中出血量为(1181.3±915.7)mL。术中输血者 5 例。5 例发生术后早期 Clavien Ⅱ级并发症。随访时间为 2~24 个月,术前未发现远处转移的 7 例患者中,出现肺转移 1 例。肾癌根治性切除+下腔静脉癌栓取出术治疗 Mayo Ⅲ级下腔静脉癌栓较为有效、安全。Ⅲ级静脉癌栓延伸范围广,手术技术难度较大,充分的术前准备、丰富的解剖学知识和手术操作经验可提高手术安全性。

马闰卓等探讨在腔镜时代选择开放根治性肾切除+下腔静脉癌栓取出术的影响因素。回顾性分析 47 例肾癌伴下腔静脉癌栓患者的临床资料。男性 37 例,女性 10 例。癌栓 Mayo 分级:Ⅰ级 13 例,Ⅱ级 21 例,Ⅲ级 9 例,Ⅳ级 4 例。下腔静脉内癌栓长径 1.0~20.0cm,平均 6.2cm。47 例均行 RN+下腔静脉癌栓取出术,其中行开放手术 31 例,腹腔镜手术 16 例。多因素回归分析结果显示,术前癌栓分级Ⅲ级与选择开放手术显著相关,而患者年龄>65 岁、肿瘤最大径≥10cm、肿瘤侧别、腹膜后淋巴结肿大及可疑邻近器官侵犯与选择开放手术无显著相关性。肾癌伴 Mayo 分级>Ⅲ级静脉癌栓是选择开放手术的决定性因素。

　　Xiao 等采用一种新的分级系统对肾癌合并下腔静脉癌栓进行手术治疗。该研究回顾性分析单中心 20 年间 103 例肾癌合并下腔静脉癌栓患者的临床资料。下腔静脉癌栓划分为 5 级:0 级(肾静脉)、1 级(肝下)、2a 级(肝后低位)、2b 级(肝后高位)及 3 级(膈上)。所有患者均接受 RN,成功率 98.1%,病死 3 例。术后并发症发生率 18.8%,经过平均 46 个月的随访,5 年和 10 年的总生存率分别为 62.9% 和 56.0%。转移,而不是癌栓分级,是总生存的显著风险因子。研究证实新的癌栓分级系统有利于优化肾癌合并癌栓患者的手术路径和方法的选择,与生存延长和相对低的并发症相关。

　　Wang 等介绍了机器人辅助肝后下腔静脉癌栓取出术治疗肾癌合并近端达到第一肝门或第二肝门的癌栓的手术技巧和经验。该手术采用 Rummel 止血带技术,对于第一肝门以下的癌栓,结扎肝短静脉 1～3 支。对于癌栓近端位于第一肝门和第二肝门之间者,需要结扎额外的肝短静脉,并将肝右叶自下腔静脉分离。对于接近或超过第二肝门水平但是位于膈下的癌栓,则将肝右叶和肝左叶一并翻开,以便控制癌栓近端的肝上和膈下水平的下腔静脉,同时阻断第一肝门。中位手术时间 285 分钟,术中估计出血量 1350mL,63.6% 的患者需要术中输血,68% 的患者术后需要重症监护治疗。Ⅳ级以上并发症 5 例,包括血管损伤和肠瘘。Wang 等认为虽然手术风险高,机器人辅助肝后下腔静脉癌栓取出术对于有选择性的患者是可行的。第一肝门或第二肝门是一个重要的解剖标志,癌栓与其相对关系决定了手术技术的选择。

　　吕凌东等回顾分析 25 例行手术治疗的肾癌合并静脉癌栓的患者,根据患者随访期间是否存活分为病死组(16 例)和生存组(9 例),生存组患者和病死组患者的肿瘤最大直径、无瘤生存时间、手术时间、脂肪囊有无转移和 TNM 分期差异有统计学意义。多因素 Cox 分析显示肿瘤脂肪囊浸润是肾癌合并静脉癌栓患者发生病死事件的影响因素。有脂肪囊浸润组患者和无脂肪囊浸润组患者的生存时间差异有统计学意义[(16.2±3.4)个月 vs.(45.6±5.4)个月]。肾肿瘤最大直径、无瘤生存时间、手术时间、肾癌 TNM 分期、脂肪囊有无浸润是影响肾癌伴腔静脉癌栓患者术后生存的影响因素,有无肾周脂肪囊浸润是影响肾癌合并静脉癌栓生存预后的重要因素。

　　新辅助治疗在局部进展期以上肾癌切除术中的价值尚不明确。Guo 等探讨了肾癌合并腔静脉癌栓患者术前新辅助靶向药物的效果。共有 12 例患者纳入该项研究。术前新辅助靶向药物治疗方案为索拉非尼 400mg,每天 2 次口服,或舒尼替尼 50mg,每天 1 次口服,中位新辅助时间为 13.3 周。癌栓分级Ⅱ、Ⅲ、Ⅳ级分别包括 2 例、6 例和 4 例患者。结果,2 例患者部分缓解,8 例疾病稳定。4 例患者的癌栓部分缓解,8 例疾病稳定。肿瘤直径和癌栓长度可见下降。术前新辅助靶向药物治疗可能会降低肿瘤的临床分期并降低根治性手术的难度。

　　(8)晚期肾癌减瘤术研究:有关晚期肾癌减瘤术的研究很少。Qi 等评价了合并癌栓的转移性肾癌患者在接受靶向药物治疗之前行减瘤术及癌栓取出术对生存的影响。减瘤术+癌栓取出术+靶向药物治疗患者 20 例,仅接受靶向药物治疗 15 例,仅接受减瘤术+癌栓取出术 12 例,随访期间相应的病死病例数分别为 12、14 和 12,中位生存期分别为 22 个月、12 个月和 6 个月。与单纯靶向药物治疗或单纯手术相比,减瘤术+癌栓取出术+靶向药物治疗能够获得显著的生存获益。转移部位的数量是影响总生存期的预后因子。

3.肾癌的预后研究进展 肾细胞癌(RCC)包含多种不同的病理亚型,其中肾透明细胞癌(ccRCC)是最常见的亚型,通常伴有高转移率和病死率,并且对常规化疗和放疗不敏感。对局部 RCC 患者及时手术治疗可取得良好的预后和生存率。约 30% 的 RCC 患者临床诊断后已进展为局部浸润或远处转移,导致预后不良。因而充分而准确地评估预后对治疗 RCC 和降低 RCC 的病死率有着至关重要的作用。

高少辉等通过对 100 例 ccRCC 患者癌组织中 SET8 蛋白表达量的检测和分析,发现 SET8 蛋白的高表达与 ccRCC 的肿瘤直径(>5cm)、淋巴结转移及与 5 年生存率相关(P 均<0.05),且 Cox 风险比例回归模型多因素分析显示 SET8 蛋白高表达可增加 4.762 倍 ccRCC 患者病死风险($P<0.05$)。此研究提示可将检测 ccRCC SET8 蛋白表达量作为评估 ccRCC 预后的指标之一,也可进一步研究 SET8 的作用机制和调节途径。

Huang 等通过对 3989 例 RCC 患者进行随访并测定雄激素受体(androgen receptor, AR)在肺转移和淋巴转移性 ccRCC 中的表达,发现肺转移和淋巴转移的男女比例分别为 4.9:1.0 和 1.7:10,即 ccRCC 转移部位性别比例的差异,表明性激素及其受体可能在影响 ccRCC 进展中发挥关键作用。通过对随机 119 个 ccRCC 标本的检测发现肺转移(pulmonary metastasis, PM)(最常见的血行转移部位)中 AR 表达增加,但 AR 表达减少与淋巴结转移(lymphatic metastasis, LM)相关。提示 AR 在血液生成和淋巴性 ccRCC 转移中的作用可能不同,同时血管内皮生长因子-A(vascular endothelial growth factor A, VEGF-A)和 VEGF-C 也可在转移不同部位的相关功能中发挥作用。此外,分别比较男女患者 PM 和 LM 中 AR 阳性率,发现女性 PM 的可能性与男性 AR 阳性 RCC 的相似(2/7:8/42,Fisher 精确检验,$P=0.62$),提示 AR 水平而非性别(或激素)可能决定了 RCC 转移。PM 为较高的 VEGF-A 表达和微血管密度表达,提示较多血管生成;而 LM 为较高的 VEGF-C 表达和微血管淋巴管生成密度增强的淋巴管生成。通过实验验证 AR 表达影响血管生成和淋巴管生成,PCR 证明雄激素/AR 信号可以在转录水平增加低氧诱导因子 2α(hypoxia inducible factor 2α, HIF2α)和 VEGF-A,同时在 ccRCC 细胞中在转录后水平下调 VEGF-C 表达,即 AR 差异调节 VEGF-A 和 VEGF-C 的表达;侵袭实验中血源性内皮细胞与淋巴管内皮细胞聚集程度的不同,表明 ccRCC 细胞中 AR 表达的不同可影响 ccRCC 细胞转移目标;血管形成实验结果表明 AR 可通过调节 ccRCC 细胞中的 VEGF-A 或 VEGF-C 来分别影响血源性和淋巴内皮细胞,从而影响不同的转移目标部位。进一步发现 AR 可通过结合位于 miR-185-5p 启动子上的 AR,增加 miR-185-5p 的表达,与其 3' UTR 结合抑制 VEGF-C 表达或与 HIF2α 的启动子区域结合而促进 HIF2α/VEGF-A 的表达。同时通过动物实验验证上述机制。此项研究结果表明 AR 可增强 HIF2α 和 VEGF-A 信号传导,抗 AR 治疗可以抑制 HIF2α 和 VEGF-A 信号传导,可独立延长抗血管生成治疗的功效,为临床提供了一种潜在的新型疗法来克服舒尼替尼抵抗抑制 ccRCC 进展,同时,舒尼替尼治疗也可以通过促进 VEGF-C 信号克服抗 AR 增强的淋巴转移的不良反应。

Guo 等通过回顾性分析 325 例 RCC 患者术前、术后血清胱抑素 C(cystatin C, Cys-C)水平来研究血清 Cys-C 对 RCC 预后的影响。ROC 曲线显示术前 CysC 作为 RCC 的预测因子(AUC=0.69,$P<0.001$)优于肌酐(creatine, CRE)(AUC=0.52,$P=0.594$)和 e-GFR(AUC=0.55,$P=0.325$)。Cys-C、CRE 和 eGFR 3 种生物标志物两两比较结果显示术前血清 Cys-C 比 CRE 和 e-GFR 能更好地评估 RCC 患者预后。此外,术前血清 Cys-C 水平与性别($P=$

0.008)、pT 期(P<0.001)、pN 期(P=0.036)、pM 期(P=0.020)、pTNM 期(P=0.00)、Fuhrman 分级(P=0.005)和病理类型(P=0.016)具有相关性。COX 风险比例回归模型多因素分析显示术前低血清 Cys-C(<1.09mg/L)是总生存率有利的独立预测因子(HR=1.59,P=0.012),在无转移的 306 例患者中术前低血清 Cys-C(<1.09mg/L)与无病生存期长短有关(HR=3.50,P=0.013)。因此,术前 Cys-C 水平升高可预示 RCC 患者预后不良,术前检测 Cys-C 可能是早期发现患者预后不良的重要指标之一。

Guo 等通过回顾性研究 570 例接受根治性或肾部分切除的 RCC 患者,应用单因素分析和 Cox 风险比例回归模型多因素分析术前 C 反应蛋白/白蛋白(CRP/Alb)比值对总生存(overall survival,OS)和无病生存(disease free survival,DFS)的影响。首先应用 ROC 分析确定 CRP/Alb 比值的最佳截止值为 0.08,多因素分析显示 CRP/Alb 比值分别与根治性或肾部分切除的 RCC 患者的 OS(HR=1.94,95%CI 1.12~336,P=0.018)和行根治性肾切除术的局限性 RCC 患者的 DFS(HR=2.14,95%CI 1.22~3.75,P=0.008)独立相关。由此提示术前 CRP/Alb 比值升高可作为评价行根治性或肾部分切除术的患者 OS 独立预后指标,局限性 RCC 患者术前 CRP/Alb 比值升高则建议行根治性肾切除术。

Hu 等通过回顾性分析 484 例手术干预的 RCC 患者术前炎症反应生物标志物水平,如中性粒细胞与淋巴细胞比率(neutrophil to lymphocyte ratio,NLR)、衍生的中性粒细胞与淋巴细胞比率(derived neutrophil to lymphocyte ratio,dNLR)、血小板与淋巴细胞比率(platelet to lymphocyte ratio,PLR)和血清 CRP,进而研究其对 RCC 预后的意义。首先应用 ROC 曲线分析确定 NLR 的最佳截止水平为 2.78,dNLR 为 2.05,PLR 为 185,CRP 为 5.1。NLR、dNLR、PLR 和 CRP 水平的升高与 OS 显著相关(P 均<0.01)。多变量分析显示,NLR 升高是 OS 的独立危险因素,NLR 优于 dNLR,PLR 和 CRP(HR=2.10,95%CI 1.21~3.64,P=0.008)。此研究中的列线图可更有效地预测手术干预 RCC 患者的 OS(C 指数:0.749)。由此提示术前 NLR 水平可作为手术干预的 RCC 患者的潜在预后标志物。

Gu 等对 185 例 RCC 合并静脉瘤栓患者建立术后预后模型,其中肾静脉血栓患者 109 例、肝下下腔静脉 68 例、肝上下腔静脉瘤 8 例,应用单因素和多因素分析确定方法研究 mRCC,OS 的预后因素(组织学亚型、肿瘤侵及、手术转移、AST/ALT 比值、血清白蛋白等)。应用这些独立预测变量构建出列线图,其 OS 的一致性指数为 0.75。对于 RCC 合并静脉瘤栓患者可构建术后列线图,用于密切随访、评估预后,并积极辅助治疗。

Gu 等对 184 例手术治疗的转移性肾细胞癌(metastatic renal cell carcinoma,mRCC)患者进行单因素和 COX 风险比例回归模型多因素分析,确定独立预后因素,并将根据肉瘤样分化分组,应用 t 检验或卡方检验进行比较,发现肉瘤样分化与较高比例的非透明细胞组织学(P=0.009)、较高的 Fuhrman 分级(P<0.001)、较高的肿瘤坏死率(P=0.005)、较差的 IMDC 风险组(P=0.022)和 MSKCC 风险组(P=0.020)呈相关性。同时肉瘤样分化的中位无进展生存期(median progression-free survival,mPFS)(HR=2.002,95%CI 1.047~3.828,P=0.036)和 OS(HR=1.922,95%CI 1.073~3.445,P=0.028)较短,肉瘤样分化与透明细胞 mRCC 的较短 PFS(HR=2.097,95%CI 1.091~4.030,P=0.026)和 OS(HR=2.245,95%CI 1.276~3.951,P=0.005)独立相关。肉瘤样分化的存在是评估手术治疗的 mRCC 患者预后的重要指标,对肿瘤恶性程度较高有明确的提示作用。

Huang 等在 1 项回顾性研究中,评价了肾窦脂肪面积(renal sinus fat area,RSFA)与 26

例非转移性 cRCC 患者生存率之间的关系。不论是在单变量($HR = 0.240, 95\%CI\ 0.119 \sim 0.482, P<0.001$)还是在多变量($HR = 0.432, 95\%CI\ 0.369 \sim 2.749, P = 0.027$)分析中,RSFA 较高的患者,其无进展生存都要高于 RSFA 较低的患者。1 项利用 Kaplan-Meier 曲线的倾向评分匹配分析证实了研究的发现(Log-rank test: $P = 0.028$)。基于多变量分析,利用 RSFA、Fuhrman 分级、AJCC 分级、肉瘤样成分 4 个因素,构建了一个预后列线图。Leibovich 评分系统及列线图的 C 指数值分别为 0.762($95\%CI\ 0.688 \sim 0.835$)及 0.823($95\%CI\ 0.759 \sim 0.888$)。这些结果表明,对于非转移性 ccRCC,更高的 RSFA 与更高的无进展生存相关。

Chen 等在 1 项回顾性研究中,以 592 例局部或局部进展期 ccRCC 的术前患者为对象,评估了其白蛋白与球蛋白比值(albumin to globulin ratio, AGR)、临床病理学特征与生存率之间的关系。研究发现更低的 AGR 与更高的肿瘤侵袭行为相关。在倾向评分匹配前后,Kaplan-Meier 生存分析都提示 AGR 比值较低的患者总体生存率及肿瘤特异性生存率(cancer specific survival, CSS)较低。不论对于 OS($HR = 6.799, 95\%CI\ 3.215 \sim 14.377, P<0.001$)还是 CSS($HR = 8.806, 95\%CI\ 3.891 \sim 19.928, P<0.001$),AGR 都是一项独立预后因素,其预测价值高于其他已确立的基于炎症的预测评分。将 AGR 引入包含 T 分期、NLR 及单核与淋巴细胞比率的预测模型,可提高对 3 年、5 年总体生存率的预测准确性。总之,AGR 可能显著提高对罹患局部或局部进展期肾癌患者临床结果预测准确性。

与 Chen 等类似,He 等也报道了术前 AGR 对肾癌预后的预测价值。在该项回顾性研究中,共纳入 895 例接受根治性肾切除术或肾部分切除术患者。结果显示术前 AGR 与更高的年龄、更低的血红蛋白水平、更高的总蛋白水平、更低的白蛋白水平、更高的身高体重指数及更高的临床分期相关。单因素和多因素分析则证实术前 AGR 是 RCC 患者术后 OS 的独立预后因子。因此,AGR 是一项客观、可复制、经济的预后指标,应作为肾癌患者的常规临床应用。

第二节　泌尿系结石及感染研究进展

一、基础研究

泌尿系结石不仅是一种全球性的疾病,而且是泌尿外科最常见的疾病之一。特发性草酸钙肾结石是最为常见的泌尿系结石,目前基础研究的热点也集中于研究特发性草酸钙结石的成因和潜在的治疗方法。细胞自噬与人类多种疾病的发生都有非常密切的联系,当前研究也发现自噬作用也参与了结石的发生和发展过程。

Duan 等研究了自噬在肾草酸钙结石形成中的作用。高草酸尿症诱导的肾小管上皮细胞的氧化损伤是肾草酸钙结石形成的一个重要因素,自噬已被证明是调节氧化应激诱导的肾小管损伤的关键,但具体机制不明。该研究发现,自噬拮抗药氯喹可减弱草酸盐诱导的肾小管细胞的自噬激活、氧化损伤和线粒体损伤,也可减少高草酸尿症诱导的大鼠肾草酸钙晶体的沉积,而自噬受体激动药西罗莫司会产生相反的效果。此外,草酸盐诱导的 p38 磷酸化作用在氯喹预处理后能明显减低,但被西罗莫司预处理会出现明显增强,而且氯喹对大鼠肾小管细胞氧化损伤的保护作用在一定程度上能被 p38 蛋白激酶活化药茴香霉素逆转。敲低 Beclin1 在体外草酸盐诱导的细胞氧化损伤和 p38 磷酸化中与氯喹有相似的作用效果。自噬抑制可能减轻草酸盐诱导的肾小管细胞氧化损伤,减少大鼠肾草酸钙晶体的沉积,而且能够一定程度上抑制 p38 信号通路的激活。

　　Liu 等也论证了抑制细胞自噬在体内和体外能够减轻草酸钙对肾小管上皮细胞造成的损伤。首先观察 LC3-Ⅱ和 BECN1 的表达水平、自噬泡的数量在 CaOx 结石患者的肾组织中显著增加，随后研究者将 HK-2 细胞暴露于 CaOx 晶体，发现 LC3-Ⅱ和 BECN1 的表达水平、GFP-LC3 复合体数目和自噬泡的数目呈剂量和时间依赖性的增加。使用 3-甲基腺嘌呤或 BECN1 的 siRNA 敲减抑制自噬能够减弱 CaOx 晶体诱导的 HK-2 细胞损伤，但用西罗莫司增强自噬活性会加重损伤。自噬在草酸诱导的肾小管上皮损伤中发挥着重要的作用，抑制自噬能够明显减轻细胞的损伤，抑制自噬作用可能成为草酸钙肾结石病新的治疗策略。

　　与草酸钙结石发生相关的特异性蛋白也引起了很多的关注。朱敏等研究了草酸钙肾结石患者 Randall 钙斑中基质 Gla 蛋白（matrix gla protein，MGP）与骨形成蛋白 2（bone morphogenetic protein 2，BMP2）的表达。收集草酸钙肾结石患者的肾乳头钙化斑组织标本和患肾肿瘤行根治性肾切除术患者的肾乳头组织标本，检测 MGP 和 BMP-2 在肾乳头组织中的表达。草酸钙肾结石患者的肾乳头钙化斑组织中 MGP 表达明显较低，而 BMP-2 表达较高。

　　木拉提·马合木提等探讨了 Klotho 蛋白对草酸钙肾结石大鼠肾小管上皮细胞氧化应激的影响及其机制。采用 1%乙二醇和 2%氯化铵诱导 SD 大鼠肾草酸钙结石模型，和对照组相比，结石组丙二醛含量明显较高，超氧化物歧化酶、过氧化氢酶和谷胱甘肽含量明显较低，而且 Klotho 和 Nrf2 表达较低。添加药物福辛普利和缬沙坦后大鼠肾氧化应激压力减轻，肾组织中 Klotho 的表达升高，肾小管上皮细胞损伤减轻，晶体沉积减少，故而认为 Klotho 具有抗氧化损伤作用，可能与 Keap1-Nrf2-ARE 信号通路被激活有关。

　　齐志勇等探讨了高浓度草酸作用于人肾小管上皮细胞 HK-2 后炎症小体 NLRP3 激活在草酸钙肾结石形成过程中的作用及机制。相差显微镜观察到高浓度草酸+一水草酸钙（calcium oxalate monohydrate，COM）作用于 HK-2 细胞后晶体黏附数量明显多于对照组（仅COM 处理）；高浓度草酸处理细胞后，NLRP3、Caspase 1 及 IL-1β 表达明显增加，且 HAS1、HAS2、HAS3、OPN 及 CD44 表达也增加，细胞表面晶体黏附数量显著增多。高浓度草酸通过HK-2 细胞内活性率的产生激活炎症小体 NLRP3，进而通过改变细胞表面黏附性来促进草酸钙肾结石的形成。

　　在探寻草酸钙结石的潜在治疗方法上，2017 年中国学者也发表了多篇研究。其中Zhang 等研究发现了 MitoTEMPO 这一线粒体靶向抗氧化药在 NRK-52E 细胞内能够通过抑制线粒体功能障碍和调节氧化应激来预防草酸盐诱导的细胞损伤。用 MitoTEMPO 预处理NRK-52E 细胞可以显著抑制草酸盐诱发的乳酸脱氢酶和丙二醛的释放，并减少草酸诱导的线粒体活性氧的产生，还可以修复草酸诱导的线粒体膜电位的破坏及 ATP 合成的减少。此外，MitoTEMPO 可以改变 Nox4 和 p22 的表达，并降低草酸盐诱导的 IL-6 和骨桥蛋白的表达。因此认为 MitoTEMPO 在 NRK-52E 细胞内可通过抑制线粒体功能障碍和调节氧化应激来预防草酸盐诱导的细胞损伤，可能成为预防草酸盐诱导的肾损伤及尿路结石新的候选药物。

　　Xie 等则探讨了金钱草总黄酮（total flavone of Desmodium styracifolium，TFDS）调节泌尿系结石形成的作用机制。研究发现 COM 处理 HK-2 细胞后细胞活力降低，同时 KIM-1、LC3-Ⅱ和 p38 的蛋白水平增加。阻断 p38/MAPK 途径或与 TFDS 共培养可抑制 COM 引起的HK-2 细胞的凋亡和自噬。另外，用 SB203580（特异性 p38/MAPK 抑制药）阻断 p38/MAPK 途径可抑制 COM 诱导的 HK-2 细胞 KIM-1 的表达,而过表达 KIM-1 会逆转 SB203580 的保护作用。SB203580 能够抑制草酸钙诱导的过度自噬,表明 p38/MAPK 通路通过调节 KIM-1 表达调节草酸钙诱导的 HK-2 细胞凋亡和自噬。TFDS 能够抑制 p38/MAPK 通路,减少草酸钙对细胞的黏附作用,减轻其对细胞造成的损伤,因此认为 TFDS 通过 p38/MAPK 通路调节 KIM-1 的表达抑制草酸钙诱导的 HK-2 细胞的凋亡和自噬,进而抑制结石的形成。

Zhao 等利用生物技术构建了表达草酸降解酶的重组乳酸杆菌,用于开发新的治疗高草酸尿症的口服药物。研究者将编码草酸脱羧酶(oxalate decarboxylase,ODC)和草酸氧化酶(oxalate oxidase,OxO)的基因转入乳酸乳球菌 MG1363 中,使其能够稳定表达 ODC 和 OxO。利用高草酸饮食建立高草酸尿大鼠模型,给予口服重组乳酸杆菌,测定 24 小时尿草酸含量和肾结石形成情况。

口服含 ODC 的重组乳酸杆菌能够明显减低大鼠尿液中的草酸含量,同时肾组织中草酸钙晶体沉积量也明显减少,而口服含 OxO 的重组乳酸杆菌降低尿液草酸浓度的能力明显较弱。该研究提供了新的重组益生菌品种用于抗高草酸治疗。

除此之外,中国学者们开展了其他多项有关结石的热点研究。外泌体作为细胞间信号传递的重要分子,在很多疾病中扮演着很重要的角色。He 等研究了肾小管上皮细胞暴露于高浓度草酸盐时分泌的外泌体变化情况。利用不同浓度的草酸(0mM、0.25mM、0.5mM、1mM、2mM、4mM、5mM、8mM 和 10mM)处理 HK-2 细胞,检测其活力和增殖能力,选择最佳浓度和时间以提取外泌体。发现用 0mM、1mM 或 2mM 草酸处理后,外泌体的形态和分泌能力发生了明显的变化。随着草酸浓度增加,外泌体的峰值和平均粒径减小,但外泌体颗粒浓度、RNA 和蛋白质均增加。外泌体大小、分布和分泌速率,以及 RNA 和蛋白质含量,在细胞外囊泡亚型中各不相同,3 种亚型的外泌体在微环境中传递不同的信号因子。因此,研究者推测 3 种亚型的外泌体在细胞间信号传递和草酸钙(composed of calcium oxalate,CaOx)肾结石的形成过程中可能扮演不同的角色,为研究 CaOx 肾结石的形成提供了新的思路。

草酸钙肾结石的发生过程中有多种代谢因素的参与,Ciao 等用 SD 大鼠构建羟脯氨酸(hydroxy-L-proline,IILP)诱导的草酸钙肾结石模型,并用 UPLCQ-TOFMS 在 HLP 处理后的不同时间点(7 天、14 天、21 天和 28 天)对尿液和血清样品进行代谢组学分析。研究者联合使用 RP 色谱和亲水色谱获得数据以获得更全面的代谢特征。通过对不同的时间点 IILP 处理的大鼠和对照组大鼠使用 OPLS-DA 的模式识别和单变量分析来鉴定差异代谢物。结果显示,HLP 处理的大鼠和对照组大鼠尿中 42 种代谢物及血液中 13 种代谢物存在差异,可能涉及的代谢途径包括氨基酸代谢、牛磺酸及亚牛磺酸代谢、胆汁酸合成、能量代谢、三羧酸循环、嘌呤代谢、维生素代谢及烟酸和烟酰胺代谢。在 HLP 诱导的肾结石中,许多代谢途径发生功能障碍,对这些途径的进一步研究有助于更好地理解草酸钙肾结石的代谢机制。

He 等利用红外光谱技术研究了上尿路结石不同层次的结石成分,以此来评估结石成核和聚集的机制。研究选取了 40 个从患者身上完整取出的结石(直径>0.8cm),垂直于纵轴切成两半,再分为核心层、内层和外层。傅里叶红外光谱技术对各层组成成分进行定性和定量分析。25 例 CaOx 结石和 10 例磷酸钙(CaP)结石被确定为混合结石,5 个尿酸结石确定为纯尿酸结石(纯度>95%)。在 CaOx 和 CaP 结石中,碳酸磷灰石在核心层中的含量均明显高于外层,而 CaOx 含量内层明显低于外层,但所占比例各不相同。尿酸结石成分则比较均一。结石不同层次的成分有差异,表明代谢在结石演变过程中起着非常重要的作用。该研究为泌尿系结石的发病机制提供了新的见解并可能有助于结石的预防和治疗。

二、流行病学研究

泌尿系结石的发病率受多种因素的影响,如地理区域、种族分布、社会经济地位和饮食习惯等。随着我国社会经济的发展,人民的生活发生了巨大的变化,结石形成的危险因素也在改变,不仅影响了结石的发病率,而且对结石的部位和化学成分的改变也产生了很大影响。

Zeng 等依据超声检查进行了中国肾结石流行情况的横断面研究,调查了中国成年人肾结石患病情况和相关因素。从 2013 年 5 月至 2014 年 7 月,在全国范围内>18 岁的成年人中进行调查,参与者接受泌尿系超声检查,完成预先设计的标准化问卷,并提供血液和尿液样品进行分析。12 570 名成年人(45.2%为男性)参加了该项研究,平均年龄 48.8(18~96)岁,共有 9310 名(40.7%为男性)参与者完成了调查。肾结石患病率为 6.4%(95%CI 5.9~6.9),年龄和性别调整后的发病率为 5.8%(95%CI 5.3~6.3;男性为 6.5%,女性为 5.1%)。研究发现男性、农村居民、年龄、泌尿系结石家族史、并发糖尿病和高尿酸血症、过多的肉类消耗和过度出汗都是肾结石高风险的相关因素。多饮茶及多食用豆类、蔬菜和发酵醋能够降低肾结石的发病风险。肾结石是中国成年人群的常见疾病,大约 17 名成年人中有 1 人患有肾结石,而中国人的一些饮食习惯可能会降低肾结石形成的风险。

Tian 等进行了一项荟萃分析,评估 1990—2016 年中国大陆地区的结石患病率情况。通过对 Medline、Embase 和 Cochrane 数据库进行系统搜索,共有 18 篇文章纳入该荟萃分析。分析得出中国大陆肾结石总体患病率为 7.54%(95%CI 5.94~9.15)。年龄<20 岁、20~29岁、30~39 岁、40~49 岁、50~59 岁和 60 岁以上人群的患病率分别为 0.27%、3.15%、5.96%、8.18%、9.14%、9.68%,该结果说明肾结石的患病率随着年龄的增长而增加。此外,男性患病率为 10.34%,女性患病率为 6.62%,表明男性比女性更容易患肾结石病。城市地区(6.03%,95%CI:3.39~8.68)和农村地区(7.48%,95%CI 3.39~11.57)在结石患病率方面没有差异(OR=0.84,95%CI 0.42~168)。1991—2000 年、2001—2010 年和 2011 年的年组患病率分别为 5.95%、8.86%和 10.63%,说明随着中国大陆经济实力的提高,肾结石的患病率呈上升趋势。

泌尿系结石成分的研究能够为临床上泌尿系结石的诊治提供参考依据。陈璐等研究了武汉市居民泌尿系结石成分情况,选取了武汉市 1552 例泌尿系结石患者的 1605 份结石样本,采用红外光谱分析法对其成分进行分析。男女比例为 2.43∶1,随着年龄的增长,结石的发病逐渐增多,40~60 岁最高,而后逐渐减少。1605 例结石样本中上尿路结石 1435 例(89.4%)。结石成分以一水草酸钙为主(1455 例,90.7%)。混合结石 1247 例(77.7%),以碳酸磷灰石+一水草酸钙+二水草酸钙混合为主(678 例,54.4%)。随着年龄的增长,尿酸结石比例逐渐增高,男性尿酸结石例数多于女性,且多为下尿路结石。王燕等研究了新疆石河子地区的泌尿系结石成分,探讨了石河子地区泌尿系结石成分特点及其相关因素。选取 550例泌尿系结石患者的结石进行红外光谱分析,并结合临床资料进行统计学分析。男性 403例,女性 147 例,男女比为 2.74∶1,平均年龄(50.71±15.23)岁,初发 462 例,复发 88 例,上尿路结石 478 例,下尿路结石 72 例,单纯性结石 321 例,混合性结石 229 例。单纯性结石中草酸钙结石最多,占 47.64%(262/550),混合性结石中草酸钙+碳酸磷灰石最多,占 24.36%

（134/550）。石河子地区尿石症患者以中年男性为主,发病部位主要为上尿路,结石成分总体主要以草酸钙结石及碳酸磷灰石为主。李志斌等研究了广东东莞地区泌尿系结石的化学成分情况。收集了泌尿系结石标本 416 例,男性居多,占 66.8%（278/416）;上尿路结石占88.2%,下尿路结石（膀胱结石居多）占 11.8%;结石成分定性分析共检测出一水草酸钙、二水草酸钙、碳酸磷灰石、无水尿酸、六水磷酸铵镁和尿酸铵 6 种化学成分。单一成分结石 163例（一水草酸钙/无水尿酸/碳酸磷灰石/六水磷酸铵镁:98/56/6/3）,占 39.2%;混合成分结石 253 例,占 60.8%,其中以草酸钙和碳酸磷灰石的混合结石为主（188/253）。所有结石标本中草酸钙检出率最高,占 80.5%（335/416）,其次为碳酸磷灰石（49.3%）及无水尿酸（17.3%）;膀胱结石成分以一水草酸钙或无水尿酸为主。国内 3 个不同区域的结石成分分析调查显示了区域性不同成分结石的流行情况,有助于全国性的泌尿系结石防治工作的开展。

胡正委等研究了超重肥胖泌尿系结石患者的结石成分分析,纳入了 133 例手术治疗的超重肥胖泌尿系结石患者。133 例泌尿系结石患者中,肾结石 85 例（63.9%）、输尿管结石 43例（32.3%）、膀胱结石 5 例（3.8%）。结石成分:含有一水草酸钙者最多,为 114 例（85.7%）;其次为碳酸磷灰石及二水草酸钙成分结石,分别占 53.4% 及 51.9%;尿酸（10.5%）、磷酸铵镁（6.0%）、胱氨酸（0.8%）等成分检出率较低。133 例泌尿系统结石中含有一种成分结石即单一型泌尿系结石 42 例（31.6%）,其中一水草酸钙所占比例最多;混合型结石共计 92 例,占所有泌尿系结石的 69.2%。性别、年龄和体重指数都是影响结石成分的重要因素。肾是结石的主要好发部位;含一水草酸钙、二水草酸钙及磷酸铵镁成分的结石形成与性别有关,男性居多;20~60 岁是结石的好发年龄。

三、临床研究

1.药物治疗　虽然目前结石的治疗方式以外科干预为主,但在众多治疗指南中,对于小于 6mm 的结石,药物治疗仍被作为推荐治疗方式。Ye 等分析了坦索罗辛治疗合并肾绞痛的远端输尿管结石的疗效和安全性。研究纳入 3296 例 18~60 岁患者（单侧、单个结石）,随机分为试验组和对照组,并通过年龄、性别、左右侧结石进一步分层。试验组口服坦索罗辛（2 片）0.4mg/d（$n=1642$）,对照组口服安慰剂 2 片（$n=1654$）,结石排除即停服药物。主要终点是 28 天后结石完全排除率,次要终点为结石排出时间、止痛药使用率、不良反应发生率。主要分析提示试验组远端结石完全排除率明显高于对照组（86% $vs.$ 79%;$P<0.001$）。同时亚组分析提示大于 5mm 的远端结石患者口服坦索罗辛获益可能性更高,结石完全排除时间更短（$P<0.001$）,止痛药使用率更低（$P<0.001$）,两组不良反应发生率无明显差异。研究指出,坦索罗辛显著促进远端输尿管结石的排除并能有效缓解肾绞痛,对于大于 5mm 的结石有更高的排石率。

Li 等通过系统评价和荟萃分析探讨了萘哌地尔作为输尿管结石药物排石治疗的疗效,评估了萘哌地尔与对照组或坦索罗辛治疗相比的效果和安全性。检索了 PubMed、Cochrane、Embase 和 Google Scholar 数据库,最终纳入了 7 项研究、553 例患者。结果显示,与对照组相比,萘哌地尔显著改善了远端输尿管结石的排出率,缩短了排石时间。而与坦索罗辛相比,萘哌地尔在排石率、排石时间和疼痛发作次数上,与坦索罗辛效果相当;但萘哌地尔出现不良反应的情况更少。因此,就远端输尿管结石的疗效而言,萘哌地尔优于对照组,与坦索罗辛相当,但其安全性可能优于坦索罗辛。因此,萘哌地尔可能是药物排石治疗远端输尿管结石的有力候选者。

　　Bai 等也进行了一项荟萃分析,评估他达拉非作为远端输尿管结石药物排石治疗的疗效和安全性。研究人员检索了 Medline、Embase 和 Cochrane 等数据库,纳入了 6 项研究,921 例患者。与坦索罗辛单药治疗相比,他达拉非单药治疗或联合坦索罗辛治疗有更高的排石率($RR=1.16,95\%CI\ 1.05\sim1.29,P=0.004;RR=1.24,95\%CI\ 1.09\sim1.42,P=0.001$)。在疼痛发作和镇痛药使用方面,单独使用他达拉非优于单独使用坦索罗辛。在镇痛药使用方面,联合使用组也优于坦索罗辛单独使用组。虽然单独使用他达拉非或与坦索罗辛联合使用,药物相关不良反应的发生率高于单独使用坦索罗辛组,但不良反应是轻微可耐受的。该研究表明,在输尿管远端结石药物排石治疗上,单独使用他达拉非或与坦索罗辛联合使用可促进输尿管远端结石的排出,且更为安全有效。

　　Liu 等就西洛多辛对输尿管结石的疗效进行了系统评价与荟萃分析,检索了 PubMed、Embase、Medline、Cochrane 数据库。最终纳入 8 个随机对照试验,共 1145 例输尿管结石患者(对照组 300 例,坦索罗辛组 287 例,西洛多辛组 558 例)。与对照组相比,西洛多辛显著改善了远端输尿管结石的排出率($RR=1.42,95\%CI\ 1.21\sim1.67,P<0.0001$),而对近端和中段输尿管结石排出率无显著差异。

　　在结石排出时间、镇痛药使用率和逆行射精发生率方面,西洛多辛和坦索罗辛之间没有显著差异,但西洛多辛在输尿管远端结石的排出率上优于坦索罗辛($RR=1.25,95\%CI\ 1.13\sim1.37,P<0.0001$)。西洛多辛对促进近端和中段输尿管结石的排出无明显效果。

　　2.手术治疗　　手术治疗是当前泌尿系结石的主要治疗方式,随着科技的发展,微创手术治疗结石已成为主流,还在不断改进升级。Zeng 等展示了一种新颖的小型化内镜系统并详细描述了其进行经皮肾镜取石术的方法。新一代的超微经皮肾镜取石术(super-mini percutaneous nephrolithotomy,SMP)内镜系统主要包括 2 个部分:一是 40000 像素的超小型显微镜(外径 8.0F,内径 7.5F 可拆卸鞘);二是一种新型 12.0F 或 14.0F 的灌注引流套鞘。该灌注系统尺寸不大,但特殊的灌流设计可大大提高其灌注和清石效果。研究纳入了 59 例肾结石患者行新型 SMP 治疗,结石平均负荷为 2.4cm。结果显示平均手术时间为 32.9 分钟,血红蛋白平均下降 13g/L,术后结石清除率为 91.5%,而并发症发生率仅为 5.1%(轻微发热),所有患者均未输血。研究指出新一代的 SMP 治疗系统对于治疗小于 3cm 的肾结石是一种安全、可行、高效的治疗方法,其具有皮肤创面较小、失血少、结石清除效率高、视野良好、手术时间短及操作方便等众多优点,使其成为一种值得推广的新技术。

　　Zeng 等将新一代 SMP 与第一代 SMP 在操作流程和临床有效性上进行了对比。开展了前瞻性比较性队列研究,156 例肾结石患者接受了 SMP 治疗,其中 85 例接受第一代 SMP,71 例接受新一代 SMP,主要指标为手术时间,次要指标为清石率、失血量、住院时间和术后并发症。两组患者基本资料无统计学差异,新一代清石手术时间和住院时间更短,但清石率、失血量和术后并发症无明显差异。新一代 SMP 采用了新的灌注引流鞘,流体力学设计更为合理,这也解释了研究中新一代 SMP 系统手术时间更短的原因。

　　Li 等探讨评估了实时超声波导航技术 SonixGPS 引导经皮肾镜碎石术(PCNL)穿刺中的应用,研究回顾性总结了 74 例 PCNL 治疗复杂性肾结石患者的经验,其中 37 例采用 SonixGPS 系统引导穿刺,另外 37 例采用传统超声引导穿刺。手术效果是根据结石清除率、手术时间、成功穿刺的时间、穿刺次数和住院次数等评估。手术的安全性是通过术后并发症来评估。研究发现,两组之间的结石清除率没有显著差异,但 SonixGPS 指导的穿刺精确度更高、穿刺时间更短、成功穿刺率更高。在 SonixGPS 的辅助下,92%的患者没有或仅有轻度并发症,而传统超声组中73%的患者没有或仅有轻度并发症。SonixGPS 组术后血红蛋白仅下降 13.79mg/dL,显著低于传统超声组的 20.97mg/dL。故研究认为 SonixGPS 在 PCNL 碎石术中引导穿刺治疗复杂肾结石是优于传统超声的。

周可义等研究探讨了超声引导下可视化穿刺设备联合输尿管软镜在治疗肾下盏结石中的可行性及安全性。回顾性分析了 32 例采用可视化穿刺设备联合输尿管软镜治疗肾下盏结石患者的临床资料,手术平均时间为 45 分钟,软镜碎石时间为 8~25 分钟。可视化穿刺均成功建立通道,用时 3~7 分钟。通过可视化穿刺设备均可寻及结石。32 例均无大出血、感染性休克、胸腔积液及肠管损伤等严重并发症。一期碎石成功率为 93.8%,2 例肾下盏憩室内结石因出血致视野不清改行二期 PNCL 碎石成功。术后住院时间为 2~3 天,术后 1 天复查腹部 X 线片,5 例有结石残留,采用体位及药物排石。术后 1 个月复查,32 例患者结石均排净。超声引导下可视化穿刺设备联合组合式输尿管软镜治疗最大径≤2 cm 的肾下盏结石是安全有效的。

李高飞等研究评价了"无管化"微通道经皮肾镜取石术(microchannel percutaneous neph-rolithotomy,MPCNL)治疗上尿路结石临床疗效、安全性和可行性。研究用"无管化"MPCNL方法治疗上尿路结石患者 68 例,其中肾结石 41 例和输尿管上段结石 27 例,结石最大直径均≤3cm。结果 68 例患者术中平均出血量为 55mL(30~80mL),手术时间为 35~75 分钟,结石清除率为 95.6%,术后未出现尿外渗、肾周血肿、感染等并发症;术后住院时间为 3~5 天,平均(4.0±1.2)天,出院后复查无结石复发,无肾性囊肿,肾积水均有不同程度减轻。"无管化"MPCNL 由于选择了合适的患者,降低了术中风险,结石清除率高、术中出血量少、术后并发症少、恢复快,因此是安全、有效且可行的,具有非常肯定的临床应用价值,值得进一步推广应用。

许晓波等研究探讨了 Direx-Magna 型双波源碎石机治疗上尿路结石的疗效及安全性。研究回顾性分析了 371 例泌尿系结石患者的病例资料。按照碎石模式分为双波源组 106 例和单波源组 265 例。双波源组与单波源组比较,平均碎石次数、平均碎石能级、平均碎石时间较好,一期碎石成功率高,差异均有统计学意义(P 均<0.01)。在疼痛事件发生上,双波源组明显优于单波源组($P<0.01$)。两组均无不能耐受疼痛而中断治疗者。研究认为在两组结石大小相近的情况下,双波源组的平均碎石次数,碎石能级及碎石时间均优于单波源组,一期碎石成功率高于单波源组,Direx-Magna 型双波源碎石机治疗上尿路结石有效、安全,值得推广。

关于各种手术方法治疗泌尿系结石的对比研究仍然是 2017 年的研究热点。Chen 等回顾性分析比较了小通道经皮肾镜碎石取石术(mPNL)和输尿管软镜碎石取石术(flexible ure-terorenoscopy,fURS)治疗最大径在 20~30mm 的肥胖患者肾结石的疗效和安全性。共纳入 254 例肥胖患者(体重指数>30kg/m²),106 位行 mPNL,148 位行 fURS,组间年龄、性别、左右侧、体重指数均相近。回顾性分析患者的结石特点、手术细节、围手术期结果和清石率。结果显示 fURS 组和 mPNL 组需要相近的手术时间,清石率无统计学差异。但 fURS 组术后住院时间更短[(1.0±0.8)天 *vs.*(4.3±1.7)天,$P<0.001$],并发症发生率更低(1.5% *vs.* 26.4%,

$P=0.002$）。然而 fURS 组一期手术清石率低于 mPNL 组，需要多次手术治疗。故研究认为 mPNL 效率高，但 fURS 安全性更高。

Bai 等探讨了腹腔镜肾盂切开取石术（laparoscopic pelolithotomy，LPL）和 PCNL 在治疗大型肾盂结石方面的疗效和安全性。研究者在 Cochrane、Medline 和 Embase 数据库进行了检索，纳入 LPL 与 PCNL 的比较研究，共涉及 901 例患者的 5 项随机对照试验和 9 项非随机对照试验被纳入荟萃分析。分析结果显示与 PCNL 相比，LPL 清石率高、输血率低、出血率低、血红蛋白下降少、术后发热少、辅助手术率低和再治疗率低。然而，LPL 的手术时间和住院时间更长。研究认为 LPL 是治疗大的肾结石的一种安全有效的方法。但是，PCNL 适用于大多数病例，LPL 可以用作精选案例的替代治疗方法。

毕学成等比较了后腹腔镜肾盂切开取石术（retroperitoneal laparoscopic pelolithotomy，RLP）与 PCNL 治疗肾盂结石的疗效。回顾性分析了 43 例行 RLP 和 46 例行 PCNL 治疗肾盂结石患者的临床资料。比较两组的手术时间、术中出血量、住院时间、并发症发生率、结石清除率等各项指标。结果 RLP 组与 PCNL 组手术时间和结石清除率差异无统计学意义（$P=0.547$）。两组在住院时间、术后血红蛋白下降量、术后输血率、术后感染性休克发生率上，RLP 组优于 PCNL 组。RLP 组较 PCNL 组恢复快、出血少、并发症少，对有腹腔镜手术经验的术者是一种安全有效的方法。

Yang 等通过荟萃分析研究了体外冲击波碎石术（extracorporeal shock wave lithotripsy，ESWL）和钬激光输尿管镜碎石术（ureteroscopic lithotripsy，URSL）治疗输尿管结石的临床疗效和安全性。搜索了 PubMed、Embase、Cochrane 数据库和中国知网，最后包含 1770 例患者的 14 项研究纳入荟萃分析。URSL 组和 ESWL 组患者数分别为 885 例和 885 例，异质性检验结果提示并发症发生率、住院天数和效率系数无显著差异，而无石率和手术时间方面 URSL 组明显优于 ESWL 组。URSL 和 ESWL 都有其优点和缺点，但 URSL 治疗输尿管结石相对来说更为有效和安全，因为它具有更短的手术时间和更好的排石率。

余唬等探讨了国产组合式输尿管软镜（少刚镜）治疗肾结石的临床效果和优势，与进口的一体式软镜进行对比，评价其安全性、有效性和经济性。该研究纳入了 664 例肾结石患者，分别进行进口输尿管软镜（136 例）和少刚镜（528 例）联合钬激光治疗，两组患者一般情况差异无统计学意义。少刚镜与一体式输尿管软镜比较，手术时间、术后住院时间、结石寻及率和无石率、术后并发症发生率均无明显差异。但是，组合式输尿管软镜购置和使用成本更低，治疗肾结石具有质轻易于操控、疗效确切、手术安全、耗材成本较低等优点。

多种手术的联合治疗为泌尿系结石的治疗提供了新的思路。Liang 等探讨了双侧超声引导下多通道 PCNL 联合 EMS 碎石术治疗双侧复杂肾结石的有效性和安全性。研究纳入了 27 例双侧复杂肾结石患者。首先在超声引导下建立经皮肾造瘘，然后将结石碎片化并通过 EMS 去除，之后对同侧和对侧肾进行相同的处理。保留鞘在原位置，为 PCNL 的两阶段和三阶段手术提供通道。在 3 次 PCNL 手术中，24 例患者双侧肾结石被完全清除，其中分别有 4 例、13 例和 7 例进行了一期、二期、三期手术，总无石率为 8.9%。3 例患者未能完全清除结石。平均手术时间为 78.7 分钟，平均估计失血量为 97.3mL，平均住院时间为 18 天。患者均无须输血，术后发热 6 例。在随访期内，6 例患者结石复发。使用 EMS 的超声引导下多通道 PCNL 是治疗复杂肾结石的有效方法，并且双侧同时多通道手术是安全的。

Yang 等回顾性地评价了 fURS 联合钬激光碎石术治疗双侧上尿路结石的疗效和安全

性。研究记录了手术时间、无石率(stone free rate, SFR)、血清肌酐(seum creatinine, SCr)和并发症。手术过程中无出血、输尿管穿孔、撕脱和破裂。2例患者术后出现血尿。术后第1天SCr与术前SCr相比显著增加，但4周后肾功能明显改善($P<0.05$)。第1次手术后第1天SFR为71.6%(63/88)，在第4周时增加到86.4%(76/88)，第2次手术后上升至97.4%(76/78)。fURS联合钬激光碎石术是一种有效的、更微创的治疗双侧上尿路结石的选择，且有着高SFR和可接受的并发症率。

Chen等则探讨了FURS联合钬激光碎石术处理复杂结石单通道PCNL术后残留结石的有效性和安全性。研究纳入了27例复杂结石单通道PCNL术后又进行fURS联合钬激光碎石术的患者，27例复杂结石患者中，完全鹿角形结石9例，部分鹿角形结石7例，多发性结石11例。第1次PCNL术后，结石的平均大小和平均表面积为(18.0 ± 10.7)mm²和(181.9 ± 172.2)mm²。fURS联合钬激光碎石术成功处理残留结石，且无术中并发症。fURS平均手术时间为(69.1 ± 23.6)分钟，平均住院时间为(5.3 ± 24)天，血红蛋白水平平均下降(73 ± 6.5)g/L。fURS术后，整体无石率为8.9%，总体术后并发症发生率为14.8%(Clavien Ⅰ级11.1%；Clavien Ⅱ级3.7%)。该联合方法利用了PCNL和fURS的优势，提高了复杂结石的清石率，减少了治疗次数、经皮通道数目、失血量及多通道潜在的病死可能性。

Leng等报道了在斜仰卧位、截石位联合mini-PCNL和fURL治疗鹿角形结石的经验，并探讨了其安全性、有效性和可行性。研究纳入了87例鹿角形结石患者，分为两组，分别接受联合mini-PCNL、fURL治疗(44例)和单独mini-PCNL治疗(43例)，比较分析两组的临床资料、围手术期参数和术后并发症情况。两组患者基本资料无统计学差异，但联合治疗组手术时间、术后住院时间、血红蛋白水平和并发症发生率明显低于单独治疗组($P<0.05$)，一次和二次清石率明显高于单独治疗组($P<0.05$)。因此认为单通道mini-PCNL联合fURL在斜卧位、截石位治疗鹿角形结石可提高无石率，减少手术时间和住院时间，减少肾出血，并避免其他并发症，故而这是一种高效安全的治疗鹿角形结石手术方法。

手术治疗联合其他治疗上也有诸多报道。Wu等分析评价了在输尿管软镜碎石术(retrograde intrarenal surgery, RIRS)后应用体外物理振动排石(external physical vibration lithechole, EPVL)的有效性和安全性。该研究纳入8家医院的173例患者，随机分为两组：ER组(RIRS+EPVL, $n=87$例)和CR组(RIRS, $n=86$例)。ER组在RIRS后的SFR明显高于CR组(RIRS后2周为52.9% $vs.$ 31.4%；RIRS后3周为71.3% $vs.$ 51.2%；RIRS后5周为89.7% $vs.$ 59.3%，P均<0.05)，并且ER组在RIRS后血尿(3.4% $vs.$ 20.9%，$P<0.05$)和尿白细胞阳性(RIRS后3周为4.6% $vs.$ 19.8%；RIRS后5周为3.4% $vs.$ 11.6%，$P<0.05$)的发生率明显低于CR组。与单纯应用RIRS相比，在RIRS后应用EPVL可以提高术后残存结石的排出速度、无结石率及患者的依从性。

Yang等应用荟萃分析评估了在ESWL后应用坦索罗辛、多沙唑嗪、硝苯地平、特拉唑嗪和乐治宁等药物的排石效果。对Medline、Embase和Cochrane数据库进行系统搜索，将包括2775例患者的26项研究纳入该荟萃分析。主要指标是成功排石患者的数量。根据随访的持续时间将数据细分为三组，并且在每个小组建立一个标准网状模型。在15天的随访结果中，累计排名曲线下面积的结果显示效果的等级为：多沙唑嗪>坦索罗辛>乐治宁>硝苯地平>特拉唑嗪(分别为88.6、77.4、58.6、32.2和30.4)。在45天的随访结果中，累计排名曲线下面积排名为：坦索罗辛>硝苯地平>乐治宁(分别为69.4、67.2和62.6)。在90天的随访结果中,累计排名曲线下面积排名为:多沙唑嗪>乐治宁>坦索罗辛(分别为84.1、68.1和49.1)。多沙唑嗪和坦索罗辛有可能成为 ESWL 后药物排石治疗的首选药物,多沙唑嗪可以改善远期无结石率,而坦索罗辛可能加速结石排出的过程。

刘义迅等研究了输尿管软镜钬激光碎石联合应用排石颗粒治疗肾结石的疗效。研究将 192 例行输尿管软镜钬激光碎石的肾结石患者随机分为观察组(101 例,术后联合排石颗粒治疗)和对照组(91 例)。全部患者进镜顺利并成功碎石。观察组 4 周后总排石成功率为97.0%,肾下盏及多盏结石排净率为97.6%,肾中上盏及肾盂内结石的排石率为96.7%;对照组 4 周后总排石成功率为90.1%,肾下盏及多盏结石排净率为80.6%,肾中上盏及肾盂内结石的排石率为95.0%。两组相比总排石率和下盏及多盏结石排净率差异具有显著统计学意义($P<0.05$),肾中上盏及肾盂内结石的排石率无明显差异($P>0.05$)。输尿管软镜激光碎石治疗肾结石尤其是肾下盏结石术后联用排石颗粒可明显提高排石率。

3.其他　在探讨如何提高手术治疗的安全性和有效性上中国学者也进行了很多研究。Zhu 等开展了一项前瞻性随机试验,比较 mini-PCNL 手术采用透视引导(fluoroscopic guidance,FG)、超声引导(ultrasonic guidance,USG)和透视超声联合引导(combined guidance,CG)的安全性和有效性。研究选取了 450 例结石直径大于 2cm 的肾结石患者,随机平均分为三组,分别进行 FG、USG 和 CG mini-PCNL。主要指标为无石率和失血量(术中血红蛋白减少量和输血率),次要指标为通道失败率、手术时间和并发症发生率。STONE 评分用于评估结石复杂性。结果显示,评分为 7~8 分时,FG 和 CG 组一次性无石率明显较 USG 组高;5~6 分和 9~13 分时无明显差异。USG 下的 Mini-PCNL 与 FG 或 CG 下 Mini-PCNL 一样在治疗简单结石(5~6 分)方面安全有效,而且没有辐射暴露,但评分为 7~8 分时,FG 或 CG 下 Mini-PCNL 更为有效。

Zhou 等分析和比较了无管化 mini-PCNL 中应用外置性输尿管导管(externalized ureteral catheter,EUC)或双 J 管(double-J stent,DJ)的临床效果。研究选取了 109 例接受无管化 mini-PCNL 治疗的患者,56 例应用了 EUC,53 例应用了 DJ,比较 2 种方法在手术时间、术中出血量、术后疼痛评分、镇痛药物用量、支架相关症状、住院时间、手术侧膀胱输尿管反流(vesicoureteral reflux,VUR)程度及并发症情况。两组在手术时间、术中出血量、术后疼痛评分、镇痛药物用量、住院时间及并发症发生情况上无明显差异,但与 DJ 组相比,EUC 组术后支架相关症状发生较少,同时严重 VUR 也发生较少($P<0.05$)。因此,EUC 在无管化 mini-PCNL 治疗上尿路结石手术中可代替 DJ,因为其减少了二次内镜手术的需要,减少了支架相关症状及严重 VUR 发生率。

李建兴等研究探讨了融合影像技术引导方式在经皮肾镜手术中的应用,评估其与传统 B 型超声定位技术在临床效果方面的差异。CT-US 组术前将患者 CT 影像资料上传至影像融合超声机进行数据同步,采用融合影像技术定位穿刺经皮肾镜手术。本研究共纳入 65 例患者,B 型超声组 31 例,CT-US 组 34 例。CT-US 组的目标盏定位时间显著短于 B 型超声组($P=0.02$)。两组通道建立时间和手术时间差异无统计学意义。CT-US 组术后血红蛋白平均下降低于 B 型超声组($P=0.04$)。两组的输血率和结石清除率差异无统计学意义。两组均未发生 ≥Clavien Ⅳ 级并发症。融合影像技术定位的经皮肾镜手术安全、有效,与传统超声定位技术相比,融合影像技术可以显著缩短患者目标盏定位时间,使通道建立更加精准,减少术后失血量。

四、结石预后和感染

微创外科干预是尿路结石最主要的治疗措施，因其创伤小，治疗效果明确得到广大医者的认可，但也存在发生严重并发症、预后不佳的可能。Zhou 等观察比较了单通道和多通道 mini-PCNL 治疗上尿路结石术后血肌酐（serum creatinine，Scr）和治疗侧肾功能（treated side glomerular filtration rate，TGFR）的变化情况，TGFR 采用 99mTc-DTPA 肾闪烁图像测定。178 例患者纳入了研究，其中 122 例单通道，56 例多通道。随访 7.6 个月后，单通道组 Scr 从（192.9±151.9）μmol/L 降低到（167.6±13.9）μmol/L（$P=0.008$），TGFR 从术前（29.8±21.2）mL/min 升高到（32.7±22.5）mL/min（$P=0.022$）；多通道组 Scr 从（238.5±130.1）μmol/L 降低到（215.8±128.1）μmol/L（$P=0.013$），TGFR 从术前（29.6±21.4）mL/min 升高到（32.9±25.1）mL/min（$P=0.014$）。两组 Scr 和 TGFR 变化无明显差异。因此，单通道或多通道 mini-PCNL 处理结石后 TGFR 明显恢复，但 2 种处理在肾功能恢复方面无明显差异。学者们还进一步探讨了结石与慢性肾病的关系。Zhe 等进行了一项荟萃分析探讨肾结石病是否是慢性肾病的危险因素，研究肾结石与慢性肾病的风险之间的关系。检索了 PubMed、Embase 和 Science Direct 数据库里的队列研究，纳入了含 8 个队列的 9 项研究，有 4 770 691 位参与者，汇总数据后通过逆方差方法进行研究。与没有肾结石病史者相比，有肾结石病史者发展为各期肾病的相对危险度为 1.52（95%CI 1.24~1.68），发展为终末期肾病的相对危险度为 2.16（95%CI 1.83~2.54）。因此，肾结石可能增加慢性肾病的风险，而且是终末期肾病的一个重要危险因素。

尿路感染是肾结石最常见的并发症。何朝辉等研究分析了肾结石合并尿路感染的感染率、病原菌分布及耐药性情况。研究收集了肾结石合并尿路感染患者中段尿培养资料，统计并分析菌谱和耐药性的变化。共收集分离 14 063 份中段尿标本，分离出肾结石合并尿路感染致病菌 3280 株，阳性率为 23.3%。主要致病菌为大肠埃希菌（47.13%）、肺炎克雷白菌（8.35%）、粪肠球菌（8.14%）。大肠埃希菌对阿米卡星、哌拉西林/他唑巴坦、亚胺培南耐药率≤10%，粪肠球菌、尿肠球菌和凝固酶阴性葡萄球菌对万古霉素和替考拉宁的灵敏性为 100%。研究认为大肠埃希菌是肾结石患者合并尿路感染的主要致病菌，对青霉素类、喹诺酮类、第 3 代头孢菌素、磺胺类抗菌药物耐药率较高；对阿米卡星、β-内酰胺酶抑制药复合制剂、亚胺培南等药物敏感。该研究用大量的数据分析了肾结石合并尿路感染的感染率、病原菌分布及耐药性情况，有助于指导临床上肾结石合并尿路感染的治疗。

Deng 等通过系统回顾和荟萃分析探讨了输尿管镜碎石术（URL）抗生素预防性应用的疗效和具体策略。研究者通过使用 Pubmed、Embase、Medline、Cochrane 图书馆及 CBM、CNKI 和 VIP 数据库对文献进行了系统检索，针对不同抗生素在 URL 中预防术后感染疗效进行了对比研究。该荟萃分析共纳入 11 项研究，其中包含 4591 例患者。无预防性使用抗生素的患者术后发热合并尿路感染发生率与预防性使用抗生素的患者无显著差异（$P=0.59$）。接受单剂量术前抗生素治疗的患者脓毒症风险（$OR=0.42$，95%CI 0.25~0.69，$P=0.0007$）和菌尿症风险（$OR=0.25$，95%CI 0.11~0.58，$P=0.001$）均显著降低。在减少发热合并尿路感染方面，静脉注射抗生素并不优于单次口服使用抗生素（$P=1.00$）。研究认为术前应用抗生素预防并不能降低术后发热合并尿路感染的风险，但是术前单次给药可以减少脓尿或菌尿的发生率。考虑到成本效益，口服单剂量的预防性抗生素应用应当作为首选。

Chen 等通过荟萃分析研究比较了新型 β-内酰胺/β-内酰胺酶抑制药与替代抗生素治疗复杂性腹腔感染合并复杂尿路感染的疗效和安全性。研究发现新型 β-内酰胺/β-内酰胺酶抑制药在对照人群中与其他抗生素的治疗效果类似($P=0.64$),但在复杂尿路感染亚组中具有更好的临床治疗成功率($P=0.03$),此外还在复杂尿路感染患者中获得更为显著的微生物疗效($P=0.0002$),并且对革兰阴性病原体有较高的根除率($P=0.001$),包括大肠埃希菌和肺炎克雷白菌。研究观察到使用 B-内酰胺/β-内酰胺酶抑制药和抗生素组之间病死率和不良反应的发生率没有差异。结果表明针对复杂性腹腔感染新型 β-内酰胺/β-内酰胺酶抑制药的疗效和替代抗生素疗效无差异,但在复杂尿路感染患者中具有优势;同时,它们对革兰阴性病原体敏感,特别是对大肠埃希菌和肺炎克雷白菌。

Bai 等研究尿髓过氧化物酶与肌酐比值(myeloperoxidase to creatinine ratio,MCR)是否可用于监测尿路感染(urinary tract infection,UTI)的治疗效果,共纳入 328 例怀疑为 UTI 的患者。2 周内接受过抗生素治疗、尿液标本污染和尿培养阴性患者被排除,其余培养阳性者纳入研究。随访 7~14 天,最终共有 49 例受试者随访并进一步分为治愈($n=35$)和非治愈($n=14$)组。治愈组抗生素治疗前后尿 MCR 水平分别为[(1437.1 ± 1777.9)$vs.$(48.3 ± 59.3),$t=4.608$,$P=0.001$]。非治愈组抗生素治疗前后的尿 MCR 水平分别为[(1633.1 ± 2168.7)$vs.$(999.4 ± 1708.0),$t=1.809$,$P=0.094$],治愈组尿 MCR 水平明显低于非治愈组。结果指出尿 MCR 水平可作为监测泌尿系统感染抗生素治疗效果的有用指标,方法简单,效果明显,值得在临床上进行推广。

尿源性脓毒血症是结石术后最为严重的并发症,若能成功预测尿源性脓毒血症能够大大降低患者的风险。Tang 等利用术前中性粒细胞与淋巴细胞比值(neutrophi-lo-lymphocyte ratio,NLR)、衍生的中性粒细胞与淋巴细胞比值(derived neutrophil to lymphocyte ratio,dN-LR)、血小板与淋巴细胞比值(platelet to lymphocyte ratio,PLR)和淋巴细胞与单核细胞比值(lymphocyte to monocyte ratio,LMR)作为生物标志物,用于预测肾结石患者中代谢综合征(metabolic syndrome,MetS)和 PCNL 术后炎症反应综合征(systemic inflammatory response syndrome,SIRS)的发生。回顾性研究了 513 例接受 PCNL 的肾结石患者和 204 例健康对照。结果发现肾结石患者的 NLR、dNLR、LMR 和 PLR 显著高于对照组。

ROC 曲线分析显示 NLR、dNLR、LMR 和 PLR 用于预测肾结石和 MetS 患者,显示 AUC 分别为 0.730、0.717、0.627 和 0.606。此外,用于 PCNL 术后 SIRS 预测 NLR、dNLR、LMR 和 PLR 的 AUC 分别为 0.831、0.813、0.723 和 0.685。多因素变量分析显示 NLR、dNLR 是预测 PCNL 术后 SIRS 的独立因素。这些结果表明术前 NLR、dNLR 和 LMR 可以作为肾结石患者 PCNL 术后 SIRS 和 MetS 的有效预测因子。

赵色玲等利用降钙素原(procalcitonin,PCT)、C 反应蛋白(c-reaction protein,CRP)与内毒素作为特异性标志物预测在 PCNL 术后发生尿脓毒症中的价值,并评价 3 种标志物在脓毒症的严重程度、病原菌鉴别及疗效上的价值。该研究回顾性分析了因上尿路结石行 PCNL 的 468 例患者临床资料,其中术后发生尿脓毒症 43 例(脓毒症组)、严重尿脓毒症 11 例(严重脓毒症组)、脓毒性休克 2 例、38 例仅单纯发热,无脓毒症的患者作为对照组。结果显示 PCT、CRP、内毒素诊断尿脓毒症曲线下面积分别为 0.985、0.869、0.824,特异度分别为 97.7%、71.1%、76.7%,灵敏性分别为 92.1%、95.3%、60.5%。研究发现 PCT、CRP、内毒素在 PCNL 术后尿脓毒症的判定上具有一定临床实用价值,PCT 的特异性及准确性明显优于

CRP 及内毒素,可以作为一种评价治疗效果及疾病严重程度的指标。三者检测值结合后进行综合分析判断,可更好地对 PCNL 术后尿脓毒症进行评估。

Fan 等探讨了接受 MPCNL 后发生尿源性感染性休克的预测因素。研究纳入了 156 例接受 MPCNL 术后发生感染性并发症的患者,将仅有 SIRS 的患者与发展为尿源症脓毒症休克的患者围手术期风险因素进行对比。135 例患者仅患有 SIRS,而 21 例患者进展为尿源性脓毒症休克。尿源性脓毒症休克组尿亚硝酸盐阳性率明显较高($P<0.001$),结石直径更大($P=0.015$),手术时间更长($P<0.001$)。多变量 Logistic 分析显示术前尿亚硝酸盐、结石大小和术后血白细胞数均与尿源性脓毒症休克进展相关。ROC 曲线分析显示尿源性脓毒症休克前 3 小时白细胞数阈值为 2.98×10^9/L。白细胞计数预测尿源性脓毒症休克的灵敏性和特异性分别为 90.5% 和 92.6%。MPCNL 术后 3 小时内白细胞计数小于 2.98×10^9/L 可作为尿源性脓毒症休克的预测因子,因此研究认为 MPCNL 术后 3 小时应测定白细胞计数来预测尿源性脓毒症休克发展的可能性。

刘余庆等通过对 173 例单侧一期 MPCNL 治疗上尿路结石的临床资料进行回顾性分析,通过多因素 Logistic 回归分析评价预后因素与术后发生 SIRS 的相关性。结果显示,与术后 SIRS 发生相关的预后因素包括:糖尿病史($OR=2.998$,95%CI 1.023～8.779,$P=0.045$),结石负荷≥400mm²($OR=3.038$,95%CI 1.11～8.303,$P=0.030$),灌注速度≥200mL/min($OR=4.696$,95%CI 1.869～13.209,$P=0.002$)。研究指出,糖尿病史,较高结石负荷及较高的术中灌注速度,是一期 MPCNL 治疗上尿路结石术后发生 SIRS 的相关因素。因此,MPCNL 术前应仔细评估结石负荷情况,选择适当的通道路径和碎石设备,在术中提高碎石取石效率的同时有效控制灌注速度。对于合并糖尿病的高结石负荷患者,术后重症感染风险较高,如果没有技术条件控制灌注速度,可以考虑分二期碎石取石,提高手术安全性。

Yang 等也通过对接受 PCNL 治疗的 164 例(男性 110 例,女性 54 例)肾结石患者的临床资料进行回顾性分析,评估 PCNL 术后感染并发症的危险因素。多变量分析研究结果显示,结石大小($OR=1.471$,$P=009$)和尿白细胞($OR=1.001$,$P=0.007$)与 SIRS 的发展有关;结石大小($OR=1.644$,$P=0.024$)、尿白细胞($OR=1.001$,$P=0.002$)和血清白蛋白($OR=0.807$,$P=0.021$)与术后发热有关。研究指出,如果患者结石较大及术前有泌尿系感染,在 PCNL 术后发生 SIRS 和发热的风险较高,而高于正常水平的血清白蛋白可能是术后发热的保护因素。

第三节　肾上腺疾病研究进展

一、肾上腺疾病基础研究进展

肾上腺疾病的基础研究主要集中于肾上腺肿瘤的发生、发展机制,为进一步阐明肾上腺肿瘤的发病机制及临床转化提供基础依据。

尽管恶性嗜铬细胞瘤发生概率较小,但其预后较差,并且缺乏十分有效的治疗手段。Lian 等探讨了一种新型的二代合成热休克蛋白 90 抑制药——NVP-AUY922 在体内及体外治疗恶性嗜铬细胞瘤的作用。该研究的体外部分在大鼠恶性嗜铬细胞瘤 PC12 细胞中进行。结果发现,NVP-AUY922 在较低的浓度水平即可发挥其生物学作用,包括抑制 PC12 细胞的增殖,且该增殖抑制呈现出剂量及时间的相关性,同时 NVP-AUY922 可以引起 PC12 细胞的周期抑制及细胞凋亡;此外,NVP-AUY922可以抑制PC12细胞的迁移。进一步研究发现,在体外裸鼠皮下肿瘤模型中,腹腔注射NVP-AUY922可以抑制肿瘤的生长,且不引起裸鼠体重的明显降低。该研究还证实,NVP-AUY922可以引起MEKERK和PI3K/AKT信号通路的改变。

基于B淋巴细胞家族蛋白(B-cell lymphoma 2 family proteins,BCL-2,family proteins)与恶性嗜铬细胞瘤密切相关这一假说,Lin等则探讨了棉酚衍生物(apogossypolone,ApoG2)对于恶性嗜铬细胞瘤的生物学作用。该研究发现,BCL-2蛋白家族中的2个蛋白——BCL-2蛋白(抗凋亡)与Bax蛋白(促凋亡)的表达强度在不同肾上腺疾病中有所差别。与肾上腺皮质增生症的组织相比,恶性嗜铬细胞瘤的组织中,BCL-2蛋白的表达水平较Bax蛋白更高,同时,BCL-2的表达与总生存率呈负相关。在体外研究中,ApoG2被证实可以促进PC12细胞的凋亡,这一促凋亡作用是通过提高Bax蛋白的表达及降低BCL-2蛋白的表达而实现的;同时在此促凋亡的过程中,ApoG2还提高了氧自由基的水平。研究者通过体外裸鼠皮下肿瘤模型验证了,上述体外研究的结论,接受腹腔注射ApoG2的裸鼠肿瘤体积小于对照组。此外,该研究还发现,ApoG2可以有效抑制PC12细胞的侵袭和迁移能力。综合以上研究结果,对恶性嗜铬细胞瘤来说,ApoG2很有可能成为药物治疗的新靶点。

Wang等则在嗜铬细胞瘤中发现了一个新的表观沉默的抑癌基因——ARHI(aplasia ras homolog member I)。该研究发现,位于1号染色体的ARHI基因的mRNA水平与未甲基化的ARHI等位基因拷贝数量密切相关。然而,在大部分的嗜铬细胞瘤中,未甲基化的ARHI等位基因频繁缺失,使得有功能的ARHI等位基因拷贝数量降低,与之相对应的另一等位基因的启动子区几乎达到了100%的甲基化,由此导致了ARHI在嗜铬细胞瘤中的低水平表达。该研究进一步探索了ARHI基因的功能,结果表明,ARHI可以抑制人原代嗜铬细胞瘤细胞的增殖,并引起细胞周期的阻滞及促进凋亡。对于ARHI作用机制的研究表明,ARHI的生物学功能是通过抑制PI3K/AKT及MAKP/ERK信号通路而实现的,ARHI还可以引起p27Kip1等细胞周期抑制因子的表达升高。对嗜铬细胞瘤来说,ARHI或许可以提供新的临床诊断试验及表观遗传学治疗靶点。

对于肾上腺皮质腺癌,尽管有手术、化疗、放疗、抗肾上腺素等治疗,但其预后较差。Ding等研究了肾上腺皮质腺癌激素相关基因的表达水平,发现激素相关基因HSD17B4具有抑癌作用,并且与肾上腺皮质腺癌的激素表型无关。该研究证实,在肾上腺皮质腺癌细胞中利用shRNA敲减HSD17B4的表达后,肿瘤细胞的增殖明显增加,细胞周期进程加快;而过表达HSD17B4后,细胞的增殖得到抑制,同时能够引起细胞周期的阻滞并促进细胞凋亡。进一步的研究表明HSD17B4的生物学功能与P53信号通路的改变相关。

肾上腺醛固酮腺瘤患者在接受手术治疗后仍然有收缩压升高的表现,很有可能是由大动脉重塑造成的。基于醛固酮受体在血管平滑肌细胞中表达,Yan等探讨了醛固酮受体阻滞药对大动脉重塑的保护作用。该研究在雄性大鼠的皮下植入渗透性微真空泵,以验证醛固酮、特异性醛固酮受体阻滞药依普利酮及血管扩张药物肼屈嗪对大动脉平滑肌细胞的作用。该研究发现,在醛固酮作用8周后,大鼠的收缩压显著增加,尽管大动脉在形态学上没有发生改变,但是动脉平滑肌细胞的增殖有所增加,同时MDM2蛋白的表达水平有所升高;此外,动脉中总胶原及III型胶原的沉积有所增多,同时TGF-β₁蛋白的表达水平也有所升高。更重要的是,上述由醛固酮引起的生物学改变在依普利酮的作用下都得到了显著抑制,肼屈嗪却未能抑制上述生物学改变。由此可见，特异性醛固酮受体阻滞药可以保护醛固酮引起的血管平滑肌细胞的增生及胶原的沉积。

二、肾上腺疾病临床实践进展

在肾上腺疾病外科干预的过程中，探索及比较不同手术方式的优缺点，并改良手术方式，以期达到最佳的手术治疗效果及更大程度地减少并发症的产生，是肾上腺疾病临床实践中的探索重点。随着外科技术的发展，机器人辅助腹腔镜手术在泌尿外科领域得到了越来越多的应用。贾卓敏等总结了经后腹腔途径机器人辅助腹腔镜下巨大嗜铬细胞瘤切除术的临床经验。该研究回顾性的分析 2014 年 1 月至 2016 年 2 月应用达芬奇机器人实施的 25 例经后腹腔途径机器人辅助腹腔镜巨大嗜铬细胞瘤切除术的临床资料，其中肿瘤位于左侧 16 例，右侧 9 例，肿瘤直径平均（8.43±1.31）cm，平均手术时间为（69.9±16.7）分钟，术中出血量平均（138.0±79.4）mL，术中均未输血，术后平均住院 5 天。随访 23 例患者 6~30 个月，随访期内无肿瘤复发。后腹腔入路的机器人辅助巨大嗜铬细胞瘤切除术具有手术视野三维立体、分辨率高、对血管的解剖更加精细的特点，是安全有效的，同时也具有创伤小、较少影响肠道功能、术后恢复快的优点，是巨大嗜铬细胞瘤切除的一个较好选择。在肾上腺皮质腺癌的治疗中，除了外科手术及密妥坦的应用，是否应用放疗仍然存在争议。

Luo 等回顾性地分析了监测、流行病学和最终结果（SEER）数据库中自 1973—2013 年的肾上腺皮质腺癌患者的生存结果，以此探究放疗对于肾上腺皮质腺癌肿瘤生存的影响。在纳入分析的 530 例患者中，共有 74 例患者接受了放疗。最终的分析结果表明，放疗并不能增加患者的总体生存率及肿瘤特异性生存率，即肾上腺皮质腺癌的患者并不能从放疗中获得生存受益。

库欣综合征肾上腺腺瘤首选的治疗方法是肾上腺部分切除术，何兹超等探讨了腹腔镜下肾上腺部分切除术治疗库欣综合征肾上腺腺瘤的有效性和安全性。该研究回顾性地分析了 2010 年 1 月至 2015 年 12 月收治的 121 例行腹腔镜下肾上腺部分切除术治疗的库欣综合征肾上腺腺瘤患者的临床资料，其中 62 例患者接受经腹膜后腹腔镜手术，59 例接受经腹腹腔镜手术。结果表明，2 种手术方式在手术时间、术中出血量及平均住院时间上无统计学差别，而无论接受何种手术方式，术前伴发的高血压、糖尿病和肥胖在术后均有不同程度的改善。2 种手术方式各有优势，经腹膜后腹腔镜入路对腹腔脏器影响小，经腹腹腔镜入路操作空间大；无论使用何种手术入路，手术成功的关键是术中准确识别肿瘤边界和仔细处理肾上腺残面。

倪栋等比较了经腹腔入路与经腹膜后入路达芬奇机器人辅助腹腔镜肾上腺切除术的疗效。该研究回顾性地分析了自 2015 年 5 月至 2017 年 5 月共 49 例接受了达芬奇机器人辅助腹腔镜肾上腺肿瘤切除术的病例，其中经腹入路 42 例，腹膜后入路 7 例。结果表明，2 种手术入路的患者在年龄、性别、体重指数、肿瘤直径、手术时间、术中出血量、是否留置引流管等方面均无统计学差异；表现出统计学差异的是两组患者的既往手术史，对于有同侧腹膜后既往手术史的患者均采用经腹腔入路，而存在上腹部手术史的患者 80% 采用了腹膜后入路。因此，2 种手术入路进行肾上腺肿瘤切除术都是安全可行的，手术效果相似；为了达到最佳的治疗效果，应该根据患者既往手术史及肿瘤的解剖位置特点合理选择手术入路。

对于已经发生远处转移的肾上腺皮质腺癌，切除肾上腺的原发肿瘤是否能够使得患者获得生存受益,Wang 等对此进行了统计分析。该研究对 SEER 数据库中 1973—2014 年被诊断为转移性肾上腺皮质腺癌(Ⅳ级)的患者进行了回顾性分析,其中的相关变量包括了年龄、性别、种族、肿瘤位置、治疗方法、是否有淋巴结切除史、是否切除转移部位肿瘤、肿瘤大小及肿瘤分级,并对患者的总生存率及肿瘤特异性生存率进行了单变量及多变量的 COX 回归分析。在纳入分析的共 290 例患者中,其总体的中位生存时间是 7 个月,这其中有 118 例接受了肾上腺原发部位肿瘤的切除,172 例未接受手术切除。结果表明,接受肾上腺原发部位肿瘤切除患者的中位总体生存时间为 12 个月,而未接受手术患者的中位总体生存时间仅为 4 个月;无论是单因素还是多因素分析,肾上腺原发部位肿瘤的切除均能够显著提高患者的总体生存率及肿瘤特异性生存率。

参考文献

[1]那彦群,李鸣.泌尿外科学高级教程[M].北京:人民军医出版社,2014.

[2]邱建宏,赵新鸿,及东林.泌尿外科手术并发症防治[M].北京:人民军医出版社,2014.

[3]朱有华,曾力.肾移植[M].北京:人民卫生出版社,2017.

[4]孙颖浩,叶章群,黄健.泌尿外科学进展[M].北京:中华医学电子音像出版社,2018.

[5]黄翼然.泌尿外科手术并发症的预防与处理[M].上海:上海科学技术出版社,2014.

[6]王毓斌,邵晋凯,高龙,等.阴茎恶性黑色素瘤诊治分析[J].上海交通大学学报(医学版),2011,30:1437-1439.

[7]张志刚,倪锋,党建功,等.CXC 趋化因子受体 4 在肾透明细胞癌中的表达及临床意义[J].中华泌尿外科杂志,2017,38(2):88-91.

[8]刘颖,付启忠,蒲琳,等.高迁移率族蛋白 A2 在肾癌中的表达及临床意义[J].中华肿瘤杂志,2017,39(2):127-132.

[9]陈壮飞,肖耀军,黄泽海,等.荧光差异双向凝胶电泳筛选肾透明细胞癌及癌旁组织中的差异表达蛋白[J].南方医科大学学报,2017,37(11):1517-1522.

[10]YANG X,YUAN L,XIONG C,et al. Abacopteris penangiana exerts testosterone-induced benign prostatic hyperplasia protective effect through regulating inflammatory responses,reducing oxidative stress and anti-proliferative[J]. J Ethnopharmacol,2014,157:105-113.

[11]NAVIN C,SABHARWAL,DANIEL A,et al. Comparative Effectiveness of Transurethral Prostate Procedures at Enabling Urologic Medication Discontinuation:A Retrospective Analysis[J]. Urology,2019,134:192-198.

[12]HOANG-KIM Le,GLEBER R,RUTH A,et al. Cost analysis of removing pediatric ureteral stents with and without a retrieval string[J]. Journal of Pediatric Urology,2019,15(6):624.

[13]SAS D,ENDERS F,MEHTA R,et al. Clinical features of genetically confirmed patients with primary hyperoxaluria identified by clinical indication versus familial screening.[J]. Kidney International,2020,97(4):786-792.

[14]刘昌明,翁吴斌,李国敏,等.输尿管软镜、体外冲击波碎石治疗肾结石对老年性患者肾功能的影响[J].临床泌尿外科杂志,2019,34(12):957-960.

[15]张欣雨,王智宇.影响肾上腺嗜铬细胞瘤术中血流动力学稳定因素分析[J].肿瘤基础与临床,2019,32(4):315-318.

[16]CINZIA P,CAROLE G,AOIFE L,et al. Characterization of adrenocortical tumors by ^{18}F-FDG PET/CT:Does steroid hormone hypersecretion status modify the uptake pattern? [J]. Surgical Oncology,2018,27(2):231-235.

[17]杨登科,陈书奎.实用泌尿生殖外科疾病诊疗学[M].北京:人民军医出版社,2015.

[18]张道新,王文营,葛玉成,等.医源性输尿管损伤和狭窄的诊疗现状[J].国际外科学杂志,2019(9):577-579.